呼吸内镜操作技术规范

主　编　王洪武
副主编　金发光　陈良安　郭述良　冯　靖

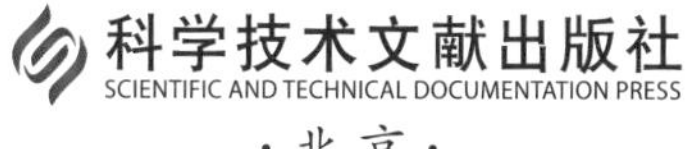

·北京·

图书在版编目（CIP）数据

呼吸内镜操作技术规范 / 王洪武主编. —北京：科学技术文献出版社，2020. 6（2024.3重印）

ISBN 978-7-5189-6213-6

Ⅰ. ①呼… Ⅱ. ①王… Ⅲ. ①呼吸系统疾病—内窥镜检—技术操作规程 Ⅳ. ① R560. 5-56

中国版本图书馆 CIP 数据核字（2019）第 256130 号

呼吸内镜操作技术规范

策划编辑：帅莎莎　责任编辑：帅莎莎　吴　微　责任校对：王瑞瑞　责任出版：张志平

出 版 者　科学技术文献出版社
地　　址　北京市复兴路15号　邮编 100038
编 务 部　（010）58882938，58882087（传真）
发 行 部　（010）58882868，58882870（传真）
邮 购 部　（010）58882873
官方网址　www.stdp.com.cn
发 行 者　科学技术文献出版社发行　全国各地新华书店经销
印 刷 者　北京地大彩印有限公司
版　　次　2020 年 6 月第 1 版　2024 年 3 月第 4 次印刷
开　　本　787×960　1/32
字　　数　429千
印　　张　16
书　　号　ISBN 978-7-5189-6213-6
定　　价　96.00元

编者目录

（按照姓氏笔画排序）

丁卫民　首都医科大学附属北京胸科医院
王　臻　首都医科大学附属北京朝阳医院
王昌惠　同济大学附属第十人民医院
王洪武　北京中医药大学东直门医院
王晓平　山东省胸科医院
王继旺　南京医科大学第一附属医院
叶贤伟　贵州省人民医院
冯　靖　天津医科大学总医院
吕莉萍　安徽省胸科医院
刘晶晶　中南大学湘雅医院
江瑾玥　重庆医科大学附属第一医院
孙加源　上海市胸科医院
李　雯　浙江大学医学院附属第二医院
李王平　空军军医大学第二附属医院
李月川　天津市胸科医院
李冬妹　应急总医院
杨　芳　贵州航天医院
杨　震　中国人民解放军总医院第一医学中心

杨华平　中南大学湘雅医院

杨宇光　海军军医大学第一附属医院

邹　珩　北京中医药大学东直门医院

汪　浩　同济大学附属上海市肺科医院

张　华　日照市中医医院

张　楠　应急总医院

张　蕾　中国医学科学院肿瘤医院

张云辉　云南省第一人民医院

张华平　福建医科大学附属第二医院

张群成　河南省人民医院

陈　愉　广州医科大学附属第一医院

陈云峰　福建医科大学附属第二医院

陈中书　江西省胸科医院

陈正贤　中山大学附属第六医院

陈成水　温州医科大学附属第一医院

陈良安　中国人民解放军总医院第一医学中心

陈恩国　浙江大学医学院附属邵逸夫医院

陈家弘　台湾地区中国医药大学附设医院

陈献亮　河南省人民医院

林　冰　中国香港养和医院

林存智　青岛大学附属医院

林桂阳　福建省立医院

林殿杰　山东省立医院

罗凤鸣　四川大学华西医院
金发光　空军军医大学第二附属医院
金旭如　温州医科大学附属第一医院
周云芝　应急总医院
周红梅　广东医科大学附属中山医院
荣　福　南方医科大学顺德医院
胡　毅　中国人民解放军总医院第一医学中心
胡成平　中南大学湘雅医院
柯明耀　厦门医学院附属第二医院
钟长镐　广州医科大学附属第一医院
夏　旸　浙江大学医学院附属第二医院
顾　兴　空军军医大学第二附属医院
徐　栗　山东省胸科医院
徐　浩　浙江大学医学院附属第二医院
徐晓婷　苏州大学附属第一医院
高　鸿　应急总医院
郭述良　重庆医科大学附属第一医院
涂智彦　台湾地区中国医药大学附设医院
黄海东　海军军医大学第一附属医院
曹林峰　浙江大学医学院附属邵逸夫医院
梁志欣　中国人民解放军总医院第一医学中心
程远雄　南方医科大学第三附属医院
曾奕明　福建医科大学附属第二医院

谢宝松　福建省立医院

蔡志刚　河北医科大学第二医院

廖江荣　贵州航天医院

主编简介

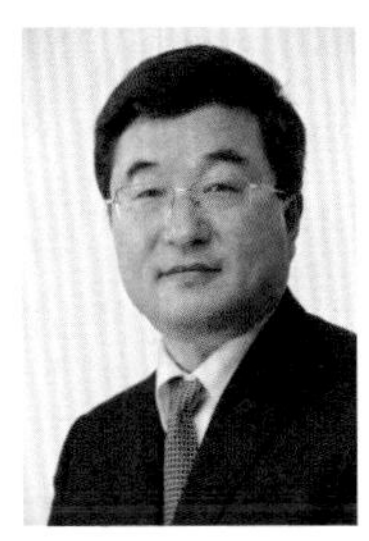

王洪武，博士，教授，主任医师，国务院政府特殊津贴专家。现任北京中医药大学东直门医院呼吸病中心主任（原应急总医院副院长，医院学术委员会主任委员、首席专家，兼呼吸内科主任、肿瘤内科主任、职业病科主任）。上海交通大学医学院附属瑞金医院双聘教授，山西医科大学特聘教授，中国科学院合肥研究院特聘研究员，华北理工大学硕士研究生导师。

社会兼职：世界内镜医师协会呼吸内镜协会会长，世界冷冻协会秘书长，亚洲冷冻治疗学会副主席，中华人民共和国国家卫生健康委员会呼吸内镜专家委员会委员，中国抗癌协会肿瘤光动力治疗专业委员会主任委员，北京健康促进会呼吸及肿瘤介入诊疗联盟主席，中国医学著作网介入肺脏医学专家编委会主任委员，中国研究型医院学会常务理事，中华医学会呼吸病学分会介入呼吸病学组常务委员，北京抗癌协会介入治疗委员会副主任委员，北京医学会呼吸病学分会常务委员，北京激光学会常务委员。

从事呼吸系统疾病及肿瘤临床工作35年，连续三届被评为“全国十佳呼吸介入治疗专家”。多年临床经验表明双靶区治疗是患者的最佳治疗方案，采取物理或生物靶区（局部治疗）与分子靶区（全身治疗）相结合的方法可兼顾局部与全身治疗；对不能手术的患者可行微创靶区治疗，如靶区物理治疗（冷热消融治疗、内镜下介入治疗），靶区放射治疗、靶区化学治疗、靶区血管介入治疗；对不能外放疗的患者还可施行近距离放疗，对不能耐受全身化疗的患者可行局部药物注射或缓释化疗药物植入。

首次提出肺脏介入医学体系的“123”创新理论：①建立一套完整的现代介入治疗体系；②倡导双靶区治疗理念；③遵循“三定”原则，采取适宜治疗方案。倡导肺脏介入医学体系应包括呼吸内镜技术、影像引导下的经皮穿刺和血管介入治疗技术，这一理念近年来得到国内外专家的广泛认可，并在应急总医院建立了专用的气管镜手术室、CT介入治疗室和导管室。应急总医院在国内最早成立呼吸道梗阻急诊抢救绿色通道，每年接收全国各地的患者近千人。

遵循“三定”原则是指治疗前需确定肿瘤的部位、性质和分期。不同的部位需采取不同的治疗手段。在国内最早提出“海—陆—空”联合作战的方案，对气道内肿瘤通过气道（陆）进行内镜介入治疗，对富血管的肿瘤或有血管堵塞时通过血管（海）进行介入治疗，而对发生肺内或其他部位转移的实体肿瘤采用影像引导下的经皮穿刺（空）进行治疗。

最早提出中央型气道的八分区方法和四分型方法，便于气道内肿瘤的准确定位（类似气道内的GPS），且通过大数据发现气道的不同部位有不同的好发肿瘤，并创新应用“王氏硬质镜插入法”，可在5秒内快速插入硬质镜，大大简化了操作流程，为患者的抢救赢得了时间，现已在全国推广应用。临床上特别注重“三位一体”的治疗方法，如气管内与气管外、血管内与血管外、胸腔内与胸腔外的整合治疗。提出加速康复支气管镜（ERAB）和区块链技术在肺脏介入治疗中的应用，亦颇有见地。

近年来获部属医疗成果奖一等奖2项、二等奖8项；发表论文230余篇；主编专著20部，参编专著22部；专利20余项。

序

呼吸内镜是诊治呼吸系统疾病必备的工具之一，也是呼吸科医师应掌握的技术之一。经过多年努力，我国呼吸内镜诊断和治疗技术已在二级以上医院广泛开展，但各地水平参差不齐，亟待规范、提高。这就需要高素质的带教老师，同质化的培训教材。近期，国家卫健委已出台《呼吸内镜诊疗技术临床应用管理规范（2019年版）》，希望国内同行们认真解读，严格执行。

王洪武教授是我国优秀的呼吸内镜医师之一，是上海交通大学医学院附属瑞金医院的双聘教授。他在呼吸内镜诊治方面有很深的造诣，有许多创新的理论和丰富的临床经验。他提出的中央型气道八分区方法、气道狭窄的分级标准、食管气管瘘疗效判断标准已被国内外同行认可，他创立的“王氏硬质镜插入法”已在国内广泛应用。他亲自起草并参与制定了多个支气管镜方面中国专家共识，已主编出版了10余部关于支气管镜方面的专著，为我国呼吸内镜的普及和提高做出了卓越贡献。

王洪武教授诲人不倦，在多种媒体教学领域开辟了支气管镜专家讲座。他还深入基层，每月举办“基层医院手把手全国巡讲班”，每月邀请基层医师到现场观摩学习气管镜高级技术，受到了广泛欢迎。

王洪武教授组织全国各地40多家医院的近70位专家，倾力打造了这本《呼吸内镜操作技术规范》，本书具有很高的权威性，书中配有大量珍贵的视频和图片，我特别感谢编者们无私奉献的精神，也愿意推荐本书供广大呼吸内镜的医护人员和相关人员阅读，相信大家肯定受益匪浅。

瞿介明

中华医学会呼吸病学分会主任委员

上海交通大学医学院附属瑞金医院党委书记

2019.12.10于上海

前言

经过近20年的辛勤努力，我国呼吸内镜诊断和治疗技术得到快速发展。

2019年年初，世界内镜医师协会呼吸内镜协会（World Bronchoscopy Doctor Association，WBDA）应运而生，会员队伍不断扩大，大家对呼吸内镜技术的渴望也持续高涨，“传承、创新、开拓、发展”是我们的宗旨。

近年来我已出版了10余部关于支气管镜方面的专著，每年都有新书出版，也主持起草了多篇关于支气管镜诊治方面的专家共识，还在丁香园等国内知名网站开展了多个视频教学，广受欢迎。

为了更好地推广这些技术，规范操作，本书特邀请来自于全国各地41家医院的67位WBDA专家，大多数是擅长某些支气管镜技术的中青年专家，讲授操作技巧和注意事项，并对可视部分配以视频，可口读、可眼视、可跟学，力争达到手把手教学效果，提高同质化教学质量。今后我们将以本书为教材，进行规范化培训，并以此进行医疗质量评价、考核、发证、制定内镜设备标准。

全书共分三部分：第一部分是支气管镜，第二部分是内科胸腔镜，第三部分是清洗与消毒。其中对呼吸内镜麻醉方法的选择、各种呼吸内镜的诊断和治疗技术都有详尽的描述。

希望广大呼吸内镜医师们戮力同心，按照加速康复支气管镜的要求，规范开展技术，提高疗效，减少并发症，同时不断汲取新知识，总结经验，使我国呼吸内镜技术能引领世界的发展，更好地造福于国内外患者。

由于本书编者较多，风格各异，书中错误在所难免，请读者及时指正。

王洪武

2019.9.8于北京

目录

第一部分　支气管镜

第二部分　内科胸腔镜

第三部分　清洗与消毒

第一部分

支气管镜

第1章 加速康复支气管镜的临床应用

加速康复外科（enhanced recovery after surgery，ERAS）最早出现于20世纪70年代，1997年丹麦Kehlet教授首次将加速康复外科应用于临床，倡导以循证医学证据为依据，多学科合作，优化围手术期处理措施，改善患者预后，缩短围术期住院时间，降低医疗费用，减少并发症。20多年来，这一理念在国际上已得到越来越多的手术外科及麻醉科的广泛认可。我国ERAS的发展极其迅速，成立了多个相关的组织，并发表了多篇专家共识。

近年来，呼吸内镜介入治疗逐渐向微创手术技术发展，尽早引用ERAS的理念，对减少围手术期并发症的发生、促进患者尽快康复有重要作用。近来，笔者提出了加速康复支气管镜（enhanced recovery after bronchoscopy，ERAB）的理念，已引起国内同行的共鸣，希望尽快在该领域建立完善的体系。

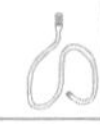

一、ERAS 国内外发展和现状

ERAS 理念是由外科医师提出，以临床手术医师为主导，病房护士、麻醉科医师共同参与 ERAS 方案制订，最后在临床手术医师的指导下予以实施的医护 ERAS-MDT 模式。ERAS 最早应用于心血管外科手术，并在结直肠外科、妇科、肝外科、乳腺外科、泌尿外科及脊柱外科等诸多外科领域得到应用。ERAS 合作组织最早由挪威、瑞典、丹麦、荷兰和苏格兰 5 个国家或地区联合成立，随后在美国及加拿大得到普及，最后得到中国、日本、新西兰、澳大利亚等国家的认可。并建立了 ERAS 官方网站（http：//www.erassociety.org），发表和更新了一系列指南，推动了 ERAS 在全世界的普及和发展。

ERAS 最早关心的是患者术后为什么要在医院长期卧床，哪些因素影响患者的康复，如何缩短患者术后住院时间。在最先推广 ERAS 的苏格兰地区，已建立了 ERAS 数据库，涵盖苏格兰地区所有医院的手术患者。据统计，近 5 年纳入 ERAS 方案的患者占总手术人数的比例由 21% 上升至 92%，平均术后住院时间由 5.7 d 降低至 4.7 d，平均住院费用下降了 23%。随后，北美规定 ERAS 方案作为结直肠手术围术期处理的标准方案，大部分患者能够在术后 3 ～ 5 d 出院。澳大利亚和新西兰也实施了 ERAS 方案，显著降低了大肠癌手术患者的总住院时间和费用，降低了围术期并发症的发生率。目前在腹腔镜和胸腔镜等方面已广泛推广 ERAS，取得丰硕成果。

我国从 2007 年前后推行结直肠围术期试探性的 ERAS，近年来中华医学会肠外肠内营养学分会组建了国内第一个 ERAS 协作组，同时发布了我国第一个 ERAS 相关专家共识，标志着 ERAS 在我国的普及和成熟。

然而，要将 ERAS 引入支气管镜领域，是否需要创立一个新的名词 ERAB 以区别于 ERAS，有待商榷。要做到 ERAB，应从术前准备、术中操作、术后观察等多个环节入手，做好细致的工作。

二、ERAB 的范畴

近年研究表明，ERAS 需通过多学科医护人员共同合作，才能达到缩短住院时间、减少并发症的发生、降低再入院风险、降低死亡率、降低医疗费用等目的，需贯穿患者整个手术治疗的前、中、后过程，做深入细致的调整，以使患者得到最佳的治疗策略。

（1）呼吸内镜医师是实施 ERAB 的关键，负责 ERAB 最重要的环节，即精准的内镜介入方案。要与科室相关人员认真讨论，共同制订好 ERAB 的临床路径，包括内镜术前宣教、评估、操作过程及可能出现并发症的处理。

（2）麻醉科医师和护士应积极参与内镜术前评估和术前准备。选择合适的麻醉方法、药物及麻醉深度监测，术中实施呼吸道管理，保证有效的气体交换。预防性和多模式镇痛的实施：全程管理降低术后恶心和呕吐的发生，记录和评价 ERAB 方案效果。手术室护士职责是保障手术过程和流程的合理和通畅，缩短手术时间，从而实施优化手术配合 ERAB 流程。

（3）配台护士：准备好各种术前、术中和术后用药及各种物品。调试好术中所用设备，备好术中所用各种耗材，并做好相应的记录。

（4）病房护士：ERAB 方案的实施改变了护士的护理模式和内涵，更加注重患者的围手术期评估和康复，最为核心的工作是咨询教育、呼吸道的护理、疼痛评估和康复指导。保证患者术后体位、生活护理和鼓励并督促患者尽快下地活动。

（5）其他相关人员职责：营养师参与患者术前营养风险评估，围手术期营养干预，指导调整围手术期饮食；心理咨询师进行心理状况评估与干预，协助其他成员制订及执行术后康复计划，临床药师围绕 ERAB 的临床策略开展以患者为中心、以合理用药为核心的临床药学工作。对于合并心血管系统、糖代谢异常等疾病的高危患者，相关学科医师的职责在于术前高危因素患者教育、评估、准备及治疗，强化和指导围手术期管理，降低 ERAB 方案的失败率。

三、ERAB 的实施

1. 术前准备

实施 ERAB 的措施，包括术前的宣教、饮食准备，术中麻醉方式和药物的选择、影像准备、凝血功能检测、血象及血型鉴定、病毒性感染指标测定等。

术前宣教被认为是围术期不可或缺的一部分。内镜和麻醉医师不仅要通过合适的沟通方式缓解患者的焦虑情绪，还要为患者制订术前镇静镇痛药物运行和饮食方案。根据 ERAB 的要求，禁食固体食物和禁饮时间分别缩短为 6 h 和 2 h，并且在术前 2 h 口服 400 mL 碳水化合物，有助于减轻患者术前饥饿感，降低术中胰岛素抵抗，促进术后快速康复。

心理治疗很重要。据观察，需行气管镜检查的患者 92% 有焦虑，86% 有恐惧感，62% 有疑虑和悲观情绪。因此，加强气管镜检查患者的心理支持、心理咨询和疏导非常重要，应帮助患者提高对该项检查及自身情况的认知水平，并使其获得有效的配合和相关的医学知识，以减轻其心理负担，控制消极情绪，从而使其保持最佳的身心状态，减少不良反应的发生，提高检查质量。

（1）调整患者的心理状态：气管镜检查是一种无创伤性检查，医护人员应主动向患者介绍检查的必要性和安全性，增强患者的自信心和耐受性。

（2）配合训练：在气管镜检查过程中对患者给予有目的的指导。例如，咽部喷雾麻醉时，待其吸气动作后迅速喷药 1 次，再教患者平静深呼吸。蒙上眼睛，避免患者直视长长的管子进入鼻腔而恐惧。气管镜插入咽喉部时要进行深吸气，不要剧烈咳嗽。

（3）情感支持：在操作之前和患者谈其感兴趣的话题，运用安慰性语言进行指导，并鼓励患者克服暂时困难，减轻不必要的恐惧和紧张，积极配合医师完成检查和治疗。

（4）镇静药物干预：术前使用镇静剂可增加患者的舒适度，镇静同时可以使内镜医师的操作更为容易，患者更易配合。

有学者发现对观察组使用心理干预后，87% 的支气管镜检查者明显配合治疗，恐惧、焦虑得到有效缓解，耐受性提高，精神放松、镇静，顺利合作完成检查。而对照组只有 52% 主动配合，观察组明显高于对照组。

2. 术前准备及用药

（1）术前患者均需空腹（禁食、禁水 4 ～ 6 h）。必要时检查前建立输液通道，准备鼻导管吸氧，应用多功能心电血压监护仪进行无创血压、心电、呼吸、血氧饱和度监测。

（2）镇静止咳药。对高度紧张、恐惧患者可肌内注射安定 5 ～ 10 mg，或苯巴比妥 100 mg，无明显异常者可不予镇静药。咳嗽剧烈者给予复方桔梗片或可待因。

3. 麻醉

气管镜检查时，喉和气管的麻醉最为关键。

（1）局部麻醉法：局部麻醉药物作用时间较短，术中患者始终处于清醒状态，术中创伤轻，术后恢复快。局麻药的使用多由内镜医师实施。

①局部注射法：常用经鼻孔和咽喉部注射 1% 利多卡因 3 ～ 4 次，鼻甲肥大者可同时滴入麻黄素。当镜前端至声门、隆突及左右主支气管时各注入 2% 利多卡因 2 mL（个别病灶处追注 1 ～ 2 mL）作黏膜表面麻醉，临床实践证明，效果比较确切，麻醉作用可持续 30 min 以上，不良反应少，这是目前临床最常用的方法。经支气管镜注入利多卡因时，应尽可能减少其用量，以避免心律失常等并发症。推荐最大剂量不超过 6 ～ 7 mg/kg。对于老年患者、肝功能或心功能损害的患者，使用时应适当减量。

为加强声门处的麻醉效果，可采用长的喷洒管（图 1-1-1）在声门及气管内喷淋给药，使声门及气管内麻醉较彻底，也避免了注药时引起的刺激性咳嗽和感染。在梨状隐窝的黏膜下有喉返神经的内支经过，将其局部麻醉，可产生声带以上喉的局部麻醉效果，在气管镜检查时是重要的麻醉部位。滴药法操作简单，局麻效果好，用药量少，是一种实用的局麻方法。

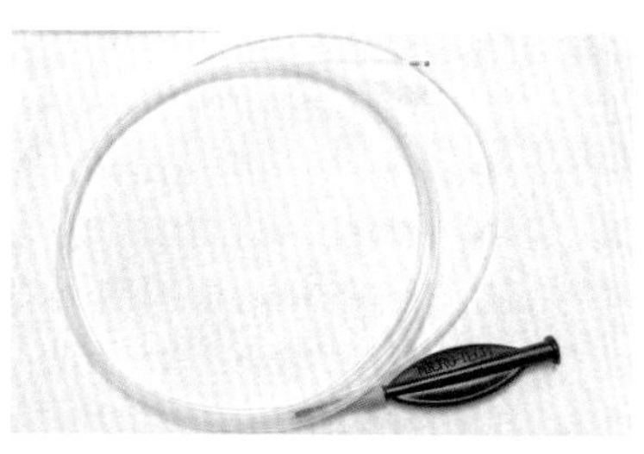

图 1-1-1　局麻用的喷洒管

②雾化法：将 2% 利多卡因 10 mL 经鼻面罩用压缩（或超声）雾化吸入（也有使用支气管哮喘用的压力喷射型氧气雾化吸入器），当气管镜进入声门后再注射 2% 利多卡因 4 ～ 8 mL。该方法操作简

便，麻醉时间短，用量少，只需要 10 mL 即可，省去了喷雾法多次喷雾的麻烦，并且麻醉药物弥散范围广，可深达气管、支气管表面，成功率高，检查时患者更易配合。

麻醉效果判断：a. 优：声门开放良好，插管顺利，患者安静无咳嗽或偶有 1 ～ 2 声轻咳。b. 良：声门开放良好，插管顺利，气管镜进入气管后有轻度咳嗽（＜ 5 声）。c. 可：声门开放不良及有恶心反射，插镜不够顺利，镜体进入气管后有较明显的阵发性咳嗽（＞ 8 声），患者不安静，但无明显紫绀及憋气。d. 差：声门不易开放或恶心，插镜不顺利，气管镜进入气管内有剧烈呛咳，患者躁动不安，并出现紫绀及憋气。

（2）静脉监控麻醉（monitored anesthesia care，MAC）：通过镇静、镇痛药物解除患者的焦虑情绪及恐惧心理、减轻疼痛和其他伤害性刺激反应，改善患者术中舒适度并提高围术期患者的安全性。需由专门的麻醉医师实施，术中用药的种类、药量、用药方式和给药速度，决定术中麻醉质量、术后恢复时间。现多采用丙泊酚、瑞芬太尼、右美托咪定等起效迅速、代谢快且呼吸抑制小的药物。围术期精准用药辅助局麻药，可在患者手术停止 5 min 后即可恢复神志，直接返回病房，缩短患者的康复时间。过度镇静、快速给药和缺乏警惕会导致患者出现呼吸抑制暂停，这是 MAC 患者严重并发症的主要原因。因此，术中需合理给药、调整给药速度，时刻观察手术操作及患者的生命体征，确保上呼吸道通畅，防止呼吸系统并发症的发生。

①镇静药：咪达唑仑是一种镇静催眠药，具有抗焦虑作用，可使患者镇静，注意力降低、遗忘检查过程，但同时具有语言交流能力和合作能力，从而提高患者耐受性，降低应激反应。

②镇痛药：芬太尼具有强效镇痛作用，呼吸抑制弱，起效快，维持时间短，半衰期短等特点，能降低伤害性刺激的应激反应，增加对呼吸道操作的耐受性。

③方法：在充分表面局麻的基础上，联合静脉神经安定镇痛药（需有麻醉师参与），需根据患者神志、呼吸、血压等情况个体化给药，同时给予面罩高流量吸氧。

优点：快速睡眠，术中无痛，过程遗忘，麻醉师辅助，操作安全。

价格适中。

缺点：程序复杂，术中易醒。抑制呼吸，心率过缓，血压降低，需严密监测。需麻醉师全程参与。

（3）全凭静脉麻醉（total intravenous anesthesia，TIVA）：全凭静脉麻醉法需要气管插管、喉罩或硬质气管镜来建立人工气道，给予患者实施机械通气。常用于复杂、疑难或危重气道内病变的处理，如各种原因引起的严重气道狭窄、气道内肿瘤的冷冻或烧灼治疗、难取的异物、大量分泌物所致的急性呼吸衰竭、意识障碍或精神极度紧张不能自控、气管支架置入术、硬质镜操作等。

麻醉方法：患者仰卧位。诱导前吸入纯氧 5 min。诱导时静脉注射依托米酯 0.2 ～ 0.3 mg/kg，瑞芬太尼 0.4 ～ 0.6 μg/kg，罗库溴铵 0.3 mg/kg，待罗库溴铵起效、下颌肌肉松弛后垫肩，即可插入硬质气管镜或喉罩，或者气管插管。治疗中维持药物为异丙酚每小时 4 ～ 6 mg/kg，瑞芬太尼每分钟 0.2 ～ 0.3 μg/kg。术中间断追加舒芬太尼。治疗结束前 30 min，静脉给予地塞米松 10 mg 或甲泼尼龙 80 mg。停止操作前 5 min 停药，必要时应用拮抗药，让患者苏醒，恢复自主呼吸状态，并在 5 min 左右拔出硬质镜，吸净口腔内的分泌物，待患者稳定后送回普通病房。术后与病房医师交班，说明术中情况和术后可能并发症及注意事项。

罗库溴铵和维库溴铵都是中时效的非去极化肌松药，具有该类药物所有的药理作用特性（箭毒样作用）。通过与运动终板处 N 型乙酰胆碱受体竞争性结合产生作用。其作用可被乙酰胆碱酯酶抑制剂如新斯的明、依酚氯铵和吡啶斯的明所拮抗。几乎所有患者均可获得合适的气管插管（包括硬质镜）条件，适合各类手术。罗库溴铵较维库溴铵起效快，作用时间短，可控性更强，尤其适合全凭静脉麻醉的诱导给药。

优点：患者完全处于睡眠状态，术中无任何不适，亦无焦虑；操作在患者不动状态下进行，符合伦理要求；遗忘不良记忆；避免过度应激反应所致的并发症。

缺点：必须有麻醉医师参与，需配备麻醉机或高频通气呼吸机；麻醉师与内镜医师共用气道，需相互兼顾，对麻醉人员和麻醉设备要求高；密切观察病情，在保证患者安全、舒适情况下进行操作。用药量准确，既要麻醉制动，又要避免用药量过大产生呼吸抑制等并发症，增加费用。麻醉药、呼吸机及监测费用占手术费用的一大部分，需事先与家属沟通好。

4. 术中操作

呼吸内镜医师能否熟练应用各种仪器设备，对 ERAB 有决定性的作用。根据目的不同，支气管检查可分为诊断和治疗两种。以前，支气管检查只是为了搞清病因，现在，在查明原因的同时，可同步进行治疗。因此，备齐各种诊疗设备，熟练操作这些设备，对 ERAB 也有非常重要的作用。呼吸内镜下有许多技术和设备，如活检钳、氩气刀、冷冻仪、光动力治疗仪、内支架，每一种技术和设备都有特殊的要求，需熟练掌握。如热消融热备，术前需连好电极、调整好能量功率，激光需准备好光导纤维和调整好激光能量，支架需选好型号等。需根据不同的技术和设备，制订个体化的 ERAB 方案。

术中内镜医师和助手间的配合默契程度，对手术进程也有重要作用。

5. 术后康复

ERAB 术后病房护士应加强巡视，密切观察病情变化，特别强调“早发现、早处理”并发症。对全凭静脉麻醉的患者，如情况允许，尽早拔出气管插管，术后宜采取半卧位，不要去枕平卧位。术后 2 ～ 3 h 可下床活动和经口进食。

对术中不同的操作，术后亦有相应的观察项目，如内支架置入术后的雾化、气道内热烧灼及冻融术后坏死物的清理、光动力治疗后避光等护理。

四、展望

ERAS 的普及和发展，体现现代精准医疗与循证医学的发展方向。经过 40 余年的不懈努力，ERAS 方案日趋成熟，国际上出版了多个指南，并扩展到多个学科。令人欣慰的是，国内呼吸内镜领域已高度关注这些理念，并逐步形成 ERAB 体系。

未来 ERAB 必将引领呼吸内镜的发展方向。实际上，这些工作我们都在做，各种指南或共识也在制定，但如何形成一个完整的 ERAB 体系，需要内镜医师、麻醉医师、手术室护士和病房护士、患者及其家属共同努力，以提高患者生存质量，改善患者预后，减少并发症，降低住院费用。ERAB 体系的建立，有助于多学科资源整合，依托多学科团队，制订规范化、个体化、连续性的综合诊疗方案。

（王洪武）

参考文献

1. NELSON G，ALTMAN A D，NICK A，et al.Guidelines for pre- and intra-operative care in gynecologic/oncology surgery：Enhanced Recovery After Surgery（ERAS®） Society recommendations--Part I.Gynecol Oncol，2016，140（2）：313-322.

2. DE GROOT J J，MAESSEN J M，Slangen B F，et al.A stepped strategy that aims at the nationwide implementation of the Enhanced Recovery After Surgery programme in major gynaecological surgery：study protocol of a cluster randomised controlled trial.Implement Sci，2015，10：106.

3. 黄文起，黄宇光 . 多学科合力促进加速康复外科的发展 . 广东医学，2016，37（18）：2689-2691.

4. 王洪武，程庆好，孔令煜，等 . 大力倡导加速康复外科在气管恶性肿瘤介入治疗中的应用 . 中国肺癌杂志，2019，22（1）：1-5.

5. WATT D G，MCSORLEY S T，Horgan P G，et al. Enhanced Recovery After Surgery：Which Components，If Any，Impact on The Systemic Inflammatory Response Following Colorectal Surgery?A Systematic Review. Medicine（Baltimore），2015，94（36）：e1286.

6. ZEJUN N，WEI F，LIN L，et al.Improvement of recovery parameters using patient-controlled epidural analgesia for video-assisted thoracoscopic surgery lobectomy in enhanced recovery after surgery：A prospective，randomized single center study.

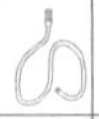

Thorac Cancer，2018，9（9）：1174-1179.

7. KANG S H，LEE Y，MIN S H，et al. Multimodal Enhanced Recovery After Surgery（ERAS）Program is the Optimal Perioperative Care in Patients Undergoing Totally Laparoscopic Distal Gastrectomy for Gastric Cancer：A Prospective，Randomized，Clinical Trial. Ann Surg Oncol，2018，25（11）：3231-3238.

8. 中华医学会肠外肠内营养学分会加速康复外科协作组 . 结直肠手术应用加速康复外科中国专家共识（ 2015 版）. 中国实用外科杂志，2015，35（8）：841-884.

第2章 气管、支气管的解剖结构

气管、主支气管和右中间段支气管统称为中央型气道。王洪武教授最早在国际上提出了中央型气道的八分区方法(图1-2-1，表1-2-1)。近年来，经过上万例的气管镜介入治疗，证实这一方法简单实用，值得临床推广应用。目前这一方法也得到国际社会的认可。

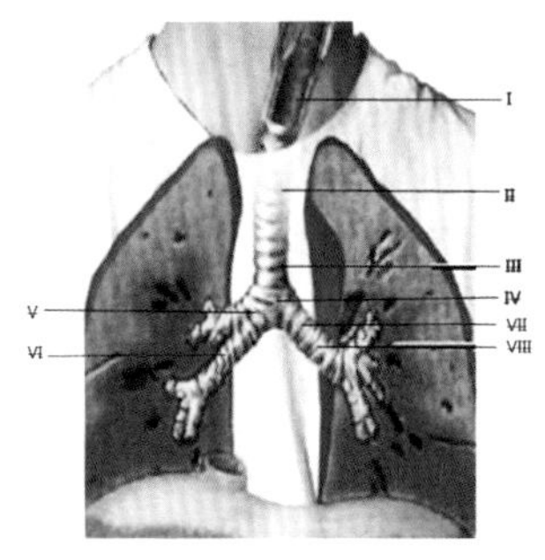

图 1-2-1　中央型气道的八分区

表 1-2-1　气道病变的部位

分区	病变部位
Ⅰ	主气管上 1/3 段
Ⅱ	主气管中 1/3 段
Ⅲ	主气管下 1/3 段
Ⅳ	隆突
Ⅴ	右主支气管
Ⅵ	右中间段支气管
Ⅶ	左主支气管近 1/2 段
Ⅷ	左主支气管远 1/2 段

一、气管

正常成人气管起始于第 7 颈椎下缘与喉部环状软骨下缘相连，下至第 5 胸椎上部水平分为左、右支气管（图 1-2-2）。长度 10 ～ 12 cm，横径 1.8 ～ 2.5 cm，为后壁略扁平的隧道状管道，成人气管宽深比为 0.6 ～ 3.0。气管周径的前 2/3 为 14 ～ 16 个 U 字形气管软骨，其缺口向后由平滑肌纤维和结缔组织构成的膜壁所封闭。

气管内覆以黏膜，黏膜上皮细胞的层数随支气管分支内径变小而减少。气管、支气管外膜由透明软骨和结缔组织构成。

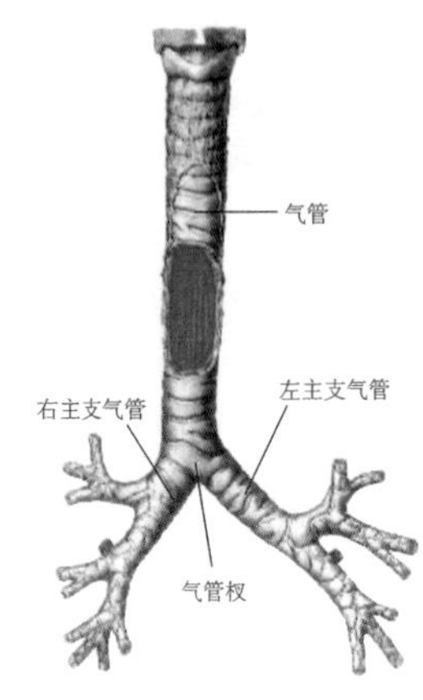

图 1-2-2　正常成人气管解剖

气管 1/3 位于胸骨上切迹以上、在胸腔外，称为颈段；2/3 位于胸骨上切迹以下、在胸腔内，称为胸段。气管颈段位置较表浅，在颈前正中环状软骨弓下缘与胸骨颈静脉切迹方向可清楚扪及，长 3 ～ 4 cm，有 7 ～ 8 个气管软骨环。气管周围组织疏松，故气管容易移动。当仰头或低头时，气管可上下移动约 1.5 cm；头转向一侧时，气管随之转向同侧，而气管后方的食管则移向对侧。故颈部或纵隔其他器官病变可推挤牵拉气管，使气管移向一侧。气管颈部上段位置较浅，且较固定，下段位置较深，距皮肤约 4 cm。故气管切开位置应在上段，同时应保持头正中位，并尽量后仰，使气管贴近体表。

气管颈部前面被覆有皮肤、浅筋膜、颈筋膜浅层、胸骨上间隙及其内的颈前静脉下段和颈静脉弓，舌骨下肌群、气管前筋膜，甲状腺下静脉、甲状腺奇静脉丛和可能存在的下动脉等。在第 2 ～第 4 气管软骨环前方有甲状腺峡部。在幼儿，头臂动脉、左头臂静脉可横过气管颈部下部前方，胸腺上部亦可位于气管颈部前方。气管颈部后方为食管，两者之间的沟内有喉返神经，两侧有甲状腺侧叶覆盖，并邻接颈总动脉和甲状腺下动脉。气管切开术一般多切开第 2、第 3 气管软骨环。因气管颈段前方有上述诸多重要结构，在施行气管切开时应予以注意，尤其是幼儿应高度重视解剖结构。

气管胸段的前方有胸骨柄、胸骨舌骨肌、胸骨甲状肌的起始部，胸腺、甲状腺下静脉、左头臂静脉、主动脉弓、头臂干和左颈总动脉等。主动脉弓压迫气管将其推向右侧，头臂干和左颈总动脉从主动脉弓发出后分别位于气管的右侧和左侧上行入颈部。后方为食管，后外有喉返神经。右侧有右肺、右胸膜、右头臂静脉、上腔静脉、奇静脉。左侧上有主动脉弓和左锁骨下动脉。

气管胸段和主支气管的动脉主要由胸廓内动脉、甲状腺下动脉、支气管动脉和肋间后动脉供血。静脉汇入甲状腺下静脉、头臂静脉和奇静脉。淋巴管很丰富，主支气管淋巴管注入气管、支气管淋巴结，气管淋巴管注入气管支气管淋巴结和气管旁淋巴结。神经来自迷走神经和交感干的分支。

二、支气管

气管在第 5 胸椎上部水平分成左支气管、右支气管，支气管镜下的辨认标志为隆突，隆突通常很锐利。左右支气管在第 5 胸椎平面分成 65° ～ 80° 角。

1. 右主支气管

右主支气管长 1.5 ～ 2 cm（自隆突到右上叶管口下缘），直径约 1.6 cm。右主支气管粗、短而陡直，其下缘与气管中线的夹角为 25° ～ 30° 。气管内异物多坠入右主支气管。右主支气管平第 5 胸椎体高度进入右肺门，其前方有升主动脉、右肺动脉和上腔静脉，后上方有奇静脉沟壑。

右主支气管分为上叶支气管和中间段支气管（上叶管口下缘到中叶支气管上缘）。中间段支气管长约 2.5 cm，又分为中叶与下叶支气管。

（1）右上叶支气管：与支气管约成 90° 角，起自右支气管后外壁，上叶支气管距开口 1.0 ～ 1.2 cm 处又分出三个肺段支气管，即尖段（B1）、后段（B2）与前段（B3），也有少数发生变异，仅分为两支肺段支气管。

（2）右中叶支气管：开口于中间段支气管的左下侧。距中叶开口 1.0 ～ 1.5 cm 处又分出两个段支气管，即外侧段和内侧段，少数为上下叶开口。

（3）右下叶支气管：即右支气管的延长部分，开口于中叶支气管右后方。在下叶支气管外侧壁有下叶背段（B6）开口，在内侧壁有下叶内基底段（B7）的开口。由内基底段开口再往外下约 0.5 cm 处，又分为 3 个基底段，即前基底段（B8）、外基底段（B9）和后基底段（B10），有时这 3 个基底段开口处于对等地位，呈三角形。

2. 左主支气管

左主支气管细长而倾斜，长 4 ～ 5 cm，直径 1.0 ～ 1.5 cm，其下缘距气管中线夹角为 40° ～ 50° ，平第 6 胸椎高度进入左肺门。左主支气管前方有左肺动脉，后方有食管、胸导管和胸主动脉，上方有主动脉弓跨过。左主气管分为上叶和下叶支气管。

（1）左上叶支气管：左上叶支气管开口在左支气管前外侧壁，相当于 8 ～ 2 点钟部位，离上叶开口 1.0 ～ 1.5 cm 处又分为两支，即上支和舌支。上支继续呈弧形弯曲向上方，不到 1.0 cm 处发出前支（B3）相继又发出尖后支（B1 ＋ B2）。舌支位于右下方，相当于右肺中叶，又分出上舌支（B4）和下舌支（B5）。

左上叶支气管分支可有下列各种异常情况：①上叶的上支和舌支各单独由左支气管分出；②由于上支前支的移位，使上叶支气管形成三分支型；③由于前支的分裂或尖后支的分裂，使上支形成三分支型。

（2）左下叶支气管：向下、外侧后方走行，距下叶支气管开口不到 1.0 cm 处左后壁有下叶背段（B6）开口。下叶支气管继续下行 1.0 ～ 2.0 cm 有前内基底段（B7 ＋ B8）和外后基底段起自后方的共同支，分别为外基底段（B9）和后基底段（B10）两个分支。内基底段与前基底段起自前方的共同支，合称为前内基底段。

下叶支气管也可以有下列各种异常情况：有背下支或内基底支存在；偶尔只有外基底支和后基底支存在而缺少前基底支。

3. 支气管树的命名

支气管树的命名，国内外尚未完全统一，我国基本上沿用国际命名法（图 1-2-3）。

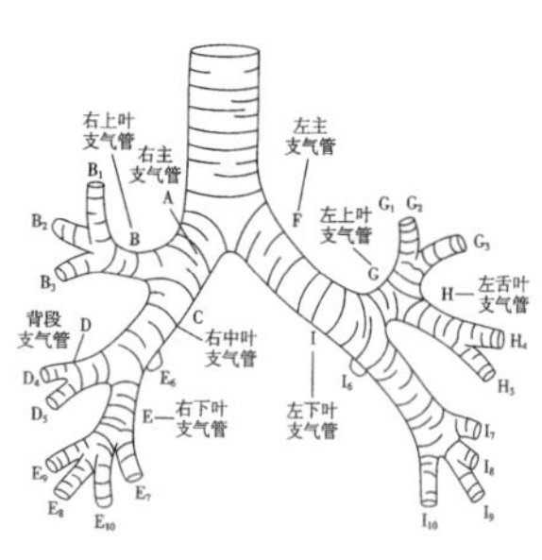

图 1-2-3　支气管树的命名

三、气管、支气管的组织结构

气管、支气管的组织结构基本相似，由内向外共分为4层，即黏膜层、黏膜下层、纤维软骨层和外膜。

1. 黏膜层

黏膜又分为上皮、基底膜和固有层。黏膜上皮为假复层柱状纤毛上皮，其中可分为3种细胞：①高柱状纤毛柱状细胞，占多数，其间有散在的杯状细胞；②一般纤毛柱状细胞，止于呼吸性细支气管；③杯状细胞，具有内分泌功能，约在终末性细支气管即消失。基底膜在上皮的下方，由嗜银纤维组成，基底细胞紧密排列于其上方。固有层富有血管及淋巴组织，由嗜银纤维、弹力纤维及胶原纤维组成。嗜银纤维形成网状，上连基底膜；弹力纤维、胶原纤维沿支气管轴延伸，弹力纤维与肺泡系统的弹力纤维相连，维持气道纵轴的张力。于气管中部，固有层深层与黏膜下层间，有多数纵行弹力纤维称为弹力纵束。在气管膜性壁处，此弹力纤维纵束中出现多量平滑肌。当气管分为左右支气管时，所有的弹力纵束中都出现平滑肌，形成一薄层的网状平滑肌层，直达肺泡管。随着支气管各级分支的增加，平滑肌逐渐增加，而软骨成分却逐渐减少，直到终末性细支气管软骨完全由平滑肌所取代。

2. 黏膜下层

黏膜下层由疏松结缔组织组成，其中有较大的血管、淋巴管，并含有黏液—浆液混合腺。腺体穿过上述的弹力纵束进入固有层，再开口于黏膜表面。慢性呼吸道感染时，黏液腺常有肥大，可致气管腔狭窄。

3. 纤维软骨层

纤维软骨层由弹力纤维、气管软骨及其间的软骨韧带组成。在气管、支气管的膜部，黏膜下层深层出现横行的平滑肌。

4. 外膜

气管、支气管外膜是由疏松的结缔组织所形成的一层薄层。

四、气管、支气管周围的主要毗邻组织结构

全面了解支气管正常解剖结构、常见的先天性变异及紧邻气道外部的正常结构是同样重要的，掌握这些知识既有助于提高支气管镜诊断和治疗操作能力，又可以避免因疏忽损伤与气道毗邻的危险

区域。

气管膜部与食管颈段相邻，食管管壁较薄，成人厚 3 ～ 4 mm，损伤后易发生气管食管瘘。

主动脉弓位于气管远端 1/3 的前方，并发出其 3 个分支，其右侧是上腔静脉和奇静脉。右肺动脉位于右主支气管前面，对于右中叶和下叶支气管来说，血管结构之间的变异关系变化很大。主动脉弓与左肺动脉与左主支气管、左肺上叶支气管关系紧密（图 1-2-4）。

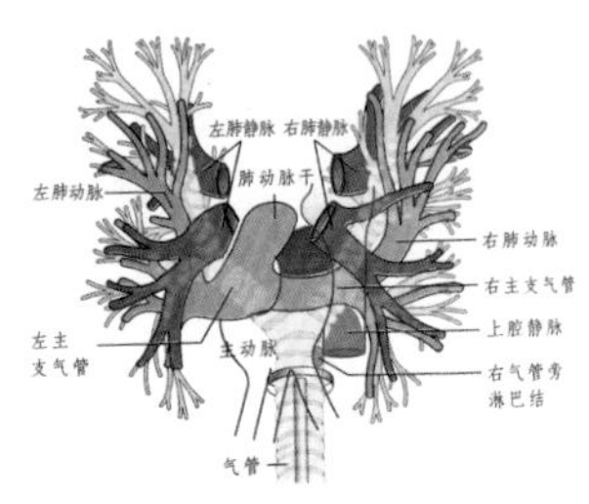

图 1-2-4　气管、支气管旁血管分布

淋巴道与气道关系密切，随着支气管内超声内镜（endobronchial ultra-sound，EBUS）技术的发展，支气管镜对气道周围及外周病变也有很好的诊断价值，同时对引导支气管镜治疗也有非常重要的作用。气管旁淋巴结位于气管右侧的后外侧，右气管旁淋巴结位于气管下段倒数第 1 ～第 2 个软骨环后外侧。隆突下淋巴结通常位于气管隆嵴下方内侧，可以通过内镜在隆突两侧任意方向从内进针穿刺。肺门淋巴结临近次级隆突，右侧肺门淋巴结穿刺通常平右中间及右上叶开口层面，右肺动脉与右上叶支气管壁紧密联系，因此经支气管针吸活检及其他类似操作在此慎行。左肺门淋巴结穿刺左主支气管远端近左上叶开口，平左上下叶间嵴，左气管旁淋巴结位于左主支气管开口近气管下段。气管、支气管周围的淋巴结肿大和伴癌性转移时，常压迫气管、支气管，引起管腔变形和狭窄，同时也可影响气管、支气管的动力学变化。

（李月川）

参考文献

王国本，阿图尔 •C. 梅塔，J. 弗兰克斯 • 特纳 •Jr. 可弯曲支气管镜技术 . 3 版 . 白冲，黄海东译 . 天津：天津科技翻译出版有限公司，2016.

第3章 支气管镜麻醉方法的选择

支气管镜是呼吸肺脏病诊断和治疗的重要手段，已广泛应用于临床。支气管镜诊疗是一种刺激强度大、低氧血症发生率高、患者不适感强烈的操作。随着支气管镜技术的普及和发展，以及医疗服务水平的提高，患者对安全舒适地接受支气管镜操作的需求日趋增加。但是麻醉本身就对呼吸循环有所影响，而气管镜操作又需在气道内进行，如何在与内镜操作者共用气道的情况下，既保证患者安全舒适，又能满足操作要求，对麻醉医师是一种重大挑战。

目前，我国很多医疗单位都已经开展了无痛支气管镜操作，所用麻醉技术及药物各有不同。

一、支气管镜麻醉的定义及目的

支气管镜的麻醉是指通过镇静药和（或）麻醉性镇痛药等及相关技术，以减轻或消除患者接受支气管镜诊疗过程中的痛苦感，尤其是消除患者对再次接受支气管镜诊疗的恐惧感，提高对支气管镜诊疗的接受度，最大限度降低诊疗过程中发生损伤和意外的风险，为支气管镜医师创造更良好的诊疗条件。

二、支气管镜麻醉的实施设备和人员配备

必须常规配备麻醉机（可空氧混合）、电子监护仪、吸氧装置、负压吸引装置、静脉输液装置、除颤仪、常规气道管理设备（简易呼吸囊、麻醉喉镜片、气管与支气管插管、喉罩、口/鼻咽通气管等用具）和常用麻醉药物（丙泊酚、咪达唑仑、阿片类药物和肌松剂等）及常用心血管药物（阿托品、麻黄碱、去氧肾上腺素、垂体后叶素等）。建议备有呼气末二氧化碳分压、氧浓度、动脉血气和（或）有创动脉压力等监测设备。

具有独立麻醉苏醒室，配备电子监护仪、麻醉机和（或）呼吸机、输液装置、吸氧装置、负压吸引装置及急救设备与药品等。

建议每个实施麻醉的诊疗间配置至少1名麻醉科高年资住院医

师；每 2 ～ 3 个诊疗间配置 1 名具有主治医师（含）以上资质的麻醉科医师；麻醉苏醒室的专职护士数量与床位比宜为 1∶(2 ～ 4)。

三、支气管镜麻醉的适应证和禁忌证

1. 适应证

（1）不能耐受局部麻醉。

（2）操作复杂的支气管镜诊疗技术，如热消融技术（包括电烧灼、激光、氩等离子体凝固、微波等）、支气管镜电磁导航活检术、经支气管镜热成形术等。

（3）一般情况良好，ASA Ⅰ级或Ⅱ级患者，或处于稳定状态的 ASA Ⅲ级或Ⅳ级患者，应在密切监测下实施。

（4）操作者或患者要求。

2. 禁忌证

（1）有常规支气管镜操作禁忌者，如多发性肺大疱、严重的上腔静脉阻塞综合征等。

（2）ASA Ⅴ级的患者。

（3）存在可能危及生命的慢性疾病，如未控制的糖尿病、未经治疗的高血压和心律失常、不稳定型心绞痛、新近发生的心肌梗死、有症状的哮喘。

（4）明显出血倾向者，如严重凝血功能障碍或血小板低于 5×10^9/L；饱胃或胃肠道梗阻伴有胃内容物潴留者。

（5）无陪同和监护人者。

（6）麻醉药物过敏及其他严重麻醉风险者。

3. 相对禁忌证

（1）明确困难气道的患者，如病态肥胖、张口障碍、颈颏颌部活动受限、强直性脊柱炎、颞颌关节炎等。

（2）严重的血管神经系统疾病者，如腹主动脉瘤、脑血管瘤、脑卒中、偏瘫和癫痫等。

（3）接受多种中枢神经兴奋药物慢性治疗和（或）滥用毒品。

（4）对于急诊患者，如气道严重狭窄、异物梗阻、活动性大咯血，按紧急麻醉原则，在严格履行知情同意的情况下实施急救。

四、麻醉准备和实施

支气管镜麻醉术前准备遵循一般外科手术原则。禁食至少 6 h，禁水至少 2 h。高龄患者、胃排空延迟或胃梗阻患者，适当延长禁食、禁水时间。术前优化患者各种合并症的治疗。实施麻醉前确认麻醉同意书的签署，再次核对患者和拟行的操作，并积极和气管镜操作医师、配合护师交流沟通。

患者入室，平躺或根据操作摆放体位，常规连接心电监护，鼻导管吸氧（2 L/min），开放左上肢静脉通路，根据支气管操作的诊疗目的，选择合适的麻醉方式，可采用下述不同的麻醉方案。

（一）局部麻醉

可以避免全身麻醉药物对心血管的抑制，避免术后麻醉药物引起的头晕、头疼和恶心呕吐。患者神志清楚，可与操作者有交流，适合一些时间较短的气管镜检查，如灌洗、荧光检查。

推荐将利多卡因作为常用表面麻醉药，其总量应小于 8.2 mg/kg。

1. 气管内滴药法

一般经支气管镜操作孔直接注入和置入特殊喷雾导管注药的方法进行，可根据表面麻醉的效果，灵活采用对声门、气管、支气管或段叶支气管分别注药。

2. 雾化吸入法

可选用超声雾化器、氧气驱动雾化器或压缩雾化器进行。采用2%利多卡因 5～10 mL 进行雾化，被检者口含雾化器喷药口，经口呼吸，尽量保持深、慢呼吸，以利于局麻药物向下呼吸道远端分布。

3. 喷雾法

被检者取坐位或半卧位，张口、伸舌。操作者左手无菌纱布包住舌体前半部分并轻拉，右手将球囊喷雾器喷头伸入被检者咽部，嘱被检者作深吸气动作时，挤压装有 2% 利多卡因的喷雾球囊，每次 2～4 喷，间隔 3～5 min，重复喷雾 3 次。鼻腔麻醉可采用滴入或喷入麻醉药物的方法进行。

（二）局部麻醉复合静脉麻醉

在局部麻醉下行气管镜操作，患者完全清醒，剧烈的呛咳、强烈的不适感，易引起低氧血症，甚至导致严重的心脑血管并发症，并让患者产生恐惧感，不愿再次接受气管镜操作。在一些相对复杂的气管镜诊疗操作中,复合静脉予以麻醉药物适当地进行镇静/麻醉，可提高患者满意度，减少并发症，并为气管镜操作者提供优良的操作环境。

临床最常选择咪达唑仑复合芬太尼，适用于患者耐受能力较好且操作简单的支气管镜诊疗。

咪达唑仑或丙泊酚也可用于支气管镜诊疗的静脉麻醉，建议联合应用阿片类药物（芬太尼、舒芬太尼或瑞芬太尼），以改善患者耐受程度。成人患者咪达唑仑的用量多在 1 ～ 3 mg，或在 1 ～ 5 min 内静脉注射丙泊酚 1 ～ 1.5 mg/kg，维持剂量为每小时 1.5 ～ 4.5 mg/kg；芬太尼静脉注射常用剂量为 1 ～ 2 μg/kg，其起效速度迅速，可维持 30 ～ 60 min。舒芬太尼静脉注射常用剂量为 0.1 μg/kg，其起效较快，作用时间较长。瑞芬太尼可每次静脉注射 0.5 ～ 1 μg/kg，也可单次注射后持续输注每分钟 0.05 ～ 0.1 μg/kg，随后逐渐调整剂量至每分钟 0.025 μg/kg。

盐酸右美托咪定已广泛应用于气管镜操作，但是单药泵注很难满足气管镜操作，建议复合阿片类药物（芬太尼、瑞芬太尼）。经微泵静脉给予盐酸右美托咪定（浓度为 4 μg/mL）负荷剂量 0.5 ～ 1 μg/kg，10 ～ 15 min 泵完，再调整为每小时 0.4 ～ 0.7 μg/kg。同时静脉分次缓慢给予芬太尼 1 ～ 2 μg/kg，或者静脉靶控输注瑞芬太尼（血浆浓度）2.5 ～ 3 ng/mL，根据患者呼吸情况及时调整输注速度。

（三）喉罩全身麻醉

支气管镜麻醉中喉罩的使用愈来愈流行，能提供适当的气道控制和气密性，相比气管插管和硬质气管镜刺激性小，内径较大适合气管镜操作，解决了“共享”气道问题，简便、安全、有效、价格低廉。

常规静脉麻醉诱导（可不使用肌肉松弛药物），经鼻置入鼻胃管，再置入喉罩（图 1-3-1），支气管镜确认位置后固定。使用三通连接头连接麻醉机螺纹管和喉罩通气（图 1-3-2）。可机控呼吸，一旦因气管镜操作造成气道压过高，可改为手控呼吸，将气道压控制在喉罩漏气压以下。低氧时暂时撤出支气管镜，机控或手控呼吸通气。必要时行动脉血气。患者完全清醒后，在手术室内拔除喉罩，面罩吸氧，观察有无呼吸梗阻情况，必要时使用支气管镜观察气道情况。

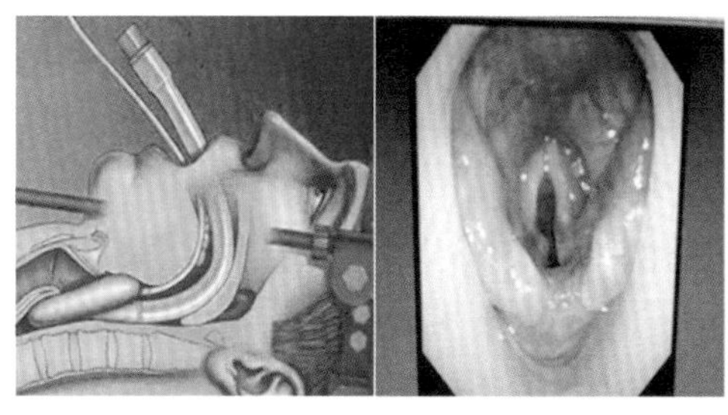

图 1-3-1　喉罩放置的正确位置

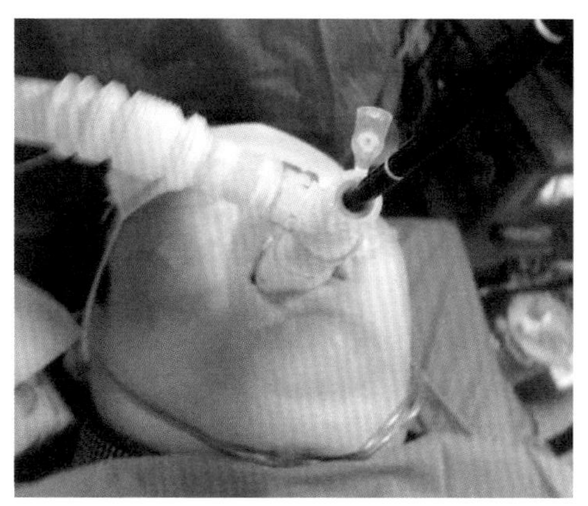

图 1-3-2　使用三通连接头连接麻醉机螺纹管和喉罩通气

（四）硬质气管镜和气管内插管全身麻醉

全身麻醉下硬质气管镜和气管内插管下支气管镜诊疗，适合容易失去气道控制，时间较长，复杂的支气管镜操作，如存在严重狭窄的气道消融术，硅酮、Y形支架置入术，支架（或已损坏）取出术，（支）气管异物取出术，多学科合作的各种气管胸膜瘘封堵术等。

相对于喉罩全身麻醉，硬质气管镜和气管内插管的全身麻醉静脉诱导必须使用肌肉松弛药物，以便硬质气管镜和气管导管置入。特别是全身麻醉下硬质气管镜通气，需要配备高频通气设备，选择合适的通气参数，包括通气频率、通气压力及吸呼比率等，防止可能的并发症（低氧血症、气压伤、二氧化碳蓄积等）。气管内插管全身麻醉适用于气管远端及支气管内的诊疗操作，但由于占用气道导致通气阻力增加，易引起肺泡通气不足，应密切配合，采取适宜的通气策略保证氧供。

五、麻醉注意事项

1. 利多卡因雾化吸入时，少数患者因感胸闷或诱发哮喘等而不能耐受。注意利多卡因的用量，时刻警惕局麻药的毒性反应。

2. 局部麻醉可能因麻醉不完全，操作时可能兴奋咽喉部的迷走神经，引起迷走反射，出现心率减慢，甚至窦性停搏。

3. 咪达唑仑或丙泊酚复合阿片类药物易导致呼吸抑制，因此药物剂量与用药速度应根据患者年龄、病情及内镜操作性质作适当调整，并密切监护呼吸等生命体征。

4. 盐酸右美托咪定使用时患者可出现低血压、心动过缓甚至窦性停搏和暂时性的高血压，在使用过程中要严密监测患者的循环系统。

5. 喉罩全身麻醉时，尽量置入鼻胃管，避免胃肠胀气甚至胃破裂。

6. 气管镜操作过程中和操作者保持交流和配合，特别在气道消融过程中随时调整氧浓度（＜40%），避免烧伤气道。

（杨宇光　黄海东）

参考文献

中华医学会呼吸病学会介入呼吸病学学组，王广发．成人诊断性可弯曲支气管镜检查术应用指南（2019 年版）. 中华结核和呼吸杂志，2019，42（8）：573-590.

第4章 支气管镜诊断技术

第1节 常规支气管镜检查

一、原理

支气管镜检查是将支气管内镜经由鼻腔或口腔进入气管及支气管内的检查。此种检查可以让医师看见气道的影像，是否有肿瘤或其他异常病变的存在，同时观察病变的性质及侵犯的程度，可以收取痰液，必要时还可以取出病变部位的细胞或组织做病理学检查及特殊染色。此外，也可以利用此项检查进行治疗，如清除支气管内较深部浓稠痰液，或者进行肿瘤切除治疗。

二、设备及器械

检查所用内镜分为硬式支气管镜和软式支气管镜（又称可弯曲支气管镜）。软式支气管镜则可以再分为纤维支气管镜和电子支气管镜。目前支气管镜常用的包括 Olympus、Pentax 及 Fujinon 三家日本的厂商，以及上海、珠海等国产设备。

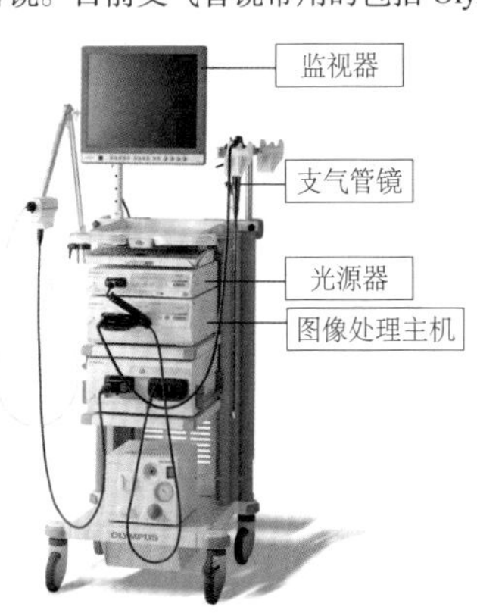

图 1-4-1-1　完整的电子支气管镜系统应该包括的要件

完整的电子支气管镜系统应该包括支气管镜、光源器、记录器、监视器及图像处理主机（图 1-4-1-1）。

电子支气管镜可以分为操作部和插入部两个部分。

（1）操作部：包括角度控制钮、吸引控制阀、活检工作孔道入口及内镜控制开关。

（2）插入部：为镜身部分，由电缆线、CCD 镜头、活检及吸引工作通道等组成，全长约 50 cm。CCD 安装在与摄影镜头光轴垂直的平面上，直接从镜头接受内镜的图像，把图像的光信号变成电信号在显示器上显示（图 1-4-1-2）。

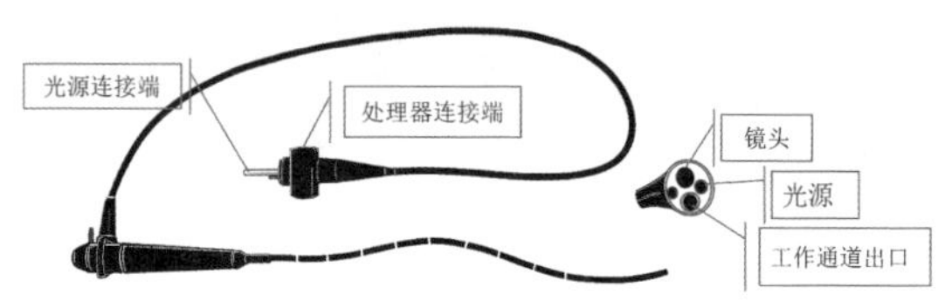

图 1-4-1-2　支气管镜的构造

目前支气管镜依据治疗性及诊断性的用途不同而有不同的大小，近几年来更发明出超细支气管镜，以到达第 6 ～第 8 分支的细支气管，对于细小支气管内较小的病灶，可以提高直视下活检及刷取阳性诊断的概率。支气管镜前端可以前后弯曲，近年来也发明了可以左右转动的支气管镜（图 1-4-1-3）。

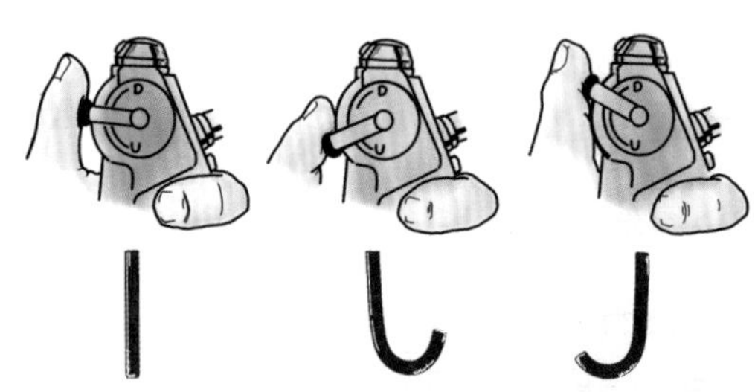

图 1-4-1-3　可以前后弯曲的支气管镜

三、适应证

（1）不明原因的肺不张、间质性肺病，不明原因的咯血、慢性咳嗽，不明原因的喘鸣声及局限性哮鸣音（图 1-4-1-4）。

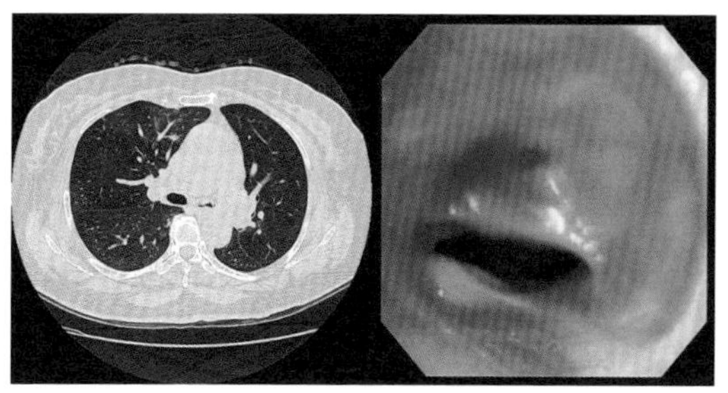

图 1-4-1-4　结核性支气管狭窄

注：患者为 34 岁年轻女性，出现局限性哮鸣声 3 个月，药物治疗无效，气管镜检查确诊结核导致的支气管狭窄。

（2）异物吸入。

（3）感染：包括复发或难治性肺炎、免疫功能不全患者的肺部异常浸润、空洞样病变。

（4）恶性病变：包括支气管恶性肿瘤诊断、支气管恶性肿瘤分期、恶性肿瘤治疗后再分期、痰液细胞学检查异常、纵隔肿物活检（图 1-4-1-5）。

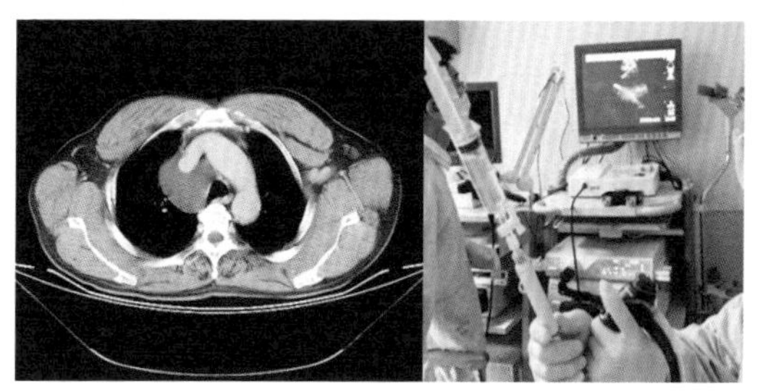

图 1-4-1-5　EBUS-TBNA

注：纵隔囊肿使用 EBUS-TBNA 来诊断与治疗。

（5）胸部外伤：确定挫裂伤或是穿透伤、评估化学性损伤及烧烫伤的程度。

（6）肺移植患者术后评估。

（7）气管插管：确认气管插管位置、评估气管插管相关损伤。

（8）瘘管：明确有无支气管—胸膜瘘、气管及支气管—食管瘘（图 1-4-1-6），以及评价瘘口性质、大小、部位等。

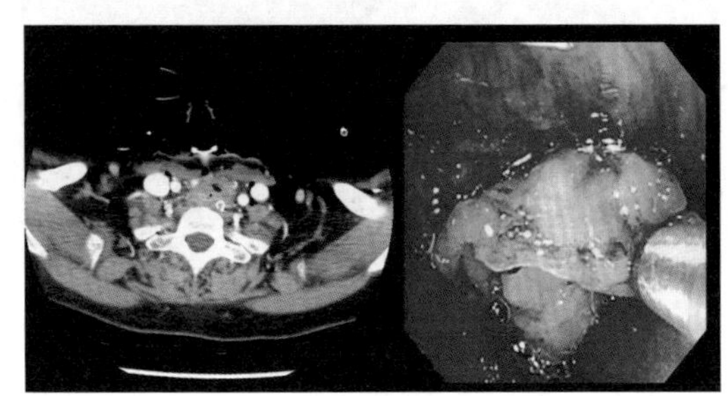

图 1-4-1-6　左主支气管—食管瘘

注：食道癌患者反复呛咳，气管镜显示左主支气管出现支气管—食管瘘。

（9）难治性气胸：明确胸膜损伤部位。

（10）CT 发现气管或支气管狭窄（图 1-4-1-7）。

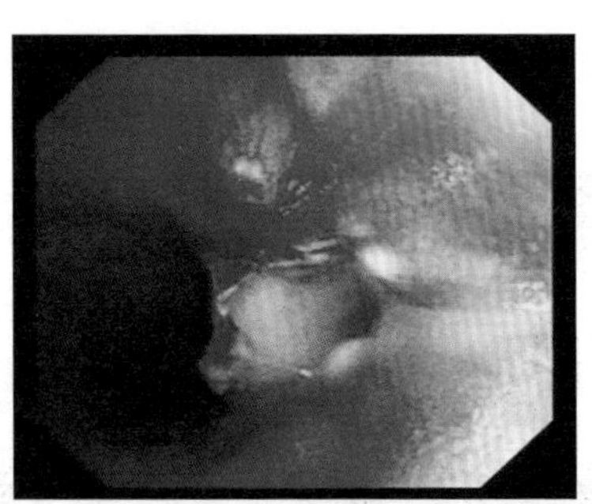

图 1-4-1-7　气管淀粉样变性

注：57 岁女性，呼吸困难，CT 提示气管壁增厚，管腔狭窄，气管镜显示气管肿物，使用冷冻将肿瘤清除，诊断为气管淀粉样变性。

四、禁忌证

（1）一般情况差、体质衰弱不能耐受支气管镜检查者。

（2）严重心血管疾病，如不稳定型心绞痛、新发生的心肌梗死、严重心律失常、心功能不全，严重恶性高血压病、肺动脉高压，或是疑似主动脉瘤有破裂危险等。

（3）有慢性呼吸系统疾病伴严重呼吸功能不全，若需要检查时，可在供氧和机械通气下进行。

（4）不能矫正的出血倾向或是凝血机制有障碍者。

（5）可能发生并发症的高危险因素：患者无法配合；近期出现的不稳定型心绞痛；中度低血氧血症；高碳酸血症；尿毒症；血小板减少症；肺动脉高压；使用免疫抑制剂；虚弱、高龄或营养不良。

五、操作流程及注意事项

（一）术前准备

（1）向患者解释程序。消除任何恐惧并允许患者表达任何担忧，尽可能让患者放心，在此过程中患者将能够持续呼吸。

（2）获得此检查的知情同意书。

（3）术前 4 ～ 6 h 保持患者空腹状态，以降低吸入性肺炎的风险。

（4）指导患者进行良好的口腔护理，以尽量减少在手术过程中将细菌引入肺部的风险。

（5）在使用术前处理药物之前，移除并安全存放患者的假牙、眼镜或隐形眼镜。

（6）指导患者不要吞下喷入喉咙的局部麻醉剂。

（7）检查前建立输液通道，准备鼻导管吸入氧气，并使用监视仪器进行血压、心率、呼吸及血氧饱和度的监测。

（8）除麻醉药物之外，术前可同时考虑使用下列药物：①阿托品已不常规应用，特别是有青光眼和前列腺肥大者慎用。②镇静药：对高度紧张、恐惧患者可给予地西泮 5 ～ 10 mg，或者苯巴比妥 100 mg，无明显异常者可不予镇静药。③止咳药：咳嗽剧烈者可给予止咳药，如可待因。

（二）操作步骤及技巧

1. 在插入支气管镜之前，用利多卡因喷雾局部麻醉患者的鼻咽和口咽。

2. 要掌握气管镜的插入技巧，插入气管镜可有 3 条途径：经鼻、经口和经气管插管。

（1）经鼻插入：应选择合适的鼻道，鼻甲肥大时可事先滴入麻黄素，勿擦破鼻黏膜。将镜体先端部送入较宽侧鼻腔时，调整方向以看清鼻腔底部及下鼻甲，缓慢深入即可进入鼻咽部。当镜体先端部保持中位时，即可见鼻咽部后壁，向两侧及上下方拨动先端部，可看到鼻咽腔的顶后壁、双侧咽隐窝及双侧壁的斜面，咽鼓管隆脊的前后唇与咽口（图 1-4-1-8）。

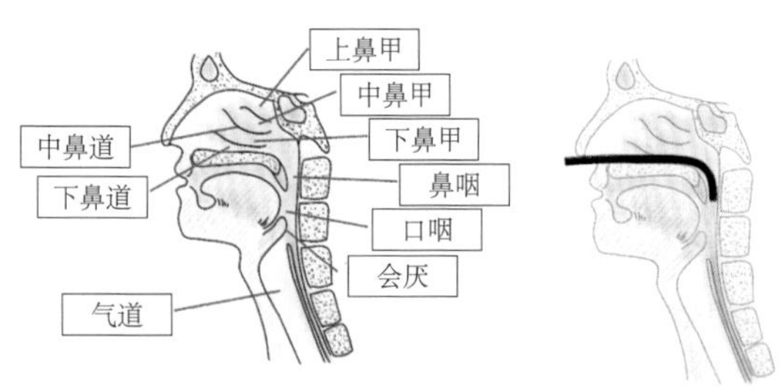

图 1-4-1-8　鼻腔至气道的构造及支气管镜经由下鼻道进入到气道的示意

鼻咽部检查结束后，将镜体摆正，使其先端上翘，缓慢推进镜体，即可越过鼻咽部而进入口咽部。再调整镜体方向，即可看到舌根、会厌、梨状窝等结构（视频 1-4-1-1）。随着镜体接近，形态显得更清晰。观察顺序为会厌、梨状窝、杓状区、喉室带、喉室、声带、前连合，然后是声门下区。喉部的观察，应包括平静呼吸和发声两种状态。

视频 1-4-1-1
经鼻进软镜

（2）经口插入：应先让患者咬着口咬器，有假牙者应先摘除，以免咬伤气管镜（视频 1-4-1-2）。患者处于全麻状态时，可插入喉罩，以便于吸氧和操作。

视频 1-4-1-2
经口进软镜

（3）经气管插管插入：气管插管可经鼻、

口或气管切开等处插入。经插管插入时，所选气管镜应比气管插管细，且气管镜插入部要涂上适量润滑油。严重呼吸衰竭患者或全麻患者可在呼吸机支持下进行气管镜检查。检查时通过三通管插入气管镜，而不中止呼吸机治疗，保证患者术中安全。

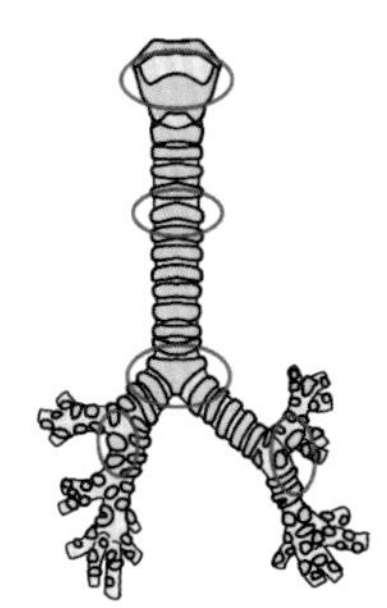

图 1-4-1-9　需要喷洒 2% 利多卡因的位置

3. 当气管镜到达声门时，应仔细观察双侧声门的闭合情况，并在喉部滴入 2% 利多卡因 2 mL（图 1-4-1-9），待声门闭合时气管镜接近声门，声门一旦开放，立即将气管镜插入气管内，停顿片刻，请患者调整呼吸。再继续检查其余气道，检查前须先使用 2% 利多卡因做局部气道的麻醉，以防止咳嗽反射。喷洒 2% 利多卡因的位置包括：①声门；②气道的一半处；③隆突；④右主支气管及左主支气管。

4. 将镜体调整至中位，使视野正对管腔，即可由上而下循序看清气管的形态、色泽、活动度，并由远而近看到气管隆突。正常状况为略偏左侧、前后走向、尖锐、黏膜光滑、粉红色、随呼吸及心搏活动。一般应先检查健侧支气管，再检查患侧。应保持气管镜一直在腔内移动，勿触及气管、支气管黏膜。刷检、活检和治疗前，可在相应病变部位注入 2% 利多卡因 1 mL，以便于操作。若需进行下呼吸道感染病原学检测，则应尽量少打麻药，用套管保护毛刷取下呼吸道分泌物，然后送检。

（三）术后处理

（1）指导患者不要进食或饮水，直到气管、支气管麻醉消失并且呕吐反射恢复，通常在大约 2 h 内。

（2）如果有进行活检，观察患者的痰液是否出血。在几个小时内可能会出现少量血迹是正常的。若有大量出血时须立即就诊处理。

（3）密切观察患者是否有呼吸障碍或喉痉挛。

（4）告知患者，支气管镜检查后出现的发烧通常在最初的 24 h 内发生。

（5）告知患者如果出现喉咙痛，使用漱口液或是止痛药可能会有所帮助。

（6）术后患者若有严重的胸痛或是进行了 TBLB，可以行胸部 X 线片检查以明确是否有气胸。

六、建议麻醉方式

术前麻醉是气管镜检查能否成功的关键，麻醉若是成效不佳，会使得患者出现严重的咳嗽，在检查中不能很好配合，使检查工作难以进行，甚至中断，目前可以使用的麻醉方式包括气道表面局部麻醉及静脉药物注射全身麻醉两种。

七、并发症及其预防和处理

气管镜检查是呼吸系统疾病常用的诊断和治疗方式，随着气管镜技术的不断发展，其应用范围不断扩大，禁忌证相对减少，并发症相对增多。既往气管镜主要用于疾病的诊断，常见并发症主要为麻药过敏、鼻出血、低氧、咯血、感染、心脏并发症、喉头水肿及支气管痉挛等。当操作不规范、技术不熟练、适应证掌握不好，又没有采取相应的预防和治疗措施时更易发生，有些严重的并发症可导致患者死亡。

支气管镜检查可能出现的并发症如下。

1. 死亡

气管镜检查发生的死亡率为 0.07‰～ 0.13‰。主要见于心搏、呼吸骤停，常见的原因包括大出血窒息或气管内肿瘤镜下治疗时气管梗阻窒息。此外，当气管镜插入声门时，由于迷走神经反射过强，亦可能引起呼吸、心搏骤停。因此，应严密观察术中患者可能出现的反应，不能只顾操作。

2. 咯血

咯血是气管镜检查和镜下治疗最常见的并发症之一。无论刷检、针吸活检或是钳检，均可造成肺组织损伤引起出血，但出血的程度有所不同。约 1/3 病例肺活检后立即出血，少量出血大多可自行停止，镜下负压吸引或给予少量止血药即可。量较多，也能药物止血。难以制止的大出血极为少见。约 1/3 病例肺活检后无出血，可能出血很少，未及时流出来，术后可有零星痰中带血。另 1/3 病例肺活检后不发生出血。具体参见第一部分第 5 章第 27 节气管镜检查术中大出血的治疗。

（1）大量出血的原因

肺泡毛细血管或肺动脉的末梢分支血管内压很低或呈负压，肺活检损伤后血管立即回缩，出血的机会很少。出血量大者，多因活检钳不锐利或钳夹用力过小，未能切断肺组织，引起组织的撕裂伤，导致损伤面积较大，也可能由于伤及支气管动脉的末梢分枝，或是周边型肺肿块血液供应丰富导致活检时血管撕裂而出血。

（2）大量出血的处理

肺活检后大量出血，不断由支气管涌出时，一定不要将气管镜移出，应保持镇静，持续吸出积血，同时给予吸氧和快速镜下灌入 4 ℃生理食盐水和肾上腺素反复灌洗，出血仍不止者可考虑注入凝血酶局部止血，勿使出血流入正常支气管，以免血液凝固阻塞气道。局部灌注止血效果不明显时，可用 Fogarty 气囊导管置入出血的亚段支气管腔内，球囊充气，出血停止数小时后可以撤出。对黏膜出血可立即行镜下冷冻、烧灼或是氩气刀止血治疗，出血可很快停止。

（3）大量出血的预防

周边型肺肿块血液供应丰富需活检时，可以考虑在肿瘤表面先注射肾上腺素以预防出血，目前多数的气管镜亦会配置窄带成像（narrow band imaging，NBI），此种方式系利用在不同光谱利用特定的双窄波长的光学影像强调功能原理（415 nm 蓝光及 540 nm 绿光），将这双窄波长照射在黏膜上，能够凸显出表层黏膜微细血管分布情况，可以使用此种检查方式了解肿瘤表层血管的分布，肺活检时避开血管亦可以减少大出血的可能性。此外，活检钳必须锐利，钳夹用力需适当，避免夹取过大面积的组织，同时在进行气管镜检查或是治疗前患者都需进行凝血检查，以减少大出血的可能性。

3. 低氧血症

在气管镜插入气管后，由于气道部分堵塞、患者紧张等因素，易发生暂时的低氧血症，一般在稳定后或加强氧气的供给可很快缓解。但氧气分压若持续低于 60 mmHg 进行气管镜检查会有一定的危险。低氧血症可促发心脑血管的并发症，伴高血压者更危险，有可能造成检查中或检查后的死亡。对全麻的患者应及早放置口咽通气道，必要时放置喉罩，当血氧低于 90% 时，应暂停操作，待血氧回复后再继续原先的检查或治疗。

4. 气道痉挛

气道痉挛是指支气管镜进入声门前后，突然出现喉、声门、气管或支气管痉挛，声门紧闭，气管狭窄。喉痉挛在气管镜检术中较常发生，多由于声带麻醉不全、患者高度紧张或操作技术不规范、气管镜强行通过声门所致。而支气管痉挛则较为少见，其诱因可能与气管镜直接刺激麻醉不全的气道黏膜及局麻药物的不良反应有关。临床发现，有支气管哮喘、支气管软化症、气管急性炎症、气管内肿瘤及慢性支气管炎的患者，由于气道反应性高，行气管镜检查时更易发生支气管痉挛。气道痉挛易引起严重的低氧血症，一旦发生，应紧急处理。其处理原则包括拔出气管镜，给予患者高浓度氧气及解痉、平喘、镇静等药物。雾化吸入短效 β2 受体激动剂＋糖皮质激素应列为首选。若患者极度烦躁、严重低血氧不能合作时，应立即给予短效全麻药物，然后行气管插管使用呼吸机辅助呼吸，可取得良好的效果。对此类高危险患者，若一定得再施行支气管镜，应先建立人工气道和机械通气，才能再进行支气管镜检查和镜下介入治疗。

5. 心律失常

操作过程中患者心电监视出现各种心律失常，主要有窦性心动过速，房性、结性及室性期前收缩，亦可有 T 波低平，ST 段下移，QT 间期延长，严重者可出现心搏骤停。心律失常的主要原因与低氧血症及潜在的心脏疾病患者有关。对有器质性心脏病和肺源性心脏病的患者，要严格掌握检查适应证和禁忌证。对发生窦性心动过速的患者，不宜急于用降低心率的药，经吸氧或适当镇静，或停止气管镜操作，可很快恢复正常。对频发房性期前收缩或室性期前收缩，必要时可适当使用抗心律失常的药物。

6. 继发性肺部感染

发生的原因主要为气管镜消毒不彻底，导致患者之间的交叉感染，年老体弱、机体抵抗力下降的患者更易发生。另外，上呼吸道感染时分泌物吸入肺内或气管镜将其带入肺内亦可发生感染。因此，用完气管镜后应进行严格的冲洗、消毒及灭菌处理，术中反复彻底吸出分泌物，缩短检查时间。如进行镜下介入性治疗，术后可给予抗生素治疗，以预防和避免肺部感染。

7. 气胸

气胸可发生于常规气管镜检查后，但大多发生于肺外周病变进行肺组织活检时，尤其是伴有肺气肿、肺大疱患者更易发生，偶见纵隔气肿。其发生率为 0 ～ 4%。

（1）气胸产生的原因：肺活检产生气胸的因素较多，肺组织柔韧难以钳夹致肺组织撕裂。肺部病变累及胸膜有粘连带形成，肺活检牵拉使脏层胸膜撕裂。夹取肺组织面积过大直接累及胸膜。活检钳进入过深损伤胸膜。气胸也可偶见于原肺部病变，如肺气肿、肺大疱和患者剧烈咳嗽。操作者经验不足、操作不慎、位置选择不当也可成为气胸形成的因素。

（2）气胸的处理：肺活检后发生的气胸多为闭合性，严密观察，卧床休息，胸腔积气多在 7 天内自行消失。胸腔积气面积大于 30%，应间歇抽气。积气面积大于 50%，应及时做胸腔闭式引流，常规应用抗生素，镇咳，同时给予吸氧等。

（3）气胸的预防：①活检钳必须锐利，操作灵巧；②活检深度适宜，钳夹面勿过大；③钳夹取肺组织向外拔出时患者若表示疼痛或不适时，应将钳松开，后退再钳，以防撕裂胸膜；④肺活检后应严格卧床休息 24 h，勿用力，可用镇咳祛痰剂等，以防肺内压突然升高造成气胸；⑤药物未控制的剧咳、严重肺气肿、肺大疱患者，应慎重选择肺活检。

因此，进行肺组织活检时最好在 X 线机透视下进行，活检部位相对准确，能最大限度地减少气胸发生率。在肺盲检后应留观 30 min，如患者活检后出现一侧胸痛、咳嗽、呼吸喘促时，应立即进行 X 线检查，并及时进行处理。为提高肺活检的准确性，可使用内视镜超声波定位再做活检，也可在计算机断层引导下，应用超细支气管镜进行肺活检，可以使得并发症更少。现在日本和德国已分别研制成功虚拟气管镜引导系统（virtual bronchoscopic navigation，VBN）和电磁导航支气管镜系统（electromagnetic navigation bronchoscope system，EMN），这些系统可提高周围型肺病变的阳性诊断率，同时使得气胸等并发症明显减少。

8. 气管、支气管内肿瘤种植转移和结核播散

肿瘤种植转移和结核播散均为活检和镜下治疗时将肿瘤组织或结核杆菌带入气管或支气管内，在局部种植、生长而造成。故活检时不能随意打开活检钳使活检组织种植于气管、支气管，镜下治疗时一定要彻底吸引干净毁损的肿瘤或结核组织。

（涂智彦　陈家弘）

第 2 节　自发荧光支气管镜

一、原理

自发荧光支气管镜（auto fluorence bronchoscopy，AFB）是利用正常和异常支气管黏膜在荧光特性方面的差异，来检测普通白光支气管镜无法检出的侵袭前期肿瘤。当被蓝光激发时，正常组织发射绿色荧光，而癌变组织由于上皮增厚、血管增多，绿色荧光减弱（图 1-4-2-1）。AFB 在确定肿瘤的边界方面更具有优势，对手术方案的制订，以及内镜下治疗目标区域的选择都可以提供有价值的信息。

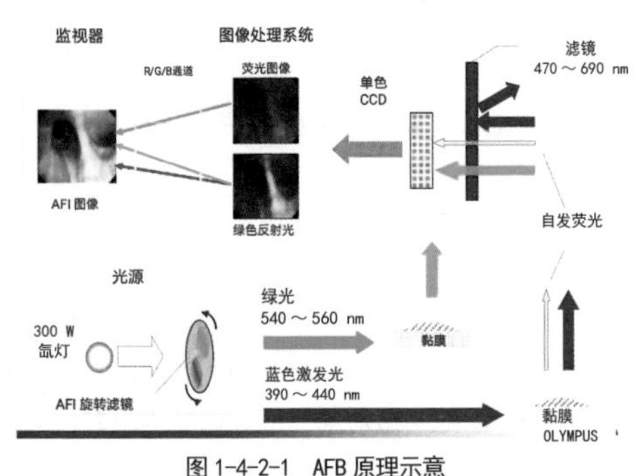

图 1-4-2-1　AFB 原理示意

二、设备及器械

目前临床应用的自荧光支气管镜主要有以下 3 种。

1. 日本 PENTAX 公司的 SAFE 系列，光源为氙光灯。

2. 日本 Olympus 公司的 AFI 系列，光源为氙光灯。

3. 日本 FUJIFILM 公司的 LCI 系列，光源为多色 LED 光源。LCI 技术属于窄带光内镜技术，不属于自体荧光，但临床意义与自荧光内镜类似。

LCI 技术原理：LCI 技术可同时提供在自然状态下观察物体的白光，以及用于精细观察黏膜表面血管和结构的短波长光。通过对上述光源的反射光进行后处理，增强疑似病变与正常区域颜色的对比度。

镜下表现（PENTAX，Olympus）：正常支气管黏膜镜下为绿色图像，如支气管黏膜表现为棕色图像，提示为异常表现（图 1-4-2-2），应高度警惕不典型增生或原位癌可能。

镜下表现（富士）：正常支气管黏膜镜下为苍白色，如支气管黏膜表现为紫色，提示为异常表现。

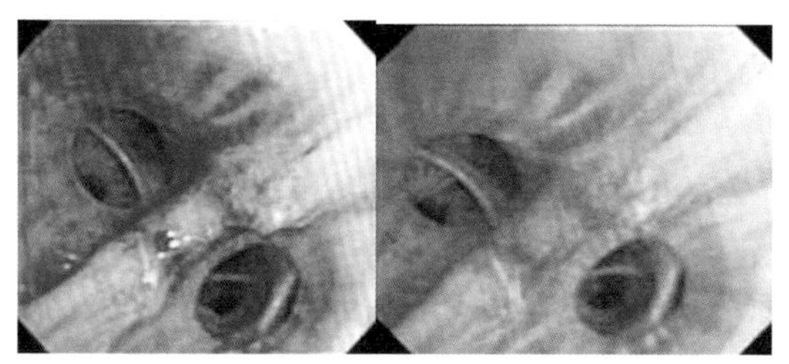

图 1-4-2-2　荧光支气管镜下正常黏膜显示为绿色，病变处显示为暗红色

多中心和随机对照研究显示 AFB 联合 WLB 对发现中重度不典型增生和原位癌具有很大的优势。WLB 联用 AFB 相对单纯 WLB 检查，中度至重度不典型增生和原位癌的诊断灵敏度最多可提高 3 ～ 6 倍不等。但某些因素可能导致出现假阳性结果，如气管镜检查过程中镜身对气道壁的摩擦损伤、气道黏膜炎症、3 个月内应用过光敏药物等。

三、适应证

1. 痰细胞学检查发现有不典型增生，胸片无异常但怀疑有癌变。

2. 肺癌高危人群的追踪观察，或近期出现久治不愈的咳嗽、胸痛或有咯血等症状。

3. 胸片或 CT 发现异常，为确定病变部位，指导活检。

4. 指导肺癌手术切除范围。

5. 指导腔内肿瘤治疗（如光动力等）定位。

6. 判断肺癌术后吻合口或气道肿瘤内镜介入治疗后有无复发。

四、禁忌证

同气管镜检查禁忌证（见第 4 章第 1 节）。

五、操作流程及注意事项

1. 准备工作同普通的支气管镜检查。

2. 先使用普通支气管镜检查，发现可疑病灶时切换成荧光镜。

3. 对可疑病变进行支气管黏膜活检。

注意事项：术前对患者进行充分的黏膜表面麻醉，术前及术中避免患者剧烈咳嗽，同时进镜检查过程中，尽量避免支气管镜身触碰黏膜，以免出现局部充血、出血，出现假阳性等情况。

术后处理：局麻患者术后需禁食、禁水 2 h，全麻患者术后禁食、禁水 4 h，对黏膜活检术后患者需观察咯血情况。

六、建议麻醉方式

可局麻下进行，如果患者既往行气管镜检查反应剧烈、配合困难可给予静脉麻醉。

七、常见并发症及其预防和处理方法

1. 低氧血症

对术前经皮血氧饱和度低于 90%、无明显气道阻塞患者应慎行支气管镜检查。术中持续吸氧，检测血氧饱和度，如出现低氧血症及时撤出支气管镜，高流量吸氧。

2. 大出血

详见第 5 章第 27 节气管镜术中大咯血的治疗。

3. 喉痉挛

立即停止手术，撤出气管镜，减轻对喉部刺激。给予甲泼尼龙静脉注射解痉治疗，必要时给予气管插管。

4. 心律失常

原因可能与支气管镜检查时麻醉不充分、患者精神过度紧张、缺氧、支气管镜检查操作刺激过于强烈等因素有关，特别是既往有心律失常病史者。为预防心律失常在支气管镜检查过程中的出现或加重，操作者动作应轻巧，检查时间不宜持续时间过长。既往有心律失常病史者,最好给予预防心律失常药物,并在给氧的条件下进行。对情绪紧张者，必要时可给予静脉麻醉。

（李冬妹）

第3节　窄带成像支气管镜

白光支气管镜可直接观察到气管、支气管的表面黏膜，发现气道支气管新生物并进行有效诊断与治疗，但在观察黏膜浅表血管或黏膜组织形态的细微变化并无明显优势。随着光学研究的不断推进，窄带成像（narrow-band imaging，NBI）已逐渐应用于临床，可对比效果突出的不同黏膜层次的毛细血管形态图像，达到对组织形态的染色效果。这项新技术被设计在内镜的前端，帮助临床医师发现黏膜及黏膜下层的微血管分布异常，因此窄带成像在支气管黏膜发现原位癌及癌前病变发挥着巨大的优势。

一、原理

窄带成像系统的光源借助滤过器，使氙气灯光的波谱范围窄化，获得 415 nm、540 nm 波段，因而分别得到血红蛋白易吸收的蓝光和绿光。在可见光谱中，光子渗透到支气管黏膜的深度取决于光源的波长，即波长越短，黏膜渗透深度越浅。因此，蓝色波段波长较短，对黏膜的穿透性差，只能达到黏膜组织表层，被黏膜表面的毛细血管反射，因此可以清楚地显示组织的微血管。反之，波长较大的绿色波段则用来观察黏膜下层的微血管。

二、设备及器械

目前的摄像系统：CV-260 sL + CLV-260 sL、CV-290 + CLV-290 sL（高清摄像系统）（日本奥林巴斯公司）。

支气管镜：BF-XP260F、BF-P260F、BF-260、BF-6C260、BF-1T260、BF-H290、BF-1TQ290（日本奥林巴斯公司）。

窄带成像系统具有传统的支气管镜和 NBI 两种工作模式，允许两种模式之间的快速转换，具有色素内镜图像效果，无须染色便可清晰气管黏膜表面血管。

三、适应证

1. 可作为肺癌高危人群的早期筛查技术，有利于早期发现支气管黏膜异常，有助于癌前病变及原位癌的早期筛查。

2. 痰细胞学检查发现癌细胞，而影像学检查无异常发现，通过窄谱成像支气管镜检查，观察支气管内的黏膜、毛细血管异常征象，并结合活检和刷检技术，找到肿瘤的部位。

3. 可单独或联合其他荧光支气管镜技术对肺癌的评估，指导手术方案。

四、禁忌证

同常规支气管镜检查。

五、操作流程及注意事项

1. 行常规支气管镜检查，着重注意有无支气管黏膜异常部位，如局部支气管黏膜充血肿胀明显、局部黏膜突起、血管显露等。

2. 转换为 NBI 模式检查，重点观察常规支气管镜下异常部位，尽量使支气管镜前端与观察部位贴近，以利于仔细辨别血管显像，一般距离为 0.5 ～ 1.0 cm。

3. 交替转换常规光镜及 NBI 模式以准确定位病灶部位。

4. 在 NBI 模式引导下于显像异常部位定位行活检或刷检操作。

5. 操作过程中，尽量不要支气管镜剐蹭支气管黏膜，避免黏膜出血影响观察。

6.NBI 镜下图像。NBI 显像异常的标准为 NBI 下黏膜表面出现棕色斑点、血管走行紊乱、增粗或走行突然中断。其中，腺癌以点状血管为主，而鳞状细胞癌则以扭曲而突然中断的血管为主（图1-4-3-1）。

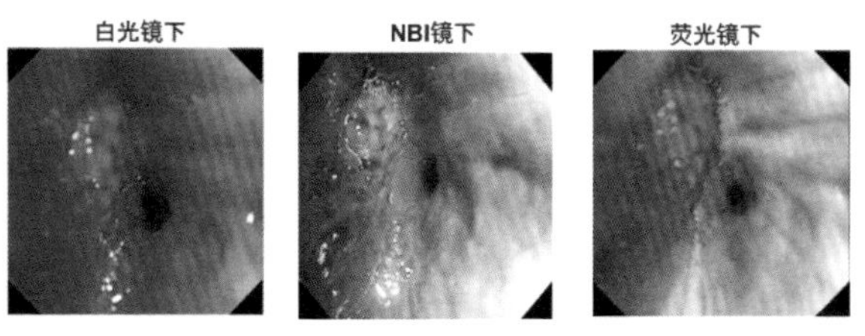

图 1-4-3-1　气道恶性病变在白光气管镜、NBI 显像及自发荧光镜下的表现

六、建议麻醉方式

检查患者需充分麻醉，可以采用表面麻醉（2% 利多卡因）联合清醒镇静（咪达唑仑、芬太尼等）。

七、并发症及其预防和处理

同常规支气管镜检查。

（陈愉）

第 4 节　共聚焦支气管镜

一、原理

共聚焦激光显微内镜（confocal laser endomicroscopy，CLE）的核心组件是共聚焦激光显微镜，该设备是基于激光扫描技术，由激光源发射出波长为 488 nm 的激光束，激发被检部位中的荧光物质，发生器发出不同方向的荧光，其中一部分的荧光经光源针孔及透镜聚焦于观察针孔形成点像，并通过针孔被探测器接收。当激光束以光栅模式逐点扫描被检组织，针孔后的光电倍增管也逐点获得对应光点的共聚焦图像光谱，并将之转化为数字信号传输至计算机，最终在显示屏上聚合成清晰的整个焦平面的共聚焦图像（图 1-4-4-1）。微探头共聚焦显微内镜扫描速度较传统整合式的共聚焦内镜有明显的提高，达到了 12 帧 / 秒，这使得其图像形式为动态视频。目前应用于临床的共聚焦激光显微内镜包括两类：一类是为传统整合式的共聚焦内镜（needle-based confocal laser endomicroscopy，nCLE），由普通白光内镜及镶嵌在头端的共聚焦内镜共同组成；另一类是微探头共聚焦显微内镜（probe-based confocal laser endomicroscopy，pCLE），该探头通过插入白光内镜钳道到达检查部位，目前常用的是此类。共聚焦激光显微内镜旨在获取解剖束支中组织内部活体显微成像，可获得放大 1000 倍的横切面图像，达到“光学活检”目的。共聚焦激光显微内镜现今在消化系统中的应用较为成熟，而在呼吸系统的应用尚处于探索阶段。

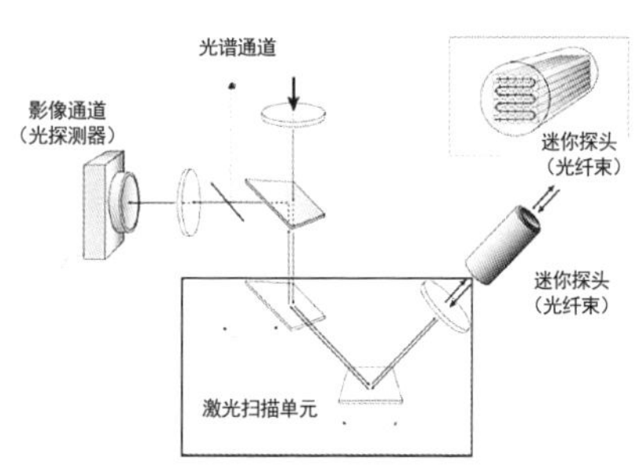

图 1-4-4-1　CLE 工作原理

CLE 是基于光源、探测器及被测物位于共轭位置，其焦平面依次位于检测组织的不同层面上，可以逐层获得组织相应的光学横断面图像。

二、设备及器械

目前国际上应用较多的是 Cellvizio 共聚焦激光显微内镜系统，其可以观察组织的分辨率 3.5 μm，观察深度 0 ～ 50 μm，观察范围直径 600 μm，常用探头的直径 1.4 mm。

三、适应证

（1）正常肺泡的观察与测量：L.Thiberville 等在 2009 年首次用共聚焦激光显微内镜总结正常肺泡相关数据，在 24 例健康者和 17 例吸烟者中用共聚焦激光显微内镜共检测 192 部位，结果显示正常肺泡弹性纤维厚度为（10±2.7）μm，肺泡腔直径为（278±53）μm（图 1-4-4-2）；小叶微血管直径中位数为 90 mm，并在吸烟者肺泡中发现巨噬细胞（图 1-4-4-3），且其数量和自荧光密度与吸烟量呈正相关。

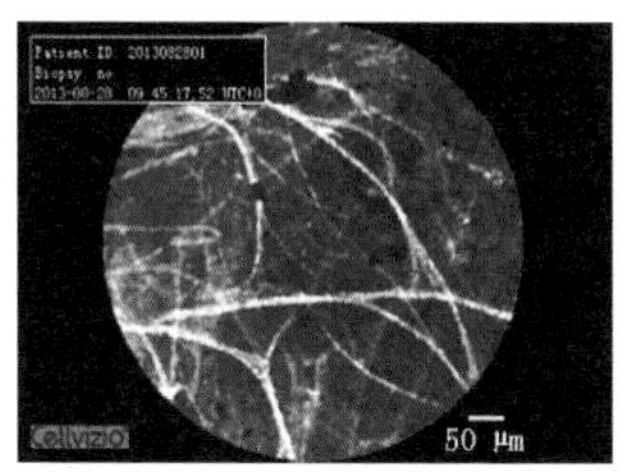

图 1-4-4-2 共聚焦激光显微内镜下正常肺泡形态

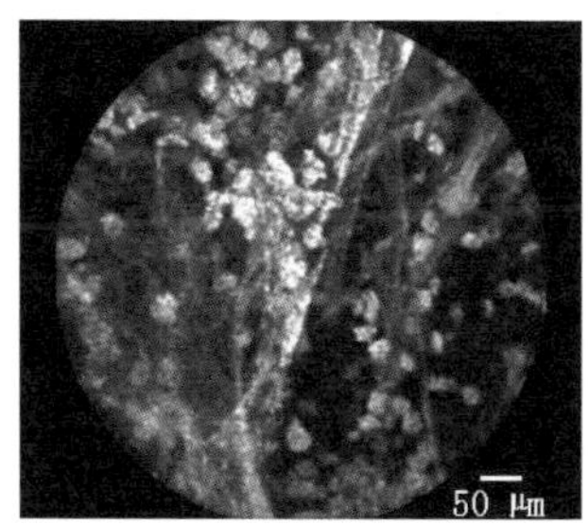

图 1-4-4-3 共聚焦激光显微内镜下巨噬细胞形态

（2）肺移植排斥反应的观察：肺移植是治疗多种终末期呼吸系统疾病的最终手段，肺移植术后容易发生感染、急性排斥反应（acute rejection，AR）及慢性排斥反应等并发症，在临床上难以明确区分诊断。现阶段主要是通过经支气管镜肺活检病理组织检查进行分析，但也存在许多难点，并有发生气胸、出血等并发症的风险。有研究者用 pCLE（F）分别对 14 例发生急性排斥反应的肺移植患者及 28 例无排斥反应患者检查 187 个部位，发现 AR 患者中每视野中位细胞数、自荧光密度及自荧光细胞出现比例均显著高于稳定期患者，联合 3 种测量指标诊断 AR 的敏感性和特异性分别为 93%、83%。

（3）肺泡蛋白沉积症：肺泡蛋白沉积症（pulmonary alveolar proteinosis，PAP）是一种罕见的、病因不明的肺部弥漫性疾病。PAP 缺乏特异性临床表现和实验室检查，胸部高分辨率计算机体层 X 线摄影术（high-resolution computed tomography，HRCT）的特征性改变有助于 PAP 的早期诊断，而其确诊主要依靠肺泡灌洗术和经支气管镜肺活检。Olesya Danilevskaya 等对 6 例女性患者在全肺灌洗术治疗前后分别进行 pCLE 检查，发现肺泡中与巨噬细胞粘在一起的一种自荧光且漂浮的无定形物质是 PAP 重要特征（图 1-4-4-4），而这一特征在典型的 HRCT 和非典型 HRCT 中均可发现，因此 pCLE 可以帮助非典型 PAP 的诊断及 PAP 治疗后的复查。

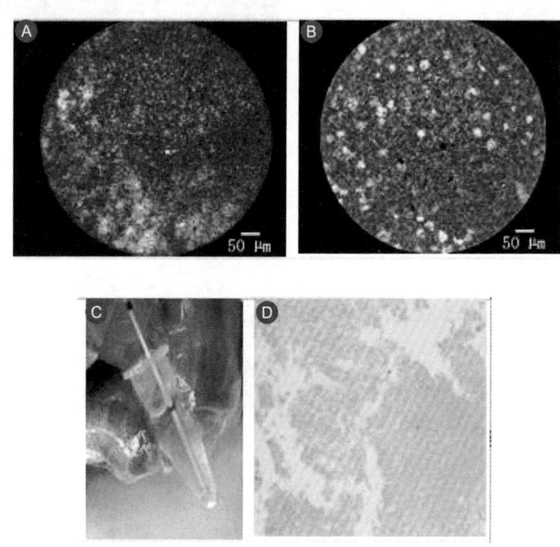

图 1-4-4-4　肺泡蛋白沉积症患者肺泡腔内存在高亮物质

（4）肺癌：肺癌是我国发病率和死亡率都很高的恶性肿瘤，目前诊断肺癌应用较多的方法包括胸部 X 线检测、低剂量螺旋 CT 检测、经支气管镜肺活检、开胸或胸腔镜肺活检、血清中肿瘤标志物检测，以及分子生物学在肺癌方面的研究等。国内研究者罗为展等对 39 例通过病理诊断确诊的肺癌患者进行观察，获得 74 处癌变病灶的共聚焦图像。在 48 处肺外周病灶可见肺泡“圆圈形”结构破坏（45 处）、相互挤压（44 处）、纤维成簇（32 处）、肺泡壁变厚（41 处）、黑洞（45 处）；在 14 处气道腔内新生物中，pCLE 发现 3 处肿物表面纤维混乱，另外 11 处新生物表面未探及纤维，但新生物基底部纤维混乱；12 处气管支气管黏膜病变均见到纤维成簇缠绕，提示共聚焦显微内镜在肺癌患者的诊断中具有重要的意义（图 1-4-4-5）。Anastasia Sorokina 等对 18 例肺癌患者同一部位进行 pCLE 及活检后常规显微镜观察，pCLE 在肿瘤周围部位观察到主要有 3 种特征改变：肺泡异常和肺泡壁增厚、肺泡水肿及大量巨噬细胞。另外还发现，所有非小细胞肺癌患者的实质和基质成分各不相同；所有（9 例）腺癌患者的基质成分都有一个深黑洞穿透的高荧光区域；所有（6 例）鳞状细胞癌患者的基质成分都有高荧光纤维；所有小细胞肺癌并无观察到任何基质成分。随后，Adam s. Wellikoff 等对非小细胞肺癌患者用 pCLE 进行观察，发现其相应部位出现斑驳样弹性蛋白、镶嵌在小叶隔膜的组织呈易脆性破坏及分解，而这些变化似乎与分化程度有关。并得出 pCLE 能识别肺癌的气道和肺泡的弹性蛋白成分的变化。

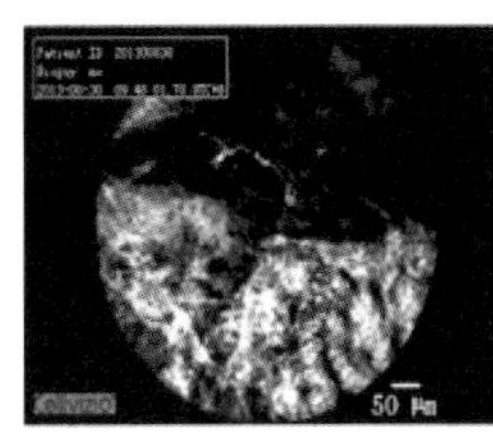

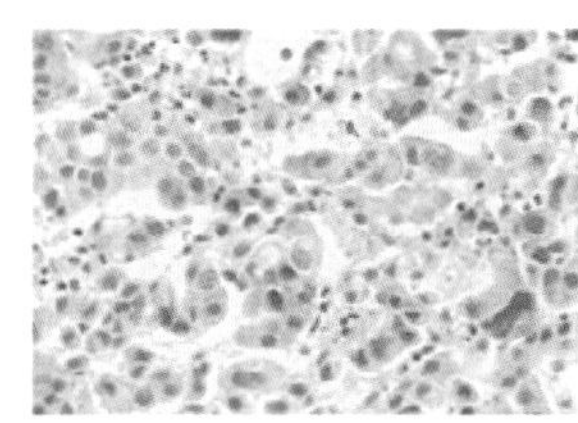

图 1-4-4-5 肺癌患者共聚焦显微内镜特点

注：肺泡破坏、纤维混乱不规则、成簇的纤维、黑洞。

四、禁忌证

由于共聚焦显微镜是通过呼吸内镜工作通道进行检查的，相关禁忌证同呼吸内镜检查。

五、操作流程及注意事项

1. 术前准备同常规支气管镜检查，术前禁食 6 h，为保证操作顺利进行，建议操作前静脉予镇静、镇痛药物。

2. 根据胸部 CT 或腔内病灶情况选择观察位置，必要时可联合导航支气管镜技术或超声支气管镜技术辅助定位，经呼吸内镜工作通道送入 CLE 探头至病灶位置，缓慢调整探头方向及探查深度获取理想图像，开启系统扫描功能即能完整储存探测全程录像，后续可予专用图像处理系统进行图像处理及统计。

六、建议麻醉方式

建议在静脉麻醉加局部麻醉下进行检查。

七、并发症及其预防和处理

1. 出血

使用 CLE 在进行肺泡或者气道黏膜的探查时，有可能会损伤局部黏膜及血管引起出血，可在探查前局部注入肾上腺素溶液减少出血。

2. 气胸

尽量避免过深的探查引起胸膜损伤导致气胸，必要时可在 X 光引导下进行探测。

（钟长镐）

第 5 节　扇形（凸阵）超声支气管镜

一、原理

扇形（凸阵）超声支气管镜是指在支气管镜前端安装超声探头并搭载电子凸阵扫描的彩色能量多普勒，其主要作用是为了帮助确认穿刺部位与周围血管的位置关系，并结合专用的吸引活检针，在实时超声引导下行经支气管针吸活检（transbronchial needle aspiration，TBNA）。通过其可弯曲支气管镜前端凸出的 7.5 MHz 超声探头，能够清晰显示气管腔外的超声结构，准确区分肿物、淋巴结和血管的关系，其主要原理为超声成像技术，即利用超声声束扫描气道，通过对反射信号的接收、处理，以获得气道壁的图像。在目前的超声支气管镜技术中，主要以超声切面成像技术（B 型超声）及彩色多普勒血流技术为主。操作者可以通过实时超声图像确认穿刺针的位置，避开穿刺路径上的血管，安全准确地对组织进行活检，值得一提的是，随着目前实时组织弹性成像技术（real-time tissue elastography，RTE）的引入，提高了超声支气管镜对所要活检组织良恶性的判断率，大大提高了组织活检的阳性率。

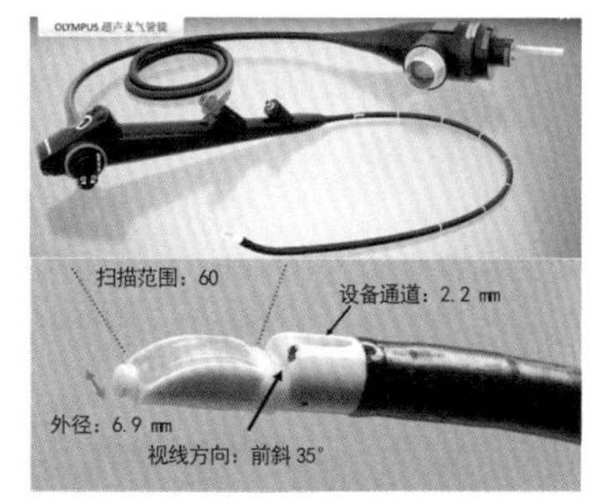

图 1-4-5-1　奥林巴斯超声支气管镜及其先端部分

二、设备及器械

（1）凸状探头支气管腔内超声：以奥林巴斯超声支气管镜（BF-UC160F-OL8）为例（图 1-4-5-1），作为一种超声穿刺支气管镜，其可弯曲支气管镜前端有一突式传感器。这是一种线性曲线矩阵传感器，其扫描方向与支气管镜走行的方向平行。直接将探头接触组织，或在前端附加水囊并充满生理盐水及可获取图像。它独特的光学系统同时利用了摄像和光学纤维技术，内置于操作部的 CCD 可以获得与常规电子镜相似的清晰图像。因此，其较普通气管镜稍粗，也更难插入气管内，其插入部的外径为 6.2 mm，前端外径为 6.9 mm，其视角为 80°，视野方向前斜 35°，工作孔道的内经为 2.2 mm。

（2）超声处理器：以奥林巴斯（EU-ME2）为例（图 1-4-5-2），除了可以生成高画质图像之外，它集成了能量多普勒模式和彩色多普勒模式，其扫面范围可以调节，超声图像可被截取，通过游标可测量病变处的二维大小，其面积和周长也可以测出。值得一提的是，其具备实时组织弹性成像技术可以将受压前后回声信号移动幅度的变化转化为实时彩色图像，弹性系数小的组织 受压后位移变化大，显示为红色；弹性系数大的组织受压后位移变

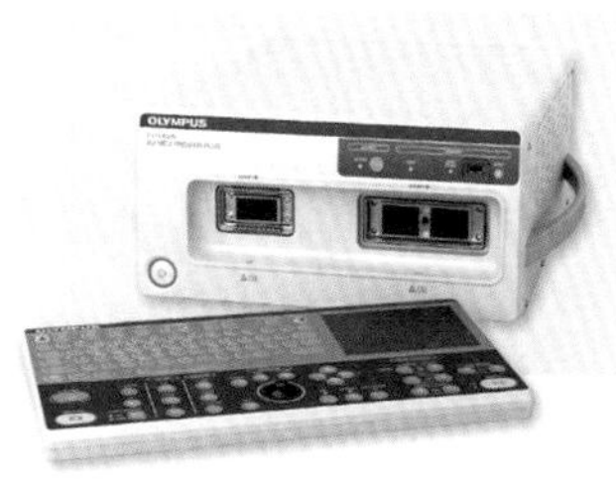

图 1-4-5-2　奥林巴斯（EU-ME2）超声处理器

化小，显示为蓝色；弹性系数中等的组织显示为绿色；不同颜色反应组织硬度，其中硬度越大，其恶性程度越高。

（3）专用穿刺针：穿刺针（图 1-4-5-3）专为 EBUS-TBNA 内镜而设计，由针芯、手柄部、硬质部和插入部组成，并具有两种规格，21G 穿刺针（NA-201 sX-4021）或 22 穿刺针（NA-201 sX-4022）都可经过 2.2 mm 工作孔道进行实时穿刺。手柄部有可固定于支气管镜的链接装置，可以通过卡口将穿刺针固定于气管镜上；插入部由外鞘、针管、针芯构成，穿刺针先端表面采用可以反射超声波的凹槽状设计，使其超声图像更易于识别，这种穿刺针具有多种旋钮防止损伤支气管镜管道，其最大穿刺深度为 40 mm，为防止过度伸出，在螺纹处有一种安全装置可以阻止进针。穿刺针具有内芯，当刺入支气管壁后将其拔出，防止 TBNA 过程造成污染。出针方向对于插入管外鞘成 20° 夹角，穿刺针在光学镜下超声图像中可见。

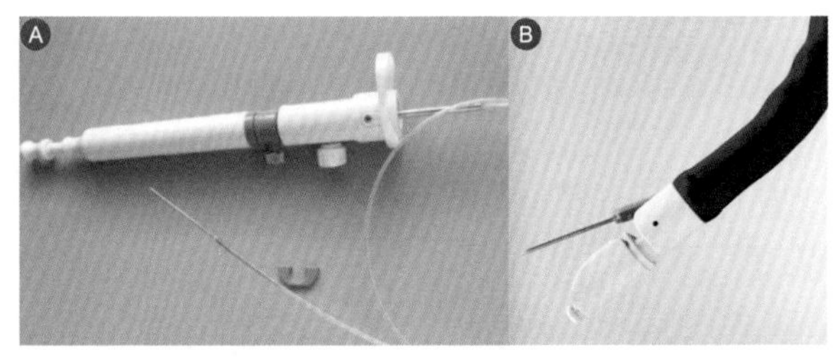

图 1-4-5-3　专用穿刺针

注：A：奥林巴斯超声内镜穿刺针外观；B：穿刺针出针方向与气管镜形成夹角。

三、适应证

扇形（凸阵）超声支气管镜主要用于 TBNA 的引导，也就是 EBUS-TBNA，其适应证如下。

1. 肺门及纵隔淋巴结的诊断。

2. 肺内及纵隔肿块的诊断。

3. 肺癌患者淋巴结分期。除主动脉下及食管周围淋巴结（5、

6、8、9）外，EBUS 可以评价其余所有纵隔淋巴结。由于超声探头的尺寸过大，不能探及肺上叶淋巴结。

四、禁忌证

禁忌证同常规支气管镜检查。

五、操作流程及注意事项

（一）术前准备

（1）患者准备：明确有操作适应证后，评估患者状态，排除禁忌证后，告知相关风险，签署知情同意书，患者准备同常规支气管镜检查。首先行常规支气管镜检查，检查结束时充分吸引气管及口腔内的分泌物。操作全程监护心率、脉氧、血压、呼吸。

（2）安装水囊：超声探头与气管壁之间如果存在空气将不能获得清晰的超声图像，因此为使超声探头与气道接触紧密，需在探头上安装专用的天然乳胶制成的水囊，通常使用 20 mL 注射器并用三通管及延长管连接水囊通道，这样检查者就可以自由调控水囊的大小。首先检查并确认水囊上没有异常情况后，用专用的水囊安装钳妥善安装于探头上，并用安装钳的一侧将水囊的后圈紧密地嵌入水囊槽中，然后将水囊中注入生理盐水，清除水囊里的气泡，并确认水囊是否漏水。安装时注意力度及深度以防水囊破损，扫描纵隔淋巴结时需要注入生理盐水 0.5 mL，扫描主支气管和肺门淋巴结注入 0.3 mL 左右的水囊充盈程度为宜，水囊过度膨胀将会影响检查（图 1-4-5-4）。

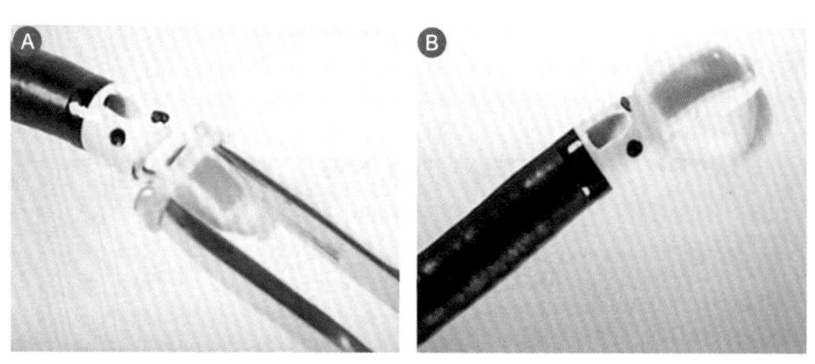

图 1-4-5-4　安装水囊及向水囊内注水

注：A：安装水囊；B：向水囊内注水，排空水囊内气体。

（3）穿刺针的准备：备好专用的穿刺针（NA-201 sX-4022/4021）及负压吸引注射器，并将负压吸引注射器调整至负压状态备用。负压吸引注射器每隔 5 mL 均设有一个锁定装置，可以有 5 ～ 20 mL 范围内任意变换负压吸引力，一般将负压吸引注射器设定在 20 mL 左右。为了避免穿刺针对支气管镜管道的损伤，应经常确认套管调节旋钮及穿刺针安全卡扣处于完全退回的状态，当穿刺针完全退回套管内时有明显的"喀哒"感。

（二）操作步骤及技巧

1. 插入超声气管镜

在声门裂上方位于 12 点方向时将超声内镜插入气管。该内经观察方向与插入方向成 1 个 35° 向前倾斜视角，内镜图像画质不如普通电子内镜，其插入方向在内镜视角的低端，并且该方向仅仅提供了 80° 的观察视野，可视区域有限，在水囊未充水时看不到超声探头，因此要仔细观察内镜图像，并谨慎插入内镜，否则可能损伤患者气道。如要观察正前方图像及右侧中下叶分嵴和左侧上下叶分嵴，需向下弯曲内镜先端部。

2. 支气管内超声扫描

向安装好的水囊内注入生理盐水，将探头轻轻地贴紧支气管壁，扫描预定穿刺的淋巴结，用多普勒确认淋巴结与周围血管的位置关系，并扫描出淋巴结或者肿物的血流、弹性成像，观察淋巴结或肿物内部回声，测量其大小（图 1-4-5-5）。根据弹性成像图像颜色分布，共分为 3 型：1 型主要是非蓝色（绿色和红色）图像，考虑良性；2 型为部分蓝色，部分非蓝色（绿色和红色）图像，可能为良性，可能为恶性；3 型主要是蓝色图像，考虑恶性（图 1-4-5-6）。微微调整内镜前后移动，左右旋转，扫描出淋巴结最大切面。将内镜先端部向下弯曲，切换到内镜图像确认内镜的位置，并确认穿刺部位。

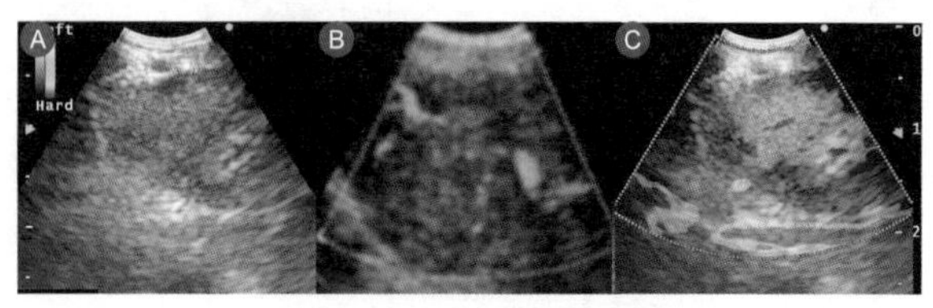

图 1-4-5-5　支气管内超声扫描

注：A：超声支气管镜定位肿物；B：探查肿物血流；C：肿物弹性成像表现。

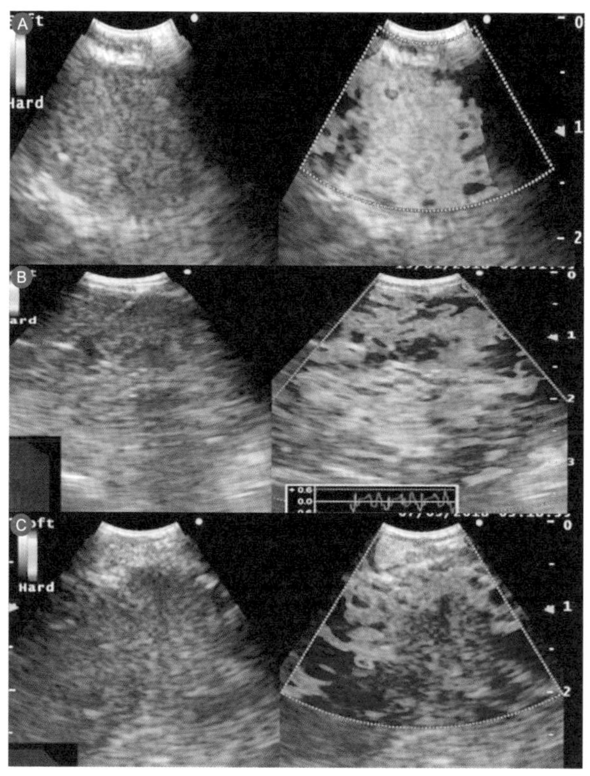

图 1-4-5-6　弹性成像分型

注：A：1 型，主要是非蓝色；B：2 型，部分蓝色、部分非蓝色；C：3 型，主要是蓝色。

3. 穿刺针的准备

首先确认穿刺针套件已准备好，穿刺针内的内芯要先向外拔出约 5 mm，套管调节旋钮要推至最高位置并拧紧固定之，穿刺针必须完全后退至套管的内部，并使用安全锁锁紧。操作者和助手都要在穿刺针组件置入内镜之前检查确认穿刺针是在套管之内，以避免人为损伤内镜。在确认穿刺针位于套件内的适当位置后，把准备好的专用穿刺针套件插入超声支气管镜的操作通道内，并用扣锁固定之。此过程助手应该协助操作者，以免穿刺针套件缠绕扭曲。内镜的先端部不要弯曲，以防止操作通道被损伤。

4. 确定穿刺位置

穿刺针组件置入内镜之后内镜的先端部会稍微变得不灵活。然后，再一次用超声扫描确定病变位置，同步显示的内镜图像可用于定位及穿刺点选择。超声支气管镜的先端部可重复调整角度，向上弯曲以接触气管获得超声图像，向下弯曲以获得内镜下图像。根据气管的解剖标志来决定穿刺点。

5. 调整穿刺套管的位置

内镜的先端部保持平直状态，穿刺套管就能容易地伸出操作管道出口。松开套管调节旋钮，调节套管的位置，使之稍稍伸出操作管道并在内镜下可见即可。如果镜下没有看见套管就伸出穿刺针，穿刺针可能会损伤内镜的操作通道。另外，套管没有必要伸出过长，这样会导致穿刺困难。

6. 病变的穿刺

把内镜的先端部稍向上弯曲以接触气管，并再次显影淋巴结的超声图像。在内镜图像中可见到穿刺针套管（图 1-4-5-7），调整内镜使穿刺针套管靠在软骨环之间。因活检孔道开口位于斜上方，套管伸出时，针和套管会偏向上方。助手在口垫处协助内镜防止穿刺点的偏移。松开套管调节旋钮之后就可以开始做实时的 EBUS-TBNA。穿刺的时候会感觉到阻力，用手指抓紧穿刺针，慢慢地进针，可以全程通过超声图像来穿刺针的运动（视频 1-4-5-1）。

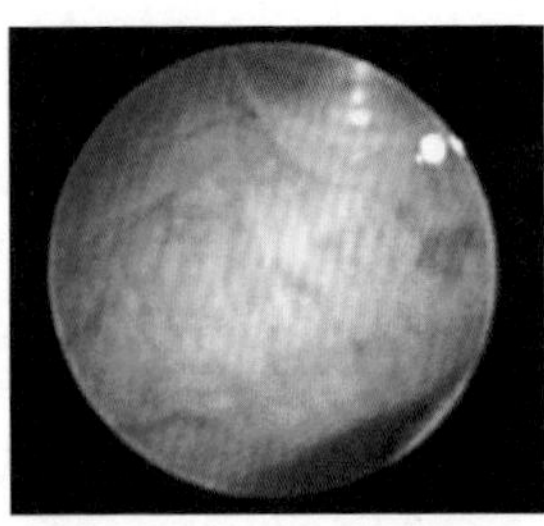

图 1-4-5-7　穿刺出针前确保内镜下可见穿刺针套管露出

视频 1-4-5-1　EBUS-TBNA 实时操作

在操作者出针的时候，助手需要帮助固定内镜，并稍向患者口内推送内镜，以防止穿刺时内镜的移位。穿刺之后（图 1-4-5-8）把预先抽出 5 mm 的内芯完全插入穿刺针，这样可以把穿刺针内腔的支气管黏膜完全排出，这个小动作可以显著提高 EBUS-TBNA 的阳性率。操作者固定穿刺针的位置，助手帮忙把内芯抽出，并把预先准备好的负压注射器连接到穿刺针上（图 1-4-5-9）。这时操作者应该注意保持穿刺针的位置不要发生位移，如果位置确认无误可在淋巴结内抽插（快进慢出）带着负压的穿刺针反复 10 ～ 20 次。如果负压吸引器内吸出血液时，则应立即关闭负压吸引器，然后拔除穿刺针，内镜下进行止血，取下负压注射器的时候要注意保持穿刺针停留在淋巴结内。把穿刺针退回套管内，到归位时发出喀哒声。固定锁住穿刺针，并把套管退回操作孔道。穿刺针遇到软骨阻碍时，要稍微上下调节内镜，使穿刺针从软骨间隙通过。取出穿刺针并获取标本。

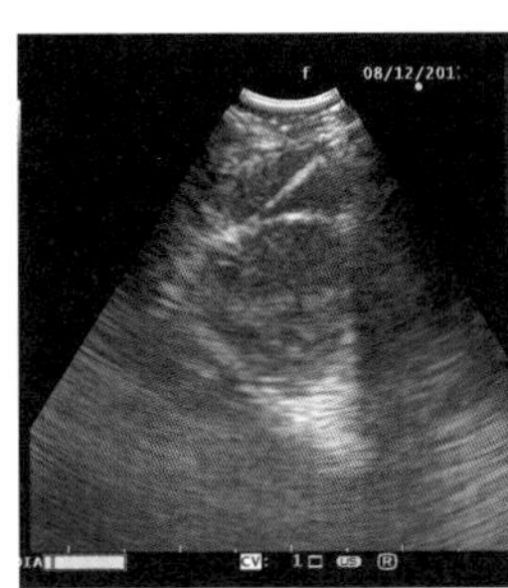

图 1-4-5-8　超声确定穿刺针位于靶病灶内

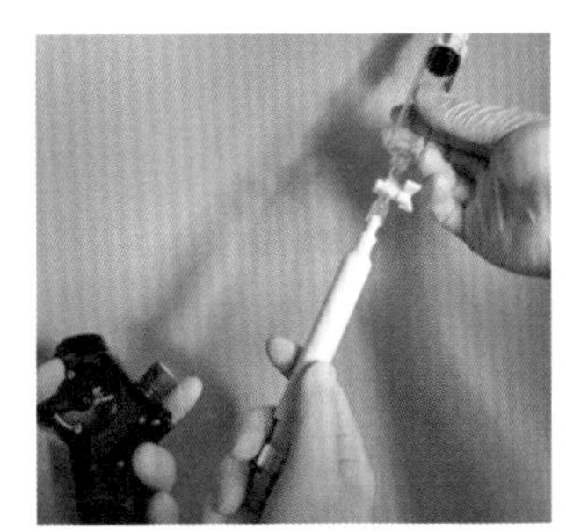

图 1-4-5-9　将预先准备好的负压注射器连接到穿刺针上，打开负压，实施穿刺

7. 标本处理

应该根据所在单位的标准进行处理，用内芯将穿刺针内组织推出，对于初学者或者有条件的单位可以进行现场快速评价，用最初的几滴标本置于玻片上，制成涂片，使用 Diff Quik 染色，用于快速床旁细胞学评估。剩余标本置于含正常生理盐水的锥形试管

内，用于细胞固定的制备，将残留在穿刺针内的标本洗置锥形管内（图 1-4-5-10）。

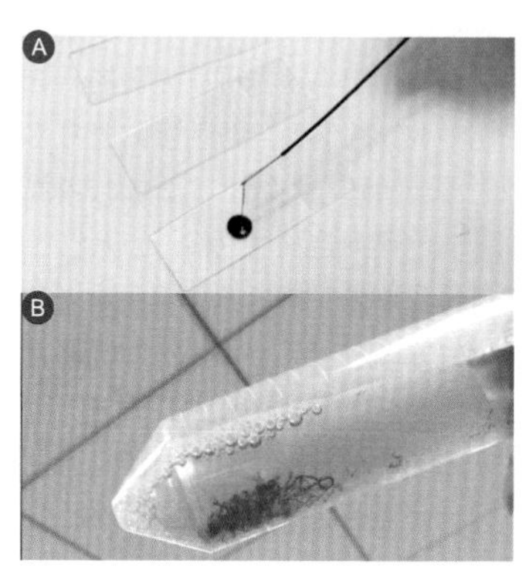

图 1-4-5-10　穿刺标本的处理

注：A：最初的几滴标本置于玻片上，制成涂片；B：组织标本置于锥形管内。

（三）注意事项

（1）进针前将外鞘和穿刺针均向外拉出到最外点并锁止，针芯向外拔出 0.5 ～ 1 cm（图 1-4-5-11），然后沿工作孔道插入，注意插入时将镜头提出至气管隆突上位置并避免镜头前端弯曲。进针前定位，避开软骨环，注意角度和出针点，避开血管。

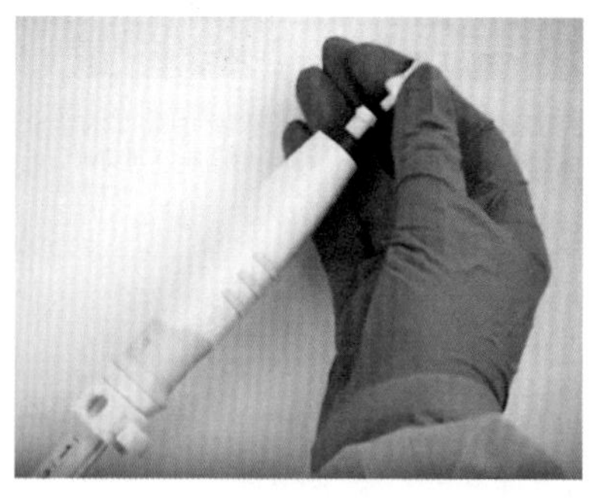

图 1-4-5-11　穿刺前将穿刺针针芯向外拔出 0.5 ～ 1 cm

（2）常用穿刺方法有突刺法和推进法，出针时注意与助手配合用力刺入。

（3）刺入后轻轻转动手柄使针头在超声下清晰显现，根据病变深度合理调整进针深度，反复推进抽拉针芯 2 ～ 3 次将针内组织推出，然后退出针芯，接 20 mL 负压注射器并打开。

（4）B 超实时引导下反复抽吸 10 ～ 20 次，抽吸时快进慢出，注意观察负压注射器内有无血液抽出。

（5）拔针前先关闭负压注射器，将针拔出至最外侧并锁止，然后再顺工作孔道拔出穿刺针，观察穿刺点处出血情况。

（6）每个病灶在不同位点多次穿刺，可选择前中后 3 个位点分别穿刺。

（7）以下方法可以提高穿刺阳性率：穿刺针快进慢出；选择边缘位置穿刺避开坏死区域；在弹性模式下观察病变的弹性图，在蓝色呈优势的区域穿刺。

（四）术后处理

EBUS-TBNA 需要全程检测心率、血压、氧饱和度的变化，检查结束后，一般安静休息 2 h，2 h 后待咽部麻醉作用完全消失后方可进食、进水。

六、建议麻醉方式

原则上在局麻下行检查操作即可，但是全麻操作更加舒适及安全。EBUS-TBNA 可在门诊于镇静条件下进行，由于前端超声探头会限制经鼻插入，一些研究者倾向于在全麻下实施，全麻下咳嗽反射轻微可能是其在操作过程中的优势所在，但操作者要谨慎，不要以探头对气道施加过多压力。全麻下可以选择气管插管或硬质支气管镜下实施，插管口径要选择大于或等于 8 号的气管插管，经气管插管检查的缺点在于插管使得支气管镜处于气道中央的位置，这将会给支气管镜前端贴近气管或者支气管壁的操作带来困难，而使用喉罩人工气道有助于 EBUS-TBNA 的操作。在一些麻醉成熟的介入中心，也可以在全麻下不建议人工气道的情况下进行。

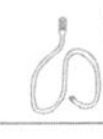

七、并发症及其预防和处理

EBUS-TBNA 的并发症与常规 TBNA 相似，主要为出血、气胸、感染等。常见的出血是由于穿刺损伤淋巴结内的血管造成，这些出血可以在很短的时间内自发停止；很偶然的情况下出血可以由穿刺损伤淋巴结内的血管造成。在超声的引导下可以避开纵隔的血管，在常规气管镜活检出血较多，但是换用 EBUS-TBNA 对淋巴结活检反而是安全的。需要强调的是，在超声图像显示欠清晰或者患者配合欠佳的状态下，一定要检查图像欠清的原因，最多可能是因为气囊中的空气没有排出。气胸在 EBUS-TBNA 中出现的概率较小，主要由于初学者对于图像的分析不到位或者穿刺操作不熟悉，需要进行相关的培训及训练，另外助手的配合也十分重要。

还需要关注的是感染的发生，由文献报道在穿刺后发生心包感染，主要由于穿刺针鞘外长度达到了最大的 36 mm。因此，我们推荐穿刺针出鞘的长度不要超过 20 mm，并且穿刺针出鞘过长会导致穿刺的尖端超过超声扫描的平面，增加损伤附近组织器官的风险。对于明确的感染病灶需要使用抗生素治疗，并及时复查血炎症指标，必要时引流处理。

（徐浩）

第 6 节　径向超声支气管镜（小探头）

随着计算机断层扫描（computed tomography，CT）的广泛应用，肺部小结节的检出率显著增加。这对呼吸科医师做出明确诊断是个挑战，因为常规经支气管活检（tracheal-bronchial biopsy，TBBx）的诊断率不是最理想的，而 CT 引导下的穿刺活检虽然有较高的诊断率但也有高的并发症发生率。经支气管活检诊断率不够理想的主要原因之一是由于未能找到通向病灶的气道。通过利用薄切 CT 肺部数据，VBN 和 EMN 可以自动选择到目标病变的正确支气管路径。通过使用这些方法，TBBx 的诊断率已增加至约 70%。然而，这两种方法都无法获得实时图像来指导活检。径向超声小探头（也称环形超声支气管镜）可以获得气道周围结构的实时高分辨率图像，因此如果用于在活组织检查之前定位病变,则可以进一步提高诊断率。根据系统评估，径向超声对周围病变的总体诊断敏感性为 73%。而与高诊断率相关的因素包括 CT 支气管征，直径＞ 2 cm 的病灶，实性结节和超声探头在病灶内的位置是中间（图 1-4-6-1）还是旁边（图 1-4-6-2）。结合 VBN 和径向超声可进一步提高诊断率，特别是对于那些直径＜ 2 cm 的病灶。

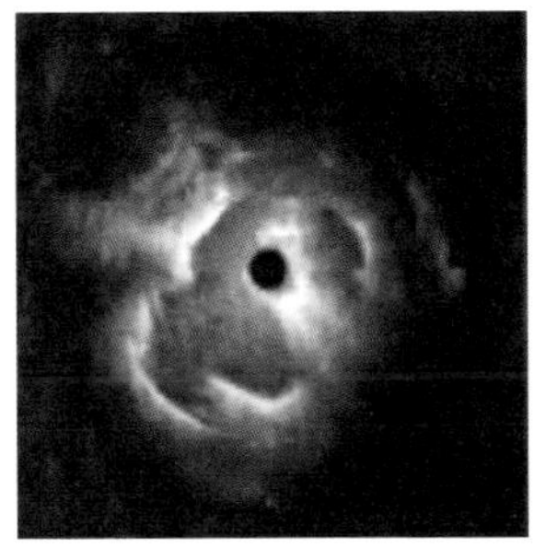

图 1-4-6-1 超声探头在病灶内的中间

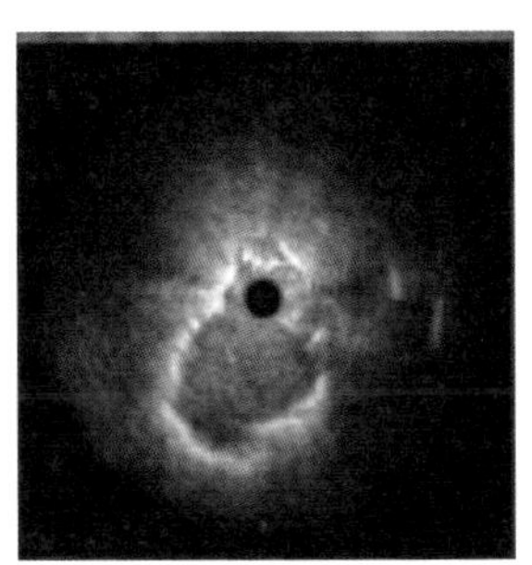

图 1-4-6-2 超声探头在病灶内的旁边

一、原理

径向 EBUS 探头由超声探头传感器组成，其频率为 20 ～ 30 MHz，扫描视图为 360°。探头的尺寸为 1.4 ～ 1.7 mm，可通过超细支气管镜（1.7 mm）（图 1-4-6-3）和标准支气管镜（2 mm）的工作通道插入。径向超声探头的组织穿透为 4 ～ 5 cm，并提供高质量的图像。

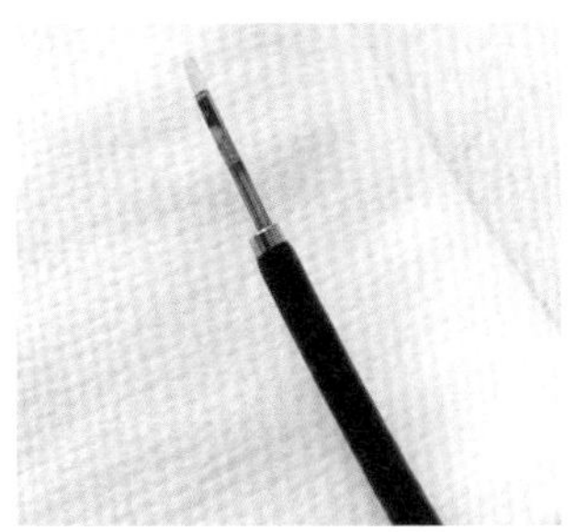

图 1-4-6-3 超声探头可通过细支气管镜

二、设备及器械

为了提高从外周肺部病变活检的诊断率，2004 年首次描述了使用具有引导鞘（EBUS-GS）的 EBUS 的技术。引导鞘起到扩展工作通道的作用，以提高活检效率。一旦引导鞘保持在通过超声检测到的病变位置，可以在短时间内进行重复活检。此外，引导鞘的存在增强了血凝块形成，从而减少了明显出血的机会。然而，引导鞘的外径为1.9 mm，因此只能使用工作通道＞2 mm 支气管镜（图1-4-6-4）。另外由于引导鞘的限制而需要用较小的活检钳及细胞刷。

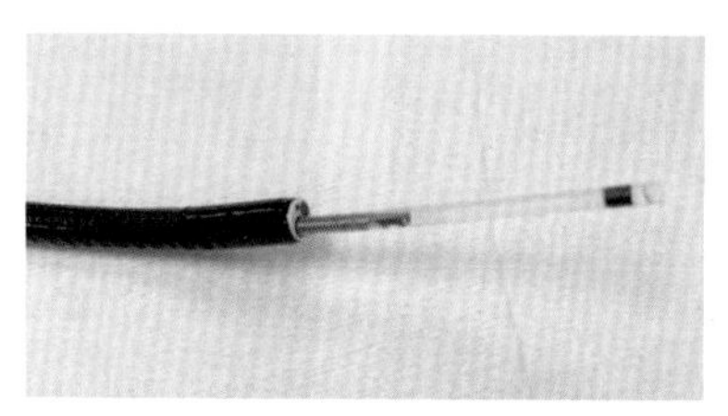

图 1-4-6-4　超声探头和引导鞘可通过常规支气管镜

三、适应证

由于径向 EBUS 加上其他支气管镜检查方法已被证明可进一步提高诊断率，因此当有外周肺部病灶需要经支气管活检时应考虑加上径向 EBUS。而肺癌患者在治疗过程中因疾病进展需要再活检，以获得肿瘤细胞用于分子分析来指导治疗意义时，也应考虑加上径向 EBUS。

四、禁忌证

如果对于经支气管活检没有禁忌证，则没有使用径向 EBUS 的禁忌证。

五、操作流程及注意事项

1. 术前

应彻底研究患者的肺部 CT，以确定通向病灶的支气管。通过使用 VBN 可以使这变得容易。已经证明 VBN 在模拟研究中显著改善了支气管内路径选择的准确性。

2. 术中

对于经支气管活检，最好使用最细小的支气管镜，但仍需有合理的工作通道用于过活检钳。与 4 mm 支气管镜相比，超细支气管镜可以达到更远的支气管（中位数，第 5 代支气管镜 *vs.* 第 4 代支气管镜），并提供更高的诊断率（74% *vs.* 59%）。一旦支气管镜到达预定的目标附近，就应推出径向探头（视频 1-4-6-1）。病变得到确认后，将引导鞘固定到位，用活检钳、细胞刷等通过引导鞘反复对病灶进行取样（图 1-4-6-5）。随机对照试验显示有没有加用胸透不影响诊断率或并发症。

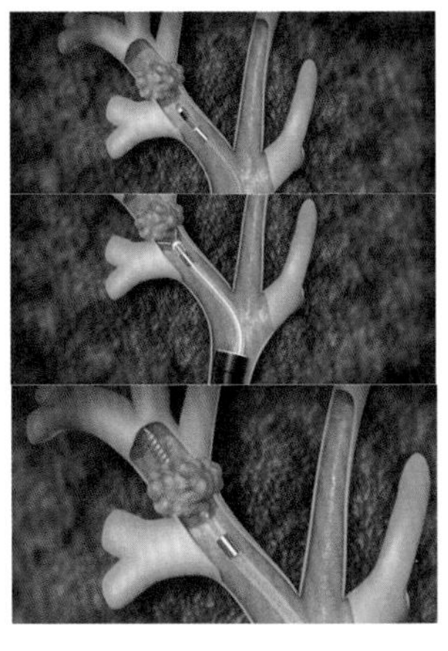

图 1-4-6-5 用活检钳、细胞刷等通过引导鞘反复对病灶进行取样

3. 注意事项

为尽量避免径向超声探头损伤，一般将探头向前送至能到达的最远端支气管后方启动超声，缓慢向后撤探头观察超声影像，确定有无到达病变。如果条件允许，选择活检部位时尽量避开可探及的血管。

视频 1-4-6-1 径向超声探及病灶

基于内部形态，血管和支气管通畅及 EBUS 图像的内部回声，Kurimoto 等将孤立性病变分为 3 种类型（Ⅰ型，同质型；Ⅱ型，高回声点和线性弧；Ⅲ型，异质型）（图 1-4-6-6）。关于纯磨砂玻璃的肺结节，在超声下则表现为“暴风雪”征。

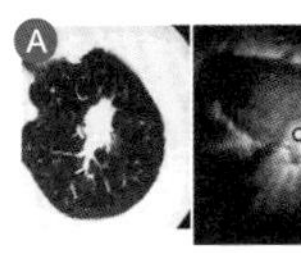

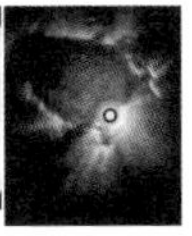
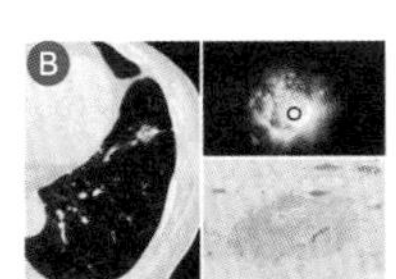

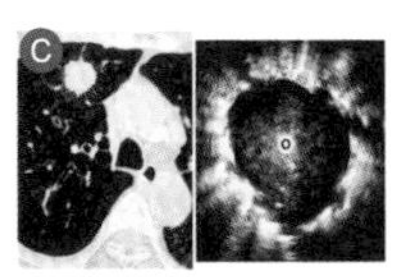

图 1-4-6-6 孤立性病变的 EUBS 图像三种类型

注：A：Ⅰ型，病变内为均质低回声影；B：Ⅱ型，病变内可见点及线性高回声影；C：Ⅲ型，病变内为异质回声影。

六、建议麻醉方式

径向 EBUS 的麻醉与其他支气管镜检查程序没有区别，即可以在局部麻醉，静脉镇静或监测麻醉下进行。

七、并发症

由于在超声引导下进行活组织检查更为准确，并且理论上引导鞘的存在可以降低严重出血的发生率，所以使用径向 EBUS 的并发症发生率应该比常规经支气管活检低。但是，目前的引导鞘不能通过细支气管镜的 1.7 mm 工作通道使用。

（林冰）

第 7 节　虚拟导航支气管镜

一、原理

虚拟支气管镜导航是一种利用虚拟支气管镜（virtual bronchoscopy，VB）沿支气管走行观察肺外周病变的方法。这项技术是通过患者的高分辨 CT，三维重建支气管树，确定导航目标后形成支气管通路及虚拟支气管镜动画，帮助术者在操作过程中准确、快速的定位病灶并取样活检。

二、设备及器械

1. 虚拟支气管镜

VB 技术是一种对支气管和管腔图像三维显示并模拟真实气管镜检查的方法。三维立体数据是根据前期螺旋 CT 提供，这些数据的显示方式可呈多样。目前，多排螺旋 CT 已能够在胸部单一呼吸相进行高速详细的扫描，同时能消除呼吸和心脏收缩的影响，提高时间和空间分辨率。一般情况下，利用多排螺旋 CT 的数据可建立通向周围病变的气道路径。

虚拟支气管镜的图像不仅可以反映出真实的气管解剖路径，而且为引导支气管镜提供所观察到支气管腔的支气管模型等重要信息。

这些重要信息包括支气管口形状、分叉处支气管直径、分叉角度、和分叉后的走行等。

2. 支气管镜

近些年来，支气管镜越来越趋向于变细，特别是细镜、超细镜的临床运用，可直接进入更远端的细支气管进行观察。外径为4.0 mm、3.1 mm、2.8 mm的细支气管镜已全面投入临床应用。细支气管镜可用于临床诊断外周性肺小结节,因为它们可更加接近病灶，且更加精确的行组织活检。尤其是传统支气管镜难以到达的部位，可行细支气管镜检查，如肺尖纵隔侧病灶等。有研究数据表明，在我国大部分的介入呼吸病学中心已开展了细支气管镜的应用。

3. 虚拟支气管镜导航

虚拟支气管镜导航是一种比VB更先进的临床技术，该技术产生通往肺内病灶路径的图像，并和相应的支气管图像同时显示，以帮助操作者控制支气管镜到达设定的靶点。该技术适用用于肺外周型病灶，曾有相关报道经验称，在这项报告中VB可产生10级支气管的图像并准确描绘出通往靶点的支气管路径。超细支气管镜可根据提示的路径直达病变，整个过程中，VB图像与真实图像同时显示。对于支气管分叉的命名，现国内的学术界都统一使用了日本术语，在这一命名系统中，亚肺段支气管被称为第3级支气管，而随后的分支级数相应加1。

VB可在所在医疗机构CT系统提供的软件中运行，临床应用VBN时还需注意一些问题。一般来讲，在VB图像生成前，需要预先设定好阈值，选择的阈值可以决定空气与支气管壁间的界限。VB图像的变化是随着设定的阈值而改变。因此，有时操作者会因阈值设定有误产生一些分支的缺失，从而得到错误的信息。每当VB图像和真实图像气道路径中分支数量存在差异时，支气管镜都有可能进入错误的位置。当使用实时浏览模式显示虚拟支气管镜通往病灶时，产生正确反映支气管分支的VB图像非常重要。分支是否存在需要通过轴向、矢状面或冠状面图像确认。另外，需要注意的是气管镜在旋转时图像也会发生相应变化，而气管镜只能做上下移动，因此前进时适当的旋转是必要的。当气管镜旋转时，真实的图像会根据之前产生的 VB 图像转变。由于外周区域反复能观察到通往两个细支气管的分叉，所以当旋转角度大于 90° 后不容易确定应该进入哪根支气管。因此，常需要在分支处调整 VB 图像以实现 VB 图像与实际图像间的协调，从而避免进入错误的支气管路径。

VBN引导的气管镜需要螺旋CT的DICOM数据、VBN系统(Lung Point、Direct Path、Super Dimention）、气管镜（细支气管镜为佳）和一套标准的气管镜配件。必要时，VBN 也可联合径向 EBUS 探头和系统，对肺外周占位进行活检。

目前，市场上主要有三种允许支气管路径中自动产生 VB 图像的导航系统（称 VB 图像自动生成功能）：一种是美国 Lungpoint® 系统发售，随后便成为医保覆盖的导航气管镜检查；一种是美国 Medtronic 发售（Super Dimention®）；另一种是日本 Olympus（Direct Path®）发售。

导航系统有两大重要功能。一个是 VB 图像产生和信息准备，即编辑功能。Super Dimention®、BroncusLungpoint VBN® 和 Direct Path® 都能自动选择路径生成 VB 图像，VB 图像生成速度取决于 CT 质量和运行计算机的规格。三者只在设置目标后搜索路径，因此更容易操作。三个不同位面（轴向，矢状面，冠状面）CT 和支气管树综合显示也可行。使用软件时需设置终点，终点设置完成后，管腔可自动生成，并在三个位面 CT 中显示为蓝色，同时可确认支气管的获取。因为尚未获取的支气管及其分支在 VB 图像上无法显示，故无法精确定位。因此，确认已获取的支气管是提高定位精度的重要前提。此外，当支气管未能自动获取时（如邻近病变或狭窄的周围支气管），可利用手动获取支气管。以这种方式，终止点可确定为病变附近已获取支气管的准确位点。设置这样的终止点较为复杂，但能更加精确地显示病灶周围的路径。有时候，终止点确定的范围包括目标，但是半径比目标大，Lung point（Broncus Lungpoint VBN 和 Direct Path）会自动获取终点范围内的支气管。这样可以增加到病变的距离，也能显示多条路径。

VBN 系统另一个重要功能是导航功能，也称作浏览或操作功能。导航功能可手动或自动。手动导航根据参考的图片为气管镜显示通向病变的合适支气管，该系统在每一分叉处都显示VB图像。气管镜操作者通过手动匹配VB图像和真实图像，当二者图像匹配显示后，气管镜前端会显示在支气管树和对应CT图像中。自动导航系统则是自动获取支气管镜位置信息，并在CT图像上实时显示气管镜位置。为了自动追踪支气管镜，需要根据可靠方法对气管镜尖端准确定位。目前有2种位置追踪方法：图像登记和磁性位置传感器。图像登记能基于真实和虚拟图像的相似性预测气管镜移动，最接近真实图像的VB图像能根据样式识别自动选择。根据VB图像视点和视线方向的信息可以预测和追踪气管镜的移动。VB图像上到病变的路线和距离、支气管名称、支气管旁主要的血管能叠加在系统获取的气管镜视野里。这种方法更直观、更精确。但由于电脑在处理与真实图像匹配时需要时间，故气管镜操作相对缓慢。此外，当支气管管腔视野因咳嗽无法观察时，追踪将被打断，故仍有问题需要改进。

三、适应证

VBN的临床应用除却肺外周病灶的诊断外，具有肺结节的术前定位、支气管胸膜瘘的定位、良恶性气道围手术期评估、辅助指导闭塞气道再通、困难异物取出、定位单向活瓣放置等作用。虚拟支气管镜作为肺外周结节诊断的辅助工具运用广泛，除此之外，在介入呼吸病学治疗领域中也能起到重要的作用。

虚拟支气管镜导航技术的临床有效性体现在三个方面：提高肺外周孤立结节的诊断率；与径向超声引导肺组织活检术配合使用可缩短操作时间；术前直观评估支气管狭窄范围和直径。

四、禁忌证

1. 麻醉药物过敏。

2. 有肺脏外科手术病史者。

3. 有明显的出血危险或近1周正接受抗血小板聚集药物或抗凝药物治疗。

4. 胸部CT扫描屏气不佳，CT图片显示有明显伪影者。

5. 重要脏器（如心、肺、肝、肾、脑等）功能不全，经评估不能耐受支气管镜检查及活检者（近1个月有心肌梗死及不稳定型心绞痛发作，严重心功能不全、严重高血压、严重心律失常、肺动脉高压、严重低氧血症等）。

6. 不配合检查及知情不同意者。

五、操作流程及注意事项

1.CT DICOM 数据准备

CT 在推荐的 VBN 系统条件下工作并重建图像。图像推荐厚度及重建间隔≤1 mm。通常，图像越薄，越可以产生更靠近外周的 VB 图像。呼吸运动可影响 VB 图像精确度。

2. 病变路径 VB 图像的产生

（1）输入 CT 扫描：薄层 CT 的 DICOM 数据输入至支气管自动提取的系统（图 1-4-7-1）。

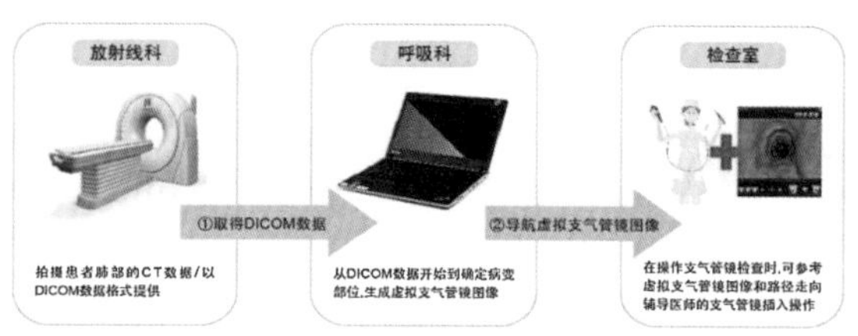

图 1-4-7-1 薄层 CT 的 DICOM 数据

（2）规划路径：读入数据、设置路径、制订导航路径（图 1-4-7-2 至图 1-4-7-4）。

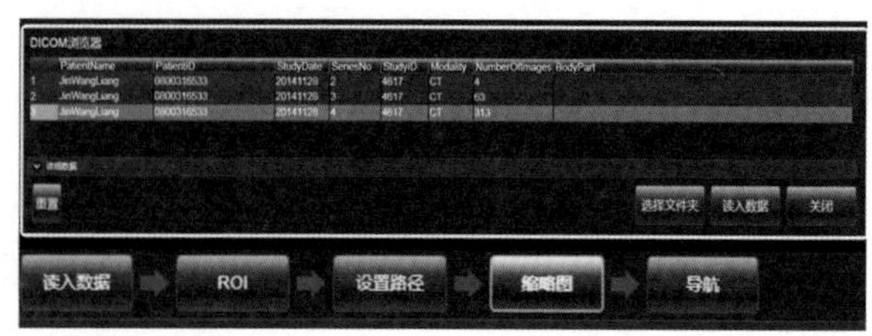

图 1-4-7-2 读入数据

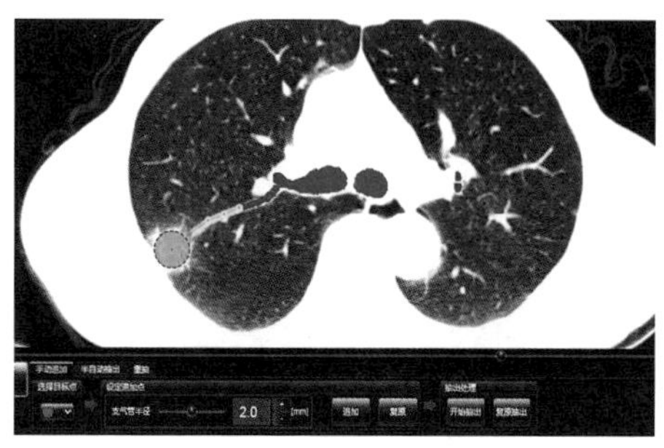

图 1-4-7-3　规划路径

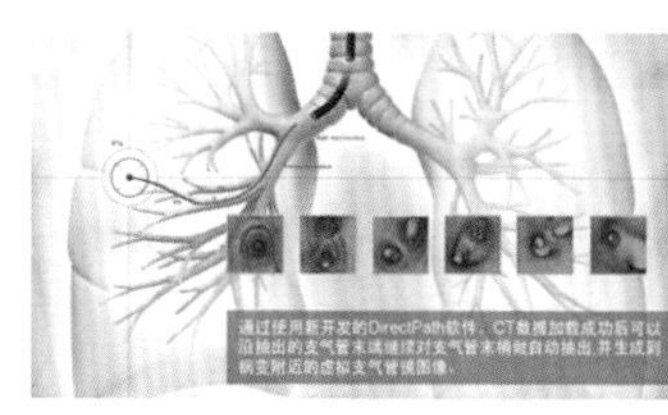

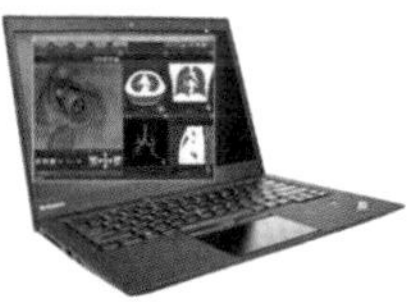

图 1-4-7-4　形成导航路径

（3）选择的目标支气管，运用导航功能到达上述目标支气管的最远端，记录其所在的支气管级别（段支气管为 3 级，往后每次分支加 1 级）及最远端支气管直径（单位为 mm）。同时，将重建出的整体三维支气管树分为好、居中、差三个等级。评定标准如图（图 1-4-7-5）：若上述三支支气管重建出的最远端级别均大于 6 级（含 6 级），且三维支气管树“整体饱满，树枝多，左右对称”，我们认为该支气管树为“好”；若上述目标支气管至少有两支最远端级别同时小于 4（含

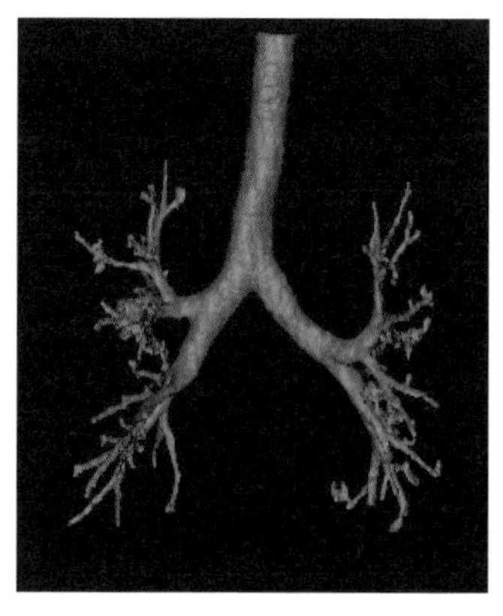

图 1-4-7-5　“支气管树”形成

4级）且三维支气管树“左右不对称、树枝少”，我们认为该支气管树为“差”；介入上述两等级之间的支气管树为“居中”。

（4）路径确认（图 1-4-7-6）：设置终点后，通向终点的路径立即显示在每个轴面上。这条路径也会在支气管树上得到确认。

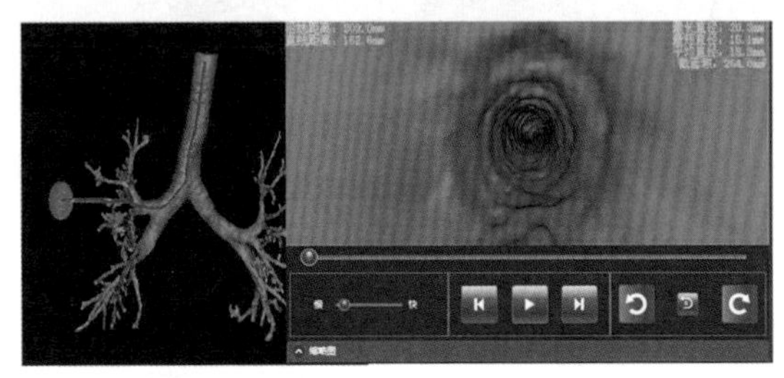

图 1-4-7-6　路径确认

3. 气管镜引导（图 1-4-7-7）

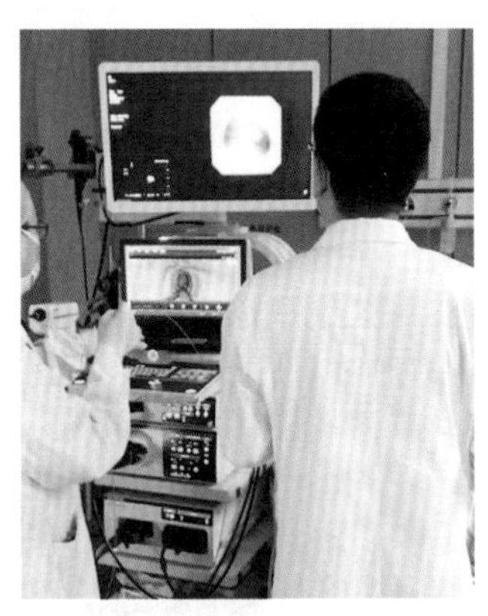

图 1-4-7-7　气管镜引导

应用 VBN 时，气管镜根据叠加在虚拟或真实图像的路径信息前进。在检查室，Direct Path 显示器尽量靠近气管镜显示屏。VB 数据编辑后导入显示器，导航操作者或助手使用前进、后退或旋转按钮调整 VB 图像。在每个分支点，可前进和旋转 VB 图像以匹配真实图像对提高图像质量至关重要。熟悉操作步骤后，操作者应帮助助理了解旋转方向和气管镜的位置，以助于和真实图像匹配。操作者和助理配合默契后，VB 和真实图像能够同步显示。

4. 支气管镜活检

当虚拟气管镜到达目标区域时，对目标区域活检（如钳活检、针吸活检、刷检、灌洗细胞学）。可将活检钳或支气管刷插入导向鞘中，到达标记的位置。在透视引导下用气管刷来回刷动，采集样品。

支气管刷退出后，将活检钳插入导向鞘中，直至活检钳到达远端。打开钳尖，钳尖进入病变 2 mm 或 3 mm 时，在影像引导下闭合。获得足够多的活检标本后，将标本放入甲醛中保存，送实验室进行组织学检查。导向鞘仍留在原处并按压活检部位约 2 分钟以控制出血。确认止血后，结束操作。

六、建议麻醉方式

（1）局部麻醉：2% 利多卡因雾化吸入或咽喉部喷雾、环甲膜穿刺或鼻道、声门口、气道内利多卡因喷洒。

（2）深度麻醉：基础麻醉（咪达唑仑＋芬太尼）、复合麻醉（局麻＋右美托咪定＋咪达唑仑）、喉罩麻醉（瑞芬＋丙泊酚＋罗库溴铵）。

七、并发症及其预防和处理

VBN 的整体并发症发生率较低，约为 1.0%，且不直接引起或引起严重并发症。既往的 453 例病例有 2 例发生气胸。发生率和传统的 TBBx 相近。

（汪浩）

第 8 节　电磁导航支气管镜

一、原理

电磁导航支气管镜（electromagnetic navigation bronchoscopy，ENB）是结合了电磁定位技术、虚拟支气管镜技术及三维 CT 成像技术进行支气管镜诊断及治疗的新技术。与常规支气管镜比较，电

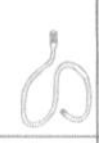

磁导航支气管镜类似于“GPS”导航，其优势是通过低频电磁设备实施引导定位，利用电磁定位导管和引导鞘管准确到达常规支气管镜无法到达的肺外周病灶，以便进行病理活检或者局部介入治疗。随着新一代电磁导航设备不断发展，已经可以在活检工具上集成电磁定位技术，取代原有的电磁定位导管直接进行活检，还可以结合呼吸门控技术进行4D动态反馈，减少呼吸运动对定位准确性的影响。另外，通过新一代电磁导航系统，可以从支气管镜导航操作方便的切换到经皮穿刺导航，实现经气道和经皮介入操作的轻松转换，避免了操作者放射线暴露，简化了操作流程，进一步扩大了电磁导航的应用范围。

二、设备及器械

电磁导航支气管镜包括术前计划系统及术中导航系统两部分。术前计划系统主要设备是装载有术前计划软件系统的便携式电脑。术中导航系统主要设备包括主机系统、电磁定位板、传感器、定位导向管、扩展工作通道及活检工具等（图 1-4-8-1）。

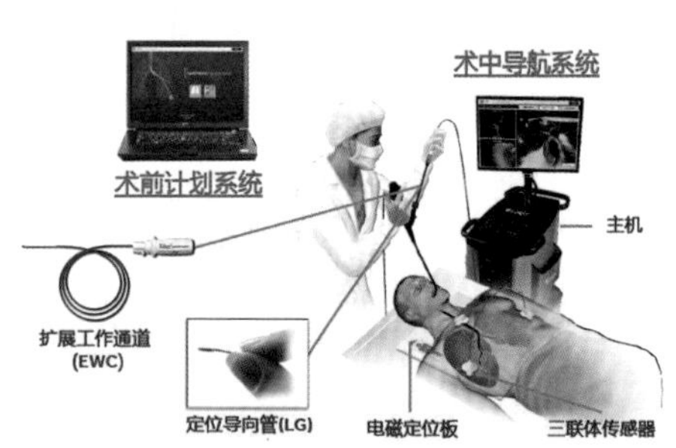

图 1-4-8-1　电磁导航支气管镜主要组成部分

（1）主机系统：是电磁导航支气管镜系统的主体，通常包括系统台车、定位导航子系统、专用计算机系统、显示屏、脚踏开关及不间断电源等。

（2）电磁定位板：放置于患者身下，固定于手术床上，大小通常约 47 cm × 56 cm × 1 cm，可以在其上方约 40 cm × 40 cm × 33 cm 范围内产生均匀的低频磁场，起到对导航探头进行定位的作用。该磁场强度很弱，不会对人体产生不良影响。

（3）传感器：贴于患者胸前，主要目的是探测患者的呼吸运动和身体移动并做出呼吸补偿，减轻呼吸运动对导航准确性造成的影响。

（4）定位导向管（locatable guide，LG）：其末端含有电磁感应器，可以感知三维空间位置及运动方向，可以按照导航指示 360° 转向，通过气管镜检查孔道进入支气管各个分支，由体外的操作手柄进行控制，属于一次性耗材。

（5）扩展工作通道（extended working channel，EWC）：套在定位导管外面的柔性导管，定位导向管可以在其中自由移动，当到达目标位置后，固定扩展工作通道，把定位导向管抽出，扩展工作通道成为支气管镜工作通道的延伸，操作工具可在其内进行活检或者治疗操作。

三、适应证

1. 诊断领域

肺外周病变病理活检（经气管镜电磁导航操作）；肺部支气管外病变病理活检（经皮电磁导航操作）；纵隔及肺门淋巴结病变病理活检；其他需要在肺部精准定位的诊断操作。

2. 治疗领域

周围型肺癌介入微创治疗；肺部病变外科手术前定位标记；肺癌及纵隔肿瘤放射粒子植入；肿瘤放疗基准标记物植入；其他需要在肺部精准定位的治疗操作。

四、禁忌证

1. 活动性大咯血者。
2. 严重心、肺功能障碍者。
3. 凝血功能严重障碍者。
4. 新近发生的心、脑等重要脏器功能不全患者。
5. 严重心律失常者。
6. 具有其他不能耐受支气管镜检查情况者。

五、操作流程及注意事项

1. 术前准备

包括患者准备、环境及器械准备、操作者准备三部分。

（1）患者准备：因为电磁导航操作价格昂贵，因此术前要评估患者有无进行电磁导航操作的适应证和禁忌证，完善血常规、凝血功能、肺部 CT（平扫加增强）扫描等检查。

（2）环境及器械准备：包括电磁导航操作房间环境检测，主要是检测有无影响电磁导航操作的电磁干扰的存在及电磁导航设备准备、活检工具准备和电磁导航靶病灶确认工具（径向超声、C 臂下 X 线、锥束 CT）准备等。

（3）操作者准备：主要是操作者及助手术前要进行详细术前讨论，对术前导航路径、术中操作细节进行明确并对上台的操作人员进行工作分工，所有操作人员均需要对电磁导航设备的操作方法熟练掌握。

2. 操作步骤及技巧

（1）术前规划：首先把 DICOM 格式的患者肺部高分辨 CT 数据加载到电磁导航术前规划专用计算机上，计算机产生虚拟的支气管图像供术前导航使用。然后标记注册点，一般标记 5 ～ 7 个，通常包括气管隆突处、右上叶、中叶、下叶及左上叶、下叶支气管分叉处各设 1 个（图 1-4-8-2）。随后，通过 CT 图像寻找靶病灶并进行标记，对其命名、标记位置和三维大小，计算机软件可以自动找出通向病灶的气道并用不同颜色显示导航路径供选择，当远端支气管无法显示，目标点在可视支气管树以外时，可以自行手动设置路径点，目的是帮助术者更好的到达目标点。术前规划完毕，将术前计划文件保存到电脑上，可以通过 USB 设备、光盘形式传输到术中导航系统（视频 1-4-8-1）。

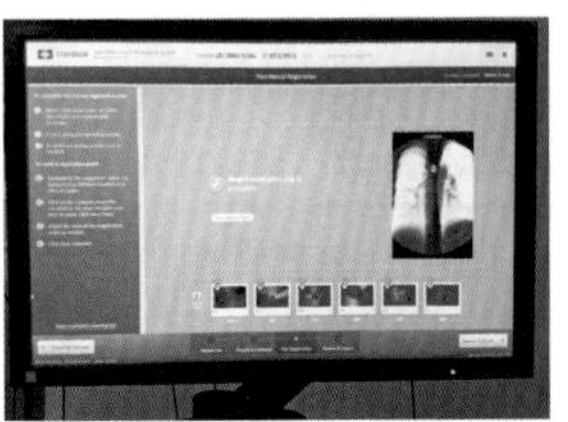
图 1-4-8-2　标记注册点

视频 1-4-8-1　虚拟导航

（2）安置电磁定位板：将电磁定位板根据安装提示安置在手术床上的固定位置。为方便操作，建议电磁导航气管镜检查使用专用的检查床，避免频繁拆装电磁定位板。

（3）开机与连接：连接好电源后开启机器开关，在登入界面输入用户名和密码，然后确保患者传感器、定位导向管、脚踏开关、电磁定位板等部件已经正确连接到主机上。

（4）安置传感器：将三联体传感器粘贴在患者胸前正确位置。

（5）放置定位导向管：定位导向管的操作手柄后端通过线缆与主机连接，将定位导向管放入扩展工作通道并插入支气管镜的活检孔道，直至露出支气管镜前段约 1 cm，并确保定位导向管末端伸出扩展工作通道约 5 mm。

（6）自动注册：将支气管镜进入气管，通过数据采集，软件通过自动注册，将人体的肺部结构与三维 CT 重建的支气管树结构相对应。

（7）术中实时导航：按照导航界面指示，通过调节操作手柄调整探头方向，导管前端即可按照导航路径转向，进入通往目标病灶的支气管（图 1-4-8-3）。

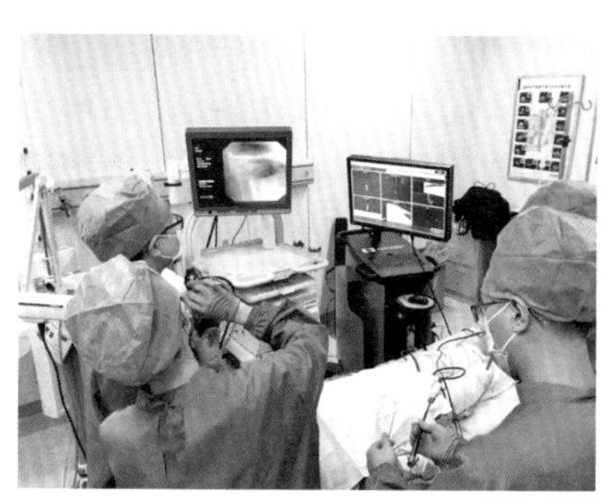

图 1-4-8-3　局麻下电磁导航操作

（8）靶病灶确认：当导航系统提示到达靶病灶后，固定扩展工作通道，退出定位导向管，此时需要通过径向超声（或 X 线、锥束 CT）再次进行确认已经到达靶病灶（图 1-4-8-4，视频 1-4-8-2）。

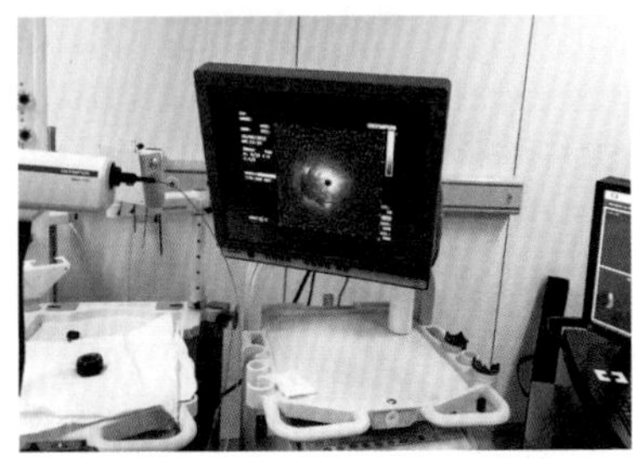

图 1-4-8-4　到达靶病灶后径向超声确认

视频 1-4-8-2　超声探头确认病灶

（9）活检或治疗：确认到达靶病灶后，通过扩展工作通道放入活检工具进行活检操作或者局部介入治疗。

（10）导航操作退出：活检操作或者治疗结束后，观察无出血后退出扩展工作通道，结束电磁导航操作。

3. 注意事项

（1）进行电磁导航支气管镜操作前需要进行病例筛选，常规支气管镜无法到达的中外 2/3 的肺外周病灶是理想的病例选择，有无气道通向病灶中心、病灶良恶性质及病灶位置是影响诊断阳性率的主要因素。通常恶性病灶较良性病灶诊断率高，肺上叶尖后段的病灶气道复杂，转弯角度大，操作难度较大。患者有自主呼吸时，肺下叶近膈肌病灶受膈肌运动影响大。另外，靠近胸膜、叶间裂的病灶活检后气胸风险增大，靠近心脏或大血管的病灶，操作导致出血风险增大，术前评估时需要操作者注意。

（2）术前 CT 扫描：为保证电磁导航术前规划的精确度及重建导航路径的需要，术前规划系统对肺 CT 扫描参数有较高的要求，甚至对不同厂家生产的肺 CT 设备有不同的参数要求。若条件允许，需要薄层扫描和增强扫描数据。

（3）术前导航路径规划非常重要，对于后续导航操作是否可以成功具有决定意义，因此主要操作者在术前应该对病灶位置进行详细评估并认真制订导航路径。进行术前路径规划时建议规划 2 条以上导航路径，以便在首选的路径无法到达靶目标时可以作为备选方案。

（4）电磁导航联合径向超声、快速现场评价等方法可以使诊断率进一步提高。

4. 术后处理

电磁导航支气管镜操作后的术后处理与常规气管镜相同，通常术后 2 h 后方可进食、进水，不需要常规预防性应用抗生素，术后注意观察有无出血及气胸的发生，必要时行胸部 X 线或者肺 CT 检查进行确认。

六、建议麻醉方式

电磁导航支气管镜操作的麻醉方式可以采用局部麻醉、局部麻醉＋监控麻醉、全凭静脉麻醉三种方式。

1. 局部麻醉

局部麻醉包括喷雾法、气管内滴注法、含漱法、环甲膜穿刺法、局部神经阻滞法和超声雾化法等，常用局麻药物为 2% 利多卡因。局部麻醉后进行电磁导航气管镜操作患者保持清醒状态，操作简便，对生理功能干扰小，安全性大，并发症小，但是其不足是局麻下操作患者容易咳嗽，对电磁导航操作容易造成干扰，若操作时间较长，患者耐受程度减低，所以局麻下电磁导航操作适合于熟练掌握要点的操作者及预计操作难度较低，操作时间不长的临床情况。

2. 局部麻醉＋监控麻醉

监控麻醉（monitored anestesia care，MAC）指麻醉医师参与局部麻醉患者的监测和（或）对接受诊断性或治疗性操作的患者使用镇静—镇痛药物，以解除患者焦虑及恐惧情绪，减轻疼痛和其他伤害性刺激，提高围术期的安全性和舒适性。局部麻醉＋监控麻醉避免了患者应激反应造成的生理、心理上的不适，可以使电磁导航检查顺利完成，有利于提高电磁导航检查的精确度，但是该方法不建立人工气道，在电磁导航操作中需要密切进行监护，以免严重并发症的发生。

3. 全凭静脉麻醉

静脉给予麻醉药物后，通过喉罩、气管插管及硬质支气管镜的方法建立人工气道，接呼吸机进行机械通气，然后进行电磁导航的操作。全麻下电磁导航操作患者呼吸可控，自主呼吸、咳嗽等不利影响因素较少，可以保障操作顺利地进行。全麻下电磁导航操作适合于操作时间较长、操作难度较大的患者，另外，若操作者为刚接触电磁导航的初学者，也建议在全麻下进行。

七、并发症及其预防和处理

实施电磁导航支气管镜活检或者治疗若操作规范通常无严重并发症发生，最常见的并发症是气胸和出血，气胸的发生率为3%～10%，一般不需要行胸腔闭式引流，给予吸氧等对症处理后常可自愈，电磁导航操作后出血发生率为1%～3%，致命大出血少见。做好术前评估及术中细心操作是减少并发症发生的有效措施。

（梁志欣）

第9节　手绘支气管导航图谱

一、方法介绍

手绘支气管导航图，是一种针对肺外周病变的精细定位方法，通过连续观察薄层CT支气管的分支及走行情况，在支气管镜检查前，手工绘制出由段/亚段支气管通往病变的进镜路线图。支气管树分支较为复杂，随着支气管树向外周延伸，支气管级数逐渐增加，而每个分叉处可能有2～3个支气管，如果没有准确的定位，支气管镜进镜过程中可能偏离目标，最终不能到达病变区域。

与电磁导航、虚拟导航技术不同，手工绘图主要是通过观察薄层CT图像将空间三维立体走行的支气管树用支气管分叉开口的二维平面图像进行定位。尽管支气管树分支较为复杂，支气管镜操作时仅在支气管分叉处才面临如何选择支气管开口进镜。因此，只要分析支气管分叉处的信息，确认通往病变方向的支气管开口，逐级相连就可以形成导航图。

二、手绘支气管导航图的条件

绘制支气管导航图需要胸部薄层CT图像。因为肺外周的支气管管径小，有一部分小支气管在普通层厚的 CT 图像中观察不到，无法进行支气管分支的分析和判断。薄层 CT 的水平位是基础，方便获得较多的支气管信息。多平面重建获得的冠状位和矢状位图像可用于导航路径的核对，并辅助空间方位的理解。此外，需要准备笔和纸。

三、手绘支气管导航图基本知识

手绘导航实现的过程有两个部分：第一，是将路径中每个支气管分叉处的信息记录下来；第二，是按照导航图记录的信息，在支气管镜检查时进行下进行镜下对照与辨认。需要记录的信息包括支气管分叉处支气管开口的数量及相对位置。支气管分叉处的开口数量一般为 2 ～ 3 个，极少数情况出现 4 个开口。支气管开口相对位置的记录需要先设定三对相对位置，包括上（头侧）—下（足侧）、前—后、内（纵隔侧）—外（胸壁侧）。靠近肺尖部或头侧的支气管方位记录为上，靠近肺底部或足侧的支气管方位记录为下；朝向前胸壁的支气管方位记录为前，朝后背部方向的支气管方位记录为后；靠近纵隔的支气管方位记录为内，靠近侧胸壁的支气管方位记录为外。大多数情况下，一对方位或两对方位（如“后—前”或“后上—前下”）即可确定支气管的相对位置，实现二维图像对三维走行的支气管进行标记。

支气管树向上或向下走行的支气管在 CT 水平位图像中显示为小圆圈，水平走行的支气管显示为管状。CT 图像上的一些细节信息，如支气管管径的相对大小（大—小）可以辅助辨认和标记支气管，位于较内侧的支气管管径相对较细小，而外侧的支气管管径相对较大，可以记为“内小—外大”。越向外周，支气管的管腔越来越小，可能 CT 图像上已经分辨不出来，此时可以根据伴行血管分支走行推断支气管的分支情况。虽然肺外周的小血管和小支气管并不是紧紧相邻，有一定距离，但是分支情况基本一致。

四、手绘支气管导航图的操作步骤

1. 确定目标支气管

日本学者将病变与目标支气管的位置关系分为三种类型：能够

清楚地看到支气管通入病变为 A 型；病变中没有支气管通入称为 C 型；当 CT 所见即不能分为 A 型也不能分为 C 型，则归为 B 型。与病变相通或相邻的支气管即为目标支气管。如果远端小支气管观察不到，可以用与病变相通或相邻的小血管替代。

2. 确定病变所在的肺段 / 亚段支气管

连续观察薄层 CT 图像，由目标支气管逐级逆推至所属的段支气管或亚段支气管。

3. 画图

画图的起点为病变所在的段 / 亚段支气管，终点为目标支气管。每个支气管分叉处绘图，绘图信息包含支气管开口的数目和相对位置，并标记出通往病变途径的支气管开口。从起点至终点的支气管分叉图连接起来，形成支气管导航图。

4. 支气管镜下辨认

支气管镜检查时按照支气管导航图，对照每个支气管分叉处的开口位置，确认目标路线。内镜下支气管方位的辨认，熟悉段及亚段支气管的分支情况是掌握手工绘图的基础。

五、举例

以下叶基底段为例（图 1-4-9-1）。患者平卧位，气管镜下视野上方为患者前胸壁方向，而气管镜下视野下方为患者后背方向。右主支气管及分支气管镜下视野左侧为内侧，右侧为外侧；而左主支气管及分支气管镜下视野左侧为外侧，右侧为内侧；左、右主支气管及分支的支气管镜下视野中，内外方向呈镜像对称。以一患者右肺下叶基底段病变为例，具体绘图过程如下，每一级 CT 图像层面、导航绘图及支气管镜下实际所见，见图 1-4-9-2 至图 1-4-9-8。

上下滚动右肺下叶基底段病变附近的薄层 CT 图像，可见有一小支气管通入病变中（图 1-4-9-8A，图 1-4-9-8B），并且管腔最终消失在病变中。以该支气管为目标支气管，逐级追溯上游支气管发现目标支气管来源于右肺下叶基底段的分支。因此，由右肺下叶基底段开始观察薄层 CT 图像。

观察薄层 CT 图像，可见右肺下叶基底段有两个分支（图 1-4-9-

2A，图 1-4-9-2B），一支相对靠前、靠外，另一支相对靠后、靠内。靠前靠外的分支在支气管镜视野下应位于右上方，而另一分支应位于左下方，将这两个分支开口的相对位置用圆圈画出（图 1-4-9-2C），分别标记为前外、后内，同时标出通往病变的支气管开口（后内）。在后续的支气管镜检查时可以看到，绘制的导航图与支气管镜所看到的实际图像完全相同（图 1-4-9-2D）。

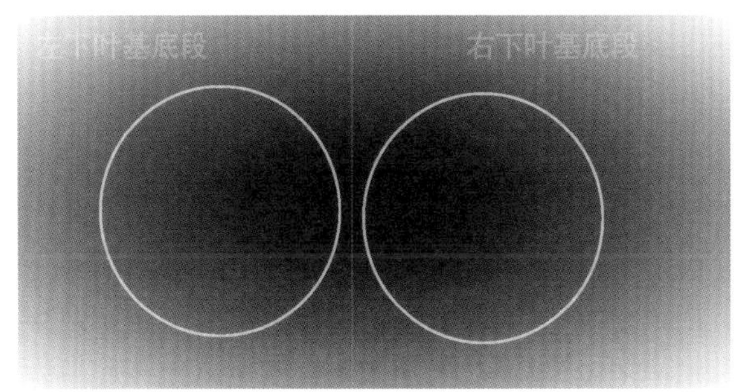

图 1-4-9-1　下叶基底段内镜下方位

继续滚动薄层 CT 图像观察，可见右肺下叶基底段的后内分支（第 5 级支气管）又进一步分为两个分支（图 1-4-9-3A，图 1-4-9-3B），一支相对靠前，另一支相对靠后；并且靠前的支气管管径较大，而靠后的支气管管径较小。靠前的分支在支气管镜视野下应位于上方，而另一分支应位于下方，将这两个分支开口按上下位置用圆圈画出（图 1-4-9-3C），且管径较大的支气管圆径画得相对大一些，标记为前大，而管径较小的支气管圆径画得相对小一些，标记为后小；同时标出通往病变的支气管开口（前大）。

连续观察薄层 CT 图像，按上述方法逐级绘图直至到达目标支气管（图 1-4-9-4 至图 1-4-9-8）。该病例依照导航图进镜至可观察到目标支气管，行经支气管肺活检取样诊断为鳞癌。

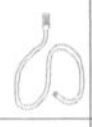

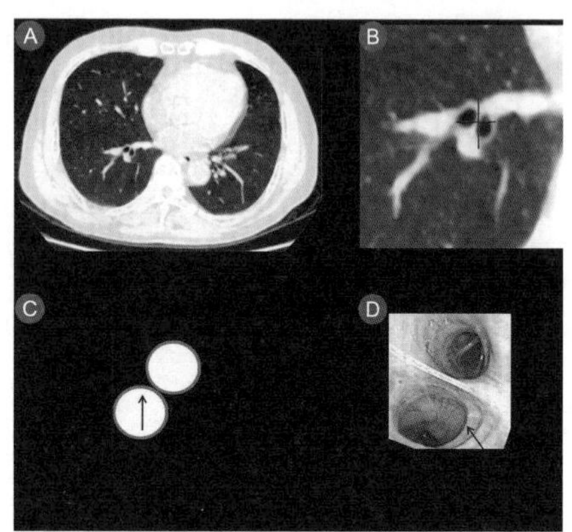

图 1-4-9-2 右肺下叶基底段亚段（第 4 级）绘图示例

注：A：CT（右肺下叶基底段分支平面）；B：A 局部放大；C：手工绘制（右肺下叶基底段的分支）；D：支气管镜（右肺下叶基底段的分支，前外—后内）。箭头所指为通向病变的目标支。

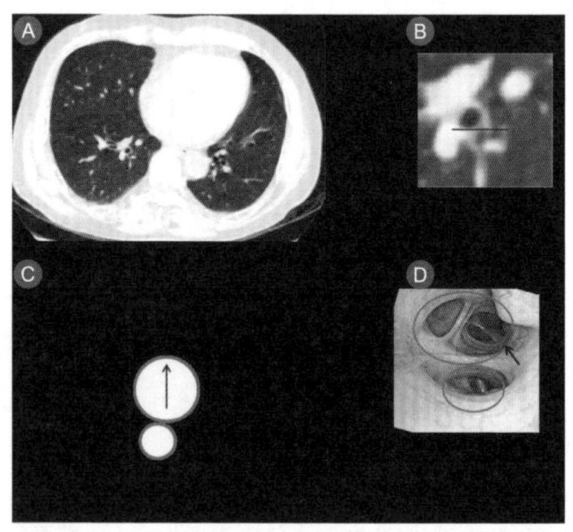

图 1-4-9-3 右肺下叶基底段亚段（第 5 级）绘图示例

注：A：CT（第 5 级支气管的分支平面）；B：A 局部放大；C：手工绘制（第 5 级支气管的分支）；D：支气管镜（第 5 级支气管的分支，前大—后小）。箭头所指为通向病变的目标支。

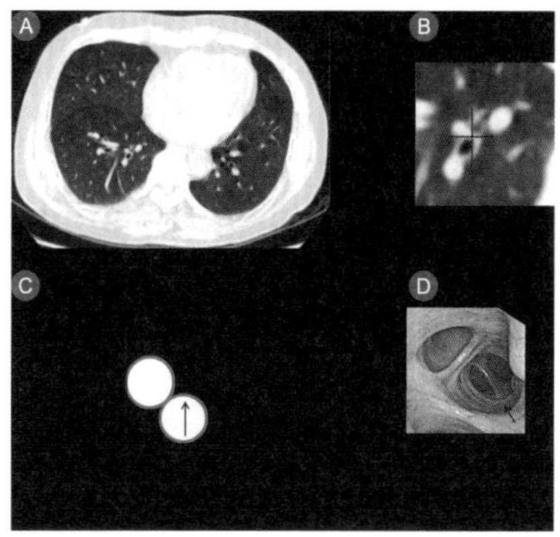

图 1-4-9-4　右肺下叶后基底段分支（第 6 级）绘图示例

注：A：CT（第 6 级支气管的分支平面）；B：A 局部放大；C：手工绘制（第 6 级支气管的分支）；D：支气管镜（第 6 级支气管的分支，前内—后外）。箭头所指为通向病变的目标支。

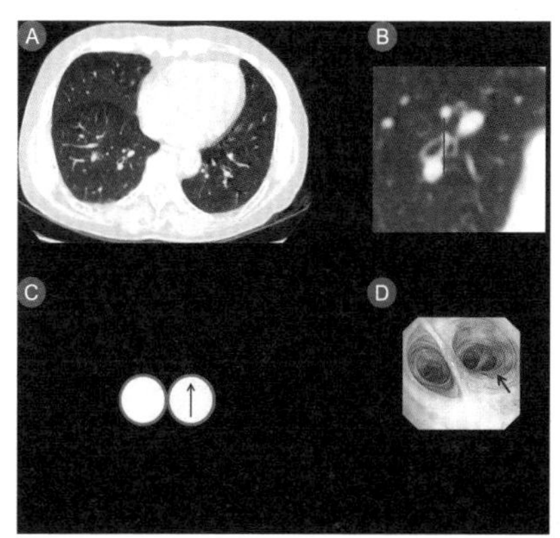

图 1-4-9-5　右肺下叶后基底段分支（第 7 级）绘图示例

注：A：CT（第 7 级支气管的分支平面）；B：A 局部放大；C：手工绘制（第 7 级支气管的分支）；D：支气管镜（第 7 级支气管的分支，内—外）。箭头所指为通向病变的目标支。

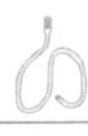

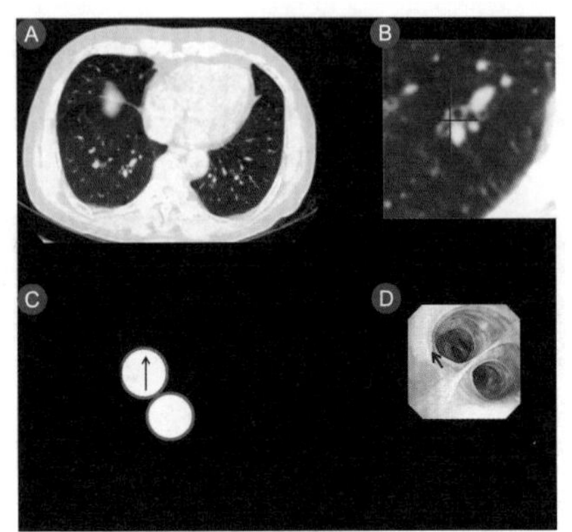

图 1-4-9-6　右肺下叶后基底段分支（第 8 级）绘图示例

注：A：CT（第 8 级支气管的分支平面）；B：A 局部放大；C. 手工绘制（第 8 级支气管的分支）；D：支气管镜（第 8 级支气管的分支，前内—后外）。箭头所指为通向病变的目标支。

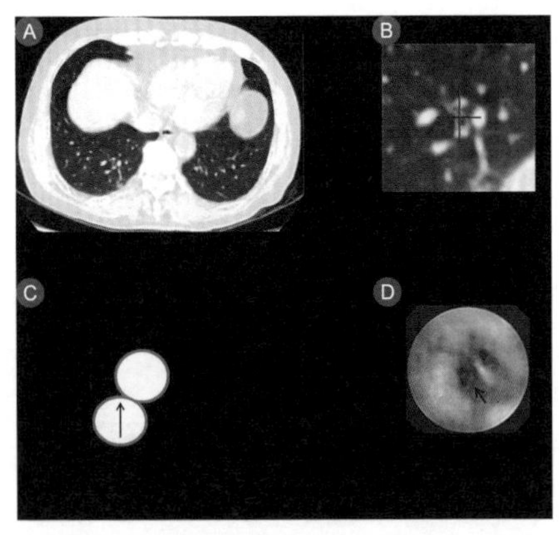

图 1-4-9-7　右肺下叶后基底段分支（第 9 级）绘图示例

注：A：CT（第 9 级支气管的分支平面）；B：A 局部放大；C. 手工绘制（第 9 级支气管的分支）；D：支气管镜（第 9 级支气管的分支，前外—后内）。箭头所指为通向病变的目标支。

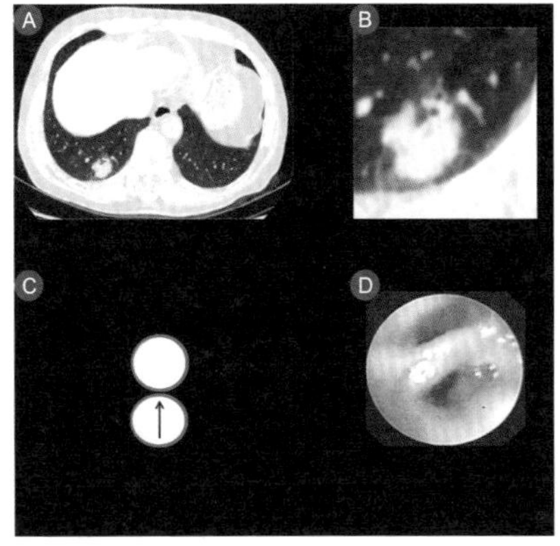

图 1-4-9-8　右肺下叶后基底段病变支（第 10 级）绘图示例

注：A：CT（第 10 级支气管的分支平面）；B：A 局部放大；C：手工绘制（第 10 级支气管的分支）；D：支气管镜（第 10 级支气管的分支，前外—后内）。箭头所指为通向病变的目标支。

六、手绘导航图的临床应用

手绘导航图可以引导肺外周病变的诊断，包括常规支气管镜检查和超声结合引导鞘技术。常规支气管镜检查阴性的肺外周病变，依据手绘导航图行毛刷检查可提高诊断敏感度，对 1 cm 及以上的恶性病变单行支气管细胞学刷检诊断率可达 30% 以上。径向超声检查时依据导航图可增加病变到达率。此外，手绘导航图还可以引导定位标记的放置和内镜下对于肺外周病变的介入治疗。

（张蕾）

第 10 节　周围型肺结节外科手术术前导航定位

孤立性肺结节（solitary pulmonary nodule，SPN）的诊断和治疗已变得越来越具有挑战性，据报道，在肺癌筛查研究中 SPN 的发现率可高达 50%。在微创胸外科时代，无论是电视辅助胸腔镜手术（video-assisted thoracoscopic surgery，VATS）还是机器人辅助胸腔镜手术（robot-assisted thoracoscopic surgery，RATS），肺外科对怀疑为肺癌的孤立性肺结节病变进行胸腔镜下肺楔形切除术或肺段切除术，诊断和治疗了一大批早期肺癌，疗效令人鼓舞。但对于病灶小、距脏层胸膜较远的 1 厘米以内的肺小结节（也称亚厘米结节），特别是磨玻璃样病变在胸腔镜手术中不易被肉眼观察到和用手触知，术中定位困难。有时，较大的病灶由于位于胸膜下也很难找到。CT 引导下经皮胸穿小结节定位手术并发症时有发生，其中气胸的发生率为 16% ～ 35%，出血发生率为 6% ～ 16%。因此，针对周围型肺结节外科手术尝试术前导航定位是保证手术顺利进行的重要环节。

一、原理

1. 虚拟支气管镜导航

虚拟支气管镜导航是依据仿真支气管镜的原理设计，通过计算机软件将二维螺旋 CT 的数据编写成虚拟支气管（virtual bronchus，VB）图像，在确定 PPL 位置后自动生成，一条通往病灶的支气管路径，由于 VB 图像与真实图像极为相似，支气管镜可通过此路径到达目标病灶。VB 图像下支气管的解剖细节取决于获取的 CT 数据，CT 层厚和卷积函数的阈值设定影响 VB 图像的质量，阈值选择不当，将不能准确区分气道壁和管腔，导致支气管分支的缺失。

2. 电磁导航支气管镜

该设备由四部分组成：电磁板、传感器探头、软件及显示器。ENB 也是根据仿真支气管镜原理设计，操作前通过获取 CT 数据形成 VB 图像，并在 VB 图像、支气管树及病灶中心做标记，然后让患者躺于电磁板上，胸前贴 3 个传感器，再将传感器探头通过导管经支气管镜通道置入患者支气管腔内进行校准，由软件自动生成到达目标病灶的导航线路，然后通过调节导管使远端探头做 360° 运动，沿导航路径行进，传感器探头有实时定位功能，引导支气管镜到达目标病灶后固定导管，退出导丝与探头后对病灶进行取样。ENB 比 VBN 增加了实时定位功能，但也增加了操作难度及高额耗材。

3.Lung Point AR 导航

Lung Point AR 导航可以实时引导支气管镜快速、准确到达病灶点，广泛应用于肺结节和淋巴结的取样活检及消融等微创介入治疗，同时对于胸外科切除手术及腔镜下切除手术，可以引导支气管镜准确到达病灶位置，实施亚甲蓝染色或放置肿瘤标识物，实现病灶精确定位，以便后续切除。

二、设备及器械

1.CT 一台。

2.C 型臂及校准固定装置。

3. 台式计算机系统。

4. 支气管镜和关联连接线及校准固定装置。

5. 超声小探头。

6. 注射亚甲蓝的穿刺针或弹簧圈等。

三、适应证

1. 未侵犯胸膜不易探查的周围型肺结节。

2. 非实性肺结节，不易辨识者，可使用金属弹簧圈标记。

四、禁忌证

1. 支气管镜检查任意禁忌证。

2. 已知的凝血障碍。

3. 血小板功能异常或血小板计数＜ 50×10^9/L。

4. 支气管镜检大出血病史。

5. 疑似肺动脉高血压：需要附加测试，如超声心电图。

6. 中度至重度肺间质纤维症。

7. 严重肺气肿或 COPD。

8. 需要附加测试。

9. 目标结节或通道附近有肺大疱（由临床医师判断其影响）。

10. 其他任意可能增加支气管镜活检或建立开隧道风险的严重的或致命性并发症。

11. 全身麻醉禁忌证。

12. 在肺部的 SPN 同侧之前有胸外科手术。

13. 手术之前无法停止抗凝剂（如肝素、华法林）或抗血小板剂（如阿司匹林、氯吡格雷）。

14. 哺乳期妇女或手术前阳性妊娠测试、待分娩或研究过程中有怀孕打算的女性。

五、操作流程及注意事项

（一）操作基本流程

胸腔镜肺切除手术前使用 Lung Point AR 导航系统对肺结节位置进行定位，手术过程中，通过增强现实导航技术进行支气管镜导航，即将术前 3D 建模信息与支气管镜下图像进行“无缝”集成，支气管镜操作者根据显示在真实支气管镜上的路径引导信息，进行支气管镜操作（图 1-4-10-1）。同时，气道壁上会显示临近的大血管和目标靶点。抵达目标靶点位置后，可以通过两种方式对结节进行定位：染色和金属标志物。

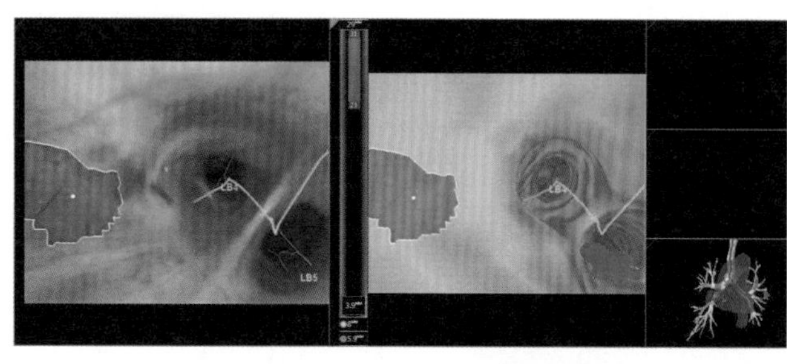

图 1-4-10-1　增强现实导航引导抵达目标靶点

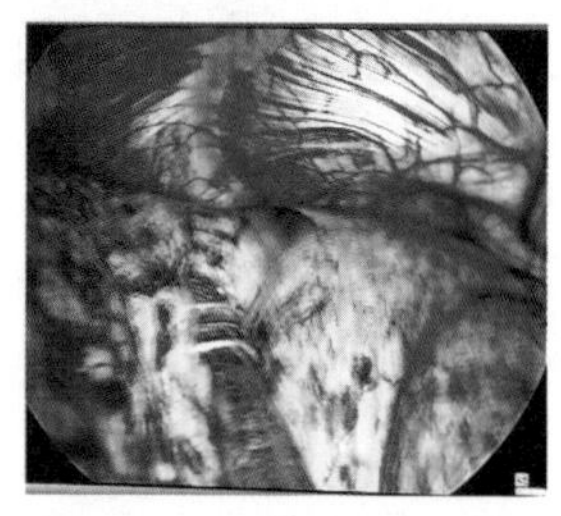

图 1-4-10-2　染色定位后，外科手术时刻直接观察目标区域

在全麻下用单腔气管内导管进行气管内通气，内镜使用直径为 4 mm、工作通道为 2 mm 的 BF-MP60F 支气管镜，超声探头为直径为 1.4 mm 的 UMS20-17S 径向探头。当支气管镜沿 Lung Point 中定义的路径到达最远端的亚段支气管时，将带有 r-EBUS 探针的引

导鞘插入工作通道，并在最小的支气管内推进至病变处，以达到胸膜下间隙，此时可用透视再次确定。抵达目标靶点位置后，支气管镜操作者将微导管/灌注管的前端放置于目标靶点区域，并将术前准备好的染色剂 1 mL 亚甲蓝（5 mg/1 mL）注入目标区域，由于染色剂易于扩散和代谢，需在染色后尽快进行外科手术切除。在外科手术过程中，术者可以通过直接观察，确定目标区域位置并进行手术切除。（图 1-4-10-2）。抵达目标靶点位置后，支气管镜操作者也可将金属标记物鞘管放置于目标靶点区域，并将金属标记物在目标区域释放，金属标记物释放后可固定在支气管内。在外科手术过程中，术者可以通过触摸金属标记物，确定目标区域位置并进行手术切除（图 1-4-10-3）。

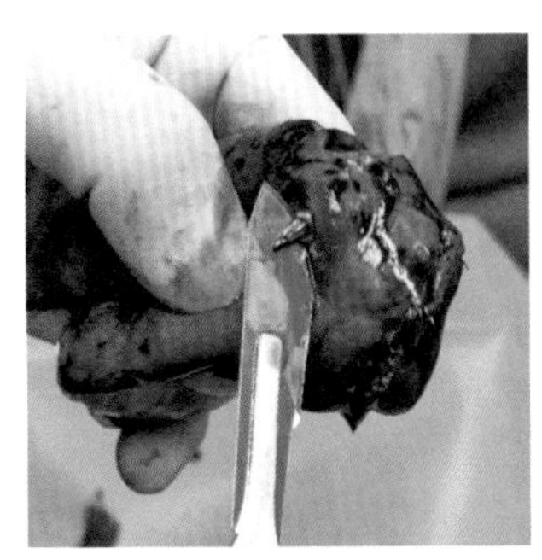

图 1-4-10-3　金属标记物定位后，手术切除可以在目标区域找到它

（二）注意事项

1.CT 扫描要求患者深吸气末屏住气进行扫描，以确保数据导入后，更好地重建出外周的支气管。

2. 校准支气管镜时，采集 6 个不同位置的校准器图像尽量完整，以确保校准后图像尽量和支气管镜图像相同。

3. 镜子选择时，推荐使用超细镜，以确保注射染色剂鞘管能更精准送达规划的注射染色剂位置。

4. 规划时选择病灶边缘的气道作为注射染色剂的气道，以减少病灶本身可能对染色剂向胸膜扩散产生影响，提高胸膜染色的效果。

5. 规划时要注意选择注射染色剂的位置不要距离胸膜过远（建议在 2 cm 以内），以确保染色剂能成功染色到胸膜。

6. 规划时要考虑到达肺部特定区域的难易程度，如曲折的解剖结构，艰难的角度或是异常的患者解剖结构，这些都将导致延长操作时间或无法达到目标位置。

7. 术中操作时要确认将注射染色剂鞘管按照导航提示，将参数送达规划注射染色剂位置后再注射染色剂，以确保成功染色胸膜。

8. 注意控制染色定位后进行切除手术的时间，一般不超过 30 分钟，防止染色剂扩散后影响染色定位效果。

六、建议麻醉方式

在全麻下用单腔气管内导管进行气管内通气。

七、并发症

周围型肺结节外科手术术前导航定位的并发症和支气管诊疗操作的并发症相近。

1. 麻醉药过敏或麻醉意外

出现麻醉并发症与麻醉用药及患者个体状况有关，气管内局麻药丁卡因、利多卡因，镇痛镇静药咪达唑仑、异苯酚类、阿片类（芬太尼等）及抗胆碱能都可引起各种并发症，如果患者存在基础脏器功能异常，术前术中麻醉药应相应调整。

2. 出血

支气管镜导航肺小结节定位手术出血常见，但大出血少见。有潜在出血风险的患者要严格做好术前评估，肝病、血小板减少、凝血功能障碍、使用免疫抑制剂、肺动脉高压患者出血的危险性较高，要完善术前必要检查，做好处理术中术后出血特别是大出血救治预案。

3. 低氧血症

支气管镜导航术中出现低氧血症较常见，需要持续给氧，严密监测血氧饱和度甚至二氧化碳浓度。

4. 心律失常

术中出现心律失常并不少见，时有心搏骤停的报道，与导航手术时内镜对支气管黏膜的刺激和缺氧有关，心律失常多为自限，严重的心律失常要及时处理，必要时停止手术。

5. 气胸

支气管镜下肺活检可并发气胸，表现为术中突发低氧血症或心律失常，床旁 C 型臂行 X 线可确诊。预防措施是活检次数不要太多，动作要轻柔。

6. 发热

每次手术前，支气管镜要严格洗消，对有肺部感染的患者，术前、术后都要行抗感染治疗，术后出现发热，应及时检查血常规，必要时拍片，发现感染要立即给予治疗。

典型病例：患者，女性，49岁。诊断：左肺下叶结节。术前情况：患者发现左下肺结节半个月入院。左下肺位于前基底段外周可见直径约8 mm毛玻璃形态病灶。通过术前规划和术中引导进行亚甲蓝染色，外科手术术中可见亚甲蓝染色的目标区域，切除后探得结节位置位于亚甲蓝染色区域内（图1-4-10-4）。术后病理提示良性。

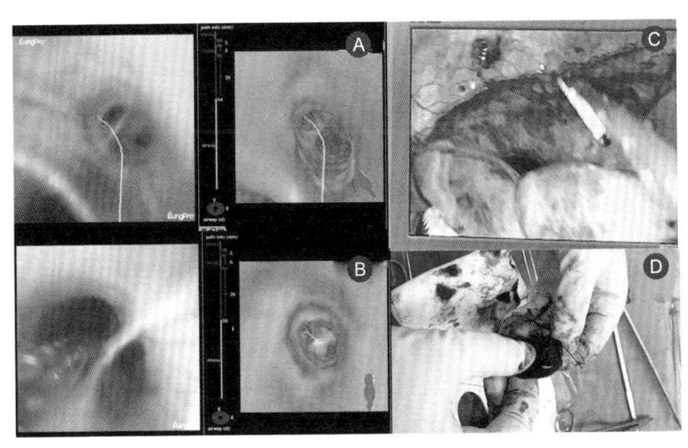

图 1-4-10-4 通过导航定位后切除肺内小结节

注：A：增强现实导航引导；B：微导管注射亚甲蓝；C：外科手术图像可见亚甲蓝染色区域；D：切除后确认结节在亚甲蓝染色区域内。

（陈中书）

第 11 节 硬质支气管镜

一、原理

硬质支气管镜（rigid bronchoscopy，RB）应用已有110多年的历史，随着20世纪60年代纤维支气管镜及80年代电子支气管镜的发明，RB的应用渐减少。近年来由于支气管镜介入技术的发展，特别是电视辅助 RB 的广泛应用，又受到临床青睐。RB 插入管不但有侧孔与呼吸机相连，还有粗大的介入通道允许软性支气管镜及其他器械进入气道内，大大拓宽了其应用范围，可在直视下进行支架释放、激光消融、氩等离子体凝固术（argon plasma coagulation，APC）和冷冻等操作。

二、设备及器械

（一）使用硬质镜的基本要求

1. 人员

麻醉医师、支气管镜医师、助手及巡回护士。

2. 地点

支气管镜室或手术室。

3. 设备

电视硬质气管镜可分三部分：镜鞘、配件及其光导系统（包括电视系统）（图 1-4-11-1）。

硬质气管—支气管镜镜鞘是一种具有不同长度及直径的空心不锈钢管，管径均一。成人硬质气管镜可分几个规格，直径 12 ～ 14 mm，长度 33 ～ 43 cm，管壁厚 2 ～ 3 mm。插入端是斜面，以便通过声门和气道狭窄区域，同时也可用于铲除气道壁上的病变。支气管镜镜鞘远端 1/3 的管壁上有多个裂孔，便于镜鞘进入一侧支气管时对侧气道保持通气。

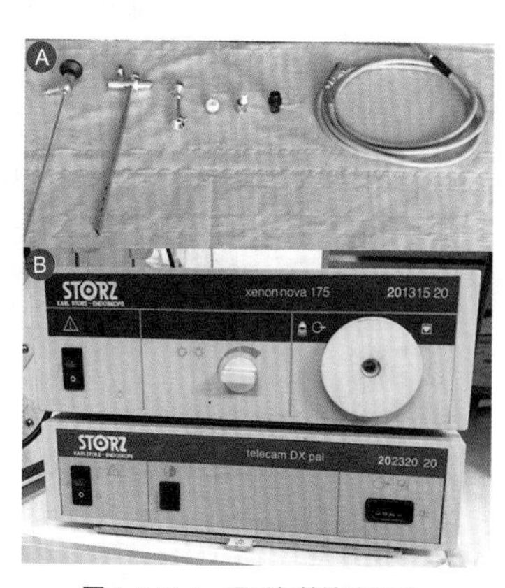

图 1-4-11-1　硬质气管镜的组成

硬质镜的操作端由中央孔道和几个侧孔构成，分别用于活检钳、吸引管及连接机械通气。开口的近端可被封闭或开放，以利于观察目镜和其他设施通过。

硬质镜的辅助设备：光学活检钳及异物钳；光镜（前端角度为

0º 和 30º 两种），目镜长 50 cm，外径 4.5 mm；光导系统；图像存储系统（电脑工作站）；眼保护器、牙垫、润滑剂；高频喷射呼吸机（图 1-4-11-2）。

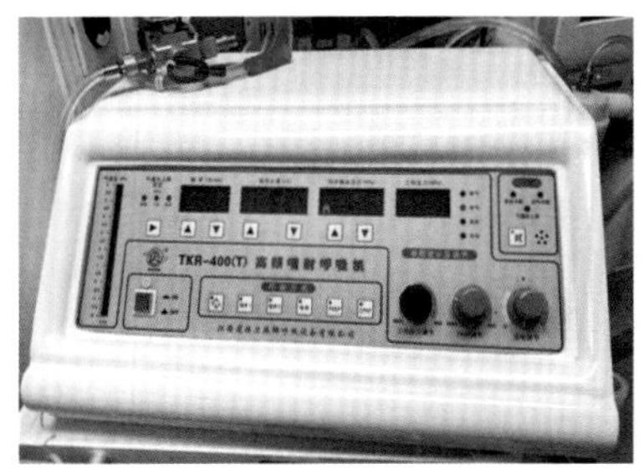

图 1-4-11-2　高频喷射呼吸机

患者的监测一般包括无创血压、心电监护、持续脉氧饱和度、潮气末二氧化碳波形及神经刺激反应评估。

三、适应证

1. 诊断方面

大气道管内或管壁病变；气道外病变组织的活检；大咯血；儿童的气管镜检查。

2. 治疗方面

气道异物；气道狭窄或阻塞；气管支气管软化；气道大出血；腔内热消融治疗，如激光、微波、APC 等；腔内冻取及冷冻肺活检；内支架置入术；气管食管瘘；EBUS-TBNA；导航支气管镜。

四、禁忌证

极少。但由于硬质镜多在全麻下操作，故其禁忌证与全麻大致相同。但最首要的禁忌证是未经过正规训练和没有操作经验的内镜医师、麻醉师或工作组。其次是不稳定的血流动力学；致死性心律失常；颈椎关节活动过度或受限；因硬质镜操作期间患者颈部的活动度加大，会导致生命危险；颌骨和面部创伤或任何限制上下颌骨活动的疾病，以致影响镜鞘不能进入气道；喉部狭窄或阻塞性喉癌影响镜鞘通过。

五、操作流程及注意事项

（一）术前准备

同普通支气管镜检查和全凭静脉麻醉，特殊的是应仔细询问病史和体检，注意心肺疾病、颈椎疾病、风湿性关节炎及凝血疾病等。重要的是，应与麻醉师一起评估患者心肺等功能，综合判断能否接受全凭静脉麻醉。

（二）操作方法

1. 麻醉诱导

硬质镜操作需全凭静脉麻醉，方法见前述。患者平卧手术床上，肩背部底下放一垫子，以使头后仰，便于硬质镜插入。

2. 硬质镜的插入技术

硬质镜的插入有三种不同方式，一般医师通过视频监视器看着气道的结构来插入硬质镜。

（1）直接插入法（视频 1-4-11-1）：也是经典的硬质镜插入技术，无须其他辅助设备。硬质镜鞘管先涂抹石蜡油润滑，将连接电视的观察目镜插入硬质镜鞘管内，前端略短于硬质镜。操作者右手持镜的近端，左手拇指和食指分别放于下颌和上下牙齿之间（可在下牙齿上垫一纱布），以保护牙齿。经口插入镜鞘，见到悬雍垂后右手下压硬质镜的近端,用镜鞘远端将舌根部缓慢抬高，暴露会厌，即可见声门开口，将镜鞘旋转 90° 并缓慢推过声门；进入气管后，将镜鞘回旋 90° 使斜面保持原位，用右手指以旋转推进的方式将气管镜推进到更深的气道。进入气道后，通常先接上麻醉机或高频通气进行机械通气，以保持患者血氧饱和度在 100%。然后进一步观察左、右总支气管，若需进入右总支气管，则将患者头向左转，硬质镜镜鞘缓慢旋转推进通过隆突，多数情况下可将镜远端推进到右中间段支气管；如进入左总支气管，则患者的头向右转，多数情况下可观察到上下叶支气管。

视频 1-4-11-1　传统硬质镜插入法

拔管前应根据患者的病情及操作时间，及时停用全麻药及肌松药物，必要时应用氟马西尼 2 ～ 3 mg 解救全麻药，新斯的明 1 mg 加阿托品 1 mg 抵抗肌松药。拔管指征为患者能被唤醒，停用机械通气后 SaO_2 维持在 100%。操作完成后硬质镜的移出也在直视下、旋转移动中退出。

（2）直接喉镜协助插入法：操作者左手持喉镜，暴露会厌，然后用喉镜的压板抬高舌根并轻微带起会厌；同时右手操作硬质镜（观察目镜也插入其内），使镜体的尖部在会厌下部通过会厌。此时，操作者转动硬质镜观察并将镜体插入声门深处，同时移出喉镜，将镜体旋转 90° 并缓慢推过声门；进入气管后，将镜体回旋 90° 使斜面保持原位。以后的操作同直接插入法。

（3）软镜引导插入法"王氏插入法"（视频 1-4-11-2）：本法简单、易学、快捷。将镜鞘直接套在软镜上，直接用软镜的视频监视器观察操作，不用硬质镜的目镜，也没必要连接硬质镜的视频监视器。右手握紧镜鞘操作部，用手的虎口托住软镜，软镜的插入部略短于硬质镜的插入部，以便于观察硬质镜进入气道的情况，其他顺序同直接插入法。硬质镜的末端可直接连接麻醉机，保证在硬质镜插入的过程中不中断供氧。此方法适应于软、硬质镜结合应用的患者，不必来回转接视频监视器，省去很多麻烦。镜鞘插入到气管后，可用软镜直接进行介入操作。

视频 1-4-11-2 王氏硬质镜插入法

3. 通气

通过硬质镜的侧孔可以提供患者高流量的空气或氧气，因此有多种通气方式可供操作者选择。目前常用的通气方式有四种，自主呼吸、辅助性机械通气、控制性机械通气和手动式球囊按压。

最理想的通气方式是患者在麻醉期间连接麻醉机或高频喷射通气，控制患者通气，维持足够的氧饱和度。同时，在不停呼吸机的情况下通过硬质镜后端的操作孔进行各种检查和治疗介入操作前换用常频喷射通气（频率为 20 ～ 40 次 / 分），连接三通管，在不停呼吸机的情况下，进行各种检查和治疗。若操作一段时间后，常频喷射通气不能维持足够的氧饱和度，可改用麻醉机，必要时用手动式球囊按压，将血氧饱和度维持在 90% 以上时，再继续进行操作。

新的高频叠加通气采用常频与高频联合通气的方式，术中发生低氧的情况明显减少，而且高温烧灼时可换用特殊激光模式，自动减少氧供，以免术中着火。

4. 患者的恢复与术后监护：自全麻的苏醒及拔除硬质镜的过程中，患者气道并发症较多，需严密观察与监测。临床手术结束时，要及时减少或停用全麻药。全麻后的恢复是整个手术过程中至关重要的一个方面。在恢复期间最常经历的并发症包括缺氧、阵发性咳嗽、支气管痉挛和心律失常。通常在拔管前从硬质镜局部给予 1% 的利多卡因，并于拔管后给予利多卡因雾化来减轻阵发性咳嗽。

为落实 ERAB 方案的实施，王氏法硬质镜操作可按‘5’‘5’‘5’进行，即 5 分钟内麻醉好、5 秒内插入硬质镜、术毕 5 分钟拔管，呼吸循环稳定后回病房。

（三）临床应用

1. 气道异物

异物处理是硬质镜的传统适应证。硬质镜检查是取出呼吸道异物最好的方法之一。硬质镜下用光学活检钳或异物钳非常有效。但对形态不规则或较柔软的物体，异物钳也很难抓取，可以用冻取、网篮、网袋或圈套器等取出。

2. 气道狭窄或阻塞

在硬质镜直视下治疗气道器质性狭窄的方法很多，可进行热消融（激光、微波、高频电刀、APC）、冷冻、应用机械探条或球囊扩张导管进行扩张等。这些治疗手段都配备特殊的工具，使用极为方便，如硬性冷冻探针、硬性 APC 电极等。

视频 1-4-11-3　硬质镜铲切肿瘤

（1）直接铲切法（视频 1-4-11-3）：利用镜鞘前端的斜面，可直接铲除管内或管壁上的病变组织。但需注意，铲除组织切勿过大或过深，以免损伤软骨或易引起大出血。亦可将气切后完全闭锁的气道用硬质镜将瘢痕或肉芽铲切掉，打通气道（视频 1-4-11-4）。

视频 1-4-11-4　硬质镜铲切瘢痕

（2）电圈套器法：对有蒂或基底较宽的隆起型病变，可用电圈套器或电网篮将其套扎（视频 1-4-11-5），出血较少，效率较高。

（3）光学活检钳或异物钳直接夹取法：

硬质镜的光学活检钳或异物钳开口较大，能夹取较大的组织，在硬质镜下操作很方便，较大的组织可用此法取出。

（4）冻取法：对气道内大的肿瘤，还可采取冻切的方法，很快将肿瘤取出（视频 1-4-11-6），如有出血，可用 APC 止血。

（5）直接扩张法（视频 1-4-11-7）：对瘢痕狭窄的气道或肿瘤堵塞的气道，可用适当直径的硬质镜镜鞘直接扩张，注意初始扩张镜鞘直径不要太大，否则容易引起气道的严重撕裂。

既往认为高位气管狭窄（包括声门及声门下 2 cm 以内的病变），不宜采取硬质镜下治疗，实际不然。对声门的病变，可利用硬质镜前端的斜面，暴露病变侧声带，而将正常侧声带隔离保护起来，便于介入治疗。操作时，需由助手把持硬质镜，以固定好位置。同理，对声门下 2 cm 以内的病变也可插入硬质镜，由助手固定硬质镜，接通呼吸机，很方便地进行各种介入治疗。

3. 放置支架

硬质镜的另一个作用是作为放置气道支架的工具。在全身麻醉状态下，通过硬质镜直视下放置支架是较为常用的方法，特别是动力支架有特殊的推送器，快速、有效。

在硬质镜下放置分叉型支架（L形或Y形），患者无痛苦，放置很准确（视频 1-4-11-8，视频 1-4-11-9）。

4. 气道大出血

应用硬质镜处理大咯血是一个极为有效的方法，尤其是在出血量较大的情况下，硬质镜可保证有效的通气，允许应用内径较大的吸引

视频 1-4-11-5　圈套器联合冷冻

视频 1-4-11-6　冻取

视频 1-4-11-7　硬质镜扩张

视频 1-4-11-8　Y 形金属支架置入

视频 1-4-11-9　Y 形硅酮支架置入

管排出积血和清除血块；通过硬质镜可对出血部位进行球囊填塞治疗，并且可在直视下应用激光或电凝等技术止血。必要时可插入双腔导管、分侧通气，以保证足够氧供和准确止血。

5. 儿童气管镜检查

由于儿童难以配合支气管镜检查，因此全麻下进行硬质镜操作仍是诊断和治疗儿童气道疾病的主要方式。目前，已有专为儿童配置的硬质镜系列，可进行气道检查、取异物和介入治疗等。

6. 与软质气管镜结合应用

硬质镜有时难以越过肿瘤狭窄段，勉强通过可能造成肿瘤脱落或气管损伤；软镜质地软、直径小、可方便的弯曲和旋转，可安全的通过狭窄段气管以了解远端气管的情况，较全面的了解肿瘤基底部及周围黏膜的情况，但单独检查时不能进行通气并加重了气管的阻塞，尤其是阻塞超过 85% 的患者呼吸处于极度困难时可能危及患者生命。将两者结合，以硬质镜作为通道并保障通气，用软镜通过狭窄段气管，对气管进行全面的检查和判断病变的可切除性，尤其对硬质镜所不能到达的支气管部分，软镜检查更能发挥作用。由此可见，两种技术对于气管支气管病变都是十分重要的，联合应用可取长补短，充分发挥各自特长。

使用了不同角度的光学透镜后，利用硬质镜对气管支气管进行检查已基本不存在盲区，但是对上叶支气管开口等部位的支气管进行治疗时仍有一定困难，需要借助软镜来完成。

六、并发症及注意事项

在一个经验丰富的支气管镜及麻醉技术的团队里，硬质镜的并发症是极为少见的，死亡率为 0.4% ～ 1.0%。

1. 低氧血症

低氧血症可发生于硬质镜插管前、介入操作过程中及拔管后。插管前如果准备不充分，诱导麻醉后没有及时插入硬质镜，即可发生低氧血症，应及时扣上面罩，手压麻醉机球囊供氧，待 SaO_2 升至 100% 后再操作。热消融治疗过程中也易发生低氧血症，应及时停止介入操作，密闭镜鞘后端的各种孔道，待 SaO_2 升至 100% 后再操作。

拔管后发生的低氧血症多与自主呼吸没有完全恢复有关。如果拔管后患者仍有低氧血症，可放入鼻咽通道以防舌后坠，如仍无效，可重新插入气管插管行机械通气，并送至ICU观察恢复。

2. 心律失常

操作期间因低氧血症所致的心律失常和心肌缺血，是最危险的并发症。术中应保证充分的氧供，严禁发生窒息等，以免引起严重缺氧，继发严重心律失常。一般低氧血症纠正后，心律失常会很快好转，必要时应用抗心律失常药。

3. 口腔损伤

口唇压伤、牙齿脱落、牙龈、喉及声带的擦伤也偶有发生，术中注意保护，仔细操作，一般可避免。

4. 杓状软骨脱位、喉痉挛、支气管痉挛、喉水肿

术中、术后还可能发生杓状软骨脱位、喉痉挛、支气管痉挛、喉水肿等，需及时处理。杓状软骨脱位是一种少见的并发症，主要表现为术后声音嘶哑,复查支气管镜容易发现杓会厌襞麻痹或移位，局部麻醉后可用支气管镜拨动杓会厌襞复位。声音恢复正常，即表明复位成功。

5. 气道损伤

气道扩张或肿瘤组织处理过程中有可能伤及气道壁，引起咯血，严重者造成支气管破裂穿孔，引起气胸及纵隔气肿等。

硬质支气管镜是治疗中心气道疾病的有力工具。由于需要这种介入治疗的患者通常都是肿瘤晚期并且往往并发呼吸功能不全，一些患者由于气道阻塞突然出现而发生呼吸窘迫，因此这种手术不应该由经验不足的医师承担。安全和熟练的技术是使这种介入治疗成功的先决条件。硬质支气管镜是一项很成熟的技术，已有规范化的操作指南，在介入肺脏病学中必将发挥越来越重要的作用。

（王洪武）

第 12 节　支气管镜的光动力荧光诊断

一、原理

（一）概述

光动力荧光诊断（photodynamic diagnosis，PDD）是一种检测肿瘤病变的方法。它的原理是基于光敏反应，机体通过特定波长的光使细胞内的光敏剂得以活化产生荧光，从而达到诊断的目的。光敏剂可以来自于自然界中的天然物质或人工合成。当光敏剂在吸收了足够多的光线后，从基态转变为激活状态，使周围细胞发生坏死，该现象已用于治疗各种器官中的肿瘤病变，称为光动力疗法（photodynamic therapy，PDT）。光动力学方法已成熟应用于下列疾病的诊断与治疗：皮肤恶性肿瘤、膀胱肿瘤、胃肠道癌和脑肿瘤。对于光动力荧光诊断肺部肿瘤目前仍处于初级起步阶段。

（二）内源荧光

自然界存在很多光敏剂，如血红蛋白、卟啉衍生物、黑色素、细胞色素或一些血浆蛋白。1924 年，Policard 首次描述了人类浅表性肿瘤中内源性红色荧光卟啉的发生。在 20 世纪 60 年代早期，Ghadially 等报道，在溃疡性肿瘤上发现的红色荧光是微生物卟啉合成的结果。目前已经得出结论，在 5- 氨基乙酰丙酸（5-aminolevulinic acid，5-ALA）存在下，定殖坏死组织的许多细菌生物能够产生红色荧光卟啉。Alfano 等首次描述了正常组织和癌组织之间的异常自

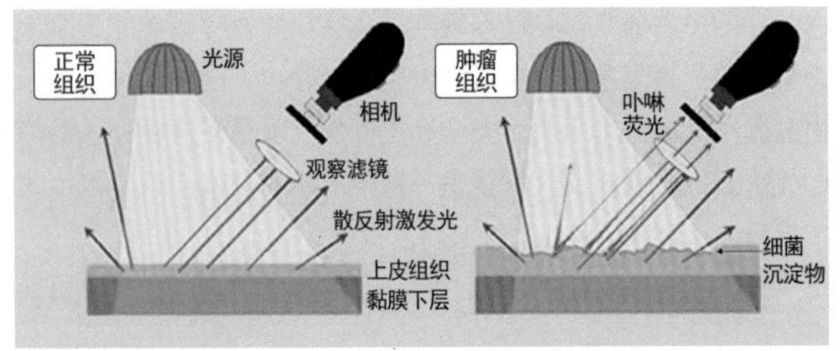

图 1-4-12-1　内源性光动力荧光诊断示意

注：左侧是对正常黏膜组织进行光动力诊断，用于刺激卟啉产生光敏反应的蓝紫色光照射组织表面后，并未产生红色荧光；右侧有细菌感染及坏死的肿瘤组织具有明显的卟啉荧光，可以使用对红色敏感照相机检测并通过屏幕显示。

发荧光特性，这是自发荧光辅助检测恶性肿瘤的基本先决条件（图1-4-12-1）。1995年，Kolli等使用内源性光动力荧光诊断技术，确诊了上呼吸道肿瘤。

（三）外源荧光

由于内源性荧光有假阳性，且诊断率不高。自20世纪40年代早期以来，世界多个研究中心已经努力在外源性光敏剂的帮助下实现肿瘤成像。基于几位基础科学家的发现，某些卟啉显示出对恶性组织的亲和力，并且试图利用这种性质来开发一种新的恶性肿瘤诊断方法。Leonard等首先应用到临床实验水平，研究了静脉注射血卟啉衍生物制品用于诊断口腔、咽和喉肿瘤的临床价值。

对比内源性荧光，外源性光动力荧光诊断技术，在局部或全身外源应用无毒荧光标记物后，快速持久并且能选择性地在肿瘤组织内积累，从而达到更高的诊断水平（图1-4-12-2）。

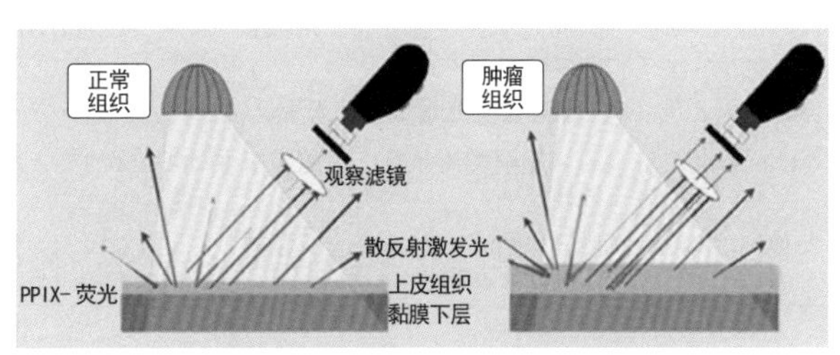

图1-4-12-2 外源性光动力荧光诊断技术原理示意

注：左侧为未注入外源性荧光，经光动力诊断后，产生较少的红色荧光。右侧则表示注入外源性荧光后，产生较多的红色荧光。

二、设备及器械

光动力荧光诊断设备主要构成包括：纤维支气管镜或电子支气管镜、紫光源（氙短弧灯或Kr离子激光器）、显示屏。将肿瘤组织露于紫光（405 nm）中，诱导光敏剂产生荧光，其被检测的光为红光（630 nm和690 nm处有两个峰值）。由于过滤器的应用，并且根据设备的类型,最终在病变组织处显示为绿色或蓝色(健康组织）和红色或紫色（恶性或癌前变病），从而达到诊断疾病的目的。

1. 光敏药物

光敏剂是指一种能够吸收光子而被激发、将吸收的光能传递给另一组分的分子、使其被激发而本身回到基态的物质。PDD 的光敏剂来源于血卟啉，但血卟啉的衍生物（hematoporphyrin derivatives，HpD）具有更高的结构稳定性和肿瘤亲和力。从 HpD 提取的二血卟啉醚，又称卟酚二钠（Photofrin），是目前常用的光敏剂，其他光敏剂见表 1-4-12-1。由于第一代具有明显的不良反应，目前正在研究第二代产品，使其具有更好的组织选择性及更低的皮肤光敏性，并能吸收更长波长的光。

表 1-4-12-1　部分第二代光敏剂

名称	特性
间 - 四羟基氯苯酚	高活动光敏剂，由波长 648 mm 的光激活
盐酸氨基戊丙酮	口服即可，皮肤光敏作用时间为 24 h
泰克萨菲瑞	合成的水溶性复合物，由波长 720 ~ 260 nm 的红光激活，穿透力强
本紫红素乙酯	二氢卟酚类光敏剂，无光敏反应
Photochlor	二氢卟酚类光敏剂，吸收波长为 665 nm 的光，穿透性好
他拉泊芬	激发光的波长为 664 nm，穿透力好，故对浸润性很深的病灶亦有效

2. 光源

光照射到生物体上，进入生物体内受到反射、散射、吸收等衰减作用，但也能到达组织的较深处，光到达组织的深度称为光渗透长度。可用于 PDD 的光源有很多种，由于早期的外源性光动力荧光诊断技术存在较大概率的假阳性,可能是由于其产热过多、波谱过宽，很难计算所实施的光量造成的。氩激光由于可通过光栅调整波长，可用于激活不同的光敏剂。目前常用的激光波长 630 nm，穿透深度 5 ～ 7 mm。

3. 设备

（1）STORZ PDD 系统：使用特殊的氙气短弧灯，通过产生紫蓝光（λ=375 ～ 440 nm）的激发光敏剂产生荧光。使用的内镜可以是硬质内镜，也可以纤维支气管镜，最终将图像产生在显示屏上，让术者得以判断病变性质。在一项前瞻性研究中，在该系统的帮助下，对 127 例喉部鳞状细胞癌的患者进行了检测，发现其敏感性为 97.3%，特异性为 83.8%。

（2）Pentax 系统：日本 Pentax 系统于 2005 年上市（图 1-4-12-3）。

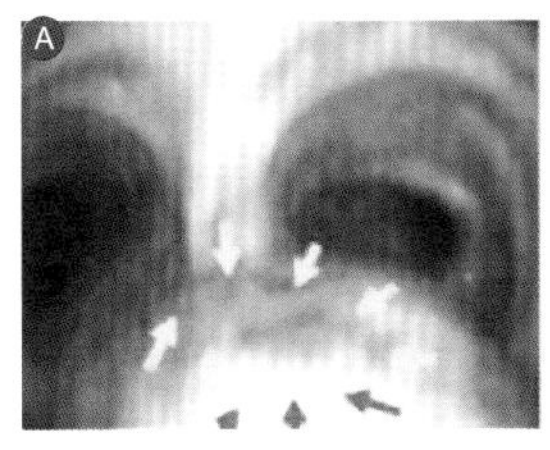

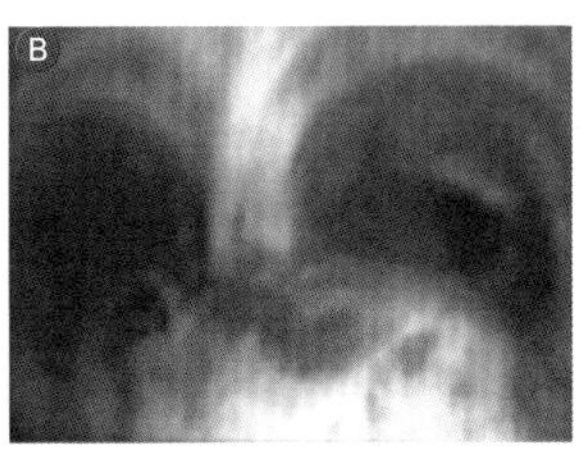

图 1-4-12-3　早期肺部肿瘤的光动力学诊断

注：A：隆突处的癌症病变的白光图像；B：可见肿瘤的红色荧光，波长为 408 nm 蓝光照射。

（3）中国中邦联合 630 光动力系统：术前进行静脉滴注光敏剂，等待 4 ～ 48 h 后，使用与光敏剂激发波长配套的特定波长的激光进行照射。根据术式可选择合适的光纤，如平头光纤、前向透镜型光纤、球型头光纤、柱状头光纤、半球头光纤。

三、适应证

PDD 的适应证为支气管肿瘤及肺癌。PDD 可以准确定位早期肺部肿瘤，并可用于定位普通气管镜难以显示的隐形病变，故有助于手术切口的术前评估。为了使光动力治疗的患者达到更满意的治疗效果，术前对于患者病情的正确评估也非常重要，包括支气管黏膜上的疾病程度和支气管壁的侵入深度。因此，使用 PDD 系统应该有助于降低 PDT 后局部复发的风险。

四、禁忌证

因 PDD 不良反应较少，因此禁忌证也相对较少。

1. 对光敏药物过敏的患者。

2. 合并严重凝血功能障碍的患者。

3. 合并严重高血压和心源性疾病的患者。

4. 合并严重全身感染性疾病的患者。

5. 合并严重恶病质，估计生存期不足 2 个月的终末期患者。

6. 腔静脉内的大癌栓。

7. 某些个性化的禁忌证，如合并纵隔瘘的食管癌和受治癌瘤紧邻大动脉并已浸润动脉壁全层者。

五、操作流程及注意事项

1. 术前准备

（1）完善相关检查：如血常规、尿常规、肝肾功能、心电图、多普勒超声、胸部 CT、常规检查及一些特殊检查。

（2）医院病房及治疗室准备

病房如在背阴面可以不拉窗帘，阳面房间拉上窗帘即可。房间有台灯不宜过亮，注意房间不要太暗，不利于光敏剂的排泄。PDD 操作间拉上窗帘即可。

（3）患者准备：患者应提前准备相关物品遮光，如太阳伞、墨镜、遮阳帽、眼罩、口罩、长袖衣裤（深色衣服）等。同时至少一位家属陪同。

2. 操作流程

（1）注射光敏剂：选择 PDD 所需要的光敏剂，按说明书剂量进行静脉滴注。一般为 1 次注药，应注意避免注射点的外溢，局部避免阳光照射。

（2）等待时间：不同品牌光敏剂有各自的代谢时间要求，一般等待 4 ～ 48 h 后可开始进行照射。

（3）激光照射：使用与光敏剂激发波长配套的特定波长的激光进行照射。确保光的能量（J/cm^2）和光功率（mW/cm^2）均达到要求值。

3. 术后处理

（1）PDD 术后 1 ～ 3 天内复查气管镜检查，注意患者气道局部黏膜有无水肿等情况。

（2）1 个月内随时注意患者皮肤暴露部分，出现光过敏性皮炎及时抗过敏对症处理。1 个月后先让小部分皮肤暴露在阳光下，证实无过敏症状才可外出。

（3）部分患者术后出现胸痛、恶心呕吐、呼吸困难等症状，但一般能耐受。

（4）如患者已作过放疗，需 4 周后再作 PDD。同理 PDD 术后 1 个月，方可进行放疗。

六、建议麻醉方式

PDD 的操作方式可选择局麻，也可全麻。

从适应证角度考虑，早期肺部肿瘤，手术切口的术前评估等，因其操作风险较小，可采取局麻操作。对于随后需要光动力治疗的患者，建议全麻硬质气管镜下操作，因其建立有效的通道，对于大出血等并发症的处理能更及时。

七、并发症及其预防和处理

（1）过敏反应是最常见的不良反应，皮肤过敏的发生率为 22%。

（2）炎症反应，通常 1 周内出现。

（3）其他如咯血、气道再狭窄常出现于 PDT，PDD 文献未有其他相关并发症报道。

现阶段在肺部肿瘤中，经支气管镜下的光动力荧光诊断的技术仍在不断发展中。对于目前已有的光动力设备，都没有把其诊断技术充分发挥到肺部肿瘤中。此外，对于支气管镜下的光动力荧光诊断的优势，仍需要大规模的前瞻性随机试验来证明其临床益处，以便为其进入常规诊断铺平道路。

（王晓平　徐栗）

第 13 节　支气管黏膜活检、刷检、冲洗

一、原理

经支气管镜活检术（transbronchial biopsy，TBB）广义上泛指通过支气管镜进行的所有活检术，如钳检、刷检、针吸、刮匙、吸取、

冲洗、支气管肺泡灌洗检查、经支气管镜肺活检等；狭义上是指单纯针对支气管腔内进行的活检术，如支气管黏膜活检、支气管内肿物活检等，不包括肺活检及纵隔淋巴结的针吸活检术。临床上 TBB 常代表狭义的概念。对管腔内增殖型为主的病灶以活检为主，对浸润型、周围型病灶必须结合刷检。纤维支气管镜肺活检是诊断鉴别肺部良恶性疾病的有效手段，能为肺部疾病临床诊治提供有价值的病理组织学参考，值得临床推广使用。

支气管镜可操作性强，创伤小，通过支气管黏膜活检（endobronchial biopsy，EBB）、经支气管镜肺活检（transbronchial lung biopsy，TBLB）等不同取材方式可获取组织标本进行病理诊断。经保护性毛刷采集下呼吸道分泌物刷片、支气管肺泡灌洗液（bronehoalveolar lavage fluid，BALF）涂片及培养可直接获得下呼吸道标本并减少了标本污染。支气管镜可在肺组织段直视支气管黏膜组织，且能通过活检获得病变组织标本，通过刷检细胞学、灌洗行肺组织病理活检，经细胞学涂片检查可诊断肺部肿瘤及不明原因的肺部感染，且细胞学检查操作简单，出结果快，准确率高，可有效弥补病理活检的不足。

二、设备及器械

1. 支气管镜

支气管镜的基本要求是必须具备有内径 ≥ 2.0 mm 的活检工作孔道，余无其他特殊要求。

2. 常用取材器具

（1）获取组织的常用器具

①活检钳：目前临床上常用的活检钳有四种类型，其中包括普通锯齿缘鳄口活检钳。选择活检钳大多取决于术者的习惯，一般来讲，大活检钳取得的标本较大，由于标本较大，因而病理诊断的误差相对

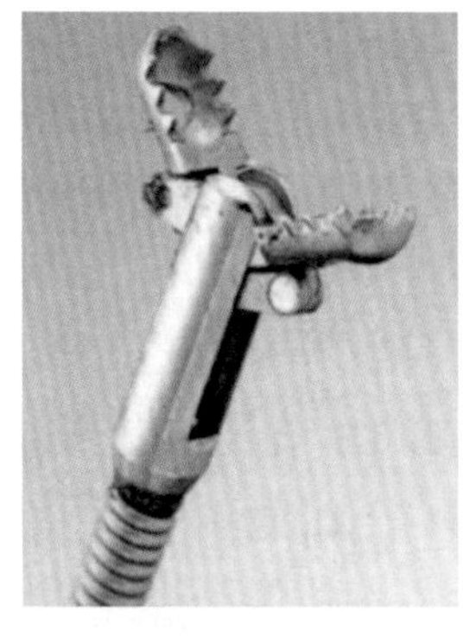

图 1-4-13-1　带锯齿的鳄口钳的头端

来说较少。带锯齿缘的鳄口钳取得的标本较大（图 1-4-13-1）。边缘光滑的有孔钳出血的机会较少。

②刮匙（图 1-4-13-2）：可作为活检钳的一种补充手段，主要应用在相对外周的管径较细的支气管腔内病变的取材。因为在这些部位活检钳常无法打开，操作时需要在 X 光透视的帮助下，进行取材。

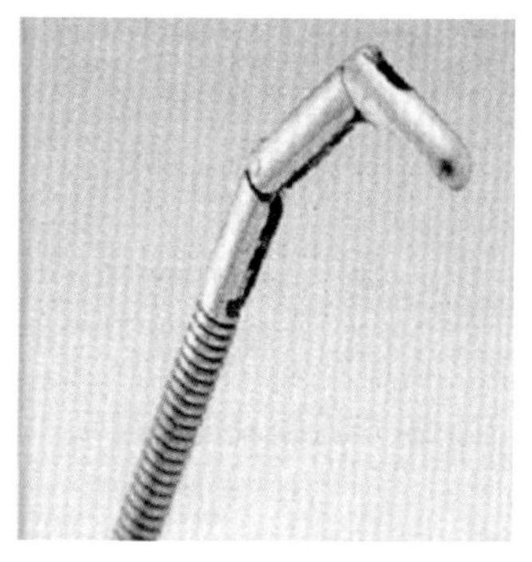

图 1-4-13-2 刮匙的头端

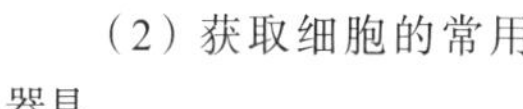

（2）获取细胞的常用器具

①细胞刷：目前常用的是带有保护套的细胞刷（图 1-4-13-3）。

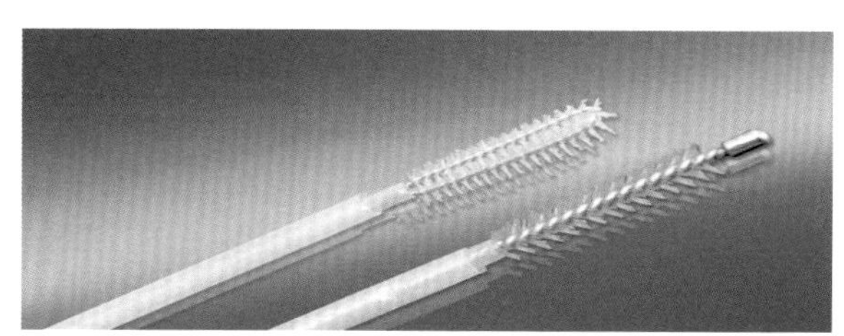

图 1-4-13-3 保护性细胞刷

②灌洗相关的辅助器械：负压吸引器 1 台、无菌标本收集瓶 1 个、20mL 注射器 1 支、温生理盐水（25 ～ 37℃）250 ～ 500mL。

三、适应证

1. 各种通过支气管镜直视可见的支气管腔内病变（如支气管内膜结核、支气管癌、中心型肺癌支气管浸润、支气管淀粉样变及结节病）的诊断。

2. 各种包括支气管镜难以窥及的肺部弥漫性病变，如肺间质纤维化、肺泡炎、肺结核、肺泡细胞癌及各种肺转移癌和各种肺泡感染及沉积性病变的诊断。

3. 支气管—肺部感染的微生物病原学诊断。

四、禁忌证

1. 严重的心肺功能不全。

2. 严重高血压或心律失常。

3. 严重出血、凝血机制障碍或活动性大咯血。

4. 不稳定的主动脉瘤。

5. 严重上腔静脉阻塞。

五、操作流程及注意事项

1. 术前核查患者各项检查结果，制订手术计划

（1）术前完善血常规、凝血检查，降低因穿刺引起大出血的风险。

（2）术前完善乙肝、丙肝、梅毒、HIV 等抗体筛查，避免交叉感染的发生。

（3）术前完善影像学检查，制订详尽的手术计划。

（4）术前测量患者血压、心率、氧饱和度，密切监测患者生命体征。

（5）术前向患者及其家属告知气管镜检查的必要性和检查风险，签署《气管镜检查知情同意书》。

2. 钳检

（1）钳取标本前应吸除支气管内分泌物，窥清病变部位。

（2）若活检前病灶已有渗血，或者估计到活检后出血较多，可能造成视野模糊，应在活检局部先滴入 1∶10 000 肾上腺素。

（3）尽量吸除病灶表面的坏死物，活检钳伸入病灶中钳取。活检时镜头尽可能接近靶组织，直视下活检，注意活检钳的位置，不易距离镜头过远（图 1-4-13-4）。

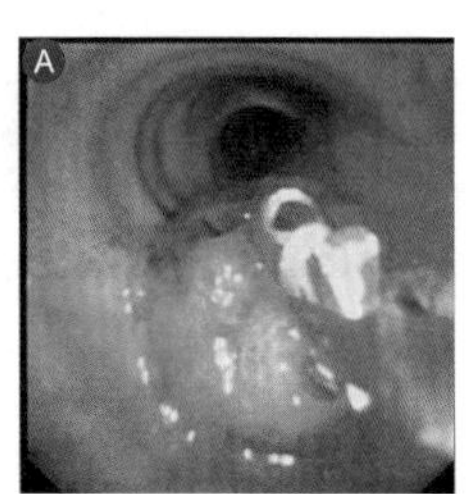

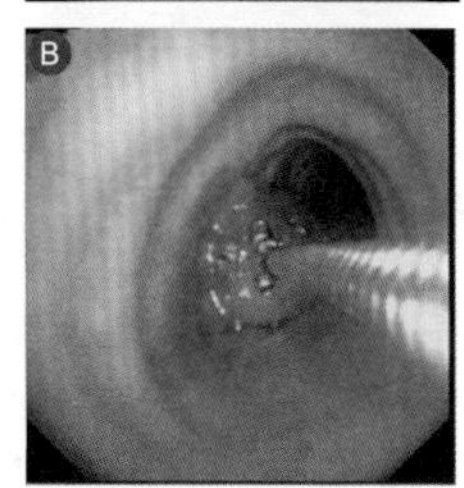

图 1-4-13-4　活检方法

注：A：正确活检方法；B：错误活检方法，气管镜先端距离病变过远，活检钳距离镜头过远。

（4）取病变部位的组织 3 ～ 4 块，除病灶处外，包括在病灶边缘与正常组织交界处取材。

（5）标本放在小片滤纸上，立即浸入盛有 10% 福尔马林溶液的小瓶内固定送检。

3. 刷检

（1）在活检后或活检前进行。将细胞刷经活检孔插入病变部位稍加压力，旋转刷擦数次，将细胞刷退出。

（2）下呼吸道细菌学检查采用保护性套管细胞刷。

（3）将刷出物立刻涂片 3 ～ 4 张，分别送检细胞学及细菌学检查，送细胞学检查的涂片应置于 95% 酒精中固定。

4. 冲洗

支气管冲洗术的主要对象是大气道，如气管、双侧主支气管，或至段支气管、亚段支气管之间的小呼吸道。诊断目的：一方面，主要是细菌学或肿瘤细胞学检查，其所需的冲洗液量少，约 20 mL；另一方面，还有治疗目的的冲洗技术，每次用约 20 mL 生理盐水冲洗，清除慢性支气管炎、哮喘或支气管扩张症等患者大气道内潴留的分泌物。每次冲洗后需充分吸引清除管腔内残留液体。为避免过多冲洗液流入肺部，同时增加冲洗液回收量，术前可将患者体位调整至头低脚高位。

六、建议麻醉方式

由于该项操作对气管黏膜刺激较小，大多数患者局麻即可耐受，如患者呛咳明显或患者要求，亦可选择全身麻醉，具体麻醉方法见第一部分第 3 章支气管镜麻醉方法的选择。

1. 术前 2% 利多卡因鼻黏膜滴入麻醉（1 mL/ 次，共 5 次）。

2. 术前建立静脉通路，给予咪达唑仑 2 ～ 3 mg 静脉注射，用以镇静，并进行心率、血压、氧饱和度的实时监测。

3. 术中可给予 50 ～ 100 μg 芬太尼静脉注射，用以镇静。

4. 术中 2% 利多卡因 1 ～ 2 mL 经支气管镜快速注入，可按需多次注入，检查全程 2% 利多卡因的注入总量控制在 15 ～ 29 mL。

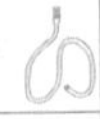

七、并发症及其预防和处理

支气管镜检查在明确胸部疾病的诊断中具有重要价值，其常规检查技术的操作属于微创范畴，绝大多数安全可行，但仍有潜在风险，其严重并发症的发生率为 0.1%，病死率为每万人 0.01% ～ 0.7%。

1. 出血

出血是最常见的并发症。气管镜检查大出血其主要原因为病变组织富含血管或误伤黏膜下血管。具体见第一部分第 5 章第 27 节气管镜检查术中大出血的治疗。

另外，支气管黏膜活检、刷检、冲洗最常见的并发症是一过性发热，如果单次气管镜检查术中冲洗次数过多可能导致冲洗液进入肺部，出现肺功能降低。发热往往出现于术后数小时，呈自限性，24 h 内恢复正常，无须额外治疗。

（1）轻度出血：活检后镜下仅少许出血，不妨碍进一步活检取材，不模糊视野，出血可以不需要做处理，取材结束后可局部注射冰盐水或 1∶10 000 肾上腺素止血，如止血困难可给予氩气刀、激光的止血治疗。

（2）明显出血：活检后镜下见较多出血，填满病灶处支气管腔，导致视野不清，需要清理出血，处理气管镜前端部进一步活检。在活检导致出血时，在出血部位经气管镜注入肾上腺素 0.3 ～ 0.5 mg，绝大多数均能得到止血目的。

大量出血：短时间不易止住，可引起呼吸道阻塞，导致窒息等危险。患者应取患侧卧位，及时采取止血措施，必要时行气管插管。

2. 气胸

患者术后无异常情况，一般不需要常规胸部 X 线检查。如患者出现胸闷、咳嗽等症状，应警惕是否出现气胸，并行胸部 X 线检查。如果肺压缩超过 30%，按气胸进行常规处理。TBLB 后气胸的发生率远低于出血，且程度较轻，一般不需要插管做胸腔闭式引流。

（陈献亮）

第 14 节 常规经支气管针吸活检

一、原理

经支气管针吸活检术是一项透过气道壁对气管、支气管腔外病变，如结节、肿块、肿大的淋巴结及肺外周病灶等进行穿刺活检、获取细胞或组织标本进行病理学、细菌学及其他特殊检查的操作技术，利用普通支气管镜进行此项操作技术则称为常规经支气管针吸活检术（conventional-TBNA，C-TBNA），而利用超声支气管镜来进行此项操作技术则称为 EBUS-TBNA。TBNA 主要针对结构较为复杂的纵隔和肺门区，对纵隔及肺门区的病灶的诊断有着独特的作用和意义，同时，在肺癌的分期诊断上也有其独到的意义。

C-TBNA 具有操作简便、创伤小等特点，但对初学者来说，在技术上存在一定的难度，导致初始的检查结果不理想。作为一项操作技术，C-TBNA 有着独特的定位方法和操作技能，只要能掌握其特点和规律，并不断进行操作训练，才能真正掌握 C-TBNA 的操作并体会其确实的作用和意义。

二、设备及器械

C-TBNA 使用普通支气管镜，只要活检通道在 2 mm 及以上的支气管镜均可进行此项操作。C-TBNA 所使用穿刺针的特点：①远端是可回缩的带斜面的金属穿刺针；②中间是弹性导管，由塑料或金属构成，连接金属穿刺针的塑料导管或金属丝位于其中与操作部相接，在远端有一金属环；③近端是操作部，控制远端穿刺针进出外套管，并有一侧孔用于产生抽吸的负压。活检部针长 4 ～ 15 mm、直径 19 ～ 24 mm，根据不同的活检部位和不同的活检要求而选择不同类型的穿刺活检针，穿刺黏膜下病灶或管腔内较小肿物时，可选用较短的穿刺针，而穿刺纵隔病灶，则选用较长的穿刺针，穿刺针的导管通常为直径 2 mm、长 120 cm，穿刺针位于其中，并将负压由尾端传到前端。加上内芯则可增加穿刺针的硬度，使穿刺针较易透过气道壁。

穿刺针选择：①中央区组织学采样：MW0122、MW-322、

SW0121、W-120、W122、N1/2C；②中央和周边细胞学采样：MW-222、SW-221、W-220；③周边细胞学采样：MW-522、SW-521、W-220、N1/2C；④中央区组织学采样：MW-319、W320、W420；⑤周边区组织学采样：MWF-319。

三、适应证

主要是对以下情况建立诊断：①纵隔或肺门淋巴结病变；②对已知或怀疑肺癌进行分期；③气管外病变：对气管的外压病灶；④黏膜下病变；⑤肺周围型结节。

次要是对气道内坏死肿瘤、出血性肿瘤病变建立诊断：①预测外科切除线；②追踪小细胞肿瘤播散范围；③对纵隔囊肿及脓肿进行诊断及引流。

四、禁忌证

TBNA 无特殊禁忌证，适合气管镜检查的患者同样适合 TBNA，通常认为下列情况应为气管镜检查的禁忌证：①肺功能严重损害，不能耐受检查者；②心功能不全、严重高血压或心律失常者；③全身状态或其他器官极度衰竭者；④主动脉瘤；⑤出血、凝血机制严重障碍者；⑥哮喘发作或大咯血；⑦麻醉药过敏、不能用其他药物代替者。同时，所选穿刺点如果有明显感染则不适宜进行 TBNA。

五、操作流程及注意事项

（一）C-TBNA 穿刺定位法

1. 王氏 TBNA 的 CT 定位标准

美国霍普金斯大学医学院王国本教授将常见的适合于 TBNA 检查的纵隔及肺门区肿大淋巴结进行分组，并分别予以 CT 扫描管内穿刺定位的标准，通过了解这些定位方法，可解决临床上常见的纵隔内肿物或肿大淋巴结的定位（表 1-4-14-1，表 1-4-14-2，图 1-4-14-1 至图 1-4-14-11）。

表 1-4-14-1　C-TBNA 的纵隔及肺门淋巴结的 CT 定位标准

王氏淋巴结分组（国际分组标准）	CT 定位标准
前隆突淋巴结（7）	左右主支气管交汇点的前上方
后隆突淋巴结（7）	左右主支气管交汇点的后下方，或直接位于右主支气管后方
右气管旁淋巴结（4R）	上腔静脉后方、气管下端前侧方近奇静脉弓
左气管旁淋巴结（4L）	气管左侧壁近气管支气管转角处，主动脉弓下（主动脉肺窗）左肺动脉之上
右主支气管淋巴结（10R）	右主支气管前上方
左主支气管淋巴（10L）	左主支气管前上方
右上肺门淋巴结（11R）	右上支气管开口上方及右上分嵴
隆突下淋巴结（7）	左右主支气管之间或近右上支气管开口水平
右下肺门淋巴结（11R）	中间支气管的侧方或前方，近右中叶支气管开口水平
隆突远端淋巴结（8）	中间支气管和左主支气管之间，近右中叶支气管开口水平
左肺门淋巴结（11L）	左上下叶分嵴

注：表中括号内数字表示与美国胸腔协会淋巴结分组的对应关系。

2. 王氏 TBNA 穿刺定位标准

表 1-4-14-2　TBNA 对纵隔及肺门淋巴结的穿刺定位标准

淋巴结组	穿刺定位标准
前隆突淋巴结	气管下端第 1 ~ 第 2 气管环间，12 点
后隆突淋巴结	隆突后方，5 ~ 6 点
右气管旁淋巴结	气管下端 2 ~ 4 气管环间，1 ~ 2 点
左气管旁淋巴结（AP 窗）	气管下端第 1 或第 2 气管环间，9 点
右主支气管淋巴结	右主支气管第 1 ~ 第 2 软骨环间，12 点
左主支气管淋巴结	左主支气管第 1 ~ 第 2 软骨环间，12 点
右上肺门淋巴结	右上支气管分嵴的前上方
隆突下淋巴结	中间支气管内侧壁，或近右上支气管开口，9 点
右下肺门淋巴结	右中间支气管的前侧壁，3 点，或中叶支气管开口水平，12 点

续表

淋巴结组	穿刺定位标准
隆突远端淋巴结	中间支气管内侧壁，近右中叶支气管开口水平，9点
左肺门淋巴结	左下支气管外侧壁近背支开口，9点

注：表中将气管支气管横切面视为钟表面，将钟点数在表面上所处的位置作为穿刺点的角度，隆突或各级支气管分嵴作为标志点。确定前隆突、左右气管旁淋巴结穿刺点的气管环数是从隆突往声门方向数，而确定左右主支气管淋巴结及以下的淋巴结组的支气管环数均是从隆突往远端数。值得注意的一点是，如果患者取仰卧位，医师站在患者的后方，则支气管镜的左右方向与CT扫描片的左右正好相反，因此确定穿刺点数应作相应地改变，如果患者取坐位，医师在患者的前方，而CT扫描与支气管镜的左右一致。

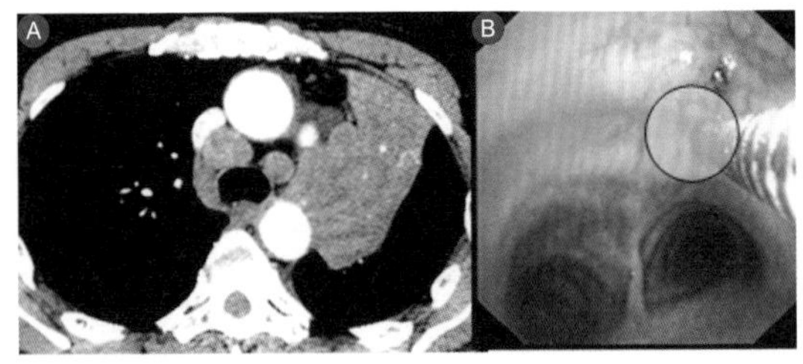

图1-4-14-1 前隆突淋巴结

注：A：前隆突淋巴结；B：前隆突淋巴结管腔内穿刺点。

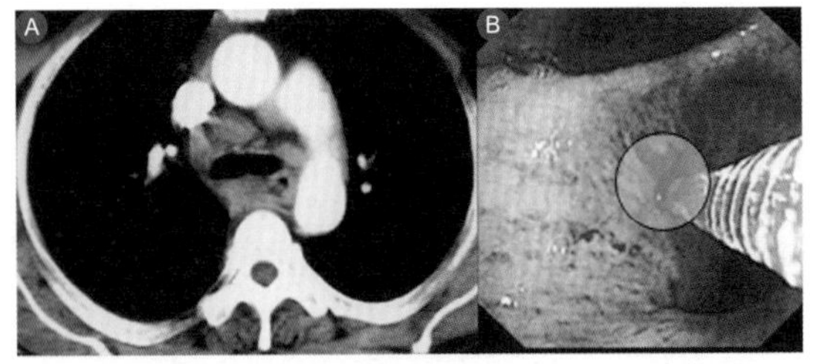

图1-4-14-2 后隆突淋巴结

注：A：后隆突淋巴结；B：后隆突管腔内穿刺点。

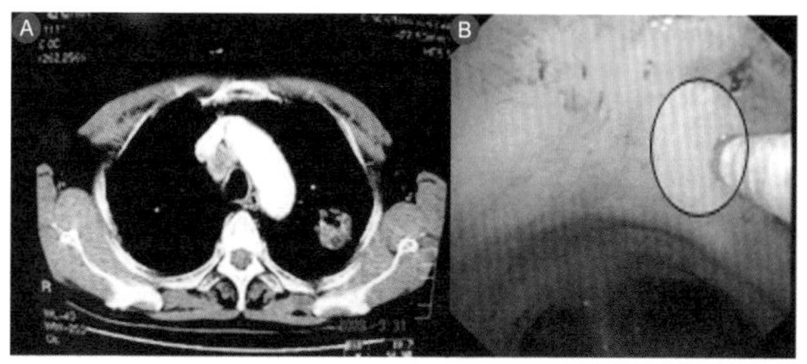

图 1-4-14-3 右气管旁淋巴结

注：A：右气管旁淋巴结；B：右气管旁淋巴结管腔内穿刺点。

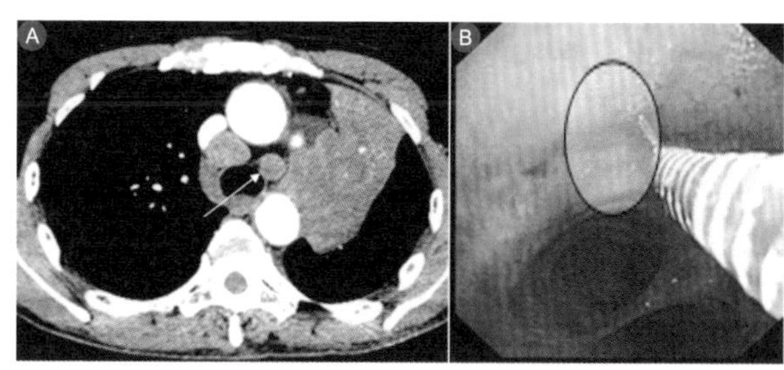

图 1-4-14-4 左气管旁淋巴结

注：A：左气管旁淋巴结；B：左气管旁淋巴结管腔内穿刺点。

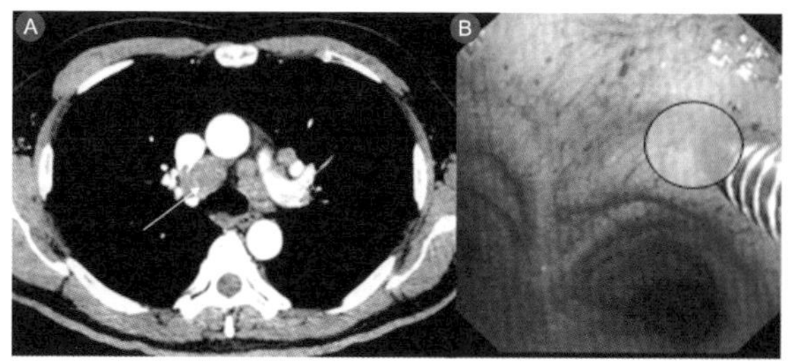

图 1-4-14-5 右主支气管淋巴结

注：A：右主支气管淋巴结；B：右主支气管淋巴结管腔内穿刺点。

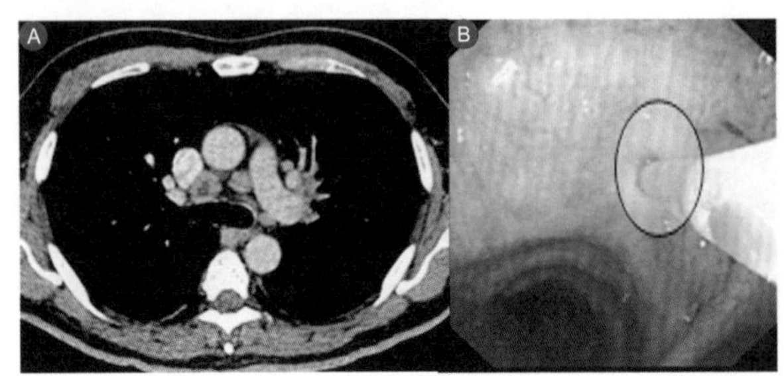

图 1-4-14-6　左主支气管淋巴结

注：A：左主支气管淋巴结；B：左主支气管淋巴结管腔内穿刺点。

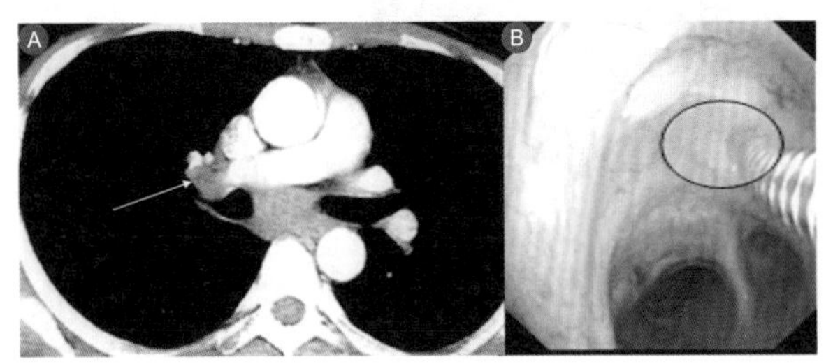

图 1-4-14-7　右上肺门淋巴结

注：A：右上肺门淋巴结；B：右上肺门淋巴结管腔内穿刺点。

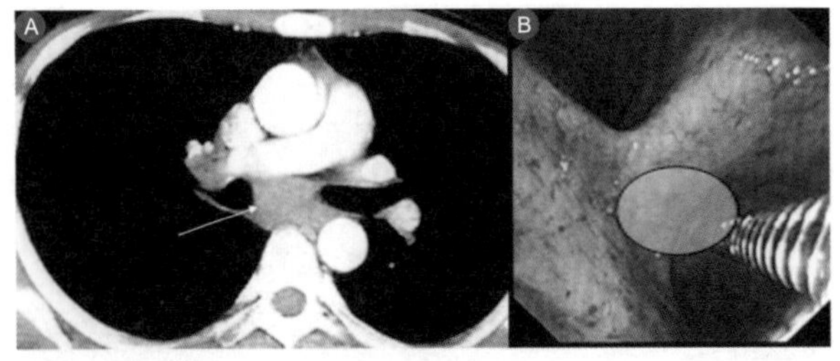

图 1-4-14-8　隆突下淋巴结

注：A：隆突下淋巴结；B：隆突下淋巴结管腔内穿刺点。

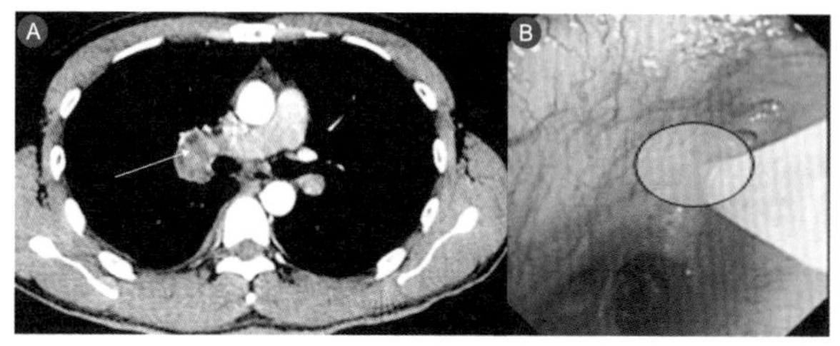

图 1-4-14-9　右下肺门淋巴结

注：A：右下肺门淋巴结；B：右下肺门淋巴结管腔内穿刺点。

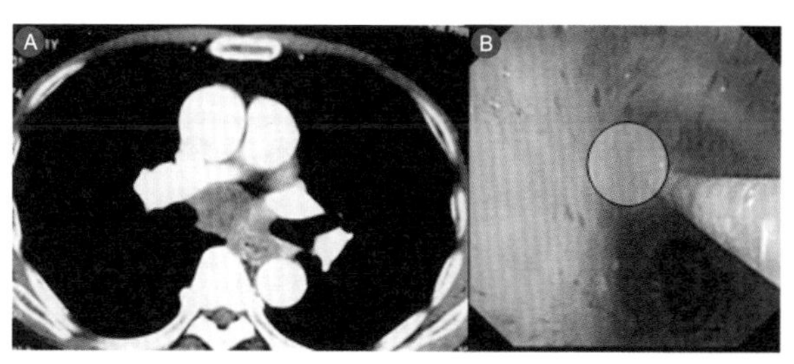

图 1-4-14-10　隆突远端淋巴结

注：A：隆突远端淋巴结；B：管腔内穿刺点。

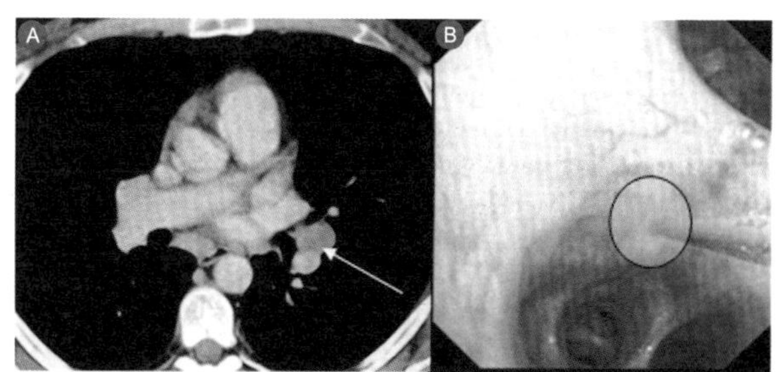

图 1-4-14-11　左肺门淋巴结

注：A：左肺门淋巴结；B：左肺门淋巴结管腔内穿刺点。

3. 管腔内解剖标志解释王氏定位法

应用王氏穿刺定位法确定对穿刺点时，无论是在CT扫描片上或在支气管镜检查过程，都应注意四个平面：气管下端近隆突处（隆突层面）；右主支气管近右上支气管分嵴处（右上支气管层面）；右中间支气管近右中叶分嵴处（中间支气管层面）；左主支气管近上、下支气管分嵴处（左主支气管层面）（图1-4-14-12，图1-4-14-13）。

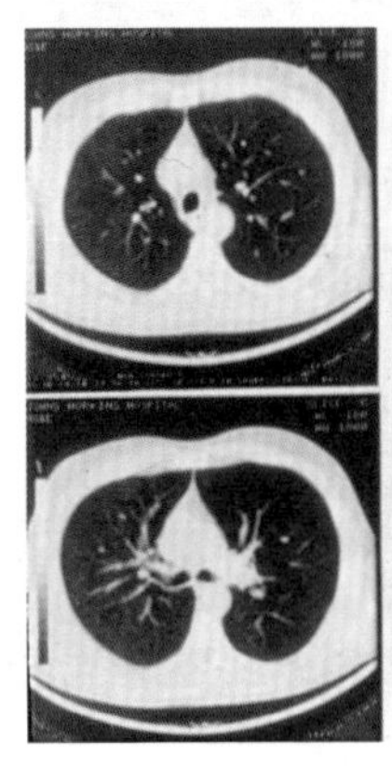
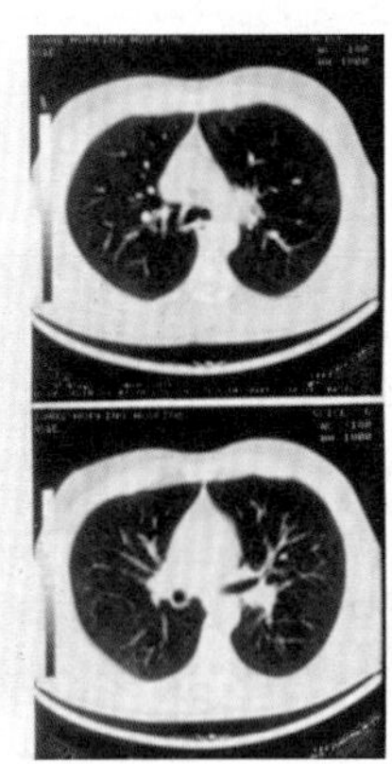

图1-4-14-12　四个层面的CT显示

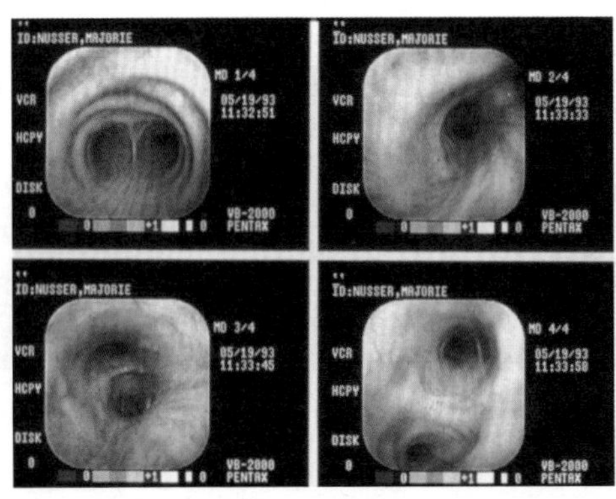

图1-4-14-13　四个层面的管腔内显示

（1）隆突平面的第一气管环（图 1-4-14-14 A）、主动脉压迹（图 1-4-14-14 B）：在隆突层面有气管下端、隆突和两个主支气管，在此周围集中了 6 组可进行穿刺活检的淋巴结，亦是最常进行穿刺的淋巴结组。即前、后隆突淋巴结，左、右气管旁淋巴结和左、右主支气管淋巴结。以环绕气管下端的第一气管环为标志，正中及偏右为前隆突淋巴结穿刺点；左侧 9 ～ 10 间为左气管旁淋巴结穿刺点、右侧 3 点则为奇静脉弓；第一气管环与第一左右支气管环间、以左右主支气管开口 12 点为左右主支气管淋巴结穿刺点；而右气管旁淋巴结则以主动脉弓压迹有上极、右主支气管开口为下极、1 ～ 2 间构成右气管旁淋巴结穿刺点。

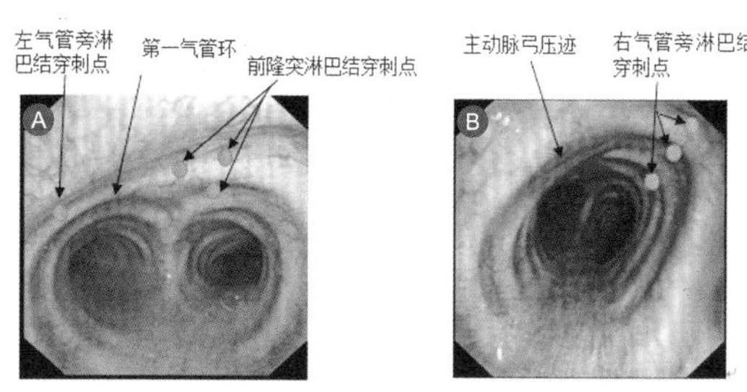

图 1-4-14-14　隆突层面的第一气环和主动脉压迹

（2）右主支气管层面右上支气管分嵴（图 1-4-14-15A）及软骨膜部交界（图 1-4-14-15B）：右上肺门选择右上分嵴为标志点，穿刺点为分嵴的上方或稍偏右上支气管开口；如果 CT 示淋巴结位于中间支气管开口处，则选择右上分嵴的 3 点（中间点）为穿刺点。隆突下淋巴结的穿刺点选择右主支气管和中间支气管膜部与软骨环交界处的上方，7 ～ 8 点间，针尖向下。

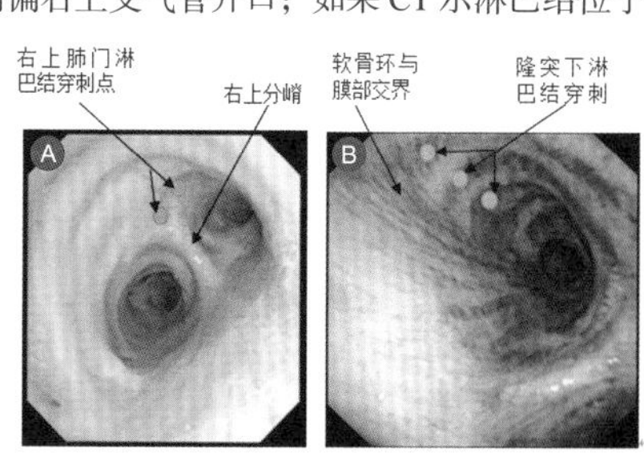

图 1-4-14-15　右上支气管层面

（3）中间支气管层面中下支气管分嵴（图 1-4-14-16）：中下支气管分嵴的上极点为中间支气管的 3 点，为右下肺门淋巴结穿刺点，以上及上延至右上支气管分嵴，膜部与软骨环交界的 3 ～ 4 点亦为右下肺门淋巴结穿刺点；而下极点为中间支气管的 9 点，隆突远端淋巴结以此为终点，往上至右上支气管开口水平 7 ～ 8 点，均为隆突远端淋巴结穿刺点。

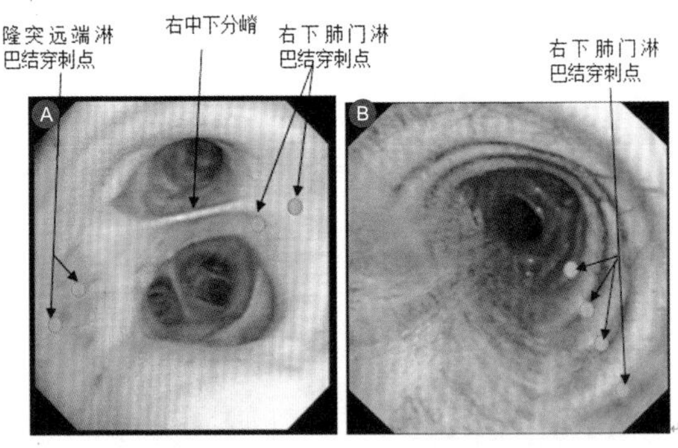

图 1-4-14-16　中间支气管层面

（4）左主支气管层面：左肺门淋巴结穿刺点为左上下叶分嵴处的中间点，可根据 CT 提示适当下移。

（二）操作技术

作为一项操作技术，TBNA 的成功与否除了定位准确外，另一个重要部分就是，如何准确有效地将穿刺针透过气道壁进入纵隔或肺门的病灶内，由于所用穿刺针相当长、连接部分又是软性物质，属于远距离操作，穿刺针要避开软骨环、以较好的角度透过相当坚韧的气道壁，并非易事，操作者必须掌握有关的操作技巧，充分利用气管镜来调节和辅助穿刺针，使在穿刺针远端施加的力度能尽可能集中于针尖上，这些技巧实质上主要还是依靠操作者本人在实践中不断体会和总结经验。

支气管镜经口或鼻进入气道，到达预定穿刺点后，将穿刺针由活检通道进入气道内，穿刺针进入活检通道前，先将穿刺针活检部推出，检查穿刺针活检部进出状态，然后将活检部完全退入导管的金属环内。穿刺针通过活检通道时，尽可能使气管镜前端处于自然状态并位于可视范围内的气道中央部分，这些都是保护气管镜非常重要的步骤。在气管镜的远端看到穿刺针的金属环时，如果预穿刺的病灶位于隆突附近，则可穿刺针的活检部推出并锁住固定，然后逐渐将穿刺针后退直至仅看到穿刺针的针尖为止，调整合适的角度，将气管镜前伸至目标区，然后将穿刺针穿入两气管环间的预定穿刺点的气道黏膜内，在这一阶段，穿刺针以尽可能的垂直的角度透过气道壁；如果穿刺部位较远如隆突远端，则保留穿刺针的活检部位于保护套内，金属环位于可视视野内，将气管镜前送至目标位附近，然后将活检部推出。在将穿刺针活检部推出时，一定要注意保持气管镜前端与气道黏膜距离，不能因退出穿刺针而损伤非穿刺部位的气道黏膜。

1. 穿刺针透过气道壁的操作技巧

（1）突刺法（图 1-4-14-17，图 1-4-14-18）：在鼻或口端固定气管镜，手在气管镜活检孔上方 5 cm 处捏住穿刺针的尾端，用一较大的力度将穿刺针快速刺向预定穿刺点，反复此动作，直到透过气道壁为止，这种方法主要依靠穿刺针本身的力度，获取组织学标本的概率稍高。但这方法存在一定的缺点，由于在穿刺针的尾端给穿刺针一个较大的往前送的力度，如果穿刺针碰到较大的阻力（碰到软骨环等）不能透过气道壁时，则有一个往后弹的力度，两种方向相反的力度在活检孔的上方相遇，则可能导致穿刺针的导管部折曲，损伤穿刺针。再者，如果未能掌握好退入镜内的深度，穿刺针在快速前送时则有可能将穿刺针的活检部刺破支气管镜的活检通道。

（2）推进法（图 1-4-14-17，图 1-4-14-19）：穿刺针尖刺入气道黏膜内，调整支气管镜弯曲端角度，使穿刺针尽可能与气道壁垂直，操作者左手在活检孔处将穿刺针的尾端固定在支气管镜上，右手以一定的恒力将支气管镜连同穿刺针前送，直至穿刺针透过气道壁，这种方法主要依靠支气管镜的力度，在操作时，穿刺针的导管部在支气管镜内弯曲，使支气管镜连同穿刺针形成了一个整体，对穿刺针或支气管镜来说，都是一种较安全的方法。

（3）咳嗽法（图 1-4-14-17）：属于一种辅助方法，不能单独使用，通常在使用突刺法或推进法时，如果碰到阻力穿刺针难以透过气道壁，可要求患者咳嗽，使气道壁撞击穿刺针针尖，增加穿刺针的力度，这是一种被动的方法，一定要在定位十分明确且肿物在 13 mm 以上才好实施，否则有可能损伤纵隔内脏器。

（4）金属环贴近气道壁法（图 1-4-14-17）：穿刺针通过支气管镜活检通道进入气道后，将穿刺针的金属环端紧贴在气道黏膜上，操作者在患者口或鼻端将支气管镜固定，嘱助手将穿刺针推出，依靠穿刺针尖的力度来透过气道壁。这种方法透过气道壁的概率较低，如果未能透过气道壁，则可采用推进法。在进行操作时，有时要将上述几种方法综合使用，使穿刺针能透过气道壁进入纵隔或肺门区的病灶内。

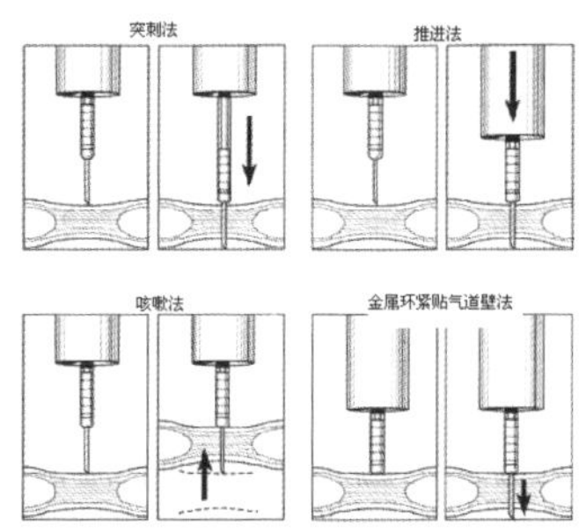

图 1-4-14-17　TBNA 不同进针方法示意

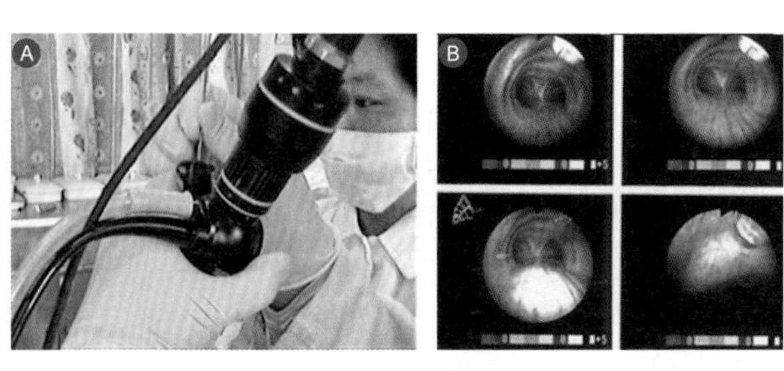

图 1-4-14-18　突刺法

注：A：在活检口上方 5 厘米处捏紧穿刺针，用一定的力度将穿刺针推进；B：见到穿刺针前端金属环；将穿刺针推出活检部；针尖对准穿刺点穿刺；穿刺针透过气道壁，前端紧贴气道黏膜。

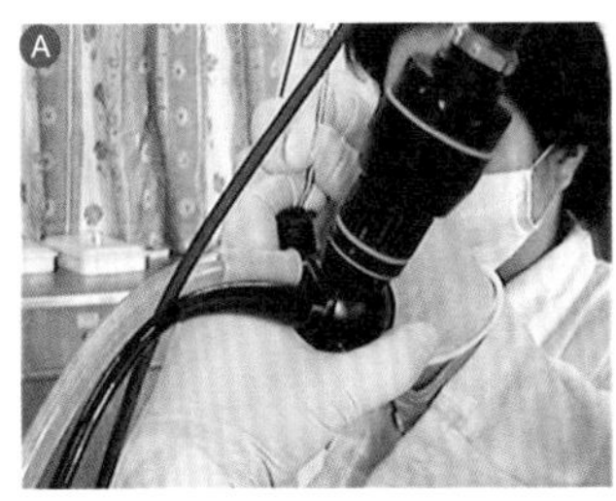
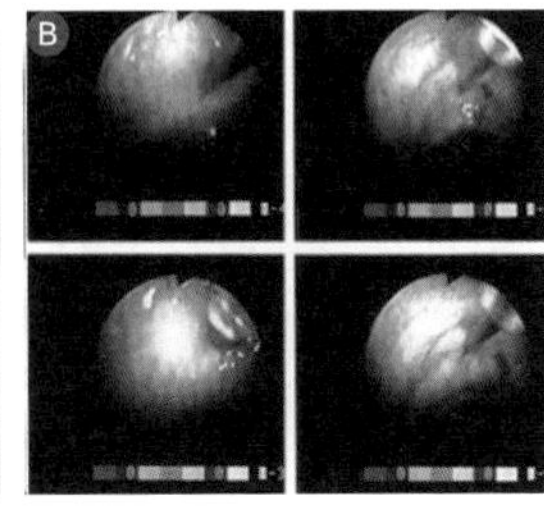

图 1-4-14-19　推进法

注：A：利用推进法进行穿刺，穿刺针固定气管镜上，这样前端遇到阻力时，不会因为穿刺针的后退分散力度、而导致针尖无法透过气道壁；B：穿刺针尖刺入气道黏膜内；将气管镜前送，同时固定穿刺针于气管镜上；穿刺针透过气道壁，前端紧贴膜；抽吸活检。

2. 操作时注意事项

在操作过程中，穿刺针的活检部完全退回外套中才能进、出气管镜活检通道，只有看到穿刺针的前端才可以将穿刺针活检部推出，这样才能有效地保护气管镜的活检通道不被穿刺针损伤。

在操作时，如图 1-4-14-20 中所示，支气管镜的前端应尽可能靠近气道黏膜，穿刺针以露出可视部分为佳，如果露出支气管镜的穿刺针太长，甚至有导管部分露出，则可能会发生几种情况：①由于不易控制针尖，极易偏移穿刺点则刺入“危险区域”；②由于露出部分太长，在用力将穿刺针前送时，由于穿刺针前端弯曲，有相当部分力度被消耗，而难以透过气道壁；③由于露出支气管镜的部分太长，有时看到穿刺针似乎已全部透过气道壁，尽管只有针尖包埋在黏膜内；④穿刺针应尽可能以与气道壁垂直的角度透过气道壁（图 1-4-14-21），穿刺针与气道壁间的角度应＞ 45°，这样穿刺针可较顺利透过软骨环间隙。因为比较斜的穿刺角度，易偏离病灶，而且易被上下的软骨卡住导致穿刺针透过气道壁障碍或针孔被切下的软骨堵塞，难以获取到标本。

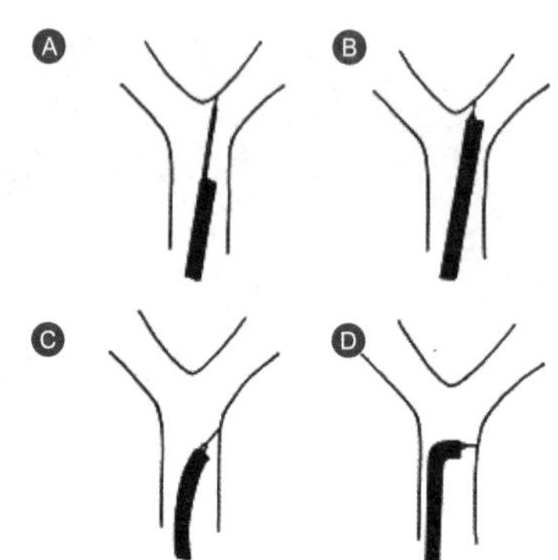

图 1-4-14-20 穿刺针伸出的长度与角度

注：A：穿刺针前端伸出气管镜太长；B：伸出适当的长度；C：穿刺针与气道壁间的角度太小；D：正确角度。

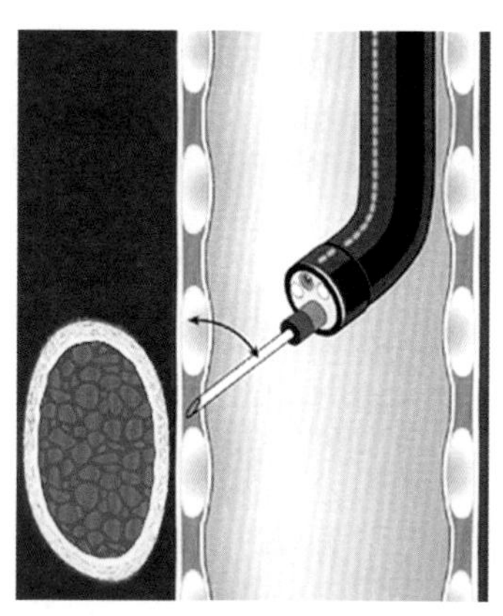

图 1-4-14-21 穿刺针与气道壁间的角度

3. 检验穿刺针是否穿过气道壁

肯定穿刺针已完全透过支气管壁非常重要，因为穿刺针是一较长的有弹性的器械，分为外套和内芯两部分。在穿刺时，将穿刺针往前送的力度施加在外套上，带动针的活检部穿刺气道壁，在前方碰到较大阻力时，穿刺针的活检部可能会缩回外套内，而外套在前送的力度作用下，会贴紧在气道黏膜上，这时在气管镜的视野内，似乎穿刺针已完全进入气道壁，而实质上针尖可能仍然位于黏膜内或嵌在软骨环上，在这种状况进行抽吸活检只能是获取到一些组织液及黏膜上皮细胞组织。在 TBNA 操作时，一定要检验穿刺针是否已透过气道壁，确定穿刺针是否完全透过气道壁可采用一种称为金属环撞击法来验证。用上述方法将穿刺针向前送时，如果穿刺针透过了气道壁，操作者会有一种阻力突然消失的感觉，解除向前送的力度时穿刺针不向后弹，而穿刺针的金属环能紧贴气道黏膜，此时将穿刺针适当往后拉，再用力前送，金属环能基本无阻力顺利地碰击气道壁，否则穿刺针则未穿透，需要重新进行穿刺。穿刺针透过气道壁后则可进行抽吸活检，将一 50 mL 左右的空注射器与穿刺针尾端的接口相连，抽吸至 20 mL 左右持续 20 s，为了增加获取标本的概率，在保证穿刺针不退出气道黏膜的情况下，维持负压，将穿刺针不断地以不同的方向进出病灶，使细胞能从结节或肿物上脱落而吸入穿刺针内，如果在抽吸时发现穿刺针导管里有血，可能刺入了纵隔内的血管，此时应将穿刺针拔出，重新选择穿刺点。准备拔针前，如果使用的是细胞学穿刺活检针，则应减掉负压，以免吸入气道内的分泌物，污染标本，造成分析结果困难；如果使用的为组织学穿刺活检针，在拔针前应维持负压，以免丢失组织标本。将穿刺针活检部退回保护套内，然后从活检通道拔出穿刺针，如果是细胞学穿刺针，一种方法是可直接将标本喷涂在玻片上，用另一片玻片涂匀，立即置于 95% 的酒精中固定，此为涂片术；另一种方法是用 3 mL 生理盐水或 Hank′s 液冲洗穿刺针，然后送细胞检查室处理，此为液体技术。

4. 术后护理

理论上，TBNA 后的患者均有纵隔气肿、纵隔出血、气胸及纵隔感染的可能存在，绝大多数患者表现为穿刺部位的少量出血。术后患者应在安静状态下休息观察 1 ～ 2 h，如无其他异常，则可恢复正常的活动，如有不适表现如胸闷、心悸、面色苍白等，则应胸透或胸部 CT 扫描，以排除纵隔出血、纵隔气肿等可能的并发症，如在气管上端及右气管旁等贴近胸膜的部位穿刺，有可能出现气胸，因此患者有气促时，应加以考虑。

六、麻醉方式

局麻或全麻均可。

七、并发症及其处理

多年的应用TBNA技术证明，这种方法是十分安全、实用的，据所有的报道，仅少数患者术后发生气胸，其发生率不足1%，曾有气胸、纵隔气肿和纵隔出血（图1-4-14-22）的报道。TBNA对支气管黏膜损伤最小，尖端具有斜面的穿刺针穿刺时其出血程度较之活检钳撕裂组织所致者小，仅在穿刺部位有少许出血，即使刺入血管或刺入易脆的肿瘤组织内，引起出血量亦不多，TBNA后发生最大出血量仅2 mL，尚未见大量出血的报道，甚至在用抗凝药的患者。曾报道在穿刺后6 h发生菌血症，用抗生素治疗后完全退热。亦曾有报道TBNA后引起心包积血的发生（图1-4-14-23），经处理后改善，必须予以注意。如果发生出血，应仔细观察，并在穿刺部位以下进行抽吸，使不至于妨碍穿刺部位的凝血块形成。咯血极为少见，然而，如患者气道清除功能或凝血机制障碍，则咯血亦可十分严重。此外，Epistein等曾报告隆突下肿块TBNA后发生细菌性心包炎，心包穿刺液

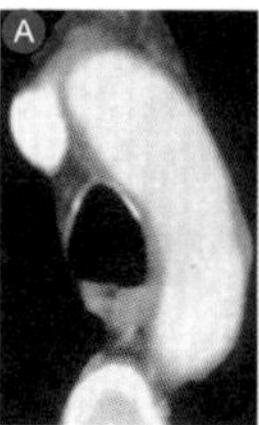

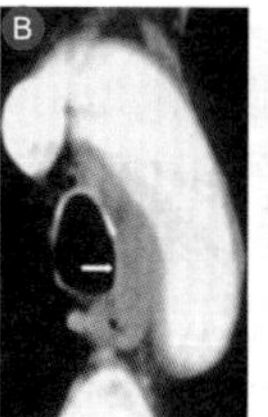

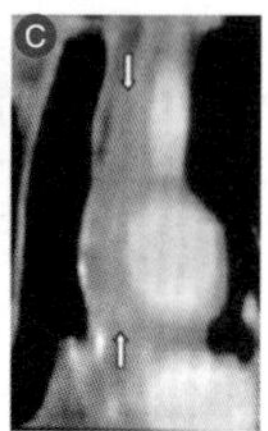

图1-4-14-22 TBNA后并发纵隔内出血

注：A：穿刺活检前CT所示主动脉弓；B：穿刺后患者感胸闷、胸痛，复查CT示纵隔内出血表现；C：纵切面示纵隔内出血表现，除对症处理外，未作特别处理。

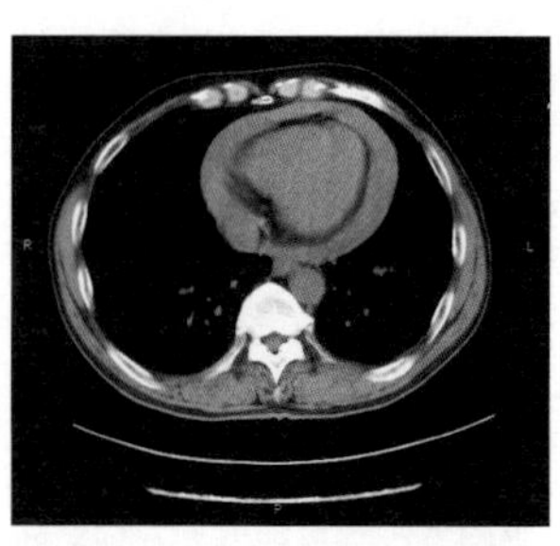

图1-4-14-23 TBNA穿刺术后发生心包积血

呈脓性，细菌培养见厌氧、需氧多种混合细菌生长，认为系由于穿刺针通过支气管镜时被气道分泌物污染，穿刺时把细菌带入纵隔引起化脓性纵隔炎或心包炎，临床上必须予以重视。发热和菌血症发生率存在争论，但没有专家推荐预防性使用抗生素。对初学者来说，最大的并发症还是穿刺活检针对气管镜活检通道的损害，由于在操作过程中不慎将穿刺针刺入支气管镜的活检通道，造成漏水，导致钢丝生锈、折断，避免这种损害的方法是，每次将穿刺针插入活检孔前，必须肯定活检部已完全退入保护套内，在进行穿刺针活检时，特别是采用突刺法时，每次必须在支气管镜的末端看到穿刺针尖才能进行。

作为一项技术，从初学到熟练掌握肯定有一个较艰难的过程，只有在不断地练习、总结的基础，才能有所收获。有学者统计，经过约 50 例患者的操作，基本可掌握该项技术的应用。这样一项操作简便、创伤小的技术，应该在临床上发挥其应有的作用，造福于广大的患者。

（荣福）

第 15 节　快速现场评价

即时细胞学技术如快速现场评价（rapid on-side evaluation，ROSE）应用于诊断性介入呼吸病学，还能评价介入取材满意程度、实时指导介入操作手段与方式、优化靶部位标本进一步处理方案，从而提高介入操作的效能。

一、常见气管 / 肺细胞的解剖分布

诊断性介入肺脏病学所取得的气管 / 肺细胞是多种细胞成分混杂并存的，尽管如此，取材方式与深度，以及细胞群组的配合出现对确认取材的微观解剖部位（即定位）和疾病状态判读仍有较大提示价值。

1. 气道与肺固有细胞成分

（1）近端支气管导气部的细胞成分包括：纤毛细胞（Ci）；杯

状细胞（Go）；刷细胞（含无毛单纯小梭形上皮细胞，Br）；基底细胞（又称储备细胞，Ba）；神经内分泌细胞（又称小颗粒细胞，K）。

（2）终末支气管（细支气管）导气部的细胞成分包括：纤毛细胞和无毛细胞。无毛细胞主要是Clara细胞，其他还有细支气管神经内分泌细胞（极少，非特殊情况无须判读，K）和多种类型细支气管上皮细胞（如偶见远端气道基底细胞）；这些细胞可统称为远端/终末细支气管上皮细胞（F）。

（3）肺组织（呼吸部）的细胞成分包括：Ⅱ型肺泡上皮细胞（Al2）；I型肺泡上皮细胞（Al1）。

（4）胸腔固有细胞：间皮细胞（Me）。

（5）其他固有细胞成分包括：纤维细胞（Fi）与纤维母细胞（Fb）；腺泡细胞（Gl）；肌细胞（My）；血管基底（膜）细胞（与气道基底细胞难于鉴别，亦归为F）；其他。

2. 常见气管/肺非固有细胞成分

常见气管/肺非固有细胞成分包括：红细胞（Er）；中性粒细胞（Ne）；嗜酸性粒细胞（Eo）；嗜碱性粒细胞（Bp）；淋巴细胞（Ly）；浆细胞（Pl）；单核—巨噬细胞系统，包括游走巨噬细胞（Mo），即早期巨噬细胞；巨噬细胞（Ma）；组织细胞（Hi）；类上皮细胞（Ei）或称上皮样细胞；多核巨细胞（Gi）；其他。

3. 常见气管/肺细胞的ROSE细胞形态学

（1）纤毛细胞：细胞大致呈柱形，细胞核位于中部，一端胞体逐渐变细，另一端有扁平终板，终板上附有粉染纤毛。

（2）杯状细胞：细胞有极性，细胞核长轴与细胞长轴垂直，细胞核位于狭窄之底部一侧，底部狭窄，细胞顶部膨大，多为空泡状胞浆，形似高脚酒杯。

（3）刷细胞：细胞大致呈柱形，细胞核位于中部，一端胞体逐渐变细，另一端有扁平终板，终板上附有排列整齐的微绒毛，也有假复层纤毛柱状上皮结构中无毛单纯小梭形（即两端都逐渐变细）的上皮细胞。

（4）基底细胞（储备细胞）：体积小，直径与红细胞类似，呈锥形或立方形，自深在向表层核浆比逐渐变小，胞浆逐渐增多，胞浆嗜氰，但整体核浆比偏大，细胞间形成结构，成组成片出现，为多向干细胞，分化补充其他各类上皮细胞。

（5）神经内分泌细胞（小颗粒细胞）：少见，呈柱形或立方形，胞浆丰富，整体核浆比小，胞浆中可见粗大的分泌颗粒。

（6）Clara 细胞：直径为红细胞 1.2 ～ 1.5 倍；部分于疾病状态下进一步增大，但总体核浆比和形态学仍提示为非恶性细胞；细胞核染色质细腻，总体浅染，部分于疾病状态下染色加深，染色质略粗大；细胞膜菲薄，不完整，甚至不可见，有确切胞浆，但不多，呈灰蓝色或灰色；细胞核位于无细胞膜的胞浆正中为其重要特点，细胞无极性；亦有无胞浆者，此时须与激活淋巴细胞鉴别。

（7）Ⅱ型肺泡上皮细胞：核浆比较小，核圆或类圆形，胞质染色较肺巨噬细胞和组织细胞深，胞质中可见空泡，但无巨噬细胞之吞噬物质。

（8）Ⅰ型肺泡上皮细胞：仅在大量肺组织破坏时见到，少见；核扁椭圆形，细胞很薄。

（9）纤维母细胞与纤维细胞：纤维母细胞大而圆，胞浆丰富、深染、嗜氰，胞核亦较大，往往是红细胞直径的 2 倍以上，核膜厚，亦深染、嗜氰；纤维细胞较纤维母细胞整体和胞核均小些，细胞呈长形或梭形，往往集中出现，串行排列。

（10）腺泡细胞：常呈结构片状排列，胞浆丰富、空泡、淡染，嗜中性，核浆比较小，胞核嗜酸，多偏心。

（11）红细胞：平均直径为 6 ～ 9 μm，平均 7.2 μm；呈浅红色或灰色；常作为细胞大小的标尺。

（12）中性粒细胞：直径 10 ～ 12 μm；胞质呈无色，核呈深染的弯曲杆状（马蹄铁形）或分叶状，分叶核一般为 2 ～ 5 叶，叶间有细丝相连；一般在 TBLB 中中性粒细胞数量级极低，无明显感染且 TBLB 无明显出血时，极难见到；一般见到明显中性粒细胞分布时，即可确认相关感染存在；当中性粒细胞分布密度较大时，可确认相关感染存在且较重；须注意，黏液 / 分泌物中，因其本身中性粒细胞分布密度就较大，做相应判读时须综合考虑；感染激期时，中性粒细胞以杆状核与 2 叶核为主，胞膜相对完整，胞浆饱满呈“中毒样”；感染坏死期时，中性粒细胞以3～5叶核为主，往往无胞膜，无胞浆，呈中性粒细胞“残核碎影”；细菌感染时，大部可见明显“中性粒细胞吞噬细菌”，对感染判读有进一步提示意义；根据细胞学相关理论，中性粒细胞很少吞噬“定植菌”，而倾向吞噬“感染菌”；中性粒细胞见于细菌、真菌感染，即化脓性感染，部分风湿病及部分肺病灶毁损反应。

（13）嗜酸性粒细胞：直径13～15 μm，细胞核形状与中性粒细胞类似，可2～3叶，一般2叶呈眼镜状，深紫色；胞浆可有细碎嗜酸性颗粒，胞浆嗜酸呈淡红色；嗜酸性粒细胞易脱浆，颗粒可分布于细胞周围；嗜酸性粒细胞大量崩解时，可形成菱形“查克特—雷登”结晶；见于结核、寄生虫病、肿瘤、变态反应等。

（14）嗜碱性粒细胞：直径10～14 μm，呈圆形，胞质内含粗大、大小分布不均、染成蓝紫色的嗜碱性颗粒；颗粒覆盖于细胞核上，故细胞核形状虽与中性粒细胞类似，可2～3叶，一般2叶，但常不清楚；嗜碱性粒细胞增加亦可见于过敏性疾病。

（15）淋巴细胞：按直径分为大（11～18 μm）、中（7～11 μm）、小（4～7 μm）3种；肺活检主要可见中、小淋巴细胞；TBNA时可见大淋巴细胞；肺活检中淋巴细胞核浆比大，细胞质总体少；成熟稳定的淋巴细胞核呈类圆形，染色质多，染色较深，胞质蓝灰色；激活状态下的淋巴细胞核较大，染色质均匀疏松，染色较成熟稳定的淋巴细胞浅，细胞质极少或无胞质，在肺活检中常集中出现；TBNA中，大淋巴细胞呈圆形，胞质量多，淡蓝色；胞核类圆形，可有切迹；核染色质浓集，可见核仁残迹；小淋巴细胞呈圆形或类圆形，细胞质极少或无胞质，淡蓝色，无颗粒。胞核圆形，可见切迹和凹陷，核染色质成块状，紫红色，无核仁。

（16）浆细胞：是由B淋巴细胞对于CD4＋淋巴细胞的刺激异化而来，又称效应B淋巴细胞，故与部分B淋巴细胞形态学一致；浆细胞直径10～20 μm；核偏于一侧，偶可见双核；染色质粗而密，染成紫丁香色，不均匀，在近核处一边常有半月状淡染区，浆中可有空泡。淋巴细胞较多出现代表病灶呈急性时相，见于各类急慢性炎症反应、病毒感染、结核（尤其明显）、部分风湿病，部分变态反应，以及移植物抗宿主等急性免疫反应。出现浆细胞时，提示开始出现慢性时相（但不否定急性时相）。

（17）单核细胞来源的肺内非上皮细胞成分：①单核细胞：单核细胞直径 12 ～ 20 μm，圆或不规则形，偶见伪足；胞核形态不规则，可呈肾形、马蹄形、分叶状，常伴有切迹、凹陷，并有明显扭曲折叠，核染色质较细致，疏松呈丝网状或条索状，无核仁；胞质量多，染灰蓝色或粉红色，胞质内见细小紫红色颗粒；单核细胞一旦游走进入肺内即变为肺巨噬细胞。肺巨噬细胞由单核细胞分化而来，广泛分布于间质，在细支气管以下气道和肺泡隔内较多；部分游走至肺泡，称肺泡巨噬细胞；直径 9 ～ 40 μm，胞核圆形或类圆形；以胞浆丰富，并有被吞噬物或呈泡沫样为其特征；早期肺巨噬细胞相对较小，胞浆和被吞噬物也较少。②组织细胞：又称吞噬细胞，由单核细胞分化而来或由肺巨噬细胞（也是单核细胞起源）吞噬病原等（如结核菌）以后转化而来；细胞大小不一，一般 7 μm 以上，为圆形、卵圆形或不规则形，胞浆丰富，淡染，细胞膜菲薄甚至不完整，可“脱浆”形成裸核；核细小空泡样，呈不规则圆形、卵圆形、长形或肾形，有时可见核仁，可有核偏位。③类上皮细胞：其形态与上皮细胞相似，故得此称，又称上皮样细胞（此处有争议，多数认为等同），为肉芽肿主要细胞成分；可由单核细胞直接分化而来，或由组织细胞或肺巨噬细胞（均为单核细胞起源）吞噬消化病原等（如含有蜡质膜的结核菌）转化而来；梭形或多边形，胞浆丰富，淡染，细胞膜菲薄甚至不完整，相当一部分“脱浆”形成裸核；核细小空泡样，肾形、月牙形、鞋底样、狭长杆状或黄瓜状，两端钝圆。

可以认为，单核—巨噬细胞、组织细胞、类上皮细胞是同一个单核细胞系分化演变的不同阶段；在该演变过程中，细胞逐渐不规则；胞浆逐渐增多；核膜逐渐菲薄，逐渐“脱浆”形成裸核；细胞核由类圆形逐渐变为不规则形，最后变为肾形，再变为长形，后变为黄瓜形，越来越长。可以逐渐发展为环形排列的多核巨细胞，或更多类上皮细胞可形成肉芽肿。

二、ROSE 的基本工作条件和设备要求

1. 专用细胞学显微镜（图 1-4-15-1）

其目镜镜头通常是 ×10（10 倍），同时须有 ×10（10 倍）和 ×40（40 倍）广视野物镜镜头；推荐加装 ×100（100 倍）“免油”物镜镜头。

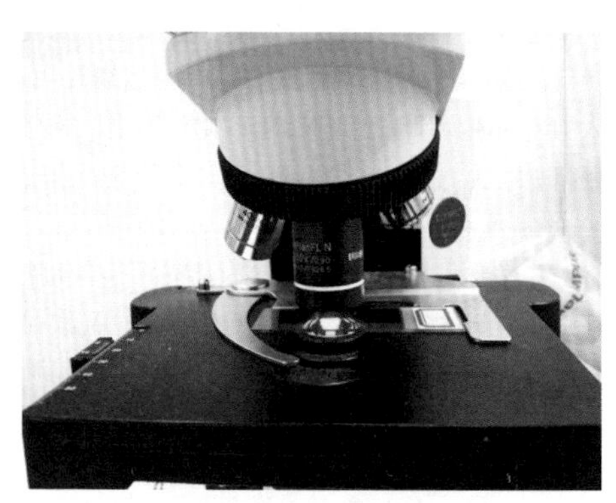

图 1-4-15-1　ROSE 专用显微镜镜头

2. 图文成像、照相系统（图 1-4-15-2）

推荐将具备自动对焦功能的高分辨率照相机集成在显微镜上作为其图文系统。

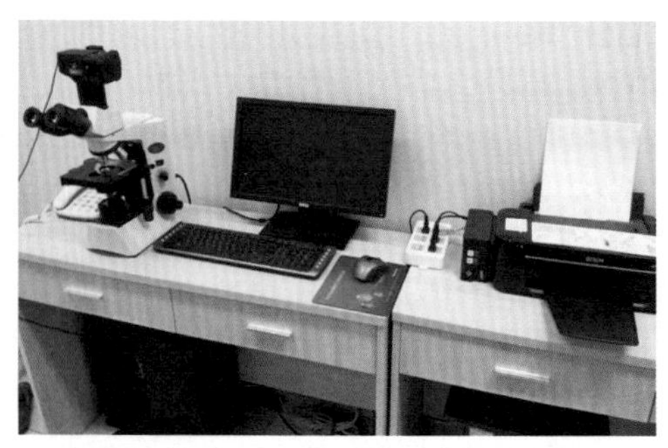

图 1-4-15-2　ROSE 专用显微镜及图文系统

3. 场所要求（图 1-4-15-3）

ROSE 需就位于介入诊疗操作现场，实时提供细胞学判读初步印象并实时交流分析。有条件的介入诊疗中心可装备专业 ROSE 室。

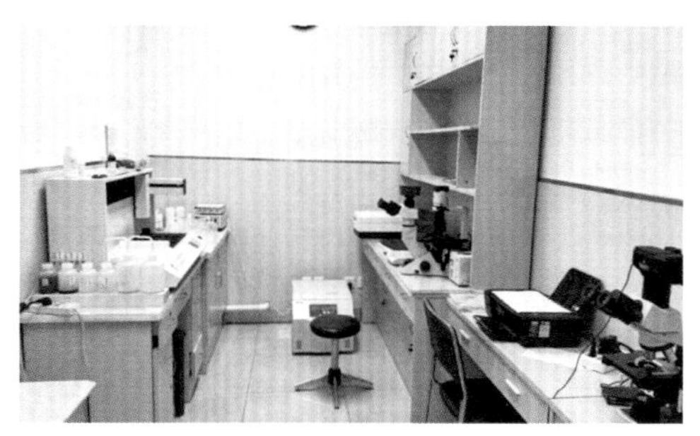

图 1-4-15-3　专业 ROSE 室的配备

4. 操作前准备

需备好无菌细胞学专用玻片（须具有较强细胞附着性）、吸水纸、无粉乳胶手套、一次性 2.5 ～ 5 mL 注射器针头，并将全套迪夫（Diff Quik，DQ）染液分别置于有密封盖的玻璃染缸中以便于操作。

5. 玻片的处理

玻片与染液于使用后应按照二级生物安全的规定做相应处理。如需长期留存染色后的细胞学玻片，推荐直接置于阴凉干燥处，不推荐使用中性树胶封片以免损失部分细胞学信息。

三、ROSE 的制片和染色

1.ROSE 细胞学片基的制作（制片）

（1）印片（滚片）：是制作 ROSE 片基最好最常用的方式，能确切清晰地反映病灶实际情况。适用于 TBLB、组织切割针（如 FH-19 型冯氏针）常规 TBNA、黏膜直视下活检、内科胸腔镜直视下活检、经皮组织切割针肺活检等。靶部位取材时，用一次性 2.5 ～ 5 mL 注射器针头将组织粒从活检钳钳杯或经皮组织切割针中挑起，或从组织切割针尖端推出，在基本不损失组织标本的前提下，在无菌细胞学专用玻片（须具较强细胞附着性）染色端 1/3 处自内向外涂抹出直径约 1 cm 的圆形，需薄厚适度。然后，将印片（滚片）后的组织粒仍按常规方式进入病理或检验等相应后续过程（视频 1-4-15-1）。

视频 1-4-15-1　ROSE 细胞学片基印片法制作过程

（2）刷片（涂片）：适用于普通细胞刷、防污染细胞刷或超细细胞刷的刷检标本，以及痰液、黏稠体液等半液状标本。靶部位取材时，将刷头推出，在无菌细胞学专用玻片（须具较强细胞附着性）染色端 1/3 处往复涂抹出约 2 cm × 1 cm 的长方形，需薄厚适度（视频 1-4-15-2）。

视频 1-4-15-2　ROSE 细胞学片基刷片法制作过程

（3）喷片：适用于细针穿刺活检与细胞穿刺针（如 FC-21 冯氏针）常规 TBNA 等。靶部位取材时，将穿刺针针头抵于无菌细胞学专用玻片（须具较强细胞附着性）染色端 1/3 处，穿刺针尾端空气加压的同时，自内向外涂抹出直径约 1 cm 的圆形，需薄厚适度（视频 1-4-15-3）。

视频 1-4-15-3　ROSE 细胞学片基喷片法制作过程

（4）留片：适用于 EBUS-TBNA。靶部位取材后，将穿刺针针头抵于无菌细胞学专用玻片（须具较强细胞附着性）中央，用穿刺针内芯将糊状组织标本推出，以尖镊子夹取吸水纸铲走大部分标本，则将细胞学片基留在玻片上。将糊状标本仍按常规方式，进入病理或检验等相应后续过程。或于留取组织学标本后，仍采用前述“喷片”法获取细胞学制片。

（5）甩片：用于 BALF 分析，将 BALF 以适当的速度离心（如 250 ～ 300 g，持续 10 分钟）以维持细胞完整性并允许均匀的再悬浮；然后弃去上清，再悬浮以后用细胞离心机按厂家说明书制作细胞学甩片。有核细胞计数应通过血细胞计数器获得。

2.ROSE 细胞学片基的快速染色（染色）

WHO 推荐采用迪夫染液对 ROSE 细胞学片基进行快速染色（视

视频 1-4-15-4
ROSE 细胞学片基染色过程

频 1-4-15-4）。染色时推荐采用“浸染”而非“滴染”以提高染色质量与效率。分别把迪夫 A 溶液、迪夫 B 溶液、磷酸盐缓冲液（phosphate buffered saline，PBS）和清水适量倒于带盖玻璃染缸中。把片基浸泡于迪夫 A 溶液（10 ～ 30 s）；再于 PBS 染缸中洗掉迪夫 A 溶液，甩干缓冲液；而后再把片基浸泡于迪夫 B 溶液（20 ～ 40 s）；最后清水染缸中水洗，以吸水纸吸干、擦干玻片残留液体，完成染色。迪夫 A 溶液、迪夫 B 溶液、PBS 均可挥发，用后应密封保存。

其他 ROSE 后常用特殊染色包括：革兰染色，寻找细菌（球菌、杆菌）及菌丝（丝状真菌、假丝）和孢子等病原微生物；特殊染色，如抗酸染色（结核分枝杆菌、奴卡菌）、六胺银染色（真菌菌丝与孢子）、过碘酸雪夫（periodic acid-schiff，PAS）染色（真菌菌丝与孢子、肺泡蛋白性物质沉积）、氢氧化钾染色（真菌菌丝）、金胺 O-罗丹明染色（结核分枝杆菌、奴卡菌）、乳酸酚棉兰染色（真菌菌丝）等，以明确相应的病原微生物；特殊染色，如刚果红染色（淀粉样物）、油红 O 染色（吸入脂类），含铁血红素染色（出血、心功能不全）以明确相应的病因。

四、常见肺 / 纵隔疾病状态的 ROSE 细胞学特点判读

1. 常见肺 / 纵隔恶性肿瘤的 ROSE 细胞学特点判读

肺 / 纵隔实体恶性肿瘤的细胞及其成分：①大，体积常显著增大且不均一；②角，多边、多角及各种不规则形；③浓，普遍浓染且不均一；④多，可双核甚至多核，核仁数目多，可多倍体与异倍体；⑤厚，核膜厚，浆膜相对薄甚至退化、裸核；⑥压，恶性细胞相互挤压；⑦乱排，排列紊乱；⑧背景，见红细胞、炎细胞及大量坏死细胞残影，为“肿瘤素质或阳性背景”。

（1）鳞癌：分化较高时，癌细胞不规则，边缘清楚；胞浆呈“角化”的“均匀石膏样”，红染为主；胞核浓染、畸形；并呈“阳性背景”。分化较低时，角化不显著，相对规则，核大而畸形，核

仁明显（图 1-4-15-4）。

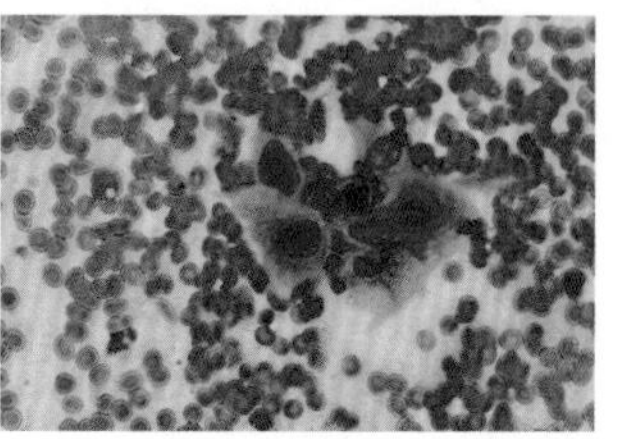

图 1-4-15-4　肺鳞状细胞癌

（2）腺癌：分化较高时，癌细胞大，类圆形，呈腺泡样、乳头样、桑葚样排列；核大，胞浆丰富、空泡，呈“高分泌”样甚或“印戒样”；核仁大而清楚，可多个。分化较低时，癌细胞小，可不规则，细胞核可偏于边缘，染色质浓集不均（图 1-4-15-5）。

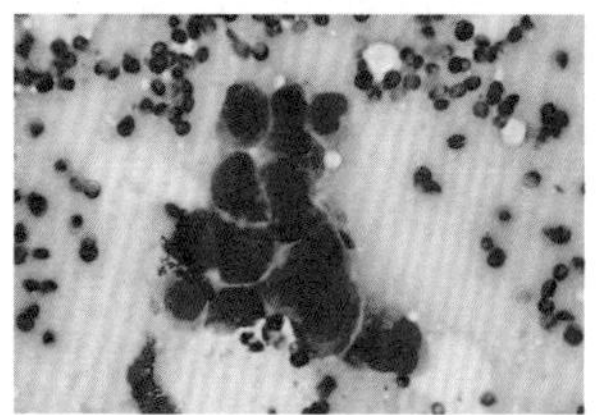

图 1-4-15-5　肺腺癌

（3）小细胞未分化癌：癌细胞较小，“无（细胞）浆、无（核）仁、鬼脸、镶嵌”，即胞浆少或裸核，核仁模糊不清或缺如，核染色质呈颗粒块状，不均匀“鬼脸”样分布，癌细胞可呈队列或镶嵌样排列，常密集成团（图 1-4-15-6）。

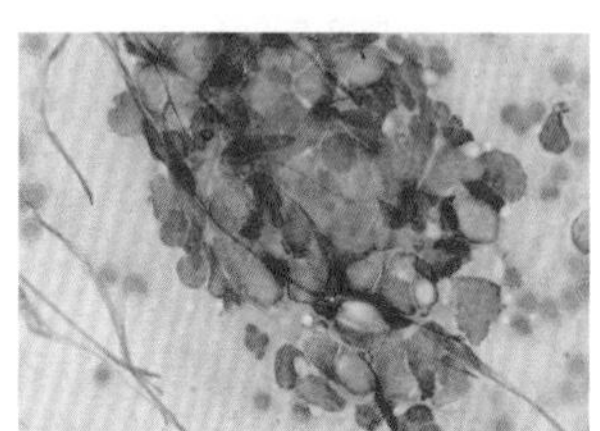

图 1-4-15-6　肺小细胞癌

（4）淋巴瘤：肺原发淋巴瘤少见，多为黏膜相关淋巴组织型结外边缘区 B 细胞淋巴瘤（MALT 型），或弥漫性大 B 细胞淋巴瘤及霍奇金淋巴瘤。MALT 淋巴瘤以大量小淋巴样瘤细胞为主，染色质浓染，分布不均，向细胞核外周集中，形成“鬼脸”或“空心”样改变；弥漫性大 B 细胞淋巴瘤细胞较大；霍奇金淋巴瘤细胞异型明显，细胞核较一般淋巴细胞明显增大，形态不规则，可见 Reed-Sternberg 细胞（RS 细胞，又称镜

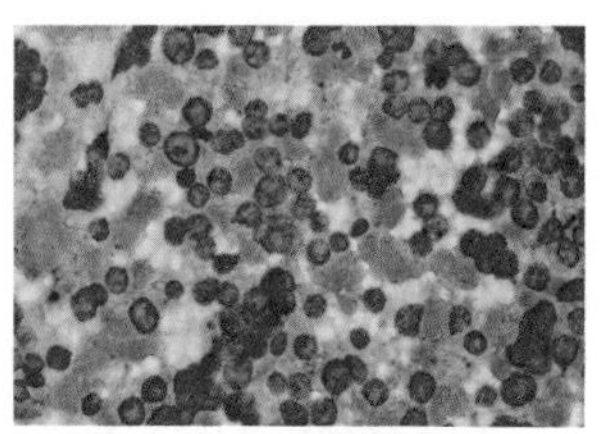

图 1-4-15-7　纵隔侵袭性弥漫大 B 细胞淋巴瘤

影细胞）；常需流式细胞术与免疫细胞化学辅助鉴别（图 1-4-15-7）。

2. 常见肺 / 纵隔非肿瘤性疾病状态的 ROSE 细胞学特点判读

对非肿瘤性疾病，其脱落细胞学表现往往是组织病理学的“细胞学翻版”，即其对应组织内容的细胞脱落所形成的表现，故判读者应对相应疾病的组织病理有较深刻理解。

判读时应“先定位、再分析”，即先根据细胞学背景中所谓“定位细胞”确认取材微观解剖部位（如短柱状纤毛柱状上皮细胞提示取材来源于远端细支气管上皮，而巨噬细胞和肺泡上皮细胞提示取材来源于较深部肺组织），再进行疾病状态的判读。

一般地，肺 / 纵隔非肿瘤性疾病状态在细胞学判读中可归为以下几类：大致正常或轻度非特异性炎症反应、化脓性感染（可有或无可见病原）、倾向病毒感染、肉芽肿性炎、机化和纤维化、淋巴细胞为主的免疫性炎症反应、嗜酸性粒细胞为主的免疫性炎症反应、慢性非特异性炎症反应、不确定但符合临床信息、不确定且与临床信息不符。

（1）炎症改变：取材对应解剖部位的细胞（如气道上皮细胞）增生、退化、坏死、变性；“炎症改变”缺乏特异性，但存在程度上的差异。

（2）大致正常或轻度非特异性炎症反应：散在清亮巨噬细胞或清亮巨噬细胞数量较多，轻度“炎症改变”。

（3）化脓性感染（有或无可见病原）：见中性粒细胞为主的多种炎症细胞，包括较多活化淋巴细胞和巨噬细胞，坏死较明显；上皮细胞增生、退化、坏死、变性；可有菌丝、孢子、包囊、菌体、虫体等可见病原，部分病原可伴嗜酸性粒细胞（图 1-4-15-8）。

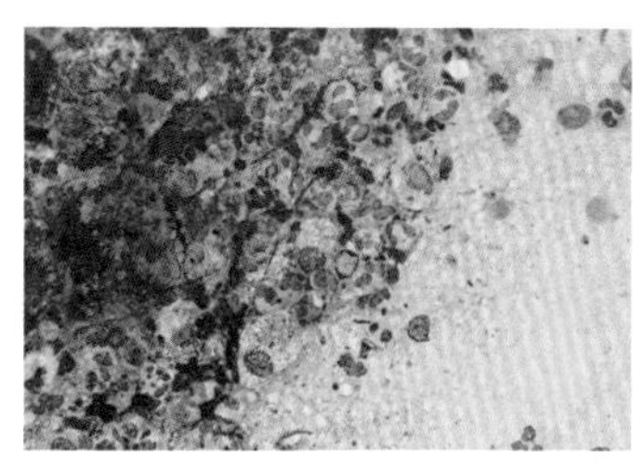

图 1-4-15-8　肺化脓性感染

（4）倾向病毒感染：见活化淋巴细胞为主的多种炎症细胞，包括散在中性粒细胞和巨噬细胞；不同程度“炎症改变”；可有“巨细胞反应”、病毒包涵体和“纤毛柱状上皮细胞断裂”等表现（图 1-4-15-9）。

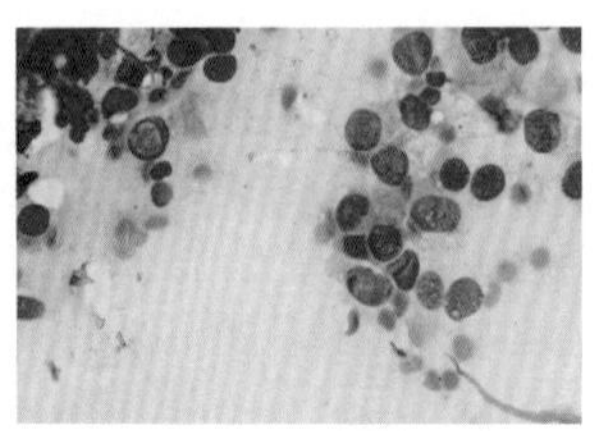
图 1-4-15-9　巨细胞病毒性肺炎

（5）肉芽肿性炎：炎症期，“淋间类上皮细胞亚群”特征，即较多淋巴细胞，间杂组织细胞和类上皮细胞；增殖期，组织细胞和类上皮细胞为主的多种炎症细胞，见多核巨细胞（图 1-4-15-10）。

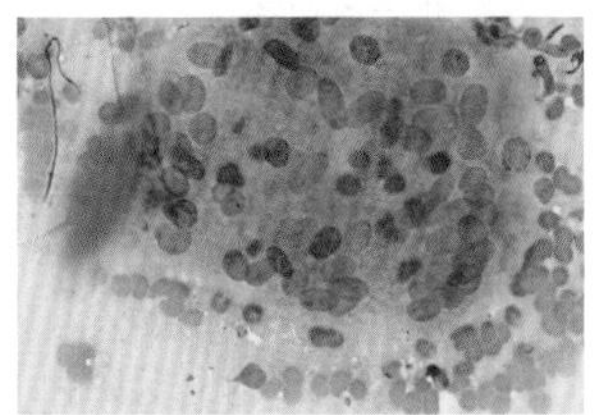
图 1-4-15-10　肺结核病

（6）机化：见于感染后或免疫原因，较多泡沫样巨噬细胞聚集，散在活化淋巴细胞与纤维母细胞，可有或无嗜碱性坏死物（图 1-4-15-11）。

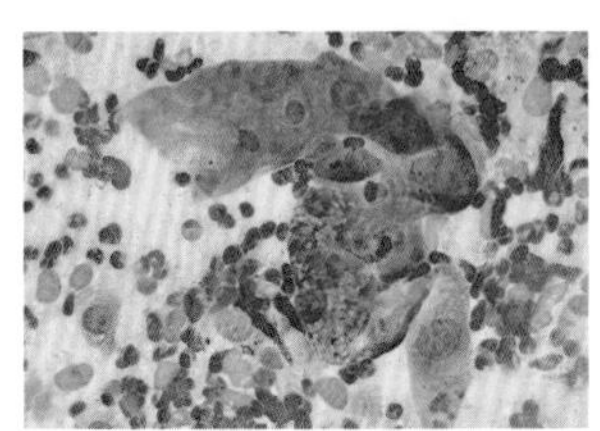
图 1-4-15-11　机化性肺炎

（7）纤维化：较多清亮泡沫样巨噬细胞，偶有聚集，较多纤维母细胞或纤维细胞（图 1-4-15-12）。

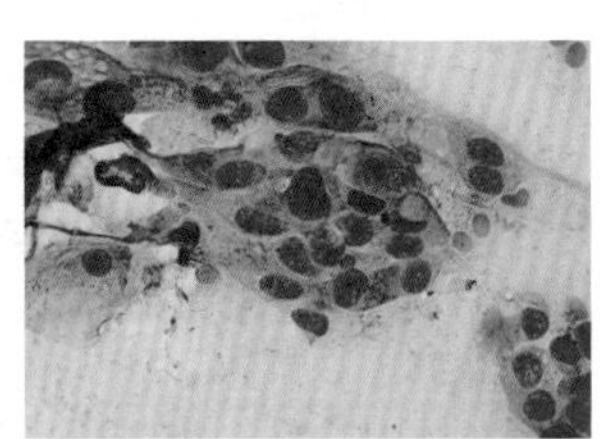
图 1-4-15-12　肺纤维化急性进展

（8）淋巴细胞为主的免疫性炎症反应：较多活化淋巴细胞，有不同程度“炎症改变”（图 1-4-15-13）。

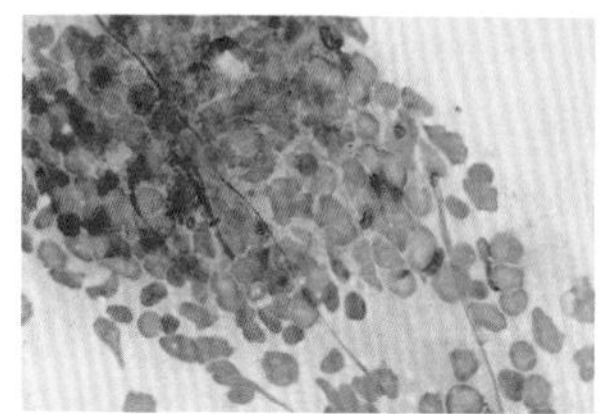

图 1-4-15-13 ANCA 相关血管炎

（9）嗜酸性粒细胞为主的免疫性炎症反应：较多嗜酸性粒细胞，有不同程度“炎症改变”（图 1-4-15-14）。

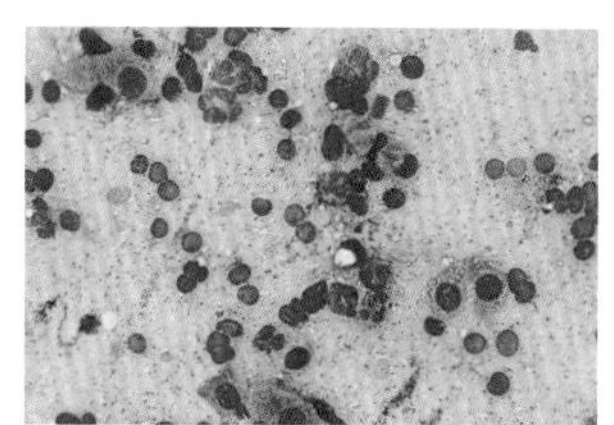

图 1-4-15-14 过敏性肺炎

（10）慢性非特异性炎症反应：组织细胞为主 的多种炎症细胞，散在淋巴细胞及浆细胞，偶见多核巨细胞和不典型肉芽肿；不同程度“炎症改变”。

（11）不确定但符合临床信息：不属以上类型，但其脱落细胞学是临床对应疾病状态的组织病理的“细胞学翻版”，即对应着符合临床预判的疾病状态所应有的组织内容的细胞脱落所形成的表现。

（12）不确定且与临床信息不符：不属以上类型，不能与临床信息相符合对应。

3. BALF 细胞计数与分类的结果分析

健康非吸烟者 BALF 细胞构成参考范围：巨噬细胞＞ 85%，淋巴细胞 10% ～ 15%，中性粒细胞≤ 3%，嗜酸粒细胞≤ 1%，鳞状上皮细胞或纤毛柱状上皮细胞均≤ 5%。淋巴细胞＞ 15%、中性粒细胞＞ 3%、嗜酸粒细胞＞ 1%，或肥大细胞＞ 0.5%，分别称为 BALF 淋巴细胞增多型、中性粒细胞增多型、嗜酸粒细胞增多型和肥大细胞增多型。

淋巴细胞计数≥ 25%，提示肉芽肿性肺病 [如结节病和过敏性肺泡炎（hypersensitivity pneumonitis，HP）]、非特异性间质性肺炎

（nonspecific interstitial pneumonia，NSIP）、慢性铍尘肺、药物反应、淋巴细胞性间质性肺炎（lymphocytic，interstitial pneumonia，LIP）、隐源性机化性肺炎（cryptogenic organizing pneumonia，COP）、淋巴瘤。淋巴细胞计数＞ 50%，提示 HP 或富细胞型 NSIP。嗜酸粒细胞计数≥ 25%，提示嗜酸性粒细胞肺浸润。中性粒细胞计数≥ 50% 强烈提示急性肺损伤、吸入性肺炎或化脓性感染。若肥大细胞计数＞ 1%，同时淋巴细胞计数＞ 50% 及中性粒细胞计数＞ 3% 则提示 HP。

（冯靖）

第 16 节　支气管肺泡灌洗术

支气管肺泡灌洗术（bronchoalveolarlavage，BAL）是指通过支气管镜向支气管肺泡内注入生理盐水并进行抽吸，收集肺泡表面液体及清除充填于肺泡内的物质，进行验证与免疫细胞及可溶性物质的检查，达到明确诊断和治疗的目的。1974 年 Reynolds 和 Newball 首次利用可弯曲支气管镜进行支气管肺泡灌洗术。这项古老的技术如今已走过 40 个春秋，时至今日仍被临床医师广泛使用，大量的证据证实 BAL 是一种操作简便却意义非凡的辅助技术，既可用于诊断，也可用于治疗。利用支气管肺泡灌洗液可进行细胞学、微生物学和免疫学等各项检查，结合患者的临床资料，广泛适用于各种呼吸系统疾病的诊疗，如肺部嗜酸性粒细胞相关疾病、外源性过敏性肺泡炎、肺泡蛋白沉积症、特发性肺纤维化、结节病、风湿性疾病伴肺纤维化和朗格汉斯组织细胞增生症、肺部肿瘤及肺部感染等。

总体来说，支气管肺泡灌洗术分为两大类：一类是肺段及肺亚段灌洗，主要属于诊断性灌洗术，在某些情况下，可作为支气管肺化脓性感染及气道分泌物阻塞性疾病的治疗；另一类是全肺灌洗术，属于治疗性灌洗术，主要用于肺泡蛋白沉积症及尘肺的治疗。

一、原理

BAL 的原理并不复杂，通过灌入生理盐水进而回收，通过分析肺泡上皮表面的细胞和非细胞成分，反映整个下呼吸道的炎症和免疫系统。BAL 与支气管冲洗有显著不同，后者指从大气道吸入分泌物或注入少量生理盐水。既往的研究通过比较开放肺活检和 BAL 的细胞成分，证实了 BAL 这一重要特征。换言之，BAL 通过简便操作，相当于对局部进行微创取样，从而反应该部位的炎症和免疫系统的组分。

二、设备及器械

常规的支气管镜设备即可完成支气管肺泡灌洗术，用于病原学分析的标本需用无菌容器收集，细胞学分析需选择对细胞黏附性较低的聚乙烯或聚碳酸酯塑料容器或玻璃容器以减少不必要的细胞损耗，非硅化玻璃不推荐使用（图 1-4-16-1）。

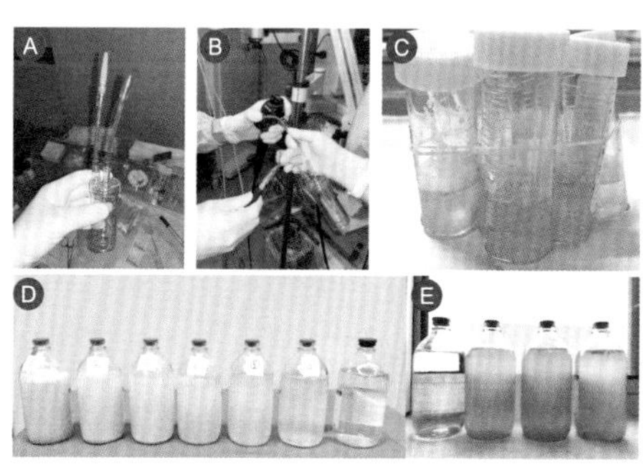

图 1-4-16-1　常用的支气管肺泡灌洗瓶

注：常用的支气管肺泡灌洗瓶（A）及连接方式（B）；C：支气管胆管瘘的患者行支气管肺泡灌术，见灌洗液呈现黄色胆汁样；D：肺泡蛋白沉积症患者行全肺灌洗术所收集的灌洗液，可见灌洗液从牛奶色逐渐变清亮；E：尘肺患者行全肺灌洗术所收集的灌洗液。

三、适应证

1. 弥漫性肺疾病，如肺间质疾病、肺泡蛋白沉积症、肺含铁血黄素沉着症、弥漫性肺泡出血、尘肺、肺部嗜酸性细胞相关疾病等的诊断、鉴别诊断及预后评价。

2. 肺部感染性疾病，尤其是免疫受损患者的机会性感染的病原体诊断。

3. 肺癌和其他肺部肿瘤的细胞学诊断。

四、禁忌证

BAL 没有绝对的禁忌证，但是存在高风险的情况和相对禁忌证。这些包括各种原因导致患者无法配合；FEV_1 小于 800 mL；中度至重度哮喘；严重高碳酸血症；严重通气 / 换气障碍，吸氧情况下氧饱和度持续低于 90%；恶性心律失常；未控制的严重高血压；6 周内发生的心肌梗死；未纠正出血倾向和血流动力学不稳定。

五、操作流程及注意事项

1. 术前准备

术前复习患者影像学资料，评估患者一般情况、出血风险，严格对照支气管镜检查的适应证和禁忌证。

BAL 术前可应用胆碱能受体抑制剂降低迷走反射，减少支气管分泌，增加 BAL 回吸收。常用的胆碱能受体抑制剂有阿托品、溴化异丙托品和盐酸戊乙奎醚注射液（长托宁）。阿托品一般于术前 5 分钟进行肌内注射；溴化异丙托品可吸入，不良反应较小；长托宁局部喷咽部，不良反应较少。

2. 操作步骤及技巧

常规在普通气管镜气道检查后、活检及刷检前行 BAL 检查，避免血液污染灌洗液。

（1）选择灌洗部位：对弥漫性肺病，通常选择右肺中叶（B4 或 B5）或左肺舌段行 BAL，因为此时一叶的灌洗往往可以代表全肺的情况，且右肺中叶及左上叶舌段易于气管镜嵌顿，灌洗操作便利，回吸收量较下叶多 20%。局限性肺病变则应根据影像学资料选择病变相应支气管肺段行 BAL。感染性疾病应在病变最严重部位行 BAL。对于肺外周病变，亦可采用径向超声支气管镜技术进行更准确的定位。操作者需仔细参考患者近期的肺部影像学资料，特别是出现新的或进展性的浸润性病变的叶段。

（2）麻醉：在需要灌洗的肺段经活检孔注入 2% 利多卡因 1 ～ 2 mL，行灌洗肺段局部麻醉。有条件开展静脉复合麻醉的医院应尽量在静脉复合麻醉下行 BAL，此条件下支气管镜嵌顿较好、BALF

回吸收量较多。选择静脉复合麻醉的患者术前应评估是否存在静脉麻醉的禁忌证，年老体弱及心、肺、肝、肾等重要脏器功能不全的患者应慎用。静脉复合麻醉的患者如仍有强烈的气道反应，同样可注入 2% 利多卡因 1 ～ 2 mL。

（3）注入灌洗液体：将支气管镜顶端向远端推进直至嵌顿在段或亚段支气管开口处，再用注射器经支气管镜活检孔注入 37 ℃或室温灭菌生理盐水。每次注入 20 ～ 50 mL，总量推荐 100 ～ 120 mL，一般不超过 300 mL。灌洗液体要求渗透压与血液相似，因此采用无菌生理盐水；室温或加热至 37 ℃的无菌生理盐水温度接近体温，有助于预防咳嗽、减少支气管痉挛。尤其在气道敏感的患者中，37 ℃生理盐水较室温可能增加灌洗液回收率和细胞回收量。

注入灌洗液体的总量尚无定论。2002 年中华医学会呼吸病学分会制定的《支气管肺泡灌洗液细胞学检测技术规范》推荐每次 25 ～ 50 mL，总量 100 ～ 250 mL，一般不超过 300 mL。2017 年的《肺部感染性疾病支气管肺泡灌洗病原体检测中国专家共识》认为应每次注入 20 ～ 50 mL 液体，总量为 60 ～ 120 mL。研究发现，灌入最初 20 mL 液体后获得的 BALF 含有更多的上皮细胞和铁蛋白，更可能是支气管灌洗液；灌入 120 mL 以上液体后灌洗液的检测结果才基本稳定。同时，若患者有明显气道炎症，结果可能受到气道分泌物的影响；在灌洗过程中也需注意 BAL 本身引起的感染医源性扩散。综上所述，第一管回收液体是否进行独立分析由单次灌入液体的容量及患者的个体情况决定；灌洗总量应适宜，既保证结果准确，又对患者不造成进一步损伤。

（4）负压吸引：注入生理盐水后，立即用 50 ～ 100 mmHg（1 mmHg=0.133 kPa）负压吸引回收灌洗液，总回收率≥ 30% 为宜，通常回收率为 40% ～ 60%。负压小于 50 mmHg 容易导致气道塌陷，过大的负压也可导致气道塌陷并减少灌洗液回收。

（5）BALF 收集：用于病原学分析的标本需用无菌容器收集，细胞学分析需选择对细胞黏附性较低的聚乙烯、聚碳酸酯塑料容器或玻璃容器以减少不必要的细胞损耗，非硅化玻璃不推荐使用。收集后，将 BALF 置于含有冰块的保温瓶中，立即送往实验室检查。

3. 注意事项

（1）灌洗过程中需鼻导管给氧，根据血氧饱和度调整吸氧流量。如果血氧饱和度持续低于 90% 超过 30 秒，需停止操作，增大氧流量或改面罩吸氧。

（2）支气管镜顶端直径应在 5.5 ～ 6.0 mm，适于紧密嵌顿于段或亚段支气管管口，防止大气道分泌物混入和灌洗液外溢，保证 BALF 回收量。使用远端导管灌洗可增加回吸收量。

（3）灌洗液一般可从支气管镜操作孔道直接注入，也可先置入导管再从导管注入进行远端肺泡灌洗；也可置入前端带气囊的导管，灌洗时将气囊充气并紧密嵌顿于段或亚段支气管开口，进行保护性支气管肺泡灌洗。

（4）灌洗次数主要取决于灌洗总量及所应用的注射器大小，通常认为 5 次 ×20 mL/ 次是临床上较为实用而安全的灌洗量。

（5）在灌洗过程中应注意避免黏膜受损和咳嗽。麻醉要充分，咳嗽反射必须得到充分的抑制，防止因剧烈咳嗽引起支气管黏膜损伤而造成灌洗液的混血，同时影响回收量。

（6）回吸收时负压不宜过大，一般推荐低于 100 mmHg，也可根据情况进行调整，以吸引时支气管腔不塌陷为宜。

（7）若出现以下任一情况，灌洗液细胞计数认为不具备临床意义：患者呼吸道中有脓性分泌物；灌洗过程中支气管镜未能保持嵌顿；回收的灌洗液量小于 40% 灌洗液体量。

4. 术后处理

用于病原学分析的 BALF 标本需用无菌容器收集；用于细胞学分析的标本需用硅化的塑料容器或玻璃容器收集以减少细胞黏附。如考虑为大气道疾病时，建议第 1 管 BALF 单独处理；非大气道疾病时，可将所有标本混合后一起处理。收集后，将 BALF 置于含有冰块的保温瓶中，立即送往实验室检查。

六、建议麻醉方式

局部麻醉剂为 2% 利多卡因。可使用 2% 利多卡因 5 ～ 10 mL，雾化吸入，也可采用细导管插入鼻腔，用 5 mL 注射器注入 2% 利多卡因，每次1 mL，间隔1分钟给予1次，共5次，操作前再次给予利多卡因咽部喷雾3～5次，麻醉效果较好。支气管镜进入气管后，可根据患者气道反应情况追加2%利多卡因进行气管内麻醉。

有条件开展静脉复合麻醉的医院应尽量在静脉复合麻醉下进行，以获得支气管镜嵌顿较好、增加BALF回吸收量的效果，但需严格筛选患者，术前应评估有否静脉麻醉的禁忌证，年老体弱及心、肺、肝、肾等重要脏器功能不全的患者应慎用。术中应常规进行心电及脉搏血氧饱和度监测。可选择性静脉给予咪达唑仑镇静。

七、并发症及其预防和处理

1. 支气管肺泡灌洗术是一种相对安全的操作，总体的不良反应发生率为0～2.3%，主要与患者的基础疾病、灌洗的量、部位和回收率相关。

2. 咳嗽：咳嗽是BAL最常见的并发症，对于局麻下的灌洗操作，咳嗽几乎是不可避免的。加重咳嗽发生的主要原因包括麻醉不充分、灌洗速度过快、灌洗液的温度等。因此，充分的气道麻醉、合适的灌洗速度和灌洗液的温度（37 ℃）是减少患者咳嗽反应的重要措施。

3. 低氧血症：低氧血症也是BAL常见的并发症，发生率约为80%。引起低氧血症的主要原因是灌洗操作影响了局部肺叶的通气血流比，通常情况下低氧血症并不十分严重，但随着操作时间的延长及灌洗量的增加，可能出现严重的低氧血症。因此，在呼吸支持技术下的灌洗术操作保障了灌洗术的顺利进行，尤其是全肺灌洗术要求在全麻双腔气管插管下进行，术后需注意利尿及使用小剂量激素以减少气道及肺泡的水肿，纠正低氧血症。

4. 肺功能下降：支气管肺泡灌洗术对肺功能的影响通常是可逆的。其主要原因是由于操作刺激一方面直接引起小气道收缩；另一方面灌洗液稀释了肺泡表面物质，引起肺泡腔及呼吸性细支气管塌陷，从而使肺通气及患者功能均出现下降。但随着操作终止，灌洗液局部吸收后，肺功能可快速恢复至术前水平。

5. 发热：灌洗后发热的发生率为3%～5%，可能是由于灌洗激活了某些炎症物质的释放所致，故而发热多为一过性吸收热，可自行缓解。但少数情况也可能是由于灌洗导致感染的播撒所致。因此，对于感染性疾病的灌洗需尽量固定在感染最严重的叶段，切勿一次性多叶段灌洗，导致感染的快速播撒。

6. 气道黏膜损伤及出血：由于暴力操作或灌洗本身引起的剧烈咳嗽所致。因此，熟练的操作加上充分的麻醉、合适的灌洗速度和灌洗液的温度可将气道黏膜损伤和出现的风险降至最低。

7. 心血管并发症：主要与支气管镜操作相关，多见于有基础心血管疾病的患者。因此完整的术前评估是减少该类并发症的重要手段。

8. 其他：发生麻药过敏、喉痉挛、声门水肿及气胸等。

（李雯　夏旸）

第 17 节　经支气管钳夹肺活检

一、原理

经支气管肺活检在 20 世纪 70 年代开始取代开放肺活检。它是将可弯曲的支气管镜插入患者支气管分支后，在或不在 X 线透视下应用活检钳对支气管镜难以直视的外周病灶进行夹取的一种方法。可应用于弥漫性病变或局限性病变。

二、设备及器械

TBLB 在临床中应用广泛，其所需设备及器材简单，即电子支气管镜及活检钳。活检钳种类主要有杯状、鳄齿、双开、侧开等种类（图 1-4-17-1）。

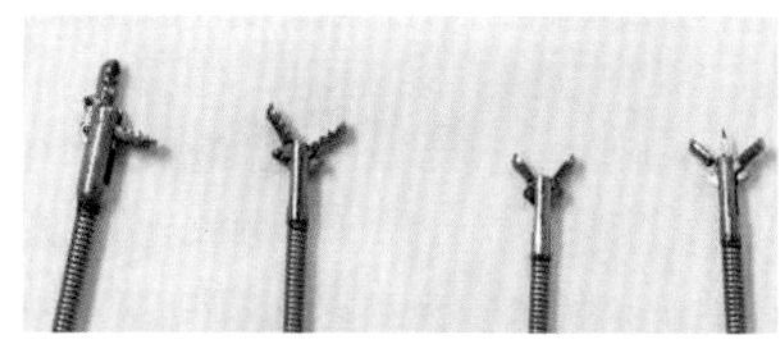

图 1-4-17-1　支气管镜下应用的活检钳种类

三、适应证

1. 肺部弥漫性病变原因不明者。

2. 肺局限性周围型病变病因不明者。

3. 肺移植术后观察排异反应者。

4. 周围型肺癌患者抗肿瘤治疗过程中需二次活检者。

5. 肺部感染性病变抗感染治疗效果不佳，为明确致病菌者。

四、禁忌证

除常规支气管镜检查禁忌证外，以下情况需谨慎：拟活检部位有严重肺大疱者；病变处无明确引流支气管者；因 TBLB 有出血风险，正在口服氯吡格雷等抗凝药或凝血功能障碍、血小板减低者需谨慎；肺动脉高压、高血压、上腔静脉阻塞患者可增加出血风险。

五、操作流程及注意事项

（一）术前准备

1. 确定病变部位

首先行胸部增强 CT 扫描，如条件允许，建议行薄层扫描。了解病变范围、部位，确定活检部位。如为肺部弥漫性病变，可选取病变较重的一侧肺及肺叶进行 TBLB；如为局限性病变，可行手绘法（见本章第 9 节）确定病变所在肺叶、段、亚段等分支部位。因目前可用于成人活检的最细支气管镜外径为 4.0 mm，可到达 7 级支气管，可应用手绘方法引导支气管镜尽可能的贴近病变处。另可联合虚拟导航或电磁导航等工具辅助定位。由于一些肺部实性病变存在血管变异、血管瘤等可能，故建议术前必须行增强 CT 扫描。

确定病变部位后需测量靶区距离支气管镜可到达的引流支气管之间的距离，也就是确定活检钳需伸出支气管镜先端多长方可到达病灶。此项步骤切不可省略。

2. 评估手术风险

如胸部 CT 扫描提示病变处有引流支气管，可行 TBLB 术，则需评估手术风险。包括血常规、血凝、心电图、肾功能等检查。

3. 确定是否联合辅助手段

包括 C 形臂、电磁导航、径像超声等工具。常规支气管镜直视下难以观察的直径小于 20 mm 的肺周围性病灶，TBLB 诊断率仅为 11% ～ 42%。Izumo 等报道应用 EBUS-GS 诊断肺外周病变敏感度高达90.6%。因此，术前需评估盲检阳性率。如病变比较靠近中央、CT扫描可见明确引流支气管、病变范围较大，可能不需要联合上述工具。

（二）操作步骤及技巧

1. 常规支气管镜检查

观察支气管黏膜有无局灶性肿物、粗糙等表现，观察有无局灶性出血或某支气管腔内血性分泌物、脓性分泌物等表现，其有助于操作者确定病变部位。如为弥漫性病变，则选择引流支气管内病变更为严重的分支进行TBLB术。

2. 定位

对双肺弥漫性病变，活检部位选择病变较重的一侧，选择病变较重的肺叶，同时需尽量避开右肺中，可选择B9、B10。如两侧受累大致相同则取右下叶；如有多个局限性病灶，尽量选取靠近中央、有引流支气管的病变。

3. 活检

（1）将支气管镜根据术前拟定路径进入靶区引流支气管，并尽量邻近病灶。

（2）助手于患者口鼻处固定支气管镜，操作者经支气管镜活检孔道送入活检钳，如病变位于上叶，活检钳通过支气管镜弯曲部时可能通过困难，如强行推进，可能导致支气管内皮损伤，此时可先后退支气管镜至右主支气管内，露出活检钳头端后再将镜身送入上叶支气管内。

（3）助手持续固定镜身，操作者继续向前推送活检钳，按照术前准备总测量的距离掌握活检钳离开镜头的长度,到达病变区域。对局限性病变可应用镜像超声探头探查活检钳是否已到位。如未探及病灶，则需将探头在冻结状态下向前方送入，启动超声后逐渐向后撤探头，观察有无病灶。如仍为探及病灶则需将探头全部撤出至气管镜镜身内后重新定位。

（4）确定活检钳位于病灶靶区后嘱患者深吸气，在吸气相张开活检钳，再向前稍推进遇阻力，在呼气时钳取组织，询问患者有无胸痛，如无不适则后撤活检钳完成一次活检。

（5）活检钳退出后气管镜不能立即退出，需观察引流支气管内有无血液流出，少量出血可先不予处理，如出血量较多需积极止血治疗后重复步骤（2）～（4）。一般活检 5 ～ 10 块。如有 ROSE 证实，亦可减少活检次数。

（6）标本满意后对引流支气管腔内可注射冰盐水或止血药止血治疗，观察确定无活动性出血后充分吸引其他分支内分泌物，撤出气管镜。

（三）注意事项

1. 插入活检钳过程中遇阻力时可轻加压，如果仍不能推进，如深度已够，则预测活检钳已到达病灶的边缘；如深度不够，可稍退后轻轻旋转镜身并稍加压至不能继续前进为止。

2. 为提高 TBLB 阳性率，可联合 C 形臂、导航系统等方法；另外可多种方法联合，可联合刷检、灌洗等；TBLB 阳性率与活检钳大小及活检次数相关，在不增加出血等风险的同时尽量多取组织标本可增加阳性率。一般来说，弥漫性肺疾病：一侧肺内取 4 ～ 6 块标本，局限性肺疾病：7 ～ 8 块标本。如有 ROSE 证实，亦可减少活检标本数。

3. 弥漫性病变建议夹取胸膜下肺组织，可降低大出血风险，且夹取支气管末梢可得到相应肺组织，对诊断更有意义。

4. 在 TBLB 术中是否需联合 C 形臂的问题上，提倡如条件允许，建议使用。对局灶性病变可提高诊断率，对弥漫性病变一定程度上有利于减少 TBLB 后气胸的发生。

六、建议麻醉方式

TBLB 是支气管镜诊断技术中最为常用的手段之一，其对支气管黏膜刺激相对较小，绝大多数患者均可耐受，因此局麻或全麻均可。

七、并发症及其预防和处理

严重并发症发生率为 0.08% ～ 0.3%，死亡率为 0.01% ～ 0.04%。

（1）发热：多是由肺泡巨噬细胞释放的前炎症细胞因子引起，不进行支气管肺泡灌洗，一般很少发生发热（1.2%），很少有支气管镜检查后刷检或活检的肺段发生严重感染的报道。有报道 TBLB

后 15% 的患者有发热，但没有 1 例血培养阳性，一般不需要预防性使用抗生素。

（2）出血：TBLB 术中机会所有病例均会有不同程度的出血，越靠近胸膜血管越细，大出血风险约小。因此，活检时尽量选取外带。术中少量出血可灌注冰盐水或止血药对症处理，一般此种方法均可达到止血目的。如出血量多，处理方法参见第一部分第 5 章第 27 节。

（3）气胸：活检部位越靠近胸膜，发生气胸的风险就越大。主要预防措施：夹闭活检钳时询问患者有无胸痛症状；术前仔细阅读胸部 CT，靶区如有胸膜粘连情况，则术后发生气胸风险增加。因此，对高风险人群术后需认真观察有无胸闷、气短症状，仔细查体有无患侧呼吸音减弱、血氧饱和度降低等情况，必要时需行胸片检查。TBLB 术后无须常规行胸片检查。肺压缩小于 30% 可给予高流量吸氧促进吸收，大于 30% 需行胸腔穿刺引流，必要时放置细的胸腔引流管。

（4）其他：如心律失常、气道痉挛等，发生率较低。

（李冬妹）

第 18 节　经支气管冷冻肺活检

一、原理

经支气管冷冻肺活检（transbronchial cryobiopsy，TBCB）是将冷冻探头经支气管伸入到远端小支气管，利用冷冻探头在冷冻过程中的黏附性，将探头周围的组织撕裂，获得远端细支气管与肺组织标本的一项技术。

二、设备及器械

冷冻治疗仪、灭菌（低温等离子等）冷冻探头、硬镜设备或气管插管设备、封堵用止血球囊（取石球囊或扩张球囊）、止血药品、胸腔闭式引流术相关物品、标本采集及保存物品（包括装有 10% 中性甲醛固定液或 2.5% 戊二醛固定液的标本瓶、病原微生物培养瓶、标本大小测量工具等），其余同常规支气管镜检查。有条件的单位建议尽量在C形臂、径向超声探头、磁导航等可视化设备引导下实施TBCB，便于精准定位，减少气胸和出血等并发症的发生。

三、适应证

1. 弥漫性实质性肺疾病（diffuse parenchymal lung diseases，DPLD）：对于综合HRCT、临床病史和常规检查方法（如痰液检查、血液检查、常规支气管镜等）仍不能明确病因的DPLD患者，推荐行TBCB辅助诊断。DPLD是TBCB的主要适应证。

2. 肺外周局部病变：对于肺外周病变，TBCB不作为首选检查手段。但对于普通支气管镜、经支气管钳夹活检（transbronchial forceps biopsy，TBFB）、超声支气管镜检查等常规检查方法仍无法明确的肺外周病变，推荐行TBCB，TBCB可以获取比TBFB体积更大、质量更高的组织标本，用于进一步的分子病理学检查有优势。

3. 肺移植后排斥反应的监测：目前已有研究证明TBCB能够提供更大、更高质量的组织标本，可以安全替代常规的TBFB来监测肺移植后排斥反应的情况。

四、禁忌证

1. 绝对禁忌证

（1）存在常规支气管镜检查禁忌证者。

（2）不能纠正的出凝血功能障碍、血流动力学不稳定、严重呼吸衰竭患者（经给氧或机械通气情况下PaO_2仍然小于60 mmHg）。

（3）已经通过HRCT等明确诊断的特发性肺纤维化（idiopathic pulmonary fibrosis，IPF）。

2. 相对禁忌证

（1）未控制的肺动脉高压或高血压。

（2）肺功能极差：肺一氧化碳弥散能力（diffusing capacity of the lungs for carbon monoxide，DLCO）＜35%或用力肺活量（force vital capacity，FVC）＜50%。

（3）拟活检的局限性病变靠近中大血管、空洞或肺大疱。

（4）存在硬质支气管镜（以下简称“硬镜”）或气管插管禁忌证者。

有报道此类患者可在喉罩下开展 TBCB，但存在较大的安全隐患（对出血风险控制弱，可能冻住声带，导致声带损伤和窒息等）。

五、操作流程及注意事项

（一）术前准备

（1）术前检查与沟通：患者完善胸部 HRCT、肺功能等，疑有肺动脉高压者完善经胸超声心动图肺动脉压力测定。术前与患者及其家属充分沟通，其余同常规支气管镜检查。

（2）术前多学科讨论（multidisciplinary team，MDT）：术前建议由临床医师、放射科医师、麻醉医师和病理科专家进行多学科讨论，共同制订手术方案（如确定取材部位等）和风险防控预案等。

（二）操作步骤及技巧

1. 建立人工气道

使用硬镜鞘管或气管插管作为工作通道，以利于可弯曲支气管镜（以下简称“可弯曲镜”）和冷冻探头进出，并保护声带及控制出血，优先选择硬镜鞘管。

（1）插入硬镜鞘管：同常规硬镜插入方法。硬镜鞘管连接高频喷射呼吸机及麻醉机通气（图 1-4-18-1），通气参数设置及注意事项同常规硬镜操作。

（2）气管插管：同常规气管插管方法，建议选择内径 7.5 ～ 8.0 mm 的气管导管（图 1-4-18-2）。通气参数设置及注意事项同常规气管插管下支气管镜操作。

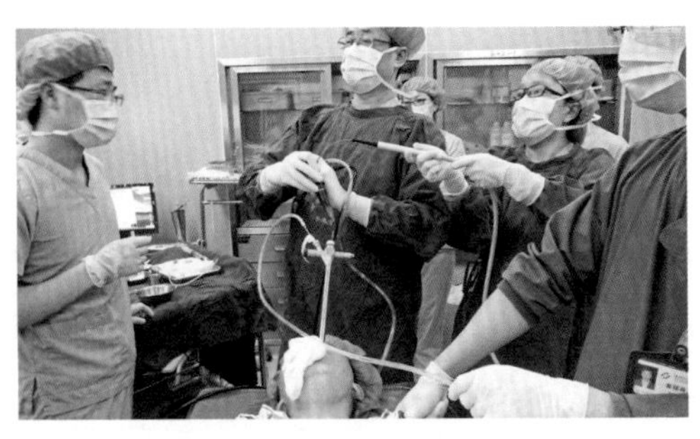

图 1-4-18-1　插入硬镜鞘管进行 TBCB

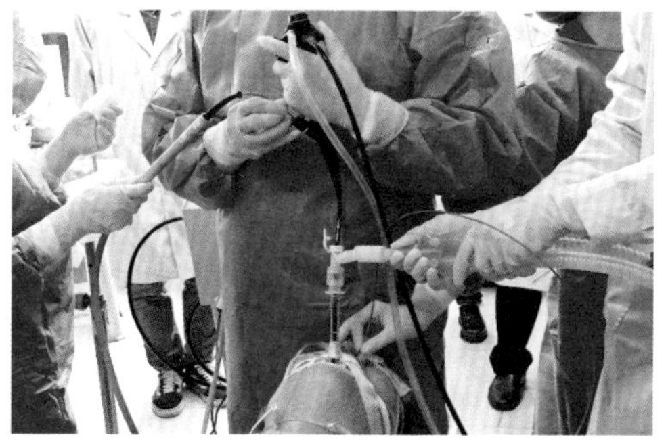

图 1-4-18-2　气管插管下进行 TBCB

2. 预置或备用止血球囊

硬镜下 TBCB 不需常规预置止血球囊而仅需备用止血球囊。气管插管下 TBCB 建议常规预置止血球囊以更好防控出血。

气管插管下预置球囊方法如下：可弯曲镜经鼻进入，从气管导管旁通过声门进入气管，排空气管导管的气囊，通过气管进入目标叶段支气管，经可弯曲镜工作通道置入球囊导丝至拟活检目标叶段支气管内，留置导丝后退出可弯曲镜。可弯曲镜经气管导管进入气道，助手将止血球囊经已放置的导丝引导送至拟活检目标叶段支气管开口，可弯曲镜直视下注气使球囊充盈，注气量以能完全封闭目标段或叶支气管开口为宜（图 1-4-18-3），记住所需注入的气量，测试完毕后放气备用。重新充盈气管导管气囊、鼻孔处胶布粘贴、助手协助等方法固定止血球囊防止移位和滑出。

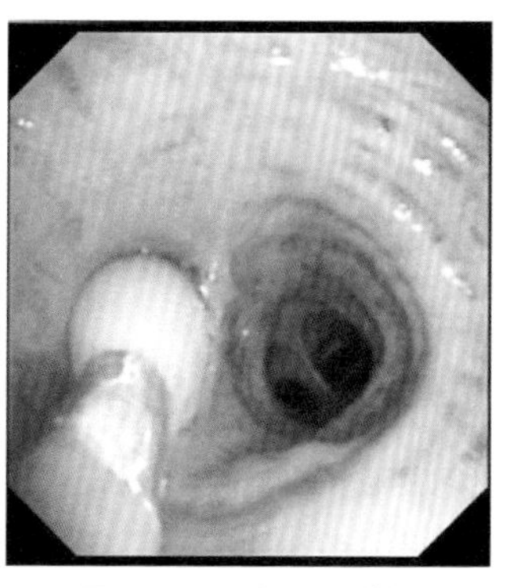

图 1-4-18-3　充盈止血球囊

3.TBCB 操作

（1）确定活检部位：对于弥漫性病变，选择离胸膜下 1 ～ 2 cm 附近活动性（渗出性）病灶最多、最集中部位进行活检，建议在同一肺叶不同肺段或同侧肺病灶密集的不同肺叶活检以提高诊断率，同时在病灶 - 相对正常组织交界面和同侧肺病灶最少或“正常”部位作活检，以作对比。对局限性病灶，先采用径向超声、C 形臂、导航等可视化设备精准找到病灶，然后沿着相同的路径进行活检。在 C 形臂引导和监视下不仅可以帮助确认冷冻探头前端至胸膜的距离，降低气胸发生率，还可以引导冷冻探头更精准到达拟活检部位，实施精准活检，因此建议积极采用。

（2）插入可弯曲镜：经硬镜鞘管或气管导管插入可弯曲镜，将其前端置于拟活检段支气管开口。对于局限性病灶，须采用径向超声、C 形臂、导航等可视化设备引导，确认病灶所在的目标段支气管。

（3）选择冷冻探头，并测试冷冻效果：外径 2.4 mm 和 1.9 mm 的冷冻探头都可以用于 TBCB，2.4 mm 探头的冷冻效能高于 1.9 mm 探头，为了获得相同大小的标本，使用 1.9 mm 的探头可能需要更长的冷冻时间。若目标支气管过小过细，或病灶位于上叶尖段角度过大，2.4 mm 冷冻探头可能无法进入目标支气管远端，在此情况下可以更换为 1.9 mm 的冷冻探头。选择冷冻探头后，连接冷冻治疗仪，在水浴中测试探头的冷冻效果。

（4）插入冷冻探头到拟活检部位：固定可弯曲镜前端在拟活检的目标段支气管开口，将冷冻探头经可弯曲镜工作通道置入拟活检段支气管内。气管插管下预置有止血球囊时，冷冻探头从排空的止血球囊旁边进入拟活检段支气管（图 1-4-18-4）。对弥漫性病灶盲检时，向前推送冷冻探头直至遇到阻力不能再进入（表明冷冻探头前端已到达脏层胸膜，回撤再送入，来回几次确认）。回撤冷冻探头 1～2 cm，准备 TBCB 活检。

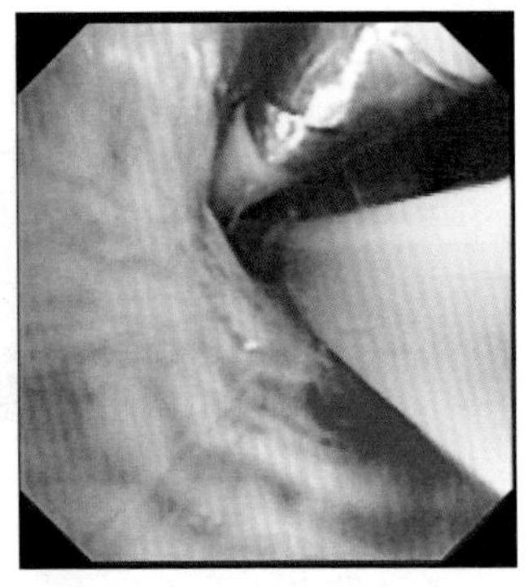

图 1-4-18-4　预置球囊后冷冻探头从排空的止血球囊旁边进入拟活检段支气管

（5）冻取组织：冷冻探头插入到拟活检部位后，将二氧化碳冷冻气源工作压力调整到 50 ～ 60 bar，踏下开关，冷冻数秒后立即将冷冻探头与可弯曲镜一起移出，取下探头上的组织标本送检。冷冻时间上，建议外径 2.4 mm 探头 3 ～ 6 s，1.9 mm 探头 6 ～ 7 s。

冻取组织大小与冷冻时间、冷冻探头大小、探头新旧程度、气源压力、组织性质（如含水量、韧度）等多种因素有关。气源压力越高，冷冻时间相对越短。从冷冻效果和安全性考虑，建议 2.4 mm 探头从 3 s、1.9 mm 探头从 6 s 开始试冻取，根据试冻取样本大小调整冷冻时间，以获取满意大小的组织标本。

（6）出血及气胸的观察与处理：若在气管插管下进行 TBCB，冷冻探头自活检叶段支气管移出后，助手立即按预测试的气量注气充盈球囊封堵止血。取下标本以后，可弯曲镜再次经气管导管快速进入到活检叶段支气管，仔细观察球囊在位及出血情况，观察 1 min 左右，若无血液从球囊与支气管间隙溢出，在可弯曲镜监视下缓慢放空球囊，边放空边观察出血情况，有继续出血则将球囊再充盈封堵，直至出血完全停止。若无出血或出血停止，则可放空球囊。同时助手仔细检查是否有气胸、纵隔气肿、皮下气肿发生，若在 C 形臂监视下实施 TBCB，可直接在 C 形臂下观察是否有气胸发生。若无气胸、出血或出血停止，可实施新一次的活检。若在硬镜下 TBCB，取下标本以后，可弯曲镜迅速再次经硬镜鞘管进入到活检叶段支气管，仔细观察出血情况。若有出血或气胸发生，参见本节“并发症及其预防和处理”部分内容，予以处置，出血停止或气胸处理完毕后再行新一次的活检。

（7）再次冷冻活检：冷冻探头再次进入拟活检部位行更多次活检。在气管插管下 TBCB 时，若需在新的叶段支气管活检，需要先将止血球囊放置到新的拟活检的目标段支气管内。从原叶段支气管退出球囊后，可以在止血球囊内重新置入导丝，活检钳经可弯曲镜工作通道进入钳住导丝引导球囊进入新的拟活检叶段支气管，重复前述活检过程。硬镜下 TBCB，无须预置和调整止血球囊，可弯曲镜和冷冻探头可以直接进入新的目标段支气管行新一次的活检。

（8）结束手术：TBCB 结束，可弯曲镜观察已无出血，患者生命体征平稳，拔除硬镜鞘管，在气管插管或喉罩通气下，将患者送入麻醉复苏室或重症监护室观察。

（三）注意事项

（1）注意避免选择以下部位作活检：①纤维化病变密集处（诊断价值有限，且蜂窝样病灶活检易发生气胸）；②胸膜下 1 cm 以内病灶（活检撕裂胸膜发生气胸的风险显著增加）；③中央气道（不能获得细支气管和肺组织）；④中间部位支气管（有伴行、软骨保护不全的中等大小的血管，活检易致大出血）；⑤空洞部位（有潜在的动脉瘤，可能导致大出血）；⑥可弯曲镜下观察病灶所在叶段支气管慢性炎症肿胀明显触之易出血，冷冻探头经过或对远端炎症明显的支气管活检时易引起较大量出血；⑦双侧肺同时活检（发生出血或气胸后有致命风险）。

（2）推送冷冻探头时注意动作轻柔，以免探头用力过度时刺破胸膜发生气胸，特别是采用较尖细的外径 1.9 mm 的冷冻探头时。有时拟活检的目标段支气管过小过细，冷冻探头难于深入，在此情况下可以尝试先经可弯曲镜工作通道推注少量空气或生理盐水扩张拟活检的支气管，待管径扩大后再送入冷冻探头，或更换活检部位，或更换更小的冷冻探头。对于局限性病灶，若必须经过的段支气管肿胀明显，可以先将 1 mL 的 1∶10 000 的冰肾上腺素稀释液注入拟活检段支气管，待其肿胀减轻后再送入冷冻探头活检。若是弥漫性病变，建议选择其他段支气管，避免因气道慢性炎症导致出血风险增加。

（3）取出冷冻探头时注意防止过度暴力拽拉，若探头被冻住无法拔出，应复温解冻后重新调整时间冻取，防止支气管和血管被暴力性拉断。

（4）标本大小及数量：活检标本直径宜≥ 5 mm，病理学家认为 TBCB 标本≥ 5 mm 可在大多数情况下满足病理诊断的需求。最佳的活检标本数量没有统一规定，一般取 3 ～ 5 块标本以满足病理学、病原学检查等需要。如果具备快速现场评价条件，建议尽量做 ROSE，有助于评判所取标本质量，帮助肿瘤、结核、真菌等疾病的快速判断，减少冻取标本的数量，缩短操作时间，降低气胸、出血及麻醉的风险。

（5）获取诊断：对于间质性肺疾病，主张采用临床—放射影像—病理学联合诊断模式（clinico-radiologic-pathologic diagnosis，CRP）获取诊断。

（四）术后处理

（1）术后观察、用药：术后密切观察是否有气胸、纵隔气肿、皮下气肿发生，至少术后 2 h 内完成胸部 X 线检查，注意警惕迟发性气胸（有观察到少数患者可在术后 72 h 内发生气胸），并及时处置。术后酌情给予止血、祛痰药物预防出血和小气道痰液及血凝块堵塞。对于感染高危人群（如免疫力低下人群），术后可短期给予抗菌药物预防继发感染。

（2）标本保存、处理与送检：冻取的标本随冷冻探头立即放入 37 ℃或室温生理盐水中解冻，用湿纱布轻柔取下，注意避免暴力剥取组织。取下的标本需在 1 min 内完成大小测量（用直尺分别测标本长、宽和厚度并记录其大小），随后立即转移到 10% 中性甲醛液（用于病理等检查）或生理盐水中（用于微生物培养）。若需作电镜检查，需要将标本切成 1 mm^3 大小的组织块置于 2.5% 戊二醛中 4 ℃固定 2 h。甲醛固定的标本在 6 h 内送至病理科进行石蜡包埋、连续切片后在光学显微镜下观察，常规进行苏木精—伊红（hematoxylin-eosin staining，HE）染色，由病理专家根据光镜观察结果决定是否进行特殊染色或免疫组化或送电镜进一步检查；完成初步检查后，剩下的标本应保留在石蜡块中，以供进一步检查，如特殊染色、分子病理检查等。放入生理盐水中的标本在 2 h 内送至检验科进行细菌和真菌等微生物培养。

六、建议麻醉方式

使用硬镜鞘管作为工作通道需在全身麻醉下进行，以丙泊酚—瑞芬太尼—肌松药为主的全凭静脉麻醉。手术开始前 1 min 静脉泵入瑞芬太尼（5 ～ 10 μg/kg）+丙泊酚（1 ～ 1.5 mg/kg）行诱导麻醉，在静脉麻醉诱导时予以面罩吸入 100% 氧气。然后静脉给予速效肌松药维库溴铵 0.08 ～ 0.12 mg/kg，同时继续给氧。当足够的氧合和肌松效果达到后，即可开始硬镜的插入。术中持续泵注丙泊酚每小时 1.5 ～ 4.5 mg/kg，瑞芬太尼每分钟 0.025 ～ 0.100 μg/kg，并根据患者反应调整麻醉深度。

使用气管插管作为工作通道可在全身麻醉或深度静脉麻醉下进行。静脉麻醉方法如下：术前 5 min 行鼻导管吸氧去氮给氧 8 ～ 10 L/min。手术开始前 1 min 静脉泵入瑞芬太尼（5 ～ 10 μg/kg）+ 丙泊酚（1 ～ 1.5 mg/kg）行诱导麻醉，待患者意识、睫毛反射消失后暂停给药并经口行气管插管。术中持续泵注丙泊酚每小时 1.5 ～ 4.5 mg/kg，瑞芬太尼每分钟 0.025 ～ 0.100 μg/kg，并根据患者反应调整镇静或麻醉深度。

七、并发症及其预防和处理

与 TBCB 直接相关的并发症包括出血、气胸、纵隔气肿、皮下气肿、术后感染、病情急性加重等。间接并发症还有与支气管镜操作、麻醉、机械通气相关的并发症。这里重点介绍与 TBCB 直接相关的主要并发症及其处理。

1. 出血的处理

出血是 TBCB 最常见的并发症。TBCB 总体出血率约 76.0%，但多以轻度出血为主，轻度出血率约 53.2%，中度出血率为 17.7% ～ 22.3%，重度出血率在 0.5% ～ 6%。

气管插管下 TBCB 因预置球囊封堵，出血量常常较小，无须特殊止血处理，如排空球囊后仍有反复出血，可重新充盈球囊并经球囊中空导管向封堵远端叶段支气管内注入凝血酶、肾上腺素等止血药物加速止血。如因球囊发生移位封堵效果不佳而出现较大量出血，可重新调整球囊至合适位置封堵止血，并按下述硬镜下 TBCB 方法止血。

硬镜下 TBCB 处理出血的方法如下：①保持可弯曲镜持续抽吸，多能有效止血。②对于经抽吸不能止血或出血量较多者，可经可弯曲镜工作通道镜下局部注入冰生理盐水或 1∶10 000 肾上腺素稀释液 1 mL 止血，可单次或多次注入，也可同时静脉推注血凝酶、垂体后叶素等药物止血。但对于较大量出血者，须慎用或不用气道内注入血凝酶或凝血酶等促凝药物，以免形成血凝块导致抽吸和取出困难而发生窒息风险。③极少数经抽吸和应用药物仍然无法止血患者，可经可弯曲镜工作通道置入前述止血球囊至出血叶段支气管封堵止血。也可以在硬镜下填塞止血纱布至出血叶段支气管内止血，但要注意防止止血纱布脱出堵塞其他支气管而致窒息。④尽管需要通过支气管动脉栓塞或外科手术止血的病例极为罕见，但仍应作好支气管动脉栓塞或外科手术止血的应急预案。

2. 气胸、纵隔气肿和皮下气肿的处理

TBCB 发生气胸、纵隔气肿和皮下气肿的概率在 10% 左右。每次活检后均应仔细检查颈胸部皮肤是否有捻发感，对比叩诊和听诊双肺，若颈胸部皮肤有捻发感，或活检侧呼吸音显著降低甚至消失，应停止继续活检，利用 C 形臂或超声检查以评估气胸、纵隔气肿和皮下气肿的发生，或作诊断性穿刺抽气。

若为少量气胸、纵隔气肿和皮下气肿且患者无明显呼吸困难，可不需特殊处理，予以吸氧后多可自行吸收。对于肺压缩＞30%、有呼吸困难表现或气胸加重的病例，可给予胸腔穿刺抽气或胸腔闭式引流，对于伴有呼吸困难的纵隔气肿和皮下气肿，可作胸骨上窝皮肤切开引流气体，常可在短时间内愈合。

3. 感染

术后密切观察患者体温及呼吸道症状。术后一过性发热，无须治疗可自行退热。若发热时间超过 24 h，呼吸道咳嗽咳痰等症状加重或外周血白细胞总数明显升高者，应做病原学检测，并给予抗菌药物治疗，特别是对肺部原发病变较多、免疫力低、感染风险高的患者，应给予积极抗菌治疗，以防病情加重。

4. 病情急性加重

有报道极少数病例 TBCB 术后出现急性加重，尽管不能确定一定与 TBCB 术相关，但对所有患者仍应密切观察，及时处置。特别是对于病灶弥漫、病情较重的患者，选择 TBCB 术应严格把握适应证和禁忌证。

TBCB 是一种安全有效、微创、可实施性强的新型肺组织活检技术，适用于弥漫性肺疾病、肺外周病变的诊断及肺移植后排斥反应的监测。TBCB 的开展有助于推动目前国内 DPLD 病因由临床—放射影像学即 CR 经验诊断模式向临床—放射影像学—病理学即 CRP 精准诊断模式的转型，显著提升 DPLD 的病因诊断率，是有望大部分替代 SLB 诊断 DPLD 病因的首选技术，十分重要并值得开展。

（江瑾玥　郭述良）

第 19 节　支气管胸膜瘘的定位方法

支气管胸膜瘘（bronchopleural fistula，BPF），是指支气管与胸膜间形成的异常通道，临床上常见于肺切除术后，亦可见于结核性脓胸、肺脓肿、大叶性肺炎等，死亡率及致残率均较高。BPF 是呼吸系统难治性疾病，首选外科手术治疗，但很多高龄、体弱，以及伴有严重的心肺基础疾病的患者很难耐受传统外科手术治疗。因此，支气管镜介入治疗 BPF 已成为国内外学者探索的新方向。但是，不管采用哪种支气管镜介入技术治疗 BPF，其成功的关键是精确定位胸膜瘘口所属支气管。

目前可用于漏气支气管定位的方法有经支气管镜球囊探查、经支气管镜 Chartis 探查、亚甲蓝定位、经支气管镜呼出气 CO_2 浓度测定、支气管造影、支气管内白蛋白泡沫注射定位法、双腔球囊漂浮导管定位法、核素扫描定位等。

一、原理

BPF 的形成，是由于手术切口吻合不良或术中撕裂邻近支气管，慢性脓胸的脓液腐蚀临近肺组织后穿破支气管，或因肺内病灶直接侵袭胸腔或破溃至胸膜腔形成瘘管。该破裂口长期不愈，胸腔内持续进入空气，久而久之，肺组织膨胀不全，肺功能受影响，并且可能继发脓胸、肺炎。治疗时间长，效果欠佳，甚至可能威胁患者生命。

对于普通支气管镜检查能够发现的明确瘘口，如术后支气管残端瘘，可以直接采用镜下介入技术进行治疗；而对于普通支气管镜检查无法看见的瘘口，如脓气胸等，只能借助探查工具明确漏气的支气管。

二、设备及器械

电子支气管镜（内径 2.0 mm、2.8 mm），胸腔负压吸引器，双腔负压吸引瓶，三腔球囊导管（型号：Olympus B-V232P-A），Chartis 系统（pulmonx 公司，美国），亚甲蓝注射液（20 mg/ 支），呼气末二氧化碳（$EtCO_2$）测定系统，20% 人血白蛋白溶液（20 mL/ 瓶）及 50 mL 无菌密闭玻璃瓶，双腔球囊漂浮导管及压力表，20 mL 注射器，50 mL 注射器。可待因片，2% 利多卡因溶液，麻黄碱滴鼻液，洁净纱布，心电监护仪，鼻导管吸氧装置。

三、适应证

BPF 经胸腔闭式引流，持续负压吸引 2 周以上仍然漏气，并具有以下情况者。

1. 存在外科手术反指征者。
2. 心、肺功能不良及可能导致预后不良的其他基础疾病者。
3. 由于各种原因不愿意接受 VATS 及其他外科手术者。
4. 对于未成年人而言，由于胸膜硬化术可能导致广泛胸膜肥厚，少数患者最终会引起胸廓畸形，只能选择选择性支气管封堵术作为治疗方案。

四、禁忌证

同普通支气管镜检查的禁忌证，无绝对禁忌证，但对于一般情况极差的患者、心肺功能严重受损者，应慎重评估。

五、操作流程及注意事项

（一）术前准备

（1）向患者及其家属详细说明手术目的、操作方法及相关风险，并签署知情同意书。

（2）完善相关检查，包括血常规、凝血功能、血气分析、心电图、肺功能及肺部 CT 等。

（3）患者术前 30 min 口服可待因片 30 mg 镇咳，2% 利多卡因溶液经鼻、咽喉、气管雾化局部麻醉，麻黄碱滴鼻液滴鼻。

（4）嘱患者仰卧于检查床，连接心电监护仪，持续监测生命体征。

（5）将患者胸腔引流管连接到负压吸引装置，负压调至 –10 ～ –20 cmH_2O，观察平静呼吸时从引流管溢出的气泡量、引流瓶内水柱高度。

（二）操作步骤及技巧

1. 球囊探查定位

若平静呼吸时，引流瓶内无气泡冒出，则需要先连接负压吸引。当支气管镜到达患侧主支气管后，经活检孔道送入球囊导管（图 1-4-19-1），根据支气管内径大小注入空气充盈球囊，将靶支气管完全封堵，观察引流瓶内气泡变化。一般按照以下顺序探查：上叶支气管→段支气管，下叶支气管→段支气管，中（舌）叶支气管→段支气管。观察胸腔引流瓶 3 ～ 5 min，如引流瓶内气泡明显减少或消失，说明该支气管为胸膜瘘口所属的支气管。

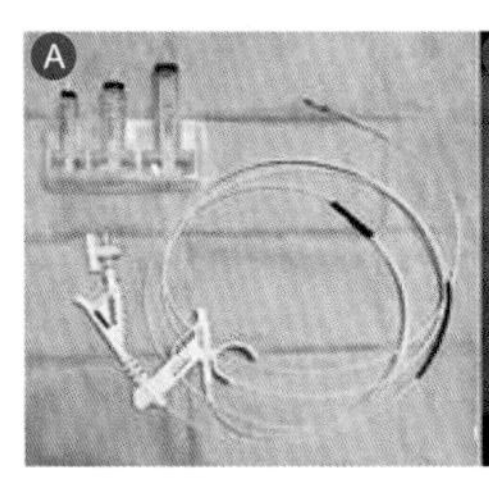

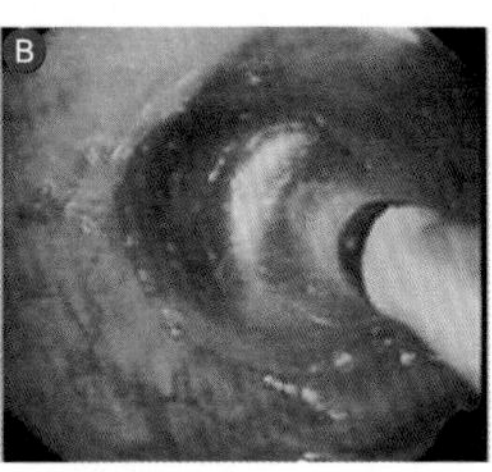

图 1-4-19-1　球囊探查定位

注：A：三腔球囊导管（OlympusB-V-231P-A）；B：充盈球囊，将靶支气管完全封堵。

2.Chartis 探查定位

无论引流瓶内有无气泡冒出，均需要先连接负压吸引。运用 Chartis 系统（pulmonx 公司，美国）（图 1-4-19-2），当支气管镜到达患侧主支气管后，经活检孔道送入探查导管（探查顺序同球囊导管），导管尖端球囊充气后阻断靶肺支气管的气流，气体只能通过导管的中心内腔流出，导管的另一端与 Chartis 主机相连，可测定气道压力和流量，并计算气道阻力。随时间延长，当测定的靶支气管流量逐渐消失，气道压力逐渐维持胸腔负压，则确定其为胸膜瘘口所属的支气管。

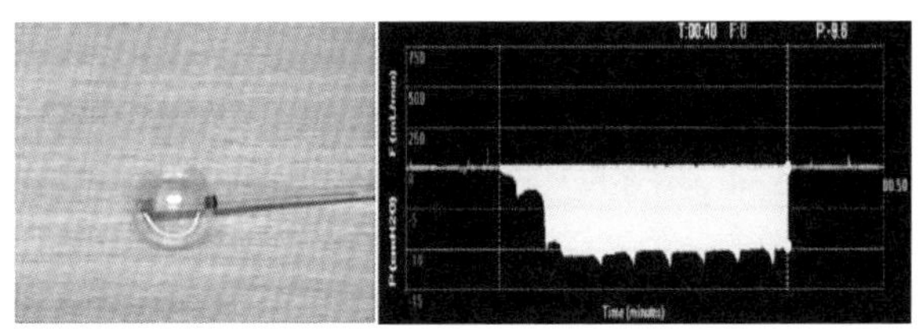

图 1-4-19-2 Chartis 探查球囊、探及瘘口的波形图

3. 亚甲蓝定位

无须连接负压吸引，术前 24 h，通过胸腔引流管向胸腔内注入亚甲蓝溶液 30 mL，并夹闭胸腔引流管，嘱患者勤翻身。检查当天，当支气管镜到达患侧主支气管后，按照以下顺序探查：先上后下（上叶→中叶 / 舌叶→下叶），先近后远（叶支气管→段支气管→亚段支气管→次亚段支气管）。若发现某支气管黏膜蓝染，可判断其为胸膜瘘口所属的支气管。

4. 经支气管镜 $EtCO_2$ 探查定位

无须连接负压吸引，可以作为球囊探查失败时的补救方法，适用于多叶段瘘口及侧支通气者。运用旁流 EtCO2 测定系统，当支气管镜到达患侧主支气管后，经活检孔道送入探查导管（探查顺序同球囊导管），导管前端伸出支气管镜前端 1 cm，分析仪的负压泵通过探测导管，将靶支气管的呼出气体经吸入 MICROCAP 进行分析，每个部位的呼出气取样 10 个呼吸周期，使 EtCO2 测定值达到稳定。当 EtCO2 较同侧主支气管明显下降，则为可疑胸膜瘘口所属的支气管。

5. 支气管造影定位

经支气管镜的导管探查术，多适用于单一瘘口，或者单肺叶瘘口的测定。支气管造影更适用于多瘘口，或者跨肺叶瘘口患者的定位。将一根导管经鼻腔插入气管，用 2% 利多卡因作气管及支气管表面麻醉，然后注入造影剂，以显示气管、支气管分支。若管壁不规则，造影剂突出管壁，则考虑支气管瘘口存在。该技术诊断效果良好，但患者有一定痛苦，不作为常规方法使用。

6. 支气管内白蛋白泡沫注射定位

无论引流瓶内有无气泡冒出，均需要先连接负压吸引。应用 20 mL 注射器，抽取 20% 人血白蛋白溶液 10 mL，快速注射到 50 mL 无菌密闭玻璃瓶中，重复多次，使其形成约 50 mL 白色泡沫，然后抽取 20 mL 泡沫备用。当支气管镜到达患侧主支气管后，经活检孔道送入注射导管（探查顺序同球囊导管），向靶支气管内推注白蛋白泡沫，使其均匀覆盖靶支气管前端开口。随呼吸过程，观察到气道内泡沫迅速减少和消失，提示该支气管即为BPF所属支气管。

7. 双腔球囊漂浮导管定位

无论引流瓶内有无气泡冒出，均需要先连接负压吸引。取一段长约 90 cm 的丝线，一端以死扣方式固定在球囊和导管连接处的凹槽，另一端用活检钳经支气管镜工作通道夹住拉紧并固定于支气管镜的操作部（图 1-4-19-3）。将支气管镜与球囊漂浮导管一并经鼻插入到靶支气管（探查顺序同球囊导管），将球囊充气阻断气道气流，经导管向球囊前段的气道内注气，使其前端气道压力达 30 ～ 35 cmH_2O（1 mmH_2O=0.098 kPa），通过三通连接压力表观察压力变化。如不断补充气体同时，压力不断下降，不断有气体经胸腔闭式引流瓶排出，可确定为胸膜瘘口所属支气管。

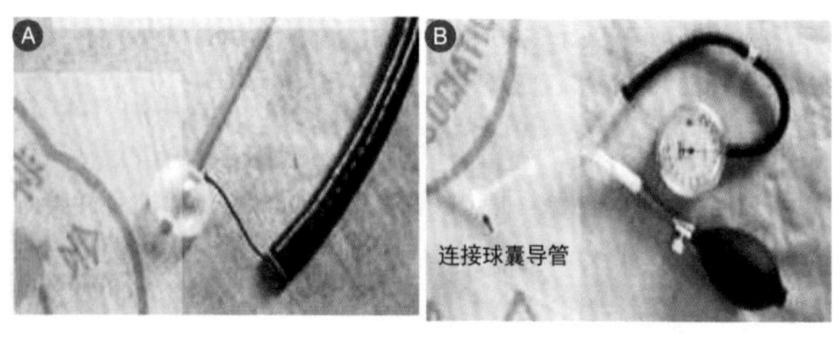

图 1-4-19-3　双腔球囊漂浮导管定位法

注：A：丝线固定；B：气道测压装置。

8. 核素扫描定位

对于支气管胸膜瘘口定位困难者，还可以使用核素扫描定位，即患者吸入核素气雾剂，扫描见患侧胸腔内某处放射性增高，则确诊相应的支气管为胸膜瘘口所属的支气管。

（三）注意事项

1. 部分探查方法，术前需要先将胸腔引流瓶连接负压吸引。

2. 探查球囊必须将靶支气管完全封堵，气流完全阻断，才能得到可靠的探查结果。

3. 为了排除胸腔内残气干扰，探查操作必须观察 2 ～ 3 分钟。

4. 定位工作，系递进式操作，由叶支气管→段支气管→亚段支气管，尽量控制选择性支气管封堵范围，防止术后患者血氧饱和度骤降。

（四）术后处理

1. 如患者存在严重的化脓性支气管炎，应先控制感染，再行选择性支气管封堵术。

2. 如患者无明显气道炎症，可直接行选择性支气管封堵术。

六、建议麻醉方式

（1）雾化麻醉：2% 利多卡因溶液经鼻、咽喉、气管雾化局部麻醉。

（2）镇静麻醉：由于探查过程可能需要患者配合，建议咪达唑仑等镇静剂静脉推注，使患者处于舒适状态即可。

（3）全身麻醉＋喉罩：仅适用于不能耐受舒适镇静者，由于呼吸机辅助通气导致其探查方法受限，如 Chartis 探查、$EtCO_2$ 探查定位等可以使用。

七、并发症及其预防和处理

1. 低氧血症

（1）发生原因：①支气管镜机械性刺激，导致气道平滑肌收缩、气道变窄，同时，支气管镜进入气道，本身造成了气道部分阻塞、通气功能障碍，引起 PaO_2 下降，这对原有慢性呼吸系统疾病及气道狭窄的患者尤为明显。②行支气管镜下探查定位术时，由于球囊封闭部分气道，故可出现血氧下降。③原有呼吸衰竭的患者，术前不恰当应用镇静剂可抑制患者呼吸，导致低氧血症。

（2）处理办法：短暂轻度的血氧下降对机体影响不大，但较长时间持续低氧血症可诱发心律失常、心绞痛，甚至心搏骤停。因此，术前应注意患者是否存在不能用吸氧纠正的低氧血症，并分析低氧血症的原因，注意支气管镜介入治疗可能对患者血氧产生的影响，及评估患者对低氧血症的耐受性；术前鼻导管给氧，必要时面罩给氧，在患者氧储备良好的情况下再开始操作；一旦出现血氧饱和度骤降，应立即停止支气管镜操作，必要时气管插管 / 气管切开接呼吸机辅助通气。

2. 心律失常

（1）发生原因：①偶发房性、室性早搏多为非器质性的，一般不引起血流动力学改变，但快速性心房纤颤、持续性室上速、室速等可导致心力衰竭，甚至出现心搏骤停。②支气管镜介入治疗时，持续的低氧血症可诱发或使原有心律失常加重。

（2）处理办法：①对原有高血压性心脏病、冠心病等器质性心脏病合并心律失常患者，应注意心律失常潜在风险，并在介入治疗前加以控制。②一旦出现恶性心律失常，应立即停止支气管镜操作，按照相关心律失常治疗方案处理，必要时准备好除颤仪，做好胸外按压准备。

3. 左心衰竭

（1）发生原因：①在支气管镜介入治疗时，由于患者紧张情绪可导致血压升高、心动过速，低氧血症导致心肌缺血，诱发心律失常，以及出血等应激状况，均可导致慢性心功能不全患者术中出现心衰加重。②心功能不全患者对低氧的耐受能力差，其治疗风险明显高于心功能正常的患者。

（2）处理办法：对于术前评估心功能 3 级的患者，应慎做支气管镜介入治疗；对于心功能 4 级的患者，一般要在心功能改善后，才考虑做支气管镜下介入治疗。

4. 出血

（1）发生原因：①咳嗽或操作不当，器械损伤到支气管黏膜；如患者原有凝血功能异常、出血倾向，则更易出血。②上腔静脉压迫及左心衰竭时由于局部血管压力升高，存在出血后不易止血的风险。

（2）处理办法：①对原有咯血症状的患者，术前尽可能先做增强胸部 CT，以排除血管瘤、血管畸形等血管性疾病，注意有无严重的上腔静脉压迫。②支气管镜检查时，注意有无黏膜下血管显露迂曲充盈明显，注意操作器械不要频繁碰触气道壁，导致患者剧烈咳嗽或器械划破支气管黏膜。

5. 窒息

（1）发生原因：探查过程中，支气管镜频繁进出患者声门，可能导致喉痉挛、支气管持久痉挛、声带水肿。

（2）处理办法：注意支气管不要频繁进出患者声门，若发现患者有气道痉挛的情况，应及时给予甲强龙缓解应激状态，必要时气管插管 / 气管切开接呼吸机辅助通气。

（胡成平　刘晶晶）

第 20 节　经支气管镜封堵式细型一次性使用细胞刷刷检术

一、技术优势

经支气管镜细型一次性使用细胞刷因尖端极其纤细，又名“针刷”。其刷体导管外径 1.0 mm，内部盘旋导丝构成的刷头先端直径 0.4 mm，为防止尖端过于尖锐，头端附有微小橡胶头。对成人患者，针刷可到达较为远端的靶支气管；对儿童患者，可经内径 1.2 mm 工作孔道的内镜。针刷质地柔韧，较容易部署至双上叶尖段等需要较大弯曲角度的叶段。

操作简便，易学易用，便于普及，取材效果确切且安全，较之经支气管肺活检，针刷操作时并发需引流的气胸和致死性出血的概率更低。

针刷可部署至非常深入的靶支气管，故其快速现场评价细胞学制片、各种涂片特殊染色、培养基增菌微生物培养和种植培养皿微生物培养的效果应与 TBLB 接近，从而在一定程度上或可规避 TBLB 的风险。

作为细胞学载体，针刷的 ROSE 刷片具备相应的细胞学功能，可评价取材满意度、形成初步诊断或缩窄鉴别诊断范围、结合全部临床信息与细胞学背景进行病情分析与转归预判。针刷获得的标本为细胞学内容，决定了针刷与 ROSE 或其他细胞学检查结合使用可发挥更大的技术优势。

视频 1-4-20-1 针刷封堵过程

采用聚乙二醇 4000 封堵针刷导管先端 2 ～ 3 mm，可制备成具备防污染功能的经支气管镜封堵式细型一次性使用细胞刷（封堵针刷），再结合 ROSE 细胞学制片、各种涂片特殊染色、培养基增菌微生物培养、种植培养皿微生物培养，以及病原微生物宏基因组测序（mNGS），便于疑难病与危重症的评估及其诊治方案的制订（视频 1-4-20-1）。

视频 1-4-20-2 针刷操作

二、操作过程（视频 1-4-20-2）

1. 柔韧部署

经可弯曲支气管镜部署针刷，见到针刷先端前出工作孔道后即缓缓推进，依据影像学判断或在虚拟导航、径向超声等的引导下，将针刷先端送入靶支气管开口，并将针刷柔韧地尽量向靶支气管远端推送深入。注意，与 TBLB 活检钳（鳄齿肺活检钳先端坚硬圆钝）不同，针刷先端纤细却锋利，易卡住而不能突入狭窄闭塞的远端支气管；所以向靶支气管远端推送深入时，切忌粗暴，须缓慢、稳健、柔韧地操作针刷；不推荐向闭塞的远端支气管强行推入，应知难而退，反复细致尝试，或直接更换靶支气管再试向远端推送深入。

2. 仔细感觉

以操作手的无名指抵住工作孔道入口，以操作手拇指、食指和中指把控针刷，以韧力缓慢地往复推进和回撤针刷，耐心细致地用指端去感觉针刷先端顶在靶支气管远端的感觉，并体会其深度，以求尽量向靶支气管远端推送深入；疑为霉菌感染时应尤其注意，切忌粗暴操作。

3. 稍退推刷

感觉到针刷先端顶在肺组织或远端细支气管后，术者把控针刷导管，将其回撤约 0.5 cm；然后，助手缓慢、柔韧地推送针刷导丝使刷头前出并回撤，往复 1 ～ 2 次进行刷检；然后保持刷头前出在外情况下，可以后拖（回撤）针刷 2 cm 以扩大刷检范围；完成后回撤导丝，收回刷头至鞘管内。注意，针刷导丝先端纤细，推送刷检时切忌粗暴，刷检时仅做 1 ～ 2 次推送和回撤，接着后拖（回撤）针刷 2 cm 即完成刷检；且后拖（回撤）针刷的过程并非必须，如无扩大刷检范围的需要，可省略该过程。

4. 收回针刷

回撤导丝，收回刷头至鞘管内后迅速收回针刷，留取标本。

三、标本的留取

1. 刷片（涂片）

将刷头推出，在无菌细胞学专用玻片（须具较强细胞附着性）染色端 1/3 处往复涂抹出约 2 cm × 1 cm 的长方形，需薄厚适度。每次刷检建议涂片 3 张。可多次刷检以获得 3 张以上的刷片。刷片可送检以下项目：

（1）刷片应立即进行 ROSE 染色，并“迅速实时”转到专用显微镜进行综合分析（判读）。因为制片、染色耗时极短，使 ROSE 判读过程几乎与介入操作过程形成实时反馈。细胞学判读所获印象是综合分析病情时不可或缺的信息。

（2）ROSE 片基作为细胞学载体，不仅用于细胞学判读，其本身还是细胞得以保存和用于研究的片基。所有能基于细胞的分子生物学和基因技术均可利用 ROSE 片基得以开展，包括 PCR、FISH、免疫细胞化学等。

（3）送检细胞病理学，行 HE 染色，观察细胞形态，综合分析病情，亦可进行其他细胞学检验。

（4）革兰染色寻找细菌（球菌、杆菌）及菌丝（丝状真菌、假丝）和孢子等病原微生物。因为曲霉菌等丝状真菌在下呼吸道很少定植，在影像学和临床信息均符合时，经软性支气管镜在防污染条件下取得真菌证据则高度提示感染而非污染或定植。

（5）特殊染色，如抗酸染色（结核分枝杆菌、奴卡菌）、六胺银染色（真菌）、PAS 染色（真菌）、氢氧化钾染色（真菌）、金胺 O- 罗丹明染色（结核分枝杆菌、奴卡菌）、乳酸酚棉兰染色（真菌）等，以明确相应的病原微生物。

（6）特殊染色，如刚果红染色（淀粉样物）、油红 O 染色（脂类），以明确相应的病因。

2. 种植培养皿微生物培养

将推出的刷头直接涂抹于沙保弱培养皿或血平板培养皿，行病原微生物种植培养。

3. 刷头洗液

用无菌剪刀将刷头剪入（过程中应严防浸泡剪刀的酒精或消毒液沾染刷头，因该沾染可灭活部分微生物病原而形成假阴性）预装 1 mL 无菌生理盐水的 2 mL 容量的无菌微量离心管内，扣严封盖，剧烈振荡，将振荡形成的刷头洗液直接行病原微生物培养。或将刷头洗液高速离心，将沉渣制片或用于细胞学检验。刷头洗液还可用于人结核分枝杆菌复合群 Gene Xpert MTB/RIF 检查。

4. 培养基增菌微生物培养

无菌状态下小心打开血培养瓶的封盖或预装增菌液的瓶塞，用无菌剪刀将刷头剪入（过程中应严防浸泡剪刀的酒精或消毒液沾染刷头，因该沾染可灭活部分微生物病原而形成假阴性）血培养瓶或增菌瓶，行病原微生物培养。

5. 病原微生物宏基因组测序

用无菌剪刀将刷头剪入（过程中应严防浸泡剪刀的酒精或消毒液沾染刷头，因该沾染可灭活部分微生物病原而形成假阴性。）预装 1 mL 无菌生理盐水的 2 mL 容量的无菌微量离心管内，扣严封盖，直接交付于测序单位或置于 –20 ℃度冰箱内短时存放，并尽快交付于测序单位，物流中应采用干冰桶运输。

初步经验表明，对于明确的肺部感染性疾病，经支气管镜封堵式细型一次性使用细胞刷（封堵针刷，针刷）的 mNGS 取材效果并不逊于 TBLB。对于明确的肺部感染性疾病，如同时进行 TBLB 操作，建议先做封堵针刷刷检并留取刷头备用，而后再行 TBLB；如果 TBLB 时 ROSE 提示出非常鲜明的病原学导向，则可将该粒 TBLB 组织送检 mNGS；如果 ROSE 病原学导向不明确或并不进行 TBLB 操作，则可将刷头送检 mNGS。当然，如果条件许可，可同时送检；也可将封堵针刷刷头和 TBLB 组织粒分别进行核酸提取，再混合后进行 mNGS 后续过程以节省成本（所谓鸡尾酒送检方式）。不建议封堵针刷刷头和 BALF 以鸡尾酒送检方式送检；如有需要，可分别单独送检。

（冯靖）

第 21 节　经支气管镜二级防污染一次性使用细胞刷刷检术

一、技术优势

（1）双层套管设计，能可靠地防污染（图 1-4-21-1）。内管与外管均分别处于完全封闭状态，彼此间不交通；外管由封口薄膜封堵，内管一旦前出，封口薄膜即松解而不会掉落；内管由共轴金属头封闭，借助内管的弹性进行封堵，刷头前出时即解除封堵；外管主要隔绝内镜工作孔道内来自上呼吸道和主气道的污染；内管与共轴金属头的封闭主要隔绝来自主气道和段 / 亚段支气管的污染；刷检完毕刷头回撤时，共轴金属头将刷头封闭于内管，避免刷检既得标本于回收毛刷过程中受污染。

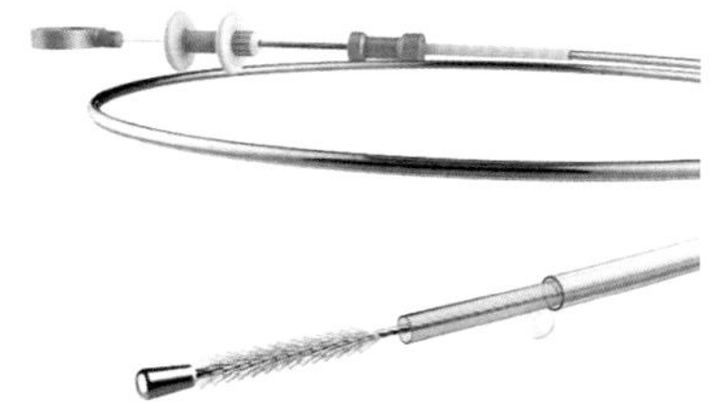

图 1-4-21-1　经支气管镜二级防污染一次性使用细胞刷

（2）兼容 2.0 mm 内镜工作孔道，适用性强，能适配包括细软性支气管镜（如 BF-P-260F，Olympus，日本）在内的多数呼吸内镜，并可与虚拟导航和外周径向超声系统等设备结合使用，使刷检靶支气管的选择更加精准。

（3）作为细胞学载体，二级防污染毛刷的 ROSE 制片具备全部细胞学功能，可评价取材满意度、形成初步诊断或缩窄鉴别诊断范围、结合全部临床信息与细胞学背景进行病情分析与转归预判；防污染毛刷所获标本均为细胞学内容，决定了其与 ROSE 或其他细胞学检查结合使用可发挥更大技术优势。

（4）刷头细毛软硬合理，取材量大，并适合细胞学制片。

二、操作过程（视频 1-4-21-1，视频 1-4-21-2）

（1）封闭内管：撕去手环固定贴，一手固定内管手柄，另一手向后拉动手环，将防污染毛刷刷头撤回内管内，借助内管的弹性以共轴金属头封闭内管。

视频 1-4-21-1　经支气管镜二级防污染一次性使用细胞刷动画演示

（2）部署毛刷：经软性支气管镜，将防污染毛刷整体部署到准备取材的靶支气管的上一级支气管，整体前出毛刷，于显示器看到外管先端。

（3）内管前出：一手固定外管手柄，另一手向前推动内管手柄，使内管先端突破外管封口薄膜的封堵，前出至外管先端之前至少 1.5 cm。

视频 1-4-21-2　经支气管镜二级防污染一次性使用细胞刷刷检术

（4）部署内管：调整毛刷角度方向，固定内、外管手柄，使毛刷在内管前出的状态下整体缓缓推进，依据影像学判断或在虚拟导航、径向超声等的引导下，将毛刷整体送入靶支气管开口，并将毛刷柔韧地尽量向靶支气管远端推送深入，耐心细致地用指端去感觉毛刷先端顶在靶支气管远端的感觉，并体会其深度，以求尽量向靶支气管远端推送深入；疑为霉菌感染时应尤其注意，切忌粗暴操作。

（5）刷头刷检：一手固定内管手柄，另一手向前推动手环，使防污染毛刷刷头前出，反复推拉 1 ～ 2 次手环进行刷检，完成刷检后撤回手环，使防污染毛刷刷头回到内管内，借助内管的弹性以共轴金属头封闭内管。

（6）回撤内管：术者固定外管手柄，留外管于软性支气管镜工作孔道内，助手完全后撤回收内管和刷头，以无菌剪刀将导丝金属头连同部分内管先端一起剪掉弃去（过程中应严防浸泡剪刀的酒精或消毒液沾染刷头，因该沾染可灭活部分微生物病原而形成假阴性），再推出刷头并留取标本。

（7）随弃外管：将外管抽出回收，弃去。

（冯靖）

第 22 节　诊断性介入肺脏病学取材联合病原微生物宏基因组测序技术在肺部感染的应用

肺部感染是全世界人口主要死亡原因之一。然而，由于数百种病原体与肺部感染有关，包括细菌、病毒和真菌，其诊断具有挑战性。肺部感染的快速微生物学诊断有助于及时进行抗微生物病原体治疗。介入肺脏病学（interventional pulmonology，IP）作为一种依靠先进、安全的诊断和治疗程序来管理良、恶性肺病的医学专业，在肺部感染诊断方面发挥重要作用。传统病原微生物检测技术如涂片和培养都相对不敏感，且检验过程耗时较长；组织病理学是诊断侵袭性真菌感染的金标准，然而它需要时间。测序技术和生物信息学的快速发展使病原微生物宏基因组测序技术（microbial metagenomics sequencing，mMS）不断成熟，mMS 仅需从样品中直接获取少量遗传物质并进行测序，通过将测序读数与准确的参考基因组数据库联系起来即可鉴定病原体。诊断性介入肺脏病学（diagnostic

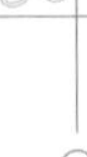

interventional pulmonology，dIP）＋ mMS 技术有利于肺部感染病原微生物的诊断，提高诊断速度及敏感性。dIP ＋ mMS 应与传统病原微生物检测技术联用且相互补足，而非替代传统病原微生物检测技术；同时应紧密结合临床信息解读 mMS 报告。

一、dIP ＋ mMS 的适用范围

入院之初或疾病治疗当中，如临床及影像学提示可能为特殊的、不常见的病原，非一般社区获得性感染，非常见院内获得性感染，即应进行 dIP ＋ mMS，不必等到临床长时间反复治疗效果不佳时；初步经验性治疗反应不佳，且传统病原微生物检测阴性，针对性治疗难以进行；免疫缺陷患者，出现呼吸道症状或影像学变化，提示肺部感染时，经验性治疗同时即应尽快安排 dIP ＋ mMS；感染造成的呼吸危重症患者，应尽快安排 dIP ＋ mMS；影像学提示肺部病灶，但需启动可能造成较重免疫缺陷的治疗，需除外感染时；流行病学调查等，需非常明确的病原分型，需精确至种，甚至要求明确病原基因型时；其他需明确病原或除外感染的情况。

二、dIP ＋ mMS 的常用取材方式

1. 经支气管肺活检影像学提示病灶较明确，TBLB 可取得代表性病灶的，经快速现场评价确认，TBLB 组织粒送检 dIP ＋ mMS；若考虑存在非感染性病灶可能，TBLB 可取得代表性病灶的，经 ROSE 确认，TBLB 组织粒送检 dIP ＋ mMS 并组织病理学检查以排除感染；单靶部位单次送检不少于 2 粒组织粒。

2. 经支气管刷检（transbronchial brushing，TBBr）影像学提示病灶较明确，冯氏二级防污染毛刷和封堵超细针刷 TBBr 可刷经代表性病灶的，TBBr 刷头送检 dIP ＋ mMS；TBBr 不可刷经代表性病灶，但可刷经代表性病灶上级引流气道的，TBBr 刷头也可送检 dIP ＋ mMS，但效果较之可直接刷经代表性病灶的差；单靶部位单次送检不少于 1 枚刷头。

3. 支气管肺泡灌洗（bronchoalveolar lavage，BAL）影像学提示病灶较明确，BAL 可灌及代表性病灶的，支气管肺泡灌洗液送检 dIP ＋ mMS；BAL 不可灌及代表性病灶，但可灌及代表性病灶上级

引流气道的，BALF 也可送检 dIP + mMS，但效果较之可直接灌及的差；单靶部位单次送检 BALF 不少于 3 mL。

三、dIP + mMS 常用不同取材方式的合理选择

TBLB 所取组织粒代表肺部 1 个或数个取材点，如获得代表性病灶，其内含高浓度病原，敏感度、特异度均较好。因钳杯内相对隔离，属于保护性取材，如获得代表性病灶，易于区分感染或是定植，并可较好地借助 ROSE 优势。对于非感染性病灶可较好地借助组织病理学优势。对组织深在病原感染，如耶氏肺孢子菌感染后期、巨细胞病毒感染等，易于区分感染或是定植。涉及范围仅为一个或数个取材点，如不能获得代表性病灶，可致假阴性。出现操作相关并发症如出血、气胸等的可能性高于 TBBr 与 BAL。对术者与助手操作技术与经验的要求远高于 TBBr 与 BAL。

TBBr 所取刷头代表肺部一条或数条取材线，如刷经代表性病灶，其内含较高浓度病原，敏感度、特异度均好于 BAL 但逊于 TBLB；采用冯氏二级防污染毛刷与针刷刷经代表性病灶，属于保护性取材，易于区分感染或是定植；可一定程度上借助 ROSE 优势，尤其是对于 ROSE 可见病原与非感染性病灶，但无论制片与判读效果均明显逊于 TBLB；不能借助组织病理学优势，尤其是对于非感染性病灶；对组织深在病原感染，如耶氏肺孢子菌感染后期、巨细胞病毒感染等，敏感度、特异度均好于 BAL 但逊于 TBLB；涉及范围为 1 条或数条取材线，明显广于 TBLB 但少于 BAL，如不能刷经代表性病灶或代表性病灶上级引流气道，可致假阴性；出现操作相关并发症如出血、气胸等的可能性明显低于 TBLB，但高于 BAL；对术者与助手操作技术与经验的要求远低于 TBLB，但高于 BAL。

BALF 代表肺部一个或数个取材扇或取材团，如灌及代表性病灶，其内可含一定浓度病原，但敏感度、特异度均逊于 TBLB 与 TBBr；含口腔与主气道杂菌较多，污染较重，极易混淆，不易区分感染或是定植；不能借助 ROSE 优势，尤其是对于 ROSE 可见病原与非感染性病灶；不能借助组织病理学优势，尤其是对于非感染性病灶；对组织深在病原感染，如耶氏肺孢子菌感染后期、巨细胞病毒感染等，敏感度、特异度均逊于 TBLB 和 TBBr，但对于气道和肺

泡表面病原，如活动性肺结核、耶氏肺孢子菌感染早期，部分巨细胞病毒感染，则具较好的敏感度与特异度；涉及范围为一个或数个取材扇或取材团，明显广于 TBLB 与 TBBr，容易包括代表性病灶或代表性病灶上级引流气道，不易遗漏病灶位置；出现操作相关并发症如出血、气胸等的可能性较低；易于操作，对术者与助手操作技术与经验的要求较低。

综上，应综合临床资料、影像学、术者与助手操作技术与经验、现有导航技术装备及耗材、卫生经济学等多种因素选择其中一种或联用多种取材方式送检 dIP + mMS。

四、dIP + mMS 常用不同取材方式的封装

（1）TBLB：用无菌注射器针头将组织粒从钳杯中挑出，直接置于 2 mL 无菌微量离心管内，使其贴附侧壁，扣严封盖。

（2）TBBr：用无菌剪刀将刷头剪入（过程中应严防浸泡剪刀的乙醇或消毒液沾染刷头，因该沾染可灭活部分微生物病原而形成假阴性）预装 1 mL 无菌生理盐水的 2 mL 容量的无菌微量离心管内，扣严封盖。

（3）BALF：将不少于 3 mL BALF 置于无菌收集器内，扣严封盖。–20 ℃冰箱内短时存放，备用。

五、dIP + mMS 支气管镜的选择、引导内镜技术及 ROSE 的辅助使用

对于外周（1/3）肺部感染性病灶的取材，推荐使用细支气管镜或超细支气管镜，以求尽量深入接近病灶。对于不可直接视及肺部感染性病灶的取材，推荐使用引导内镜技术，包括手绘导航、虚拟导航、电磁导航、透视等，以求尽量取得代表性病灶本身。作为一种细胞学载体，ROSE 具备相应功能，包括评价取材满意度，实时指导介入操作手段与方式，形成初步诊断或缩窄鉴别诊断范围，优化靶部位标本进一步处理方案，结合全部临床信息与细胞学背景进行病情分析与转归预判。这些功能在 TBLB 和 TBBr 的 dIP + mMS 中极其重要，可提高其敏感度、特异度，降低假阴性率。TBLB 和 TBBr dIP + mMS 中 ROSE 所需耗材，如针头、玻片等，需预先经清洁、

消毒、灭菌。

六、不同取材方式所获标本遗传物质的测序方式

对于不同取材方式所获标本分别提取遗传物质，合并上机测序（鸡尾酒方式），有利于降低成本，但同时也降低了 dIP + mMS 的敏感性。由于 BALF 含口腔与主气道杂菌较多，污染较重，微生物负荷较高，可明显拉低其他取材方式所获标本 dIP + mMS 敏感度，故 BALF 应独立检测；鸡尾酒方式的推荐方案可为多靶部位 TBLB 组织粒的混合、多靶部位 TBBr 刷头的混合、多靶部位 TBLB 组织粒和 TBBr 刷头的混合及多靶部位 BALF 的混合。

七、抗菌药物对 dIP + mMS 的影响

全身和局部抗菌药物的应用可显著影响 dIP + mMS 的检出，形成假阴性；特别需注意抗结核药物或喹诺酮类抗生素的应用可影响 dIP + mMS 对于结核分枝杆菌的检出。

八、dIP + mMS 取材部位的选择

建议于实变而非坏死部位、新发病灶、有变化病灶或病灶与正常组织交界部位取材进行 dIP + mMS，不建议于坏死、陈旧病灶、长期无变化病灶或纤维瘢痕、钙化部位取材进行 dIP + mMS。

dIP + mMS 在微生物学诊断中发挥着日益重要的作用。通过使用细支气管镜或超细支气管镜，结合引导内镜技术，应用 dIP 在合适部位进行取材，ROSE 实时指导介入操作，从所获标本提取遗传物质，上机测序，并紧密结合临床信息解读 mMS 报告，可以为肺部感染患者提供快速精准的病原学诊断依据，及时进行抗感染治疗。

（冯靖）

参考文献

1. MÜLLER J N，KREUZER M，GARCÍA P S，et al. Monitoring depth of sedation：evaluating the agreement between the Bispectral Index，qCON and the Entropy Module´s State Entropy during flexible bronchoscopy.Minerva Anestesiol，2017，83（6）：563-573.

2. WANG Z，HU Z，DAI T. The comparison of propofol and midazolam for bronchoscopy：A meta-analysis of randomized controlled studies.Medicine（Baltimore），2018，97（36）：e12229.

3. HERTH F J，EBERHARDT R，ANANTHAM D，et al. Narrow-band imaging bronchoscopy increases the specificity of bronchoscopic early lung cancer detection. J Thorac Oncol，2009，4（9）：1060-1065.

4. ZHU J，LI W，ZHOU J，et al. The diagnostic value of narrow-band imaging for early and invasive lung cancer：a meta-analysis. Clinics （Sao Paulo），2017，72（7）：438-448.

5. 何海艳，吕学东，马航，等 . 气道内超声弹性成像技术在引导肺门纵隔淋巴结穿刺活检中的临床价值 . 临床肺科杂志，2017，22（7）：1208-1211.

6. LIU A，QIAN L，ZHONG Y，et al. Endobronchial ultrasound guided transbronchialneedle aspiration combining with immunohistochemistry and genotype in lung cancer：A single-center，55 cases retrospective study.Ann Med Surg（Lond），2017，23：1-7.

7. 闫芳，夏宇，焦克岗，等 . 经气管镜超声引导针吸活检与支气管镜针吸活检技术在纵隔及肺门占位性疾病诊断中的应用和比较 . 中国内镜杂志，2017，23（4）：1-7.

8. SEHGAL I S，DHOORIA S，AGGARWAL A N，et al. Impact of rapid on-site cytological evaluation （ROSE） on the diagnostic yield of transbronchial needle aspiration during mediastinal lymph node sampling：systematic review and meta-analysis.Chest，2018，153（4）：929-938.

9. 司常星，张杰，王婷 . EBUS-TBNA 相关并发症及其处理方法的研究进展 . 国际呼吸杂志，2017，37（11）：877-880.

10. HORINOUCHI H，ASANO F，OKUBO K，et al. Current status of diagnostic and therapeutic bronchoscopy in Japan：2016 national survey of bronchoscopy. Respir Investig，2019，57（3）：238-244.

11. OKI M，SAKA H，ANDO M，et al. Ultrathin bronchoscopy with multimodal devices for peripheral lesions.A randomized trial. Am J Respir Crit Care Med，2015，192（4）：468-476.

12. ASANO F，SHINAGAWA N，ISHIDA T，et al. Virtual bronchoscopic navigation improves the diagnostic yield of radial-endobronchial ultrasound for peripheral pulmonary lesions with involved bronchi on CT. Intern Med，2015，54（9）：1021-1025.

13. 唐纯丽，罗为展，钟长镐，等 . 径向超声联合虚拟导航引导肺活检对肺外周结节的诊断价值 . 中华结核和呼吸杂志，2016，39（1）：38-40.

14. ASANO F，EBERHARDT R，HERTH F J. Virtual bronchoscopic navigation for peripheral pulmonary lesions.Respiration，2014，88（5）：430-440.

15. MEHTA A C，HOOD K L，SCHWARZ Y，et al. The Evolutional History of Electromagnetic Navigation Bronchoscopy：State of the Art. Chest，2018，154（4）：935-947.

16. THIBOUTOT J，LEE H J，SILVESTRI G A，et al. Study Design and Rationale：A Multicenter，Prospective Trial of Electromagnetic Bronchoscopic and Electromagnetic Transthoracic Navigational Approaches for the Biopsy of Peripheral Pulmonary Nodules（ALL IN ONE Trial）. Contemp Clin Trials，2018，71：88-95.

17. KRIMSKY W S，PRITCHETT M A，LAU K K W，et al. Towards an optimization of bronchoscopic approaches to the diagnosis and treatment of the pulmonary nodules：a review. J Thorac Dis，2018，10（Suppl 14）：S1637-S1644.

18. KHANDHAR S J，BOWLING M R，FLANDES J，et al. Electromagnetic navigation bronchoscopy to access lung lesions in 1000 subjects：first results of the prospective，multicenter NAVIGATE study. BMC Pulm Med，2017，17（1）：59.

19. KALANJERI S，HOLLADAY R C，GILDEA T R. State-of-the-Art Modalities for Peripheral Lung Nodule Biopsy. Clin Chest Med，2018，39（1）：125-138.

20. SEIJO L M. Electromagnetic navigation bronchoscopy：clinical utility in the

diagnosis of lung cancer. Lung Cancer（Auckl），2016，7：111-118.

21. KHAN K A，NARDELLI P，JAEGER A，et al. Navigational Bronchoscopy for Early Lung Cancer：A Road to Therapy. Adv Ther，2016，33（4）：580-596.

22. GU Y，CHEN S，SHI J，et al. The introduction of electromagnetic navigation bronchoscopy for the diagnosis of smallpulmonary peripheral lesions in an Asian population. J Thorac Dis，2017，9（9）：2959-2965.

23. DHILLON S S，HARRIS K. Bronchoscopy for the diagnosis of peripheral lung lesions. J Thorac Dis，2017，9（Suppl 10）：S1047-S1058.

24. BOWLING M R，BROWN C，ANCIANO C J. Feasibility and Safety of the Transbronchial Access Tool for Peripheral Pulmonary Nodule and Mass. Ann Thorac Surg，2017，104（2）：443-449.

25. FURUKAWA B S，PASTIS N J，TANNER N T，et al. Comparing Pulmonary Nodule Location During Electromagnetic Bronchoscopy With Predicted Location on the Basis of Two Virtual Airway Maps at Different Phases of Respiration. Chest，2018，153（1）：181-186.

26. HERTH F J，EBERHARDT R，SCHUHMANN M. Bronchoscopy in lung cancer navigational modalities and their clinical use. Expert Rev Respir Med，2016，10（8）：901-906.

27. MINEZAWA T，OKAMURA T，YATSUYA H，et al. Bronchus sign on thin-section Computed tomography is a powerful predictive factor for successful transbronchial biopsy using endobronchial ultrasound with a guide sheath for small peripheral lung lesions：a retrospective observational study. BMC Med Imaging，2015，15：21.

28. 张蕾，高亭，于小多，等 . 薄层 CT 导航联合细胞学在周围型肺癌术前常规支气管镜检查中的价值 . 中华肿瘤杂志，2019，41（2）：86-90.

29. ZHANG L，TONG R，WANG J，et al. Improvements to bronchoscopic brushing with a manual mapping method：A three-year experience of 1143 cases. Thorac Cancer，2016，7（1）：72-79.

30. HERTH F J，EBERHARDT R，STERMAN D，et al. Bronchoscopictrans-parenchymal nodule access（BTPNA）first in human trial of a novel procedure for

sampling solitary pulmonary nodules. Thorax，2015，70（4）：326-332.

31. 潘蕾，薄丽艳，李王平，等. 虚拟支气管镜导航联合经支气管超声导向鞘引导技术与常规支气管镜诊断周围型肺癌的临床研究. 中华肺部疾病杂志，2017，10（2）：124-129.

32. LACHKAR S，BASTE J M，THIBERVILLE L，et al. Pleural Dye Marking Using Radial Endobronchial Ultrasound and Virtual Bronchoscopy before Sublobar Pulmonary Resection for Small Peripheral Nodules. Respiration，2018，95（5）：354-361.

33. 王伟，于力克，徐春华，等. 导航技术在超声支气管镜诊断肺部结节中的临床应用. 转化医学电子杂志，2018，5（4）：34-38.

34. 王拢拢，黎秀玉，王思云，等. 经支气管镜导航系统在周围型肺病变治疗中的应用. 中华结核和呼吸杂志，2019，42（2）：140-144.

35. 王洪武，李冬妹，张楠，等. 2426 例次硬质气管镜的临床应用. 国际呼吸杂志，2017，37（3）：194-197.

36. BRIAULT A，DUTAU H. Rigid bronchoscopy. Rev Mal Respir，2018，35（5）：578-581.

37. 邹珩，张楠，王洪武，等. 气管硅酮支架治疗创伤性气管狭窄的临床应用体会. 中华结核和呼吸杂志，2015，38（9）：704-706.

38. 阿曼•恩斯特，菲力克斯•J.F. 赫斯. 李强译. 介入呼吸病学理论与实践. 天津：天津科技翻译出版有限公司，2017.

39. 李雪梅. 纤维支气管镜肺活检的病理诊断结果的分析. 系统医学，2019，4（3）：15-17.

40. RAGHU S，RACHAPUTI C，SOMISETTY L. Flexible fiberoptic bronchoscopy （FOB） as a diagnostic tool in endobronchial lesions.Journal of Dr. NTR University of Health Sciences，2016，5（3）：173-175.

41. 宋杰，徐莉莉，王晓娟，等. 支气管镜在侵袭性肺真菌病诊断中的应用价值. 临床肺科杂志，2018，23（6）：1085-1089.

42. 李玉华. 纤维支气管镜刷检联合病理活检在肺癌诊断中的应用价值. 基层医学论坛，2019，23（16）：2324-2325.

43. 王小溶，周娅娅，李振华，等. 支气管黏膜活检中因左肺弥漫血管畸形致大咯血 1 例报告. 中国内镜杂志，2019，25（6）：88-90.

44. HEIJDEN E H，CASAL R F，TRISOLINI R，et al. Guideline for the acquisition and preparation of conventional and endobronchial ultrasound-guided transbronchial needle aspiration specimens for the diagnosis and molecular testing of patients with known or suspected lung cancer. Respiration，2014，88（6）：500-517.

45. ASAMURA H，CHANSKY K，CROWLEY J，et al. The International Association for the Study of Lung Cancer Lung Cancer Staging Project：Proposals for the Revision of the N Descriptors in the Forhtcoming 8th Edition of the TNM Classification for Lung Cancer. J Thorac Oncol，2015，10（12）：1675-1684.

46. LI Y Q，WANG K P，BEN S Q. Insight into the differences in classification of mediastinal and hilar lymph nodes between Wang´s lymph node map in the International Association for the Study of Lung Cancer lymph node map.J Thorac Dis，2015，7（Suppl 4）：S246-255.

47. RYAN B，YENDAMURI K，YENDAMURI S. Anatomical considerations in bronchoscopy. J Thorac Dis，2017，9（suppl 10）：S1123-S1127.

48. NAVANI N，NANKIVELL M，LAWRENCE D R，et al. Lung cancer diagnosis and staging with endobronchial ultrasound-guided needle aspiration compared with conventional approaches：an open-labe，pragmatic，randomized controlled trial. Lancet Respir Med，2015，3（4）：282-289.

49. 国家卫计委海峡两岸医药卫生交流协会呼吸病学专业委员会，中华医学会结核病学分会呼吸内镜专业委员会，中国医师协会儿科学分会内镜专业委员会（筹），等 . 诊断性介入肺脏病学快速现场评价临床实施指南 . 天津医药，2017，45（4）：337-344.

50. 中华医学会呼吸病学分会 . 肺部感染性疾病支气管肺泡灌洗病原体检测中国专家共识（2017 年版）. 中华结核和呼吸杂志，2017，40（8）：578-583.

51. CARVALHO，MATTHIESEN R. Bronchoalveolar Lavage：Quantitative Mass Spectrometry-Based Proteomics Analysis in Lung Diseases. Methods Mol Biol，2017，1619：487-494.

52. PATTERSON T F，THOMPSON G R 3rd，DENNING D W，et al. Practice Guidelines for the Diagnosis and Management of Aspergillosis：2016 Update

by the Infectious Diseases Society of America. Clin Infect Dis，2016，63（4）：e1-e60.

53. SCHNABEL R M，VAN DER VELDEN K，OSINSKI A，et al. Clinical course and complications following diagnostic bronchoalveolar lavage in critically ill mechanically ventilated patients. BMC Pulm Med，2015，15：107.

54. LAURSEN C B，GRAUMANN O，MØLLER T V，et al. Contrastenhanced ultrasound-guided transthoracic lung biopsy. Am J Respir Crit Care Med，2016，194（5）：e5-e6.

55. 毕珂，夏德萌，王胥人，等 . 超声新技术在肺活检术中的应用进展 . 中国医学影像技术，2017，33（10）：1566-1569.

56. IZUMO T，SASADA S，CHAVE C，et al. The diagnostic value of histology and cytology samples during endobronchial ultrasound with a guide sheath. Jpn J Clin Oncol，2015，45（4）：362-366.

57. 张蕾，李蒙，贺舜，等 . 支气管内超声结合引导鞘对肺磨玻璃密度影的诊断价值 . 中华结核和呼吸杂志，2017，40（11）：845-849.

58. 中国医师协会呼吸医师分会介入呼吸病学工作委员会，西南呼吸介入联盟 . 经支气管镜冷冻肺活检操作技术规范 . 中国呼吸与危重监护杂志，2019，18（2）：109-114.

59. HETZEL J，MALDONADO F，RAVAGLIA C，et al. Transbronchial Cryobiopsies for the Diagnosis of Diffuse Parenchymal Lung Diseases：Expert Statement From the Cryobiopsy Working Group on Safety and Utility and a Call for Standardization of the Procedure. Respiration，2018，95（3）：188-200.

60. GANGANAH O，GUO S L，CHINIAH M，et al. Efficacy and safety of cryobiopsy versus forceps biopsy for interstitial lung diseases and lung tumours：A systematic review and meta-analysis. Respirology，2016，21（5）：834-841.

61. SHARP C，MCCABE M，ADAMALI H，et al. Use of transbronchial cryobiopsy in the diagnosis of interstitial lung disease-a systematic review and cost analysis. QJM，2017，110（4）：207-214.

62. SCHUHMANN M，BOSTANCI K，BUGALHO A，et al. Endobronchial ultrasound-guided cryobiopsies in peripheral pulmonary lesions：a feasibility study. Eur Respir J，2014，43（1）：233-239.

63. RODEN A C，KERN R M，AUBRY M C，et al. Transbronchial Cryobiopsies in the Evaluation of Lung Allografts：Do the Benefits Outweigh the Risks. Arch Pathol Lab Med，2016，140（4）：303-311.

64. COLBY T V，TOMASSETTI S，CAVAZZA A，et al. Transbronchial cryobiopsy in diffuse lung disease：update for the pathologist. Arch Pathol Lab Med，2017，141（7）：891-900.

65. IFTIKHAR I H，ALGHOTHANI L，SARDI A，et al. Transbronchial Lung Cryobiopsy and Video-Assisted Thoracoscopic Lung Biopsy in the Diagnosis of Diffuse Parenchymal Lung Disease：A Meta-analysis of Diagnostic Test Accuracy. Ann Am Thorac Soc，2017，14（7）：1197-1211.

66. 江瑾玥，郭述良，李一诗 . 经支气管冷冻肺活检技术进展 . 中华结核和呼吸杂志，2017，40（8）：619-622.

67. 李一诗，郭述良，易祥华，等 . 经支气管冷冻肺活检对弥漫性肺疾病病因诊断的有效性和安全性 . 中华医学杂志，2017，97（46）：3617-3623.

68. ZENG Y M，CHEN Y F，LIN H H，et al. Use of endo-bronchial end-tidal CO2 test for location of the pleural air leakage in patients with intractable pneumothorax. Ther Adr Respir Dis，2018，12：1753465818756564.

69. 曾奕明，林辉煌 . 经支气管镜呼气末二氧化碳探查对难治性气胸胸膜瘘口引流支气管的定位价值 . 中华结核和呼吸杂志，2015，38（4）：286-289.

70. 金普乐，葛晖，彭乱顺，等 . 亚甲蓝盐水定位气胸与支气管瘘相关支气管的临床研究 . 中华结核和呼吸杂志，2014，37（11）：831-834.

71. DENNING D W，CADRANEL J，BEIGELMAN-AUBRY C，et al. Chronic pulmonary aspergillosis：rationale and clinical guidelines for diagnosis and management. Eur Respir J，2016，47（1）：45-68.

72. STEINFORT D P，LEONG T L，LASKA I F，et al. Diagnostic utility and accuracy of rapid on-site evaluation of bronchoscopic brushings. Eur Respir J，2015，45（6）：1653-1560.

73. MAGILL S S，EDWARDS J R，BAMBERG W，et al. Multistate point-prevalence survey of health care-associated infections. N Engl J Med，2014，370（13）：1198-1208.

74. HE Q，YANG Q C，ZHOU Q，et al. Effects of varying degrees of

intermittent hypoxia on proinflammatory cytokines and adipokines in rats and 3T3-L1 adipocytes. PLoS One，2014，9（1）：e86326.

75. RUPPÉ E，BAUD D，SCHICKLIN S，et al. Clinical metagenomics for the management of hospital-and healthcare-acquired pneumonia. Future Microbiol，2016，11（3）：427-439.

76. DE LA CRUZ O，SILVEIRA F P. Respiratory Fungal Infections in solid organ and hematopoietic stem cell transplantation. Clin Chest Med，2017，38（4）：727-739.

77. FELLER-KOPMAN D，YARMUS L. Interventional pulmonology. Semin Respir Crit Care Med，2014，35（6）：629-630.

78. LI H，GAO H，MENG H，et al. Detection of pulmonary infectious pathogens from lung biopsy tissues by metagenomic next-generation sequencing. Front Cell Infect Microbiol，2018，8：205.

79. 冯靖，周国武，李雯，等 . 基于快速现场评价的诊断性介入肺脏病学标准取材技术 . 天津医药，2017，45（6）：638-642.

80. KIM S W，RHEE C K，KANG H S，et al. Diagnostic value ofbronchoscopy in patients with hematologic malignancy and pulmonary infiltrates. Ann Hematol，2015，94（1）：153-159.

81. CREMERS G，GAMBELLI L，VAN ALEN T，et al. Bioreactor virome metagenomics sequencing using DNA spike-ins. PeerJ，2018，6：e4351.

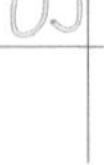

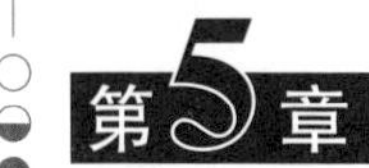

第5章 经支气管镜介入治疗技术

第1节 高频电刀

一、原理

高频电是通过变频变压设备，使低频电流经变频变压、功率放大，转换为频率400～1000 Hz、电压为几千甚至上万伏的高频电流。这样的高频电流产生的瞬时高热效应可以在人体组织中产生切割和凝血作用。用于组织切割时，电极处的切割电流使细胞膨胀、爆裂、汽化；用于组织凝结或止血时，电极处的凝血电流则使细胞干化，小血管收缩闭塞，因而止血或减少出血。通过改变输出电流波形即可达到以上目的；切割电流的波形为一连续的高频电流波形，使细胞加热膨胀直至爆裂、汽化；电凝电流则呈一间断的开关波形，细胞可在停止输出期间冷却，因而使细胞被干化而非汽化；混合切割波形则是两种波形的叠加，在切割的同时兼具凝血作用。而高频电刀就是利用高频电的这种切割和凝固作用，通过支气管镜伸入针状或圈状电极对支气管腔病变组织进行凝固和切割治疗。高频电刀的组织破坏程度依赖于使用的功率、接触的时间的长短、接触面积的大小及组织的密度与湿度。

二、设备及器械

高频电刀的设备主要包括主机、手术电极、中性电极、双极电极、脚踏开关、各式刀头、电源线、保护接地线等附件。国内常用的高频电刀设备有日本Olympus psd20型、30型，西塞尔电刀及德国爱尔博（图1-5-1-1）等，部分高频电设备实现了高频电、氩气刀的一体化，并配有电极板监测功能，无论是连接故障、电极板脱落等，机器会马上显示并报警，设备连接自动断开，保证了患者和操作的双重安全。高频电一般都具有三种电流模式，即“切割”“凝固”

和“混合”模式。“切割”模式是通过低电压高电流，对局部组织产生高密度的电能，而热能最小，使得组织水分汽化和细胞坏死；“凝固”模式是通过高电压低电流，对大片组织区域进行缓慢加热，蛋白质变性后形成黏性凝固物从而起到止血的作用；“混合”模式是介入“切割”和“凝固”之间参数设置，在切割同时凝固止血，可以减少切割中的出血。

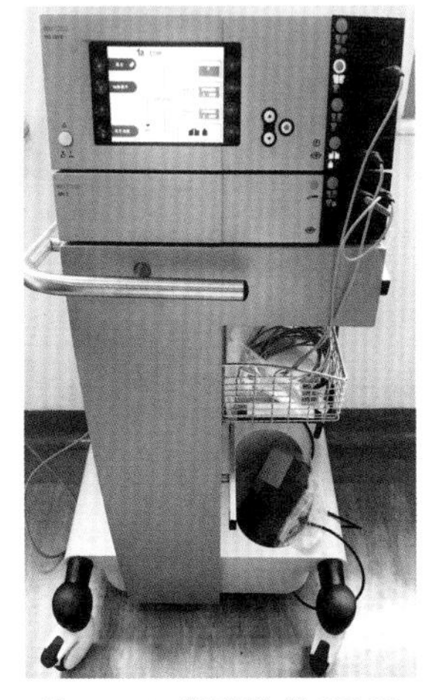

图 1-5-1-1 德国爱尔博 VIO200S 型高频电刀氩气刀一体机

手术电极是治疗环节最重要的器械，主要包括以下几种。

（1）电凝电极：用于凝固和止血，有柱形电凝探头和球形电凝探头两种，现今多被氩气刀替代。

（2）电切电极：用于切割病变。分为环型圈套和针形电刀。

①环型圈套（图 1-5-1-2）：用于切除带蒂的或息肉样基底部小的气道腔内病变，可采取先凝后切的方式减少术中出血。

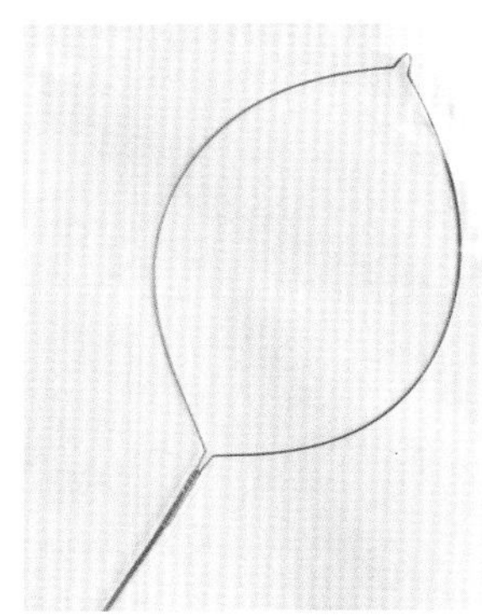

图 1-5-1-2 环型圈套

②针形电刀：分为带保护头的和无保护头的两种，带保护头针形切开刀（图 1-5-1-3）主要用于气道瘢痕狭窄病变的切开、松解；而无保护头的针形切开刀（图 1-5-1-4）主要用于气道腔内宽基底病变的切除。针形切开刀在切割过程中也具有凝固组织作用，从而减少出血的发生。

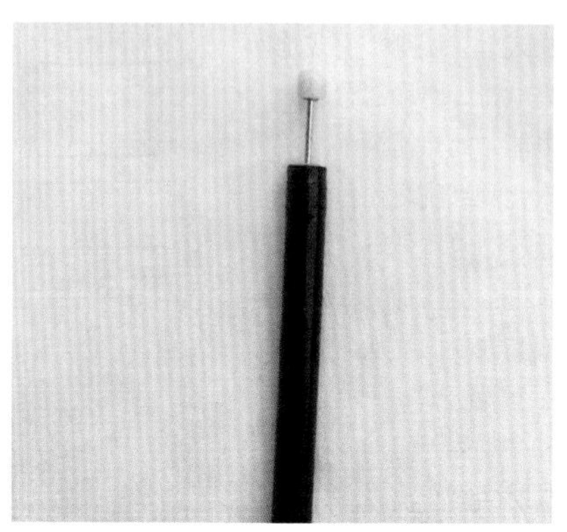

图 1-5-1-3　带保护头针刀

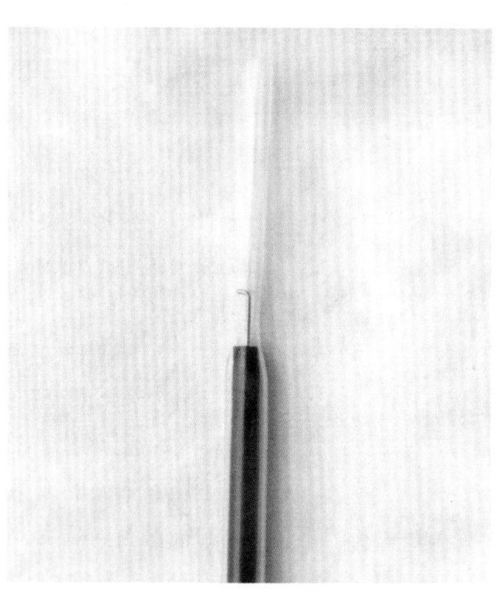

图 1-5-1-4　不带保护头针刀

（3）热活检钳（图 1-5-1-5）：可对气道内病变进行钳取，并具有凝固止血的作用，适用于血管丰富的病变组织活检和肿瘤组织的消减。

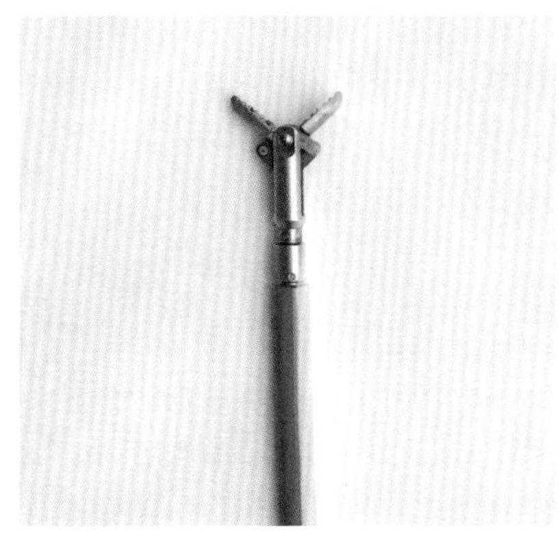

图 1-5-1-5 热活检钳

三、适应证

（1）气管、支气管腔内恶性肿瘤的治疗：支气管内高频电凝切术最常适用于不适合手术的、引起症状性气道阻塞的支气管肺癌或转移癌的治疗，超过 80% 的患者可恢复气道开放，70% 以上的患者可症状缓解。这其中支气管类癌、腺样囊腺癌等气道惰性恶性肿瘤较少见，但也可通过支气管腔内高频电凝切术进行有效治疗，而病灶是否得以全部切除，与病灶累及的范围和所处的位置有关，如病灶累及范围较广，或位于肺上叶支气管，将难以完全切除。也已有使用支气管腔内高频电凝切术治疗放射学检查阴性管腔内支气管黏膜微浸润肺癌的报道。

（2）气管、支气管腔内良性病变及良性肿瘤的治疗：支气管内高频电凝切术可用于治疗中央气道良性梗阻性病变,如肉芽组织、错构瘤、乳头状瘤及脂肪瘤等。

（3）各种炎症、手术、外伤及异物肉芽肿的切除：支气管内高频电凝切术也可用于金属裸支架腔内、覆膜金属支架两端、硅酮支架两端出现的肉芽组织阻塞的治疗。

（4）气道瘢痕狭窄的切开与松解。

（5）部分气道内可见病变的出血：对于气道内部分可见病变

的出血，如果出血部位明确，可电凝止血，如为病变的弥漫性渗血，非接触式氩等粒子凝固术止血效果更佳。

四、禁忌证

（1）全身情况差，不能耐受操作者。

（2）合并严重的心、肺疾病患者，操作可能加重病情或造成死亡者。

（3）出血倾向未能纠正者。

（4）气道病变阻塞严重，且阻塞远端肺功能丧失者。

（5）外源性气道压迫所致的气道狭窄和阻塞。

适应证和禁忌证的掌握均为相对性，视病情、预后、术者的经验和具体条件而定。

五、操作流程及注意事项

（一）术前准备

（1）患者术前常规准备同常规支气管镜检查及治疗，确认患者有适应证并无明确禁忌证。

（2）如拟行电刀治疗，需术前向患者及其家属谈话，讲明治疗的理由、风险及大操作过程，取得患者及其家属知情同意。术前需向患者确认，已去除随身携带的所有金属物品。

（3）拟行全麻下治疗的患者，需术前请麻醉科评估麻醉及手术风险，并行相关知情同意。

（4）器械准备：根据术前对患者病情综合评估状况，按拟定治疗方式进行相关麻醉准备及器械准备如局麻货全麻、软镜或硬镜等。电刀设备根据不同仪器设备操作方法打开仪器，连接电极，确认仪器工作状态良好，设置操作模式。

（二）操作步骤及技巧

1. 操作步骤

观察病变的性状及其与周围组织之间的关系，选择最佳的治疗模式及治疗电极，如电切圈套或针行电刀等，依据不同厂家设备步骤做好操作前各项准备工作。选择好治疗模式后，设定好高频电设备的输出功率，一般电凝时选择35～40 W，电切割时选用30～35 W。

将中性电极板贴于患者体表，并确保电极板完全接触皮肤且导电良好，以避免接触不充分造成烧伤。

（1）电圈套切（图 1-5-1-6）：经支气管镜操作孔插入电圈套器，自病变游离部向病变基底部收缩，逐渐收紧套圈，确认圈套器套住部分或全部病变组织后，采取先凝后切的模式进行切割，以减少出血，对与质地较硬的组织，可凝固和切割循环进行，直至将组织切下。对于基底部较大、肿块巨大或质地较硬病变，如错构瘤等含有骨性组织的病变，可先使用针形电刀进行“十字状”切割，然后使用电圈套器进行分次切割。

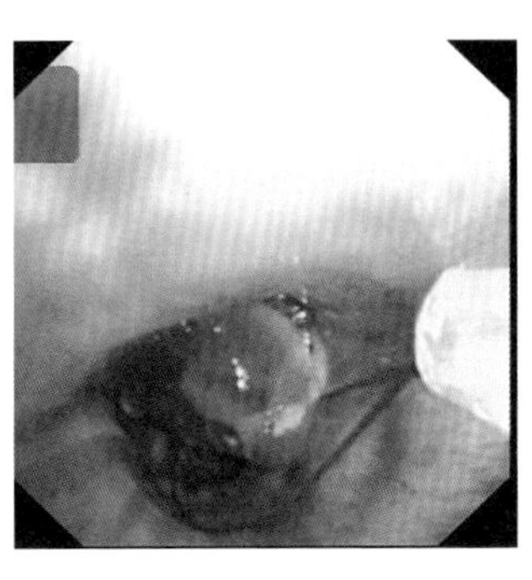

图 1-5-1-6　电圈套凝切肿瘤组织

（2）针形电刀：对于气道瘢痕狭窄病变（图 1-5-1-7）的切除采用先放射状后环形切割的方法（图 1-5-1-8，图 1-5-1-9），对狭窄环进行松解或切除，以避免损伤周围支气管壁，加强安全性。对于腔内宽基地病变（图 1-5-1-10）的切除需根据镜下病变组织的具体形态、位置进行切割（图 1-5-1-11）。

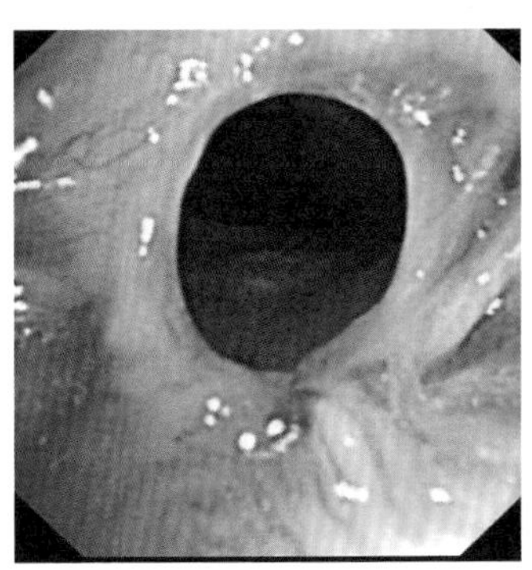

图 1-5-1-7　气管环形瘢痕狭窄

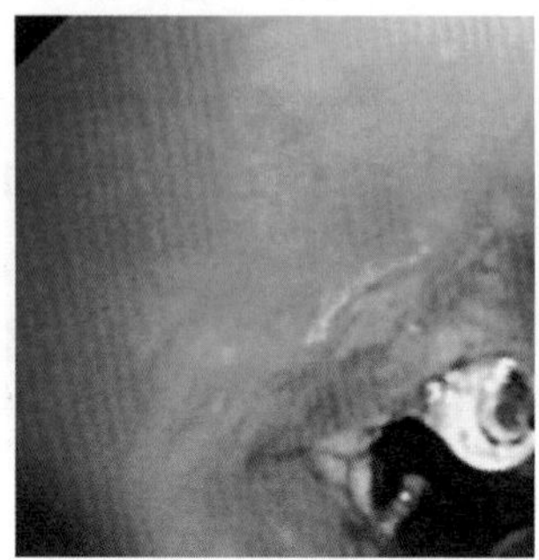

图 1-5-1-8　有保护头针形电刀切割狭窄环

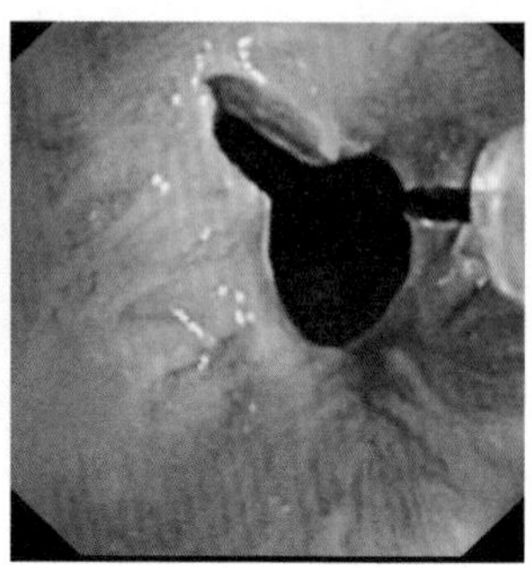

图 1-5-1-9　针形电刀放射状切开气管环形瘢痕狭窄

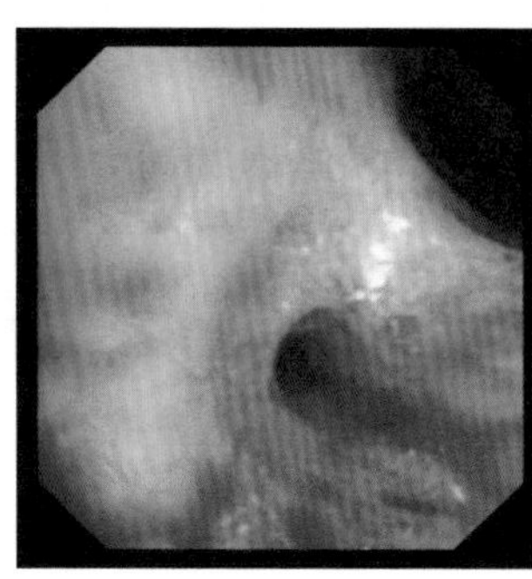

图 1-5-1-10　左主支气管管状狭窄

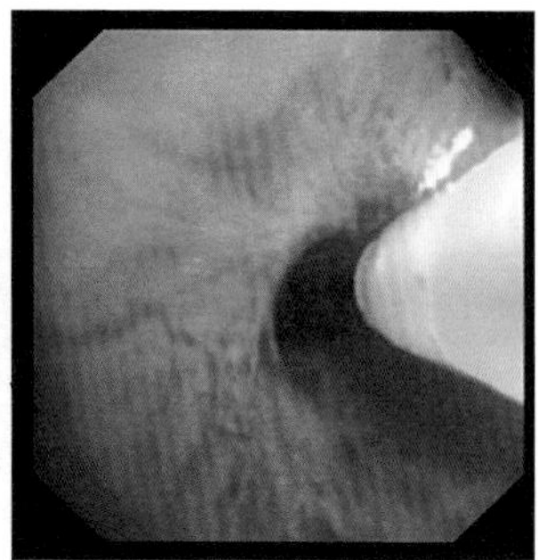

图 1-5-1-11　前端无保护头针形电刀切套狭窄段支气管

（3）热活检钳：在病变不适合环形圈套及针形电刀时，可选择热活检钳，单热活检钳的止血作用有限，对于血供过于丰富的病变，不建议使用，另外，热活检钳取材容易出现组织凝固坏死，影响病理诊断。

2. 操作技巧

首先根据胸部 CT 增强扫描影像和支气管镜镜下征象，判断病变的性状及其与周围组织及血管之间的关系，选择最佳的治疗模式和治疗电极。选择好治疗模式后，设定好高频电设备的输出功率，一般电凝时选择 35 ～ 40 W，电切割时选用 30 ～ 35 W。

在电凝时，烧焦的炭化组织常将电极完全覆盖，需要及时清理手术电极。对较小气道进行操作时，通电时间必须控制在3秒钟以内，以免发生气道黏膜，尤其是气管软骨的损伤，从而造成气道瘢痕狭窄或气管软化和塌陷。

电切割使用环形圈套时，应尽量使其接近息肉样病变的基底部。在逐渐收紧圈套的同时，使用混合型电流来切割同时凝固组织，尽可能减少出血。使用针形切开刀时，对于气道瘢痕狭窄病变的切开建议带保护头的针形切开刀，以避免损伤看不见的狭窄远端的气道。而对于气道腔内宽基底病变的切除，则应采用无保护头的针形切开刀，以便针形电极能顺利进入病变组织。局麻的患者应特别注意患者咳嗽或憋气时针形电刀移位损伤周围组织，导气管损伤、破裂或穿孔，以及出血的发生。

对于严重的气道狭窄或多部位的气道狭窄，建议首先处理对通气影响最大的病变，以迅速解决气道阻塞，改善患者通气状况，然后再处理其他部位的病变。如同时合并气管与支气管病变时，首先处理气管病变；如为双侧支气管病变，搜先处理病变轻的一侧，以首先迅速解决患者的通气问题。带蒂病变可一次性套切完成，但如肿块较大，远端气道调节较差，为避免肿块一次性切下，掉入远端气道形成气道完全堵塞，仍建议分次切除，且大多数病变需要包括电凝切在内的多种方法联合治疗。

（三）注意事项

1. 安装心脏起搏器或植入除颤器的患者，使用高频电刀可能导致起搏器及除颤器不能正常工作，在对此类患者实施这一治疗时应谨慎。

2. 为保证手术安全，建议术前进行病变部位增强CT扫描，以判断病变组织血供情况。

3. 处理金属支架腔内或两端增生组织时，应避免热量直接作用于支架覆膜与支架钢丝，并应使用最低限的能量，因为电凝的过高热量可以燃烧金属支架内覆膜并破坏金属支架，造成支架融化和破裂。

4. 使用针形电刀切割时，应注意切割角度、电刀移动的速度及幅度，以免损伤临近正常部位的组织。

5. 针形电刀建议由技术熟练的医师进行操作。

（四）术后处理

在无并发症发生的情况下，高频电凝切治疗后不需要立刻采取任何别的后续处理，生命体征稳定患者通常无须住院观察。

六、建议麻醉方式

麻醉方式应根据患者对气道介入治疗的耐受程度、气道病变的位置、阻塞的程度、范围、病变组织的质地等情况选择。如病变范围广泛、阻塞程度严重，操作时间长、患者耐受差时，建议全麻下硬质气管镜、插管或喉罩的方式进行。对于基底部小、带蒂，短时操作即可完成，可选择局麻的方式。

七、并发症及其预防和处理

（一）出血

出血是常见的并发症，与病变组织的血供丰富程度有关，术前应行增强 CT 扫描，确认适应证和安全性。采用针形电刀或圈套器切割时，先凝后切，可减少出血的风险，对切割后的创面出血，可按镜下止血的常规方法处理，或氩气刀局部烧灼止血。

（二）气道壁损伤、软化及穿孔

针形电刀因切割迅速，又因气管为环形结构的特殊性，如患者配合较差（见于局麻患者），可能损伤气道壁、甚至出现穿孔。一旦出现应立即停止操作，避免加重损伤，并给予相应处理。此外，行针形电刀对气道良性病变进行治疗时，应避免病变基底部过度电凝，否则可能引起局部纤维化，出现医源性瘢痕挛缩，导致气管狭窄。

（三）气道内失火

在电凝治疗过程中吸入高浓度的氧气可能导致气道内失火。手术过程中应严格规范，电凝治疗时，吸氧浓度必须降到 40% 以下。

（陈成水　金旭如）

第 2 节　氩等离子体凝固

氩气刀治疗又称氩等离子体凝固术（argon plasma coagulation，APC）是电、氩气相结合发展起来的一种新型高频电刀技术。因其治疗安全高效，止血迅速，术后愈合快等优点已广泛应用腹腔、头颈部、心胸、泌尿及内腔镜等手术治疗中。

一、原理

氩气是一种不会燃烧爆炸，性能稳定，对人体无毒、无害的惰性气体。在高频高压电作用下很容易被电离成氩离子，而氩离子具有极好的导电性能，可以连续传递电流，利用氩气的这一特性制作高频电刀，利用采用单极技术的 APC 探针通过离子化的导电氩等离子非接触式将能量传输到组织上。热效果为靶组织的电凝、干燥或失活。

（一）氩气保护下的高频电刀切割

当氩气刀的高频高压输出电极输出切割电流时，氩气从电极根部的喷孔喷出，在电极周围形成氩气隔离层，将电极周围的氧气与电极隔离开来，从而减少了工作时和周围氧气的接触及氧化反应，降低了大量产热的程度。由于氧化反应极产热的减少，电极的温度较低，所以在切割时冒烟少，组织烫伤坏死层浅，一般仅为 3 ～ 5 mm，剥离深度不超过 5 mm，不易发生气道穿孔。另外，由于氧化反应少，电能转换成无效热能的量减少，使电极输出的高频电能集中于切割、提高了切割的速度，增强了对高阻抗组织（如脂肪、肌腱等）的切割效果，从而形成了氩气覆盖的高频电切割。

（二）氩气电弧束喷射凝血

当氩气刀的高频高压输出电极输出凝血电流时，氩气从电极根部的喷孔喷出，在电极和出血创面之间形成氩气流柱，在高频高压电的作用下，产生大量的氩气离子。这些氩气离子，可以将电极输出的凝血电流持续传递到出血创面，产生很好的止血效果。而单纯高频电刀的血凝由于电极和出血创面之间充满成分较杂的空气，电离比较困难，因此电极和出血创面之间空气离子浓度较低，导电性差，凝血电流以电弧形式传递到出血创面的凝血电弧数量较少，凝血效果较差。加电弧氩气后，凝血电弧数量较少，凝血效果较差。加电弧氩气后，凝血电弧数量成倍增加，所以无论对点状出血或大面积出血，氩气刀都有非常好的止血效果。

通过流经组织的电流和由此导致的内生变热形成 APC 的组织效果。在此需根据达到的目标温度区分组织中不同的热效果区（图 1-5-2-1），组织效果朝深度方向辐射扩散。

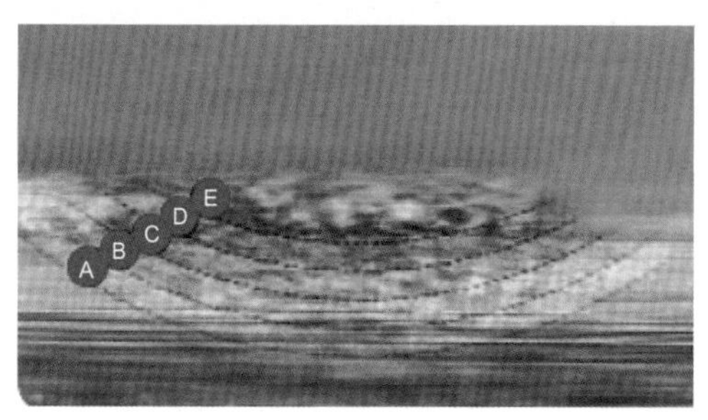

图 1-5-2-1　不同温度导致的热效果

注：A：超高温（40 ℃）；B：失活（60 ℃）；C：电凝/干燥（100 ℃）；D 碳化（150 ℃）；E：汽化（300 ℃）。

组织学研究显示，与标准电凝疗法相比：① APC 引起的组织凝固坏死相似，组织穿透较浅，仅为 3 ～ 5 mm，故安全性更高；②无明显的热传导，对金属支架损伤小。与电刀治疗比较：① APC 烟雾较少，视野清晰；②不与病灶直接接触，探头不易被坏死物黏附。因此，与一般高频电刀相比，APC 具有止血快、失血少、无氧化和焦痂等良好效果，成为高频电刀的更新换代产品。

二、设备与器械

目前市场上常用的氩气刀设备为德国爱尔博的 VIO200 s + APC2、VIO200D + APC2、VIO300 s + APC3 等电外科手术工作站（图 1-5-2-2）和西赛尔 APC2000、APC3000 型氩等离子体凝固器。不同厂家 APC 设备的参数略有不同。爱尔博的 APC 设备可提供 3 种模式治疗，包括强力 APC、精细 APC 和脉冲 APC（图 1-5-2-3），氩气流量可在 0.1 ～ 8 L/min 调节，其峰值电压达 4300 V。

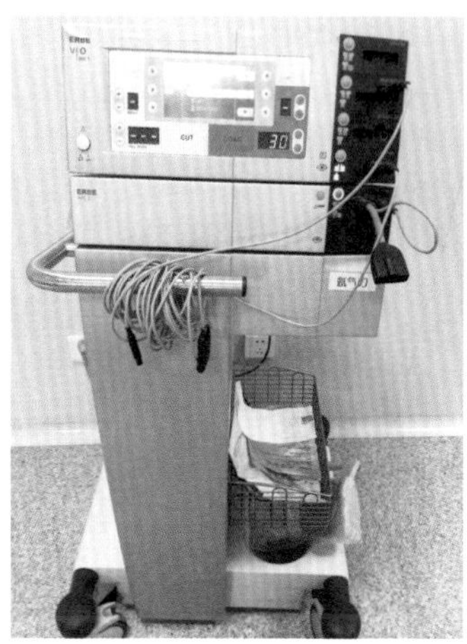

图 1-5-2-2 爱尔博氩气刀、电刀工作站（VIO300S ＋ APC2）

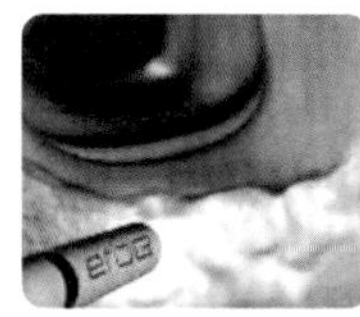

用 forced APC 进行有效失活

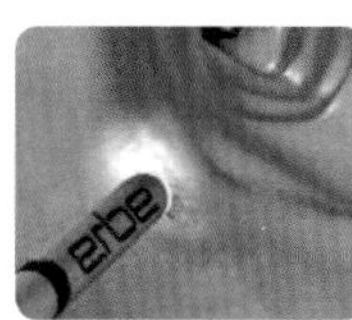

precise APC 可以实现均匀的组织效果，尤其在薄壁结构中

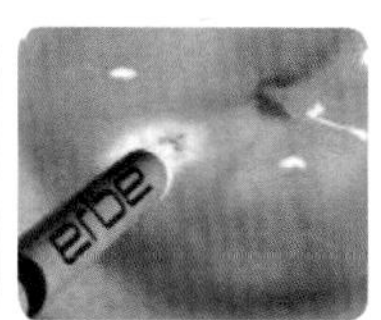

用于组织失活或电凝的 pulsed APC

图 1-5-2-3 不同模式 APC 效果

相关器械包括：电极板、不同规格的 APC 探针（图 1-5-2-4）。

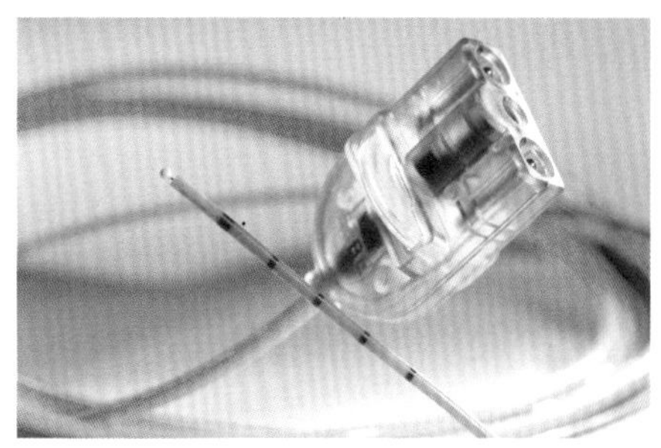

图 1-5-2-4 氩气刀探针

APC 探针可分为硬性 APC 探针及软性 APC 探针，分别用于硬镜和软镜使用时，软性 APC 探针规格一般为直径 1.5 mm，相应长度 1.5 m 和直径 2.3 mm，相应长度 2.3 m。氩气探针喷头可分为直喷型、环喷型和侧喷型，适用于不同部位的治疗需要，以爱尔博氩气刀附件设备为例（图 1-5-2-5）。

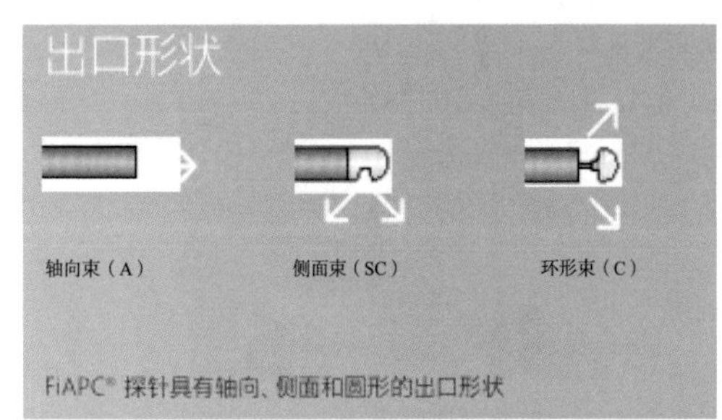

图 1-5-2-5　氩气刀探针喷头类型

三、适应证

APC 作为一种电凝技术，可通过热效应使组织干燥、失活、凝固坏死，因此最常用于气道狭窄及出血的治疗。

（1）气管、支气管良性病变：如炎性假瘤、神经纤维瘤、软骨瘤、脂肪瘤、瘢痕性狭窄、肉芽肿等增生性气道腔内病变的治疗。

（2）气管、支气管恶性病变：如原发性支气管癌、支气管肺癌、气管、支气管转移癌等失去手术机会或不能手术切除治疗的患者进行姑息性治疗，以改善临床症状、提高生活质量。

（3）出血：APC 可用于对局限性黏膜出血，APC 点灼即可达到止血效果。

四、禁忌证

（1）全身情况差，不能耐受操作者。

（2）合并严重的心、肺疾病患者，操作可能加重病情或造成死亡者。

（3）出血倾向未能纠正者。

（4）气道病变阻塞严重，且阻塞远端肺功能丧失者。

适应证和禁忌证的掌握均为相对性，视病情、预后、医者的经验和具体条件而定。

五、操作流程及注意事项

（一）术前准备

1. 患者准备

（1）常规支气管镜术前准备包括：血常规、凝血系列、心电图、感染系列；进行全麻患者，需加做心脏彩超、电解质；服用抗凝药物者，根据病情及使用药物种类，暂停用抗凝药物 3 ～ 5 天；既往有冠心病病史患者，需加做心梗标记物；高血压、糖尿病及合并其他基础疾病患者，要求病情控制稳定。

（2）拟行氩气刀治疗患者，建议术前胸部增强 CT 扫描，中心气道狭窄患者加做气管三维重建。

（3）充分知情同意，由术者向患者及其家属讲解检查及治疗的必要性，拟采用的手术方式及治疗方法，逐一讲解术前、术中、术后可能的并发症及意外，充分知情后签署知情同意书。

2. 麻醉准备

术前 6 h 禁食、4 h 禁饮，局麻患者，向患者讲解进行局部麻醉时应注意的事项，做好配合，以达到更佳的麻醉效果。目前常采用的局麻方式包括雾化吸入、喷壶给药、环甲膜穿刺等。全麻患者，由麻醉师向患者及其家属进行知情，签署全麻知情同意书，配置麻醉期间所需的药物。

3. 设备及器械准备

（1）支气管镜：准备不同外径及操作孔的支气管镜两条，如使用硬镜，则需准备不同直径的硬镜（如使用硬镜光源，则需开启硬镜主机，确保主机工作正常），硬镜活检钳及相应治疗工具。

（2）氩气刀治疗相关设备准备：氩气刀治疗仪，需接通电源，开启，确认仪器处于正常工作状态；电极板（通常置于患者一侧下肢肢体远端，确保电极板与皮肤接触良好）；连接 APC 探针：体外将探针置于生理盐水中，踩踏氩气刀踏板，确认氩气探针工作正常，可备不同型号探针。

（3）其他设备：连接心电监护仪，监测 PaO_2、血压及心电和呼吸等；负压吸引，操作前确保负压吸引正常开启；全麻患者，需准备麻醉机、二氧化碳检测仪、麻醉深度检测仪等。

（4）抢救仪器准备：抢救治疗车、气管插管、心脏起搏器、呼吸机等。

（二）操作步骤及技巧

局麻患者支气管镜经鼻或经口插入气道，全麻患者经人工气道（喉罩、气管插管、硬镜）进入气道，按支气管镜检查习惯常规观察气管、双侧主支气管及叶段支气管，清理管腔内分泌物。确定治疗病变位置后，观察病变类型、浸润深度、长度及阻塞程度，确定治疗方式后，将支气管镜前端置于病灶上端 2.0 ～ 2.5 cm 处，然后经支气管镜活检孔插入 APC 探针，直至探针前端第一个环形标志露出活检孔道，调整支气管镜及 APC 电极末端距离病变组织 5 mm 以内时，脚踏电凝开关进行治疗（全麻，踩踏前需确认麻醉机或高频通气机已断开通气连接口，或麻醉机调至空气给氧状态；局麻，调节给氧浓度低于 40%），每次 1 ～ 3 s，进行非接触式烧灼，烧灼后焦痂可通过吸引、活检钳钳取或冷冻黏附的方式取出。若连续进行氩气刀烧灼，术者需注意观察心电监护氧饱和度变化，低于 90% 时，停止治疗，给予通气、给氧，待氧饱和度上升至 95% 以上时，可再次进行治疗。

由于 APC 作用在组织上的热效果程度取决于多个因素，而影响电凝深度的最重要因素依次为：①应用持续时间（尤其在静态应用中）：激活的时间越长，作用在靶组织上的效果就越强（图 1-5-2-6）。因此，建议以较短的激活时间开始，在观察下逐步提高持续时间，直至达到所需效果。在某个部位上应用 APC 较长时间时，深度作用会急剧增加，应用持续时间过长时，组织可能碳化和穿孔。在动态应用中，应当在观察下将 APC 探针以缓慢、可控的运动（笔画形式）引到靶组织上方；②设置的功率或效果级别：电凝深度取决于功率设置，功率越大，深度越深，因此应根据定位情况和病变特点进行设置（图 1-5-2-7）；③探针间距（工作间距）：随着探针间距的增加，渗入深度会减小（图 1-5-2-8）。探针间距变大时，可能达到一个无法再点燃的点，因此在烧灼中应注意探针距离病变的位置；④其他因素：因为生物组织的结构具有不同的敏感度，因此在 APC 使用中，要根据组织类型，烧灼时静态 / 动态情况，设置不同的功率和应用持续时间。

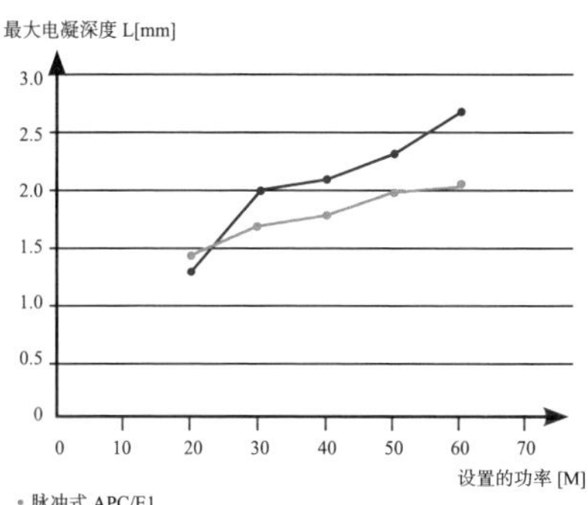

图 1-5-2-6　电凝深度与应用时间的关系

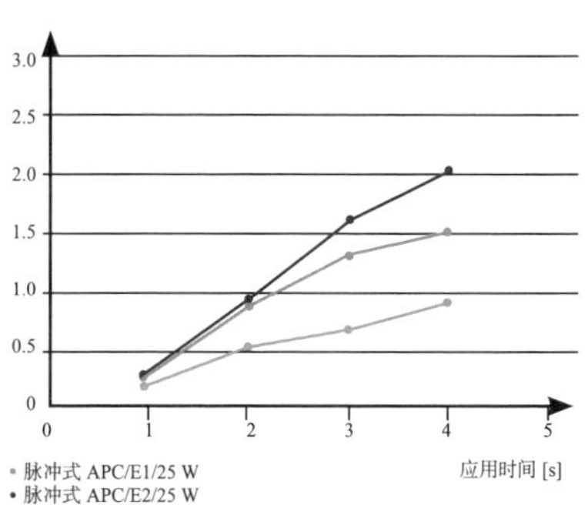

图 1-5-2-7　电凝深度与设置功率的关系

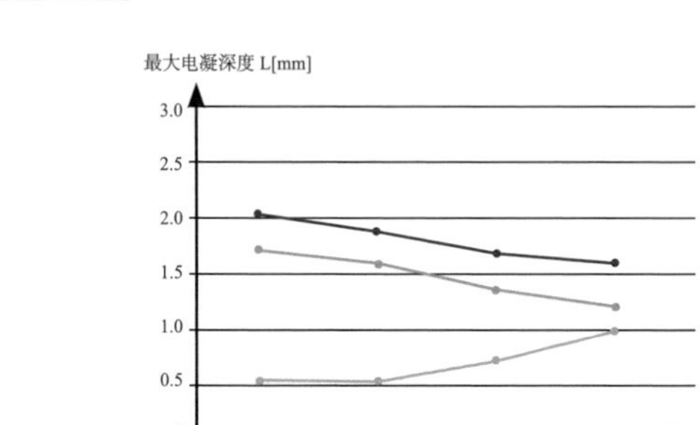

图 1-5-2-8 电凝深度与探针和组织之间距离的关系

简而言之，影响 APC 作用效果的因素包括功率输出、持续时间、电流强度、氩气流量及探头与组织距离。因此，在患者治疗时，需根据病变的类型、性质、病变浸润的深度、组织的密度、烧灼后病变体积变化等，调整烧灼的时间及功率的大小。一般对于出血、瘢痕等设定小功率，而对于较大肿瘤的切除选择较大功率，松软组织选用较小功率，致密组织选用较大功率，建议先用较小功率进行治疗，若效果欠佳，逐步提高功率，避免一次选择大功率导致出血或管壁穿孔等危险。建议功率一般应控制在 40 ～ 60 W，氩气流量为 0.5 ～ 2 L/min，每次操作持续时间不超过 5 秒。

（三）注意事项

（1）氩气刀电极尽量避免直接置于病变组织上，离开病变组织 1 ～ 2 mm 时治疗效果更佳，同时可避免组织结痂堵塞电极，但应视病变具体特点进行距离调整。

（2）对于靠近管壁的病变治疗时注意控制烧灼的深度及烧灼时间，以避免损伤气管壁。

（3）探针头端应始终可视并视野清楚，避免在烧灼时因呼吸运动或咳嗽导致探针位置变化，损伤正常组织。

（4）对于表浅组织，建议短促、重复烧灼，对于显著突出管腔，距离管壁较远的病变，可采用较长时间同一部位反复烧灼的方法。

（5）烧灼后尽量通过冲洗、活检钳钳取或冷冻的方法去除坏死组织及结痂。

（6）烧灼过程中出现电极堵塞报警时，及时退出电极进行清理。

（7）病变范围较小时应尽可能使气道一次性贯通，若病变范围大，堵塞严重，建议反复多次进行镜下治疗或联用其他方法，以达到较好的治疗效果。

（8）术前去除随身携带的所有金属物品，术中停止吸氧，若必需吸氧，建议吸氧浓度小于40%。

（四）术后处理

（1）术后应密切观察患者咳嗽、咳痰、咯血、痰中带血、呼吸困难等症状变化，如治疗后上述症状明显加重，按需再次支气管镜检查，寻找原因，是否治疗后管腔坏死物堵塞？脱落或黏液堵塞等，并给予相应治疗。

（2）建议术后2～3天需复查支气管镜，了解气道局部病灶治疗情况并及时清除坏死组织。

（3）对于需要重复治疗的病变，可每周进行1～2次治疗，应于术前和最后一次治疗术后，对狭窄段中心气道直径、气促评价进行评估。

六、建议麻醉方式

（1）以下患者可在局麻下进行治疗：局部病变，阻塞范围小，探针易到达，预期治疗时间短，可术中配合的依从性好的患者。

（2）以下患者建议全麻下进行治疗：病变范围大，阻塞程度高，探针不易到达，视野不佳，预期治疗时间长，老年基础疾病多、耐受性差的患者，需要多方法联合治疗的患者。

七、并发症及其预防和处理

1. 大出血

重在预防，手术前可先用穿刺针刺入肿物，观察出血及血凝情况。术中一旦出血，立即停止治疗。出血量少、出血速度不快，可采取氩气刀表面电凝止血，配合吸引、灌注止血药物的方法进行止血。如出血量大、迅速，立即进行治疗操作相关大出血急救流程

（见第一部分第 5 章第 27 节）。

2. 心律失常和心脏骤停

术中心电监测常可见心律失常，如发现频发室性期前收缩应停止操作，并静脉给予利多卡因、电除颤复律。心搏骤停应立即进行心肺复苏。

3. 气管穿孔、纵隔气肿、气胸

操作时应在病变部位，由外向基底部逐渐进行，达到病变基底部时，要注意探针的距离、烧灼的时间，进行浅表烧灼，注意尽量不伤及支气管壁。如果肿物靠近管壁或肿物在管壁呈浸润型生长时，应严格掌握治疗深度。一旦发生穿孔、纵隔气肿或气胸时，应立即停止操作，进行胸部 X 线或 CT 检查，根据气体多少给予胸腔穿刺抽气或进行胸腔闭式引流、纵隔抽气、置管等。

4. 气管着火

在治疗过程中如氧气浓度过高可引起气管内着火，故治疗中一定要有专人负责进行断氧连接的操作。

（李王平）

第 3 节　电圈套器

一、原理

人体组织为一导电体，有一定电阻。当有电流通过人体组织时因电阻的存在而产生热效应、电离效应和法拉第效应（即肌肉痉挛、心脏纤维颤动等）。一般低频电源（220 V/50 Hz）的交流电会对人体造成神经刺激、肌肉刺激，严重时可导致心脏骤停而危及生命。当频率超过 100 Hz 时，其法拉利效应明显降低，大于 300 Hz 则可以忽略不计。而高频电则是通过变频变压设备，使低频电流转换为频率为 400 ～ 1000 Hz、电压为几千甚至上万伏的高频电流，由于人体电阻比较大，这样高频电通过电圈套器接触靶组织时产生瞬时高热效应，对靶组织进行切割和凝固作用，但不会造成电击损伤。切割和凝固组织的程度依赖于使用的功率大小、圈套器接触组织的时

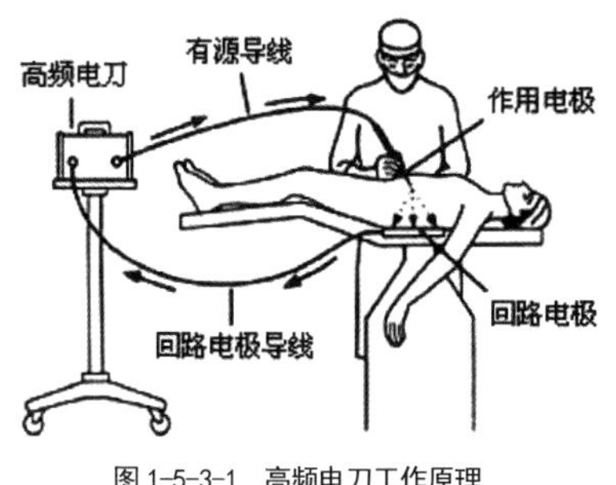

图 1-5-3-1 高频电刀工作原理
注：箭头表示高频电流方向。

间长短、圈套器接触组织的面积大小及组织的密度与湿度等有关。高频电有二种主要的工作模式：单极和双极模式。一般临床上支气管镜下应用电圈套器进行介入诊治的模式为单极模式（图 1-5-3-1）。

二、设备及器械

高频电主机（图 1-5-3-2，图 1-5-3-3）常有 3 种模式：切割、凝固和混合。电圈套器（图 1-5-3-4，图 1-5-3-5）包括椭圆形、圆形及半月形等。接地电极贴及脚踏开关（图 1-5-3-6）等。

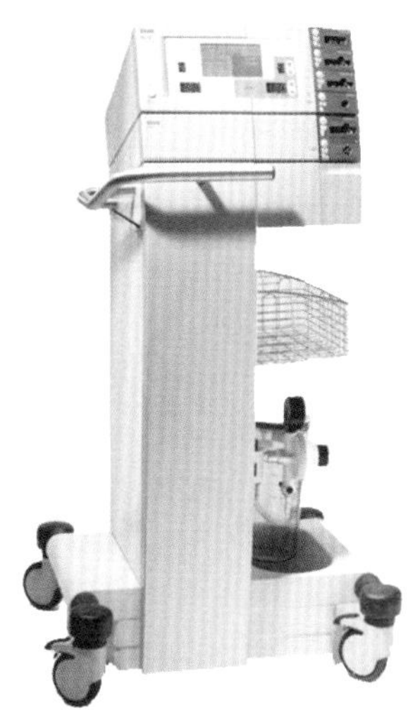

图 1-5-3-2 德国爱尔博高频电刀、氩气刀一体机

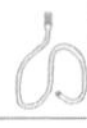

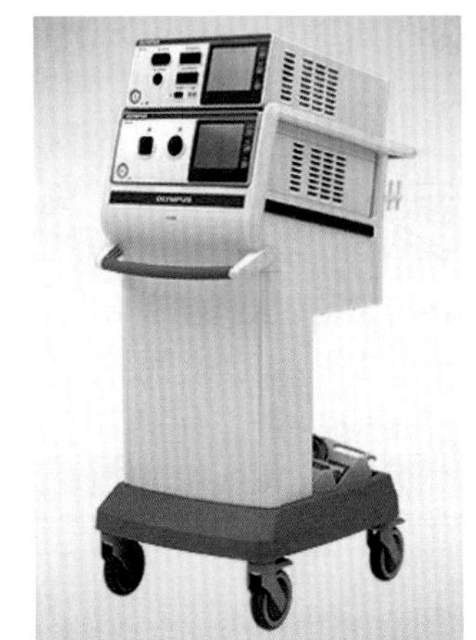

图 1-5-3-3　奥林巴斯公司超声高频电刀 ESG-400 一体机

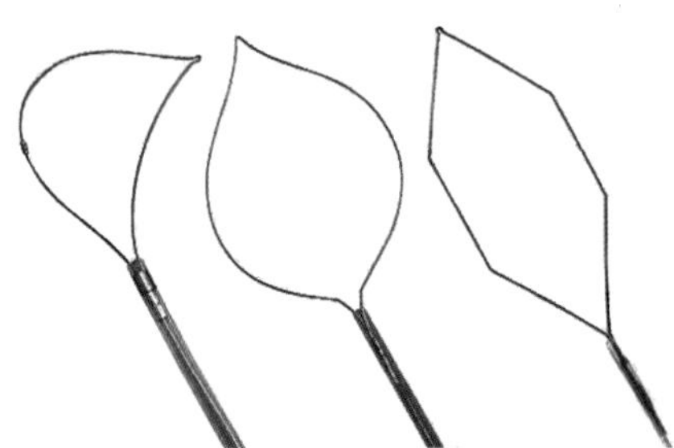

图 1-5-3-4　不同形状套圈的电圈套器

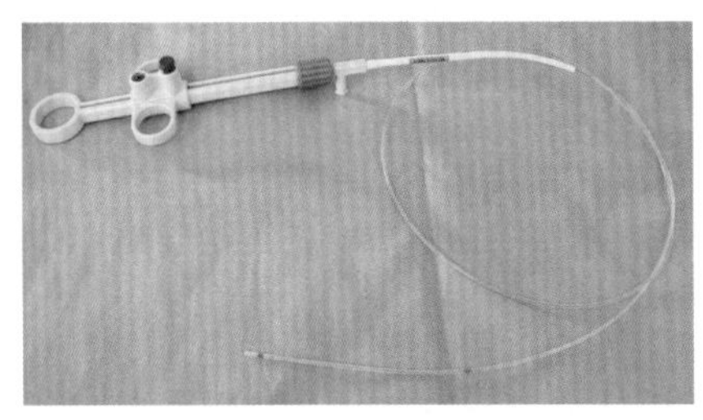

图 1-5-3-5　电圈套器

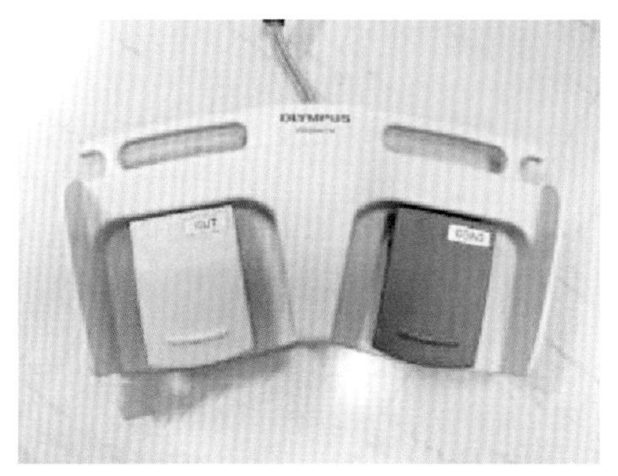

图 1-5-3-6 脚踏，蓝色为电凝，黄色为电切

三、适应证

因电圈套器不仅能套切各种肿物，而且可以作为电刀使用而对各种肿物进行切割，因此其应用范围比较广泛。

（1）气管、支气管腔内各种良性肿瘤，尤其是带蒂的球形肿物。

（2）失去手术机会的气管、支气管腔内恶性肿瘤的姑息治疗。

（3）气管、支气管腔内因各种炎症、手术、外伤及异物导致的肉芽肿物。

（4）气管、支气管腔内异物的套扎取出。

四、禁忌证

（1）全麻下应用电圈套器进行介入治疗时，全麻禁忌的情况。

（2）全身情况差，不能耐受手术操作者。

（3）应用硬镜时硬镜使用的禁忌证。

（4）合并严重的心、肺疾病患者，操作时可能加重病情或造成死亡者。

（5）严重出血倾向未能纠正者。

（6）气道严重阻塞且阻塞远端肺功能完全丧失者。

适应证及禁忌证均是相对的，手术者要具体根据患者的情况、手术团队的经验、手术条件等具体而定。

五、操作流程及注意事项

1. 术前准备

（1）进一步明确患者确有进行电圈套器治疗的适应证，无相关禁忌证。

（2）术前应该和患者及其家属进行良好的沟通，告知其呼吸介入手术治疗的必要性、安全性及可能的潜在风险，并签署知情同意书。

（3）拟行全麻下行电圈套器介入治疗时，应和麻醉师进行充分的沟通，并请麻醉师进一步评估麻醉风险，签署相关麻醉知情同意书。

（4）术前必须进行胸部增强 CT 检查，以了解切除的肿物是否血供丰富并排除血管瘤等情况，如果血供非常丰富则要术前进行血管介入治疗以防电圈套器切除时导致大出血的情况。

（5）术前有条件或病情允许的情况下，可以进行一般性的支气管镜检查，以了解病变的具体部位、大小、长度及与周围组织或器官的关系等，窄谱成像可以了解病变的血供情况。

（6）术前要做好各种紧急情况的预案并准备好预案中紧急情况下使用的器具。如出现大出血时如何处理（见第一部分第 5 章第 27 节），气道内着火的紧急处理等。

（7）器械准备：根据术前的综合评估准备好相关器械。如需要的各种型号的软镜和硬镜的准备，电圈套器及高频电主机、电极贴等并保证运行良好。

总之，经验和对术中、术后可能出现危险性的预计是任何经支气管镜介入治疗安全性的基础。

2. 具体操作步骤

（1）首先应用软镜进一步观察病变的情况及其与周围的关系，可能时越过病灶查看远端情况并吸除滞留的分泌物。

（2）将高频电输出功率调整为 30 ～ 40 W。一般电凝时选择 30 ～ 35 W，电切时选择 35 ～ 40 W。

（3）当支气管镜到达距病变部位 2 ～ 2.5 cm 处时，将电圈套器经工作通道进入，前部鞘管部分伸出支气管镜前端 1 cm。

（4）缓慢推出圈套钢丝，从肿物的一侧伸过，圈入肿物基底部，逐渐轻轻收紧钢丝。

（5）脚踏电切开关，并再次持续收紧钢丝，通电时间 0.5 ～ 1.0 s，中间可以间断性通电，并检查有无出血及套扎情况，然后多次脚踏电切开关，直至切割下肿物为止（图 1-5-3-7 至图 1-5-3-10）。

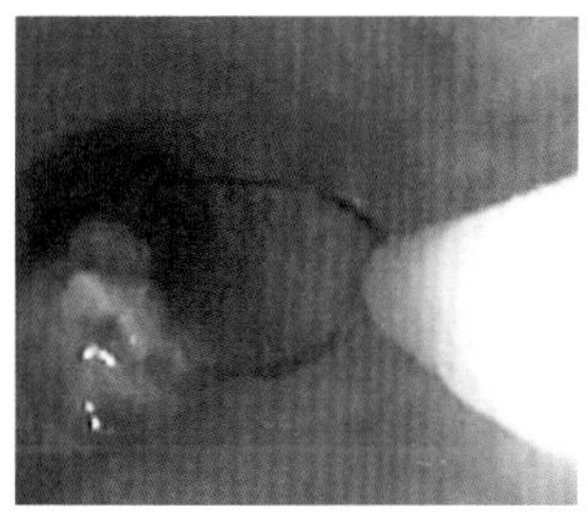

图 1-5-3-7　将圈套器套圈部分完全伸出

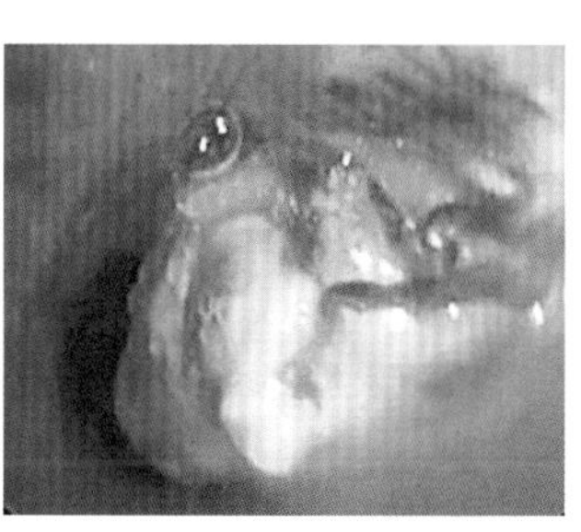

图 1-5-3-8　调整气管镜方向，应用套圈套住肿物

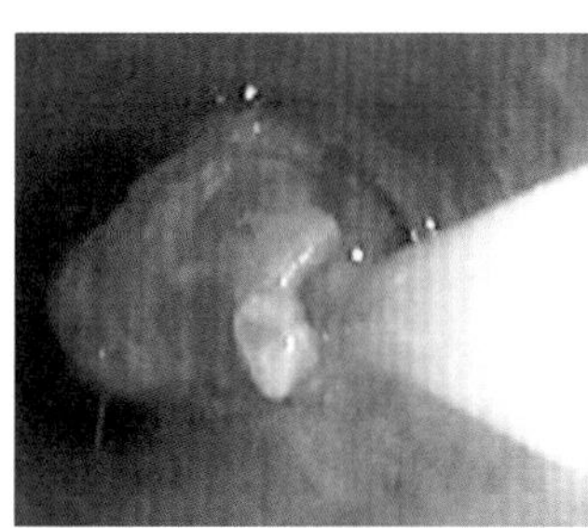

图 1-5-3-9　将套圈调整至肿物根部

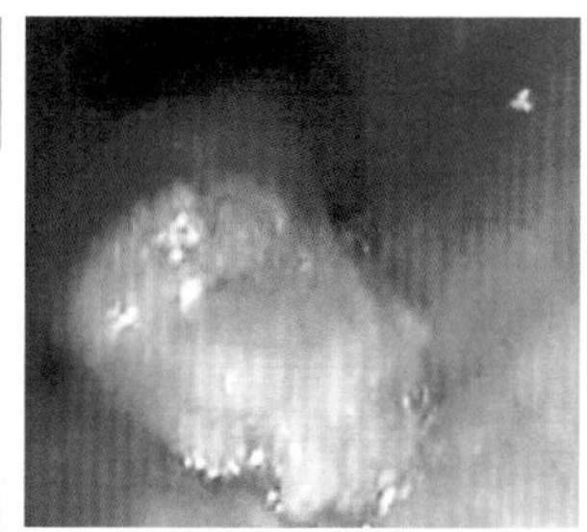

图 1-5-3-10　将肿物完整切割下来

（6）用异物钳、冻取或硬镜下应用抓物钳取出切除的肿物。

3. 操作技巧

（1）应用电圈套器套切时，应尽量使其接近息肉样肿物的基底部。

（2）套切时应充分发挥可弯曲支气管镜镜头的辅助作用，尽可能利用镜头的活动作用来调节圈套器使圈套器紧密套切肿物的基底部。

（3）应用电圈套器套取肿物时，一般使用混合模式，可以减少出血情况。对于血供丰富的肿物，也可以使用凝固模式。对于血供很差的肿物可以使用切割的模式，这样会减少切除肿物的时间。

（4）如果应用电圈套器进行切割时，圈套器前端伸出鞘管前端 1 ～ 2 cm 进行，不要将圈套器全部伸出鞘管，但鞘管要远离支气管镜镜头，以防造成气管镜的损伤。

（5）切割肿物时，如果肿物完全填塞气道时，一般对肿物上面进行十字形切割。如果肿物一边游离于管腔进行切割时，可以在游离缘进行切割。

4. 注意事项

（1）使用电圈套器进行治疗前，必须确保高频电设备处于十分完善可靠的安全状态，以保证患者及医护人员的安全。

（2）电极贴一定要紧贴皮肤及良好的导电状态，皮肤干燥时应用浸润生理盐水的毛巾或纱布擦拭后再使用电极贴，而且电极贴应该一次性使用。不要重复应用，以防导电性能降低。电极贴一般应选择皮肤比较平坦、宽阔的地方，建立良好的导电条件。

（3）在使用过程中，要保证患者不能与任何接地的金属部件或其他导电的物品接触。

（4）在进行圈套及切割时，要控制供氧浓度低于 40%，以防着火。

（5）在保证手术效果的前提下，尽量降低输出功率。在圈套时，一般使用混合模式，这样既能套切靶组织也能减少出血情况。在圈套切割时，一次不能切除时可以多次、间歇切除，以防有不测情况发生。

（6）高频电对心脏起搏器有干扰作用，因此对于安装心脏起搏器的患者进行圈套或切除时慎重，应询问心脏科专业医师有关起搏器的型号、起搏原理、抗干扰能力等情况，手术过程中要有熟悉起搏器的心脏科医师在场以应对突发情况。

六、建议麻醉方式

麻醉方式应根据患者对气道介入治疗的耐受程度、气道病变的部位、阻塞的程度、范围、病变组织的质地等情况选择。

对于基底部小、带蒂、在远端气道及游离的小的球型肿物，且患者一般情况好、自控能力好的情况下，可以选择局麻下进行套切。

大多数情况下，因电圈套器套切及凝切时产生烟雾会刺激气道，会对患者产生强烈的刺激，采用全麻下切除会更安全，患者舒适性更好。应用硬镜的情况下更要选择全麻。

七、并发症及其预防和处理

1. 大出血

术前要进行增强胸部 CT 检查，以明确套切的肿物是否血管丰富，并排除血管瘤等致命性大出血的可能。同时可以在套切前用窄谱成像进行检查以了解血管情况，或术前先用穿刺针刺入肿物，观察出血及凝血情况。如果血管丰富可以术前进行血管介入治疗以减少套切过程中大出血的概率。

2. 心律失常

在介入操作过程中，有时心电监护仪中出现室性心律失常情况。如有发生，应停止操作，无效尤其是频发室性早搏而不能恢复时就要应用利多卡因静脉注射。

3. 气道壁损伤、穿孔

应用电圈套器套切带蒂并突起腔内的肿物时比较少见。但如果肿物根部较宽且与管壁融合在一起时，操作不当也会导致气道壁的损伤、甚至是穿孔，从而出现纵隔气肿、气胸等。因此操作时不要太靠近管壁，一旦发生上述情况要及时停止操作，根据胸部 X 线或胸部 CT 检查的结果给予吸氧、胸腔穿刺抽气或胸腔闭式引流。

4. 皮肤灼伤

由于电极贴导电不良在操作时会导致皮肤灼伤，因此在规范操作及一次性电极贴应用的情况下，该并发症已很少发生。

5. 气道内着火

在操作过程中出现气道内着火的病例是由于吸入高浓度的氧气所致。因此在进行电圈套器治疗时将吸氧浓度降至 40% 以下就可避免该并发症的发生。

（王继旺）

第 4 节　电切针

一、原理

电切针属于电外科的一种，电外科，即电子技术应用于医疗领域，将高频电流作用于人体组织达到切割、止血、凝固及失活等多项治疗。1923 年，德国工程师爱尔博设计并研发出世界上第一台电刀，可为各类临床手术提供稳定安全的组织切开与凝固功能，这也成为现代电刀的基本功能与特征。电切针的工作原理是将 220 V/50 Hz 的低压低频电流通过高频能量发生器变频变压，变频为频率 0.3 ～ 5 MHz、电压达千伏以上的高频交流电，此高频交流电能量作用于组织后仅产生热效应，而不会对人体产生电击风险。当高频电流输出为正弦波时，表现为电切效应，即电流作用于组织时瞬间产生大量热量，使细胞破裂、汽化；当输出为非正弦波时，表现为凝固效应，即电流作用于组织时缓慢释放热量，使细胞干燥、凝固收缩。

二、设备及器械

电切针设备一般包含有设备主机和附件器械。常用的电外科设备主机有德国 ERBE 的 VIO 200S 工作站、VIO 200D 工作站、VIO 3 工作站等。电外科设备最初应用于临床有两个基本应用即电切与电凝，利用高频电流来实现组织的切开和凝固。电外科使用最为广泛和普遍的是其组织切开和止血功能，而实现此类技术方式可以分为单极和双极，其中单极技术实现最为简单，电极种类丰富，实现组织切割只需单极电极单点应用于组织即可，电切针（针形电极）即利用单极技术的内镜下常规手术器械（图 1-5-4-1）。

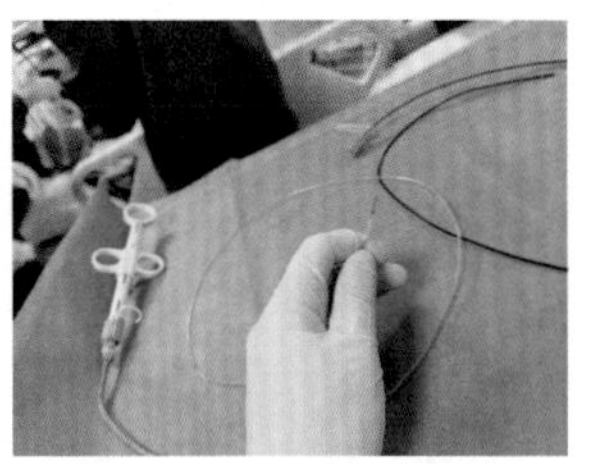
图 1-5-4-1　电切针（针形电极）

三、适应证

电切针主要适用于增生性狭窄，如肉芽组织、瘢痕、良性肿瘤等，可作为增生性病变的主要治疗手段和其他病变综合治疗方案的一部分。

四、禁忌证

（1）全身情况差，不能耐受操作者。

（2）合并严重心肺疾病，操作可能加重病情或造成死亡者。

（3）出血倾向未能纠正者。

（4）气道病变阻塞严重，且阻塞远端肺功能丧失者。

（5）电切针对心脏起搏器有干扰作用，对于装置心脏起搏器的患者需要使用电切针时应慎重。

适应证及禁忌证的掌握均为相对性，视患者的病情、预后、医者的经验和具体条件而定。

五、操作流程及注意事项

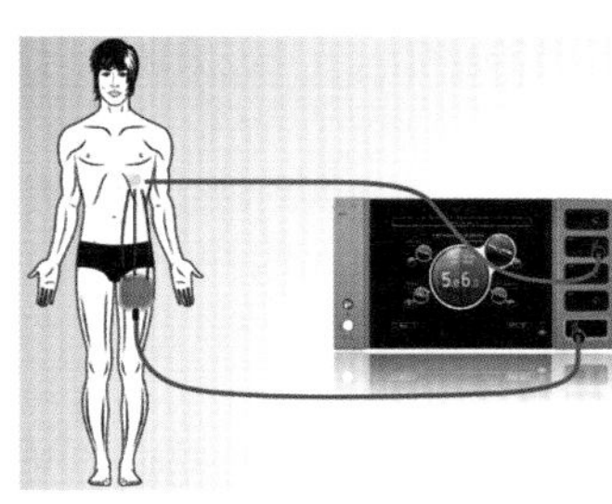

图 1-5-4-2　设备主机工作回路

注：产生的高频电流通过单极器械传导至靶组织，再经由人体传导至中性电极，最终流回设备主机，形成一个工作回路。

1. 术前准备

（1）患者体型、皮肤是否适合粘贴负极板。一般将负极板粘贴于患者肌肉丰富处，如大腿、小腿、臀部，形成回路（图 1-5-4-2）。

（2）患者体内是否有植入物，如起搏器、金属股骨头等。

（3）手术床是否为金属、患者身上是否有金属碗盘等器械。

（4）护理人员检查仪器设备电源系统是否能正常启动并打开电源，检查主机。

（5）检查诊疗环境是否富氧及是否有易燃易接触物品（如乙醇等）。

（6）检查工作参数并调整至需要参数范围。

（7）检查治疗附件，电切针是否完好。

2. 操作步骤及注意事项

（1）与主机连接电源、脚踏板、负极板。

（2）与患者连接负极板。

（3）检查电切针的灭菌状态，打开包装后检查完整性并与主机连接。

（4）打开主机、检查工作指示灯状态，选择工作模式调整工作参数。

（5）护理人员配合医师递送电切针，避免弯曲打折。

（6）诊疗开始时注意调整和降低氧浓度至 35% 以下，避免发生气道内烧灼，治疗结束后及时恢复氧浓度。

（7）治疗全程关注患者血氧饱和度、心率、血压。

（8）诊疗中护理配合操作医师及时清理电针焦痂，避免影响使用效果。

（9）诊疗结束后撤出电切针、关闭主机电源、撤除负极板。

（10）分离电切针，送洗消间处理。

（11）整理仪器设备线路，避免打折，做好清洁工作并归位放置。

（12）对仪器设备定期要求厂家或设备科做维护保养并做好记录。

3. 操作技巧

在气道瘢痕狭窄治疗中，电切针是综合治疗中十分重要的组成部分之一，电切针切割的方法对瘢痕进行松解，由于电切针与气道黏膜接触面积小，避免了电凝方法所造成的损伤面扩大，从而避免再狭窄时狭窄段的延长。在电切针松解后，联合使用球囊扩张，只要压力控制得当，很少引起气道撕裂伤。扩张前，可在狭窄环处以电切针行十字切开较小裂口，扩张时，压力缓慢增加、分次进行，这样狭窄环在扩张时可沿着一定的方向向四周扩开，避免某一方向的裂口太大，损伤周围组织（视频 1-5-4-1）。

视频 1-5-4-1　电切针联合使用球囊扩张松解支气管瘢痕

对于肿瘤性病变时，窄蒂的肿瘤可以应用圈套器直接套扎，对于宽基地的肿瘤性病变，可以电切针切开（视频 1-5-4-2），后圈套器进行圈套，治疗前建议行增强 CT 检查，明确病变内有无血管。

六、建议麻醉方式

视频 1-5-4-2 肿瘤电切

电切针通过可弯曲支气管镜或者硬质支气管镜下进行，目前由于通气、生命支持技术等的改进，大部分操作可以在可弯曲支气管镜进行，根据病变、病情等情况决定在全身麻醉下或者局部麻醉下进行。一般情况下，如病情不严重，操作不复杂，耗时不太长，局麻下经可弯曲支气管镜可顺利完成，否则建议全身麻醉下进行。目前麻醉及肌肉松弛剂起效快，维持时间短，操作结束后麻醉已基本失效，因此麻醉复苏时间段，为操作带来便利。

七、并发症及其预防和处理

电切针治疗最常见的并发症是常见的并发症是出血、气道内着火，气道穿孔，气道再狭窄等。

1. 出血

出血是应用电切针时最常见的并发症，尤其是经验不丰富的操作者，建议所有行电切针治疗之前行胸部增强 CT 检查，明确病变处有无明显血管。操作时，注意操作手法，切记一次性电切太深，电切、电凝交替使用，一旦出现大出血，按照大出血抢救流程处埋。

2. 气道内着火

与氩气刀相比较，电切针出现气道内着火的概率相对较小，为避免气道内着火，建议诊疗开始时注意调整和降低氧浓度至 35% 以下，治疗结束后及时恢复氧浓度。

3. 气道穿孔

电切针使用时应避免气道穿孔，对于处理气道软化、气管膜部病变时容易出现气道穿孔，因此操作时需特别注意。除此之外，在行电切针治疗之前，操作者需要明确要电切的深度、范围。操作时保证视野清晰，可以减少气道穿孔的发生。

4. 气道再狭窄

目前对于良性气道狭窄处理，专家共识建议可选用电切针进行放射状切开，然后球囊进行扩张，除了预防球囊扩张时的并发症意外，要注意治疗后气道再狭窄的并发症，目前除常规治疗外，可选用药物进行局部注射，常用的药物有曲安奈德、复方倍他米松、紫杉醇、丝裂霉素等，经治疗效果不佳者可选用硅酮支架置入治疗。

（张群成）

第 5 节　激光治疗技术

激光是指光的受激辐射放大（light amplification by stimulated emission of radiation，LASER）。激光与普通光源如太阳、火焰、白炽灯等发出的光没有本质上的差别，但处于激发态的原子，受到外来光子的刺激（或者说感应）时，可引起由高能量级向低能量级跃迁同时发出一个光子，光子一变为二，当大量特征相同的光子聚集时就形成光束，所以它和普通光有着显著不同的特性。激光辐射亮度极高，方向性强，具有单色性和相干性。激光的发射角很小，所以有很好的方向性，良好的方向性意味着可以把光束传播到很远的距离而保持足够的强度，从而保障了激光的高亮度和被照处高的辐照度，同时激光的发光面积小，发光的时间也短，加强了激光的亮度，达到切割、汽化、炭化的效果。

一、原理

当激光照射到生物组织时，可出现光的吸收、反射、传导和扩散四种生物效应。激光照射活体组织时，一部分被组织所吸收，光能可转化为热能而产生一系列组织变化，如细胞水肿与死亡、蛋白凝固、组织水沸腾、脱水组织燃烧等（表 1-5-5-1）。局部组织温度与局部组织所吸收的激光总量及生物组织本身的特性有关，局部组织所吸收的激光与所用的激光的波长及功率，激光与照射组织间的距离和角度，激光的照射时间等因素有关。激光照射活体组织时，另外一部分可经组织传导和扩散产生后效应。任何能吸收激光并产生热效应的组织均能应用激光治疗，加上能通过光导纤维传导的激光的发明，激光可通过内镜治疗内腔疾病。经支气管镜激光治疗，主要利用激光的热效应，使受照射组织出现凝固、汽化或炭化而达到消除病变的目的。

表 1-5-5-1　激光治疗组织学变化与内镜所见

温度（℃）	组织学变化	内镜所见
43 ~ 48	细胞死亡，水肿，内皮损伤和血管扩张	局部充血、水肿
55 ~ 60	蛋白凝固	组织灼伤呈灰棕色，血液呈黑色
80	变性胶原纤维挛缩、血管收缩	组织皱缩
100	组织水沸腾	组织汽化、产生烟雾
210 以上	脱水组织燃烧	组织炭化、气化，表面留下一个坑

二、设备及器械

（一）医用激光的种类

激光器的种类很多，激光器通常由三部分组成，即工作物质、谐振腔和激励能源，激光器通常以这三部分来进行分类。一般按工作物质或工作方式来分类。按工作物质分类可分为气体激光器，如 He-Ne、CO_2、N_2、Ar^+、He-Cd 激光器；液体激光器，如染料激光器及 Ar^+激光器；固体激光器，如红宝石激光器、掺钕钇铝石榴石（neodymiumdoped yttrium aluminum garnet，Nd：YAG）激光器、钕玻激光器；半导体激光器，如 GaAs 激光器。

按工作方式，即按激光持续时间的长短来分类，可分为连续激光器、脉冲激光器及巨脉冲激光器。

按激励能源方式分类可分为放电激励、光激励、热激励、化学激励器等。

常用于治疗气道内病变的激光器主要有 Nd：YAG 激光器，CO_2 激光器及钬—钇—铝石榴石（holmium yttrium aluminum garnet，Ho：YAG）激光器。

1.Nd：YAG 激光器

Nd：YAG 激光器的基质为钇铝石榴石晶体，掺入一定比例的钕作为激活离子，利用氪闪烁光源激活，是一种连续激光器。特点：

①波长 1064 nm，近红外线光，输出功率可从几瓦到 100 多瓦，可用来凝固、汽化、切割等治疗；②也可用光导纤维传输，方便导入腔内治疗；③对机体组织的穿透能力强，对内径 3 ～ 4 mm 的血管也能产生热凝结，凝血效果好，特别适宜深部血管较密部位的切割，因此 Nd：YAG 激光在腔内病变治疗方面具有比较好的优势。水吸收系数小，在组织中穿透深，易散射，造成广泛的热损伤，可造成深达 4 ～ 6 mm 的凝固坏死，止血效果好，但不具备切割功能。此外，Nd：YAG 激光采用连续波方式，热量的产生是连续的，故其所发出的热使组织坏死深度难以控制及预计为其不足。

2.CO_2 激光器

二氧化碳激光器是一种气体激光器，是临床上目前用得最多的激光器之一。工作物质为 CO_2，还辅助气体 N_2、He、H_2 及 X_e 等辅助气体，通过激光管放电激励，也是一种连续激光器。特点：波长 10.6 μm，中红外线光，不可见；输出功率相当高，可从几十瓦到几千瓦；生物组织对 10.6 μm 的红外线光吸收系数很大，热效应好，能较好地封闭血管，表浅止血效果显著，CO_2 激光更易被水吸收，消融组织深度浅，只有 0.05 mm，热损伤范围小，但在血管丰富区余热穿透深度不足以凝固止血。对术中直径大于 0.5 ～ 1 mm 的血管不易控制，对深部血管封闭较差；它无法应用光导纤维传导能量，不适用于弯曲的内镜治疗，仅适用于硬质支气管镜介导下的喉部或近端大气道病变的治疗，对远端支气管病变的治疗无能为力。

3. 钬激光器

钬—钇—铝石榴石激光器，简称钬激光器。钬激光器的基质也为 YAG，掺入钬离子 Ho 作为激活离子，利用氪闪烁光源激活而产生，是一种脉冲式激光。波长为 2140 nm，近红外线激光，恰位于水的吸收范围。激光的脉冲时间为 0.25 ms，远远小于组织的热传导时间（1 ms），故对周围组织热损伤极小，组织穿透深度小于 0.4 mm，其余热损伤深度仅达 0.5 ～ 1.0 mm，组织的凝固与坏死局限于 3 ～ 4 mm。钬激光在水中有很高的吸收系数，因为组织主要由水组成，所以主要的能量集中在表层，使激光具有极好的切割能力和组织切除能力，在组织切割过程中对于直径为 1 mm 的血管也可以进行止血，止血效果好，止血时间是电刀的十四分之一，止血效果是电刀的2～4倍。钬激光是一种固态激光，它结合了 CO_2 激光及钕激光的特性，使用同一装置既可切割组织，也可凝固止血。钬激光经由氧化硅石英光纤传导，这种光纤是可曲性的，故可应用于腔镜外科。随着内镜技术及钬激光技术本身的不断改进，相信钬激光在呼吸内镜领域将会得到更多、更广泛的应用。

除激光发射仪外还需要硬质镜，纤维支气管镜，石英光导纤维，活检钳，气管导管，导丝，防护眼镜等。

（二）激光器及内镜的选择

1. 激光器的选择

CO_2 激光和 Nd：YAG 激光及钬激光均可用于治疗气道内病变，三者的优缺见表 1-5-5-2。Nd：YAG 激光应用的时间较长，也具有较多的优越性，临床上主要应用 Nd：YAG 激光治疗气管—支气管内阻塞性疾病。下面主要介绍有关 Nd：YAG 激光治疗气管—支气管内阻塞性疾病的技术方法。

表 1-5-5-2　CO_2 激光和 Nd：YAG 激光的比较

项目	CO_2 激光	Nd：YAG 激光	钬激光
波长	10.6 μm，中红外线光	1064 nm，近红外线光	2140 nm，近红外线光
功率	输出功率最高	输出功率高达 130 W	输出功率高
生物学效应	易被水吸收，穿透组织浅，损伤小	不易被水吸收，穿透深，损伤大	易被水吸收，穿透较浅，损伤较小
切割功能	有	无	有
止血效果	仅表面小血管毛细血管	深浅及大小血管效果均好	深浅及大小血管效果均较好，止血快
内镜的选择	硬质及软支气管镜	硬质及软支气管镜均可	硬质及软支气管镜均可
直视下操作	能	能	能

续表

项目	CO_2 激光	Nd：YAG 激光	钬激光
光导纤维	可以应用光导，纤维传导能量	可应用光导纤维，传导能量	可应用光导纤维，传导能量
定位程度	定位欠准确	可掺和可见红光，定位准确	定位准确
麻醉	局麻或全麻	局麻与全麻均可	局麻与全麻均可
并发症	多见	较多见	最少见
适应证	上下呼吸道病变	上下呼吸道病变	下呼吸道病变

2.Nd：YAG 激光治疗内镜的选择及其适应证

Nd：YAG 激光治疗既可以应用硬质支气管镜，也可以应用软支气管镜或两者相结合，两者各有优缺点。两种方法在生存率及并发症方面无明显差异，两种方法相互补而不是竞争，究竟选用何种支气管镜，主要根据操作者对某种支气管镜的熟练程度。

经硬质支气管镜激光治疗具有一些独特的优势，主要有：①操作孔径大，操作便利，气道内病变组织及坏死组织容易清除，操作时间可以明显缩短；②通气方便，通气与治疗可以同时进行，不会发生氧燃烧，操作更为安全；③吸引便利，能经常保持视野干净，视野比纤维支气管镜更清晰；④大出血时能直接压迫出血部位而止血。但同时也有些不足，如操作必须在全麻下进行，仅能治疗气管及近段支气管病变，目前大多数呼吸科医师并不熟悉硬质支气管镜的操作，技术难于普及。

经软支气管镜治疗的也有自己的优点：①全麻下及局麻下操作均可，大多数在局麻下进行，患者容易耐受，也可节省费用；②可用于儿童的治疗；③软支气管镜的应用比较普遍，技术容易普及；④治疗近远端支气管病变同样方便，治疗范围更广，对于良性病变如手术缝线性肉芽肿、乳头状瘤、息肉等，复发性气道阻塞，带蒂且基底部窄的肿瘤等有良好效果；⑤可以与硬镜联合使用。但应用软支气管镜治疗时难于同时机械通气，对严重呼吸功能不全患者应谨慎考虑；由于操作孔径较小，操作及吸引不如硬质支气管镜便利，操作时间更长；操作不慎时有可能引起燃烧。

三、适应证

原则上，只要支气管镜能看得见的气道内阻塞性疾病，以及各种原因引起的气道内狭窄，用光导纤维能对位准确，便于操作的部位均可以应用激光治疗。

（一）疾病

（1）气管支气管内原发与转移性恶性肿瘤，包括原发性支气管肺癌、肉瘤、癌肉瘤、畸胎瘤、淋巴瘤、浆细胞瘤、类癌、腺样囊性癌等。对恶性肿瘤一般用于失去手术机会的或肿瘤晚期病变阻塞大气道造成呼吸困难者，激光可以立即打通阻塞、改善通气，快速完全或部分缓解呼吸困难。

（2）气管支气管良性肿瘤，包括错构瘤、乳头状瘤、息肉、软骨瘤、脂肪瘤、纤维平滑肌瘤、纤维瘤、子宫内膜异位症、支气管结石、硬结病、血管瘤、神经鞘瘤等。良性肿瘤一般比较局限，用激光容易切除，极少复发，所以激光对良性肿瘤治疗效果极好，对某些部位的良性肿瘤可以代替手术治疗。

（3）气管支气管肉芽肿，主要包括手术缝线及气管切开金属套管等引起的异物性肉芽肿，结核性肉芽肿及炎性肉芽肿等。激光对异物性肉芽肿的治疗效果甚佳，对结核性及炎性肉芽肿的治疗效果欠佳，对结核性肉芽肿的治疗最好在抗结核治疗使病灶稳定后进行。

（4）气管支气管瘢痕性狭窄或闭塞，主要治疗气管切开或气管插管、白喉、外伤、支气管内膜结核等原因引起的瘢痕性狭窄，特别是医源性狭窄。气管切开或插管由于插管时损伤，插管的持续时间过长，气管导管大小选择不当，导管的化学刺激，导管的移动，球囊的压迫与坏死，插管引起的气道感染等原因引起的气管狭窄并不少见。对软骨环未受破坏者，激光治疗效果较好，对瓶颈样及外压性狭窄无效，这类患者可选择气道内支架置入术，但对气道极度狭窄及完全闭塞患者，支架无法置入，必须先应用激光打通气道，然后在根据病情选用支架置入或球囊扩张术。

（5）气管支气管内出血、气管支气管瘘管、气管支气管内膜非典型增生。由于激光具有明显的蛋白凝固及血管封闭作用，适当降低激光功率可用于气道内止血治疗。气管支气管瘘是临床上一个棘手的问题，目前治疗手段效果均不甚满意，而激光可封闭瘘口，为气管支气管瘘管的治疗开辟了新途径。

（6）支气管结石、嵌顿性气管支气管异物、气道内支架的切割等。例如，儿童气管支气管笔套嵌顿，异物钳无法将异物取出，激光可以将异物炭化汽化。气道内支架在气道狭窄的治疗中已广泛应用，支架放置位置不准确或支架移位时经常覆盖堵塞亚段支气管，影响其排痰功能，可以应用激光来切割局部支架收到满意效果。

（7）气道软化，如气道壁软化塌陷、复发性多软骨炎等。气管软化是由于纵行弹性纤维萎缩/减少或气道软骨完整性破坏导致气道坍塌狭窄的疾病，继发性气管软化是由各种原因导致正常气管软骨退化的结果，通常多见于长期气管插管、感染、长期外在的呼吸道压迫（如血管结构、心脏及骨骼异常、肿瘤/囊肿）和慢性炎症。采用激光对软化区域的气管支气管膜部进行烧灼（此为激光刻蚀法），造成局部瘢痕形成，达到加固的目的。

（二）病变部位

气管、隆凸、左右主支气管、中间支气管、某些段支气管开口处的病变均可以应用激光治疗（图 1-5-5-1）。

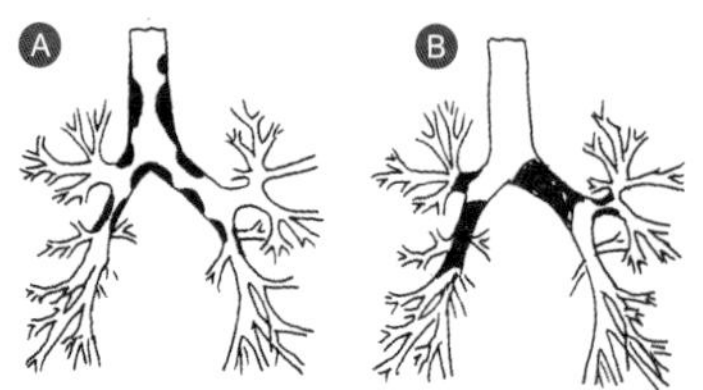

图 1-5-5-1 适于激光治疗的气道阻塞部位

注：A：应用激光比较容易治疗的病变部位及情况；B：应用激光相对较难治疗的病变部位及情况。

（三）症状

（1）呼吸困难。由于大气道的阻塞，患者出现严重的呼吸困难，甚至危及生命，解痉治疗无效，激光治疗是一项可供选择的紧急治疗措施，可立即打通或扩大气道，改善肺部通气，达到立竿见影的效果。

（2）咳嗽。气道阻塞引起的咳嗽是一种顽固性咳嗽，临床镇咳效果差，严重影响患者的生活质量，激光打通或扩大气道后，咳嗽可明显减轻。

（3）阻塞性炎症。气道阻塞，分泌物引流不畅，引起阻塞性肺炎，临床上抗生素效果不佳，可应用激光扩大气道，充分引流分泌物而改善阻塞性肺炎。

（4）出血。如前所述，激光可用来气道内止血，特别是在其他方法止血效果不佳时，如肿瘤引起的出血，可以应用激光来照射止血。

四、禁忌证

激光治疗的禁忌证同常规支气管镜检查，另外激光对瓶颈样及外压性狭窄治疗无效，也列为禁忌。对于气道完全闭塞患者，激光治疗也应慎重选择，特别是肺不张时间过长时，表面纤维素渗出、粘连，肺复张的可能性较小。由于肺不张以后，支气管经常扭曲造成支气管的走行发生改变，治疗时容易造成气道穿孔、大出血等并发症。这一点应特别重视，关系到患者的疗效及预后，避免医疗纠纷的发生。

五、操作流程及注意事项

（一）所需器材

Nd：YAG 激光治疗所需器材包括激光发射机（图 1-5-5-2，图 1-5-5-3）、硬质镜、纤维支气管镜、石英光导纤维、活检钳、气管导管、导丝、防护眼镜等。

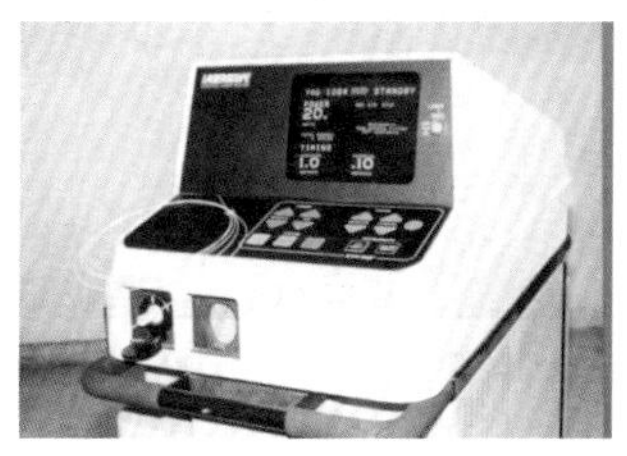

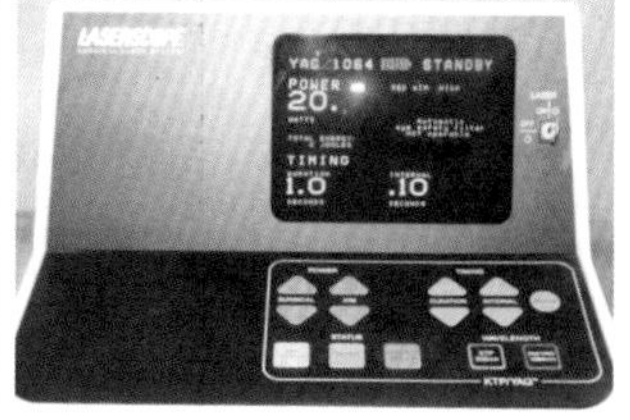

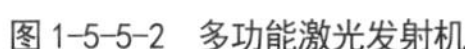
图 1-5-5-2　多功能激光发射机

图 1-5-5-3　激光发射机控制板面

（二）术前准备

1. 患者一般情况及凝血状态的评价

术前必须对患者的一般情况、心肺功能及凝血功能等进行评价，采取静脉全身麻醉时，患者必须能耐受全身麻醉，若病灶较局限而采取局部麻醉，要求患者至少能耐受普通纤支镜检查。

2. 病变性质、部位、程度及范围的确定

术前必须行胸部X线片、CT或MRI及支气管镜检查，详细掌握病变的性质，病变的部位、程度及范围，严格选择激光治疗的适应证，把握好相关禁忌证。

3. 其他与常规支气管镜检查相同。

（三）术中监护与支持

激光治疗的并发症大多数发生于术中，因此激光治疗的全过程必需严密监测患者的心电、血压、呼吸及血氧饱和度。采用局麻的患者采用鼻导管给氧，而全麻患者需连接麻醉机进行机械通气支持，但激光烧灼时最好停止吸氧或机械通气，如果必须吸氧，吸氧浓度应小于40%。如果出现并发症或生命体征的波动及血氧饱和度的下降，应立即停止激光治疗并给予相应的治疗，待生命体征平稳及血氧饱和度上升后再进行激光烧灼。

（四）术后监测与护理

术后容易出现下列并发症：①分泌物的潴留或过量麻醉药引起的呼吸抑制，容易引起低氧血症及心血管并发症；②照射部位组织水肿及坏死，焦痂脱落引起继发出血和阻塞引起低氧血症，严重者引起窒息。笔者有1例左肺癌隆凸转移患者，激光治疗术后第2天，患者出现严重的呼吸困难及三凹征，支气管镜检查发现坏死组织呈活瓣样阻塞气道（图1-5-5-4）；③延迟的组织坏死产生穿孔引起严重后果，如纵隔炎、食道穿孔等；④肺不张或潴留的分泌物引起感染或肺炎。

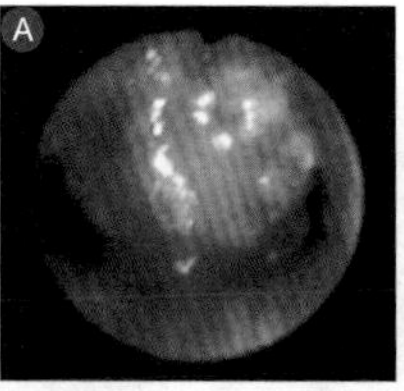

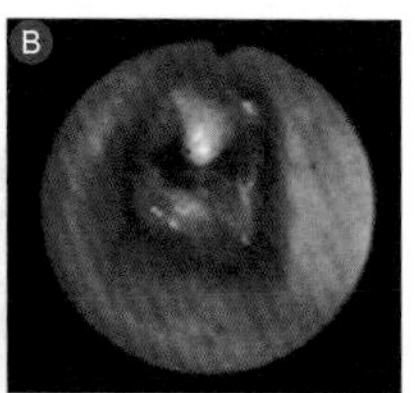

图1-5-5-4　隆凸部位新生物激光治疗前后气道阻塞情况

注：A：激光治疗前新生物致左右主支气管重度狭窄；B：激光治疗后坏死组织呈活瓣样阻塞气道。

因此，术后监测与护理特别重要，特别是气道护理。术后应待患者完全清醒后才能送回病房，或留置气管插管，严密监测血氧饱和度并行心电监护，吸氧情况下一旦出现血氧饱和度明显降低，应立即再次行纤支镜检查，清除坏死组织并彻底冲洗气管支气管。

（五）操作的具体步骤与方法

1. 经支气管镜治疗

经支气管镜治疗可以在局麻或全麻下进行，采用全麻时术前准备与一般全麻手术相同，采用局麻时术前准备与普通支气管镜检查相同。先预热激光机，激光机功率 100 W，波长 1064 nm。常规麻醉，麻醉尽可能表浅，尽可能对患者呼吸的抑制减少到最低程度，同时应用 2% 利多卡因行气道表面麻醉以减少刺激反应。插入气管导管，通过气管插管应用支气管镜治疗，插入支气管镜至病变处，将光导纤维经支气管镜活检孔插入，伸出支气管镜远端至少 1 cm，应用可见红光定位，对准并距离目标 4 ～ 10 mm，照射 Nd：YAG 激光。脚踏开关由操作者控制，所用功率一般为 20 ～ 40 W，每次照射（脉冲时间）0.5 ～ 1 s，间隔 0.1 ～ 0.5 s。所用能量根据病找灶大小而定，对较大病灶宜分次照射较为安全，每次间隔治疗 1 ～ 2 周。

治疗的目标为：

（1）汽化：过高的温度使病变组织完全汽化。

（2）凝固：表浅的病灶可以充分凝固，然后坏死脱落，坏死组织通过吸引吸出、活检钳清除或术后患者自己咳出。

（3）消融：可将光导纤维插入到肿块或转移的淋巴结内进行热消融治疗，注意勿穿孔。

（4）硬化：通过激光蚀刻法，使软化的管壁硬化，从而达到治疗目的。

2. 经硬质支气管镜激光治疗

经硬质支气管镜激光治疗必须在全麻下进行。常规全麻＋局麻，插入硬镜，从硬镜中插入光导纤维及吸引管，目镜镜头、光导纤维及吸引管紧贴一起伸出硬镜远端开口，尽量靠近硬镜远端开口，直接对准目标或通过旋转硬镜准确定位后照射，所用 Nd：YAG 激光功率一般为 30 W，持续 1 s，间隔 0.5 s。病变凝固后，通过吸引或活检钳清除坏死组织，也可利用硬镜远端斜面铲除病变，或旋转硬镜直接穿透阻塞部位疏通气管、支气管。对于难以定位的病变，可以通过联合应用支气管镜治疗（图 1-5-5-5）。

3. 激光蚀刻法

所用激光为 980 nm 半导体激光，功率为 10 W。将激光光纤通过电子支气管镜活检孔伸出到钳道外约 1 cm，在气道膜部将激光垂直于气道纵轴切割，仅限于黏膜下层，不能太深。间隔 2 mm 横切一针，直至整个软化区（视频 1-5-5-1）。

4. 激光切割和止血

激光切割和止血的操作见视频 1-5-5-2。

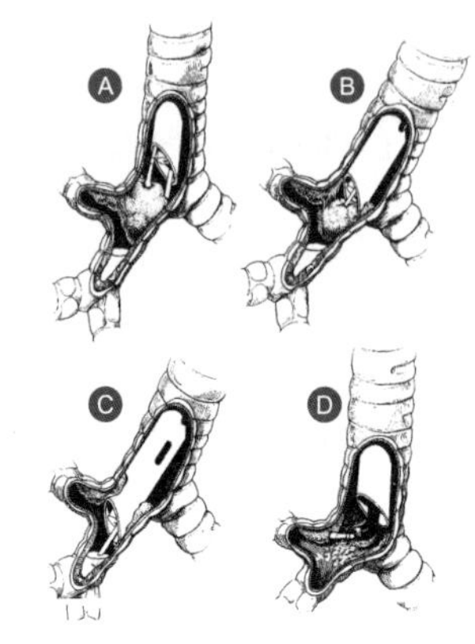

图 1-5-5-5　硬质支气管镜激光治疗系统

注：A：激光凝固及烧灼病变；B：应用硬质支气管镜镜头斜面铲除病灶；C：吸引气道远端分泌物；D：硬质支气管镜与软支气管镜的联合应用。

视频 1-5-5-1
激光蚀刻法

视频 1-5-5-2
激光切割和止血

（六）操作体会及注意事项

激光治疗国外开展比较早，国内开展的单位不多，笔者已应用十多年，有些经验、体会供大家分享。

（1）要严格选择适应证，特别是气道完全闭塞患者，效果难于预料。应详细询问病史，特别是肺不张的时间及支气管镜所见病变堵塞的部位，充分估计远端支气管通畅情况。肺不张的时间要求不能太长，一般短于 3 ～ 6 个月，肺不张时间越长，肺表面可能纤维素渗出、粘连，肺复张的可能性较小。对中央型气道Ⅳ、Ⅴ、Ⅵ、Ⅶ区引起的全肺不张或肺叶不张，将肿瘤取出后，绝大多数可完全或部分复张。对恶性肿瘤广泛黏膜下浸润、外压型狭窄等病变不适宜做激光治疗。

（2）应用支气管镜进行治疗时，激光烧灼时尽量不同时吸氧，以免发生氧燃烧，若必须吸氧，吸氧浓度应低于 40%。

（3）烧灼时光导纤维必须伸出支气管镜远端至少 1 cm。激光治疗时可产生几百度的高温，光导纤维太近很容易损伤支气管镜，连续烧灼的时间不要太长，及时退出支气管镜进行清洗降温。

（4）治疗时应从病变的近端中心部位开始，光导纤维距离病变组织约 0.5 cm 较为安全。如需将光导纤维插入组织中进行消融治疗要注意插入深度，功率以 10 W、时间以 30 s 为宜。激光应和气管、支气管相平行，避免垂直照射气管、支气管壁，以免引起管壁穿孔。

（5）治疗时应严格掌握激光的方向及照射部位，避免照射损伤正常组织，功率一般选择 5 ～ 20 W，初学者建议从小功率开始。

（6）治疗过程中产生的焦痂及坏死组织应及时清除，以免阻塞气道及影响激光照射效果。

（7）光导纤维末端黏附的分泌物、坏死组织及焦痂应随时清除，损坏的光导纤维部分及时修复，以免影响激光照射效果。

（8）对较大病变宜分次照射，并严格掌握照射深度，以免引起气道穿孔。

（9）激光为一种姑息性治疗，宜和其他方法如气道内支架、放疗、化疗、球囊扩张等相结合，以达到更理想的远期疗效。

（10）激光烧灼时会产生大量烟雾，经常引起患者咳嗽并影响操作者视野，应及时负压吸引予以清除。光导纤维直接从操作通道橡皮盖直接插入，烧灼时可同时吸引，效果更好。

（11）对气管、隆突病变或双主支气管病伴呼吸困难者，激光治疗时应该特别慎重，尽可能扩大狭窄部位，以免术后组织水肿引起更严重的呼吸困难。隆突病变或双主支气管病应先治疗阻塞较轻的一侧，以保证通气。

（12）对气道完全闭塞患者，病变远端支气管解剖结构不清，治疗过程中应仔细辨认正常气道结构与病变组织及瘢痕组织，分多次激光治疗更为安全。治疗过程中可用导丝逐步探索分清远端气道解剖结构，禁忌盲目烧灼，以免气道穿孔，同时应用较低的激光功率（如 5 ～ 25 W）及较短的脉冲时间更为安全。对气道瘢痕性闭塞患者，笔者曾反复应用经支气管镜针吸活检针来进行探索远端支气管比较有效而且安全。

六、麻醉方法的选择

采用硬质支气管镜治疗必须在全麻下进行。经支气管镜治疗可以在局麻或全麻下进行，一般在全麻下操作更为方便及安全，但麻醉要求尽可能表浅，使呼吸抑制减小到最低程度，充分配合局部麻醉；若患者一般情况好，病灶小而且局限及无法在气管插管下操作者，如声门下病变及儿童，可在局麻下治疗。

七、并发症及其防治

激光治疗比较安全，并发症少，文献报道大约为6.5%，主要并发症如下。

1. 低氧血症

最为常见，术中及术后早期均可出现，特别是老年人或心肺功能不全者更易发生。主要由于坏死组织、出血及分泌物阻塞气道所致，术中出现低氧血症时,应立即停止激光治疗并给氧或加大吸氧浓度，及时清除气道内坏死组织及分泌物，或把硬镜直接穿过病变部位以通畅气道，必要时行机械通气。术后早期加强护理及气道的湿化，术后2天内及时行纤支镜检查清除气道内坏死组织及分泌物。

2. 大出血

肿瘤患者多见，术中气管部位大出血后果严重，一旦出现，应立即停止激光治疗，把硬镜直接通过病变部位以压迫止血，并尽快清除远端支气管血块，保持呼吸道通畅，并同时行机械通气。防治措施：出血停止后再行激光治疗，激光治疗宜从病变远端开始逐渐转向近端。对术中支气管部位大出血，应立即患侧卧位，适当退出硬镜，及时清除健侧血液，视野干净后再行激光止血治疗。激光治疗宜从病变周边开始环形治疗，最后照射出血部位；激光功率宜稍大，一般为20 W，持续1 s，间隔0.5 s。主支气管及叶支气管部位的出血，患者应取患侧卧位，保持健侧肺的通气功能，立即用冰盐水冲洗，气道内注入肾上腺腺素或凝血酶，并配合静脉应用垂体后叶素治疗；若出血不止，再找到出血部位后，可用激光直接照射止血，或通过支气管镜置入Fogrty气囊导管堵塞止血。笔者曾处理过很多大出血，出血量约均在250 mL以上，采用上述方法均能有效止血。大出血应注重预防，激光治疗时切忌鲁莽，应使病变组织充分凝固、坏死、炭化，避免过度钳铗，可以减少大出血的发生。

3. 气道及食道穿孔

严格控制激光功率及照射深度及方向加予预防。

4. 术后再狭窄

激光对恶性肿瘤的治疗只是一种姑息性治疗手段，应根据患者体力状况配合放化疗或其他治疗措施才能防止术后再狭窄。对于肉芽组织或瘢痕性狭窄，术后应积极抗感染治疗，术后 3 ～ 5 天可酌情应用中小剂量静脉或口服糖皮质激素，以后吸入糖皮质激素维持，并定期复查。

5. 气胸

多由于肺不张重新膨胀所致。少量气胸无须特殊处理，严重时须胸穿抽气或胸腔引流。

6. 纵隔气肿

与气道穿孔及气胸有关。

7. 氧燃烧

使用纤维支气管镜时有发生。使用硬镜，降低吸氧浓度或不吸氧，降低激光功率，激光光导纤维伸出支气管镜至少 1 cm，延长照射间隔时间可以预防。一旦出现氧燃烧，应立即撤离纤支镜、光导纤维及呼吸机以免损坏支气管镜及呼吸机。笔者科室曾发生 1 例燃烧，是由于位于纤支镜工作通道内的光导纤维受损，激光外漏，引起燃烧，支气管镜被损坏（图 1-5-5-6），所以每次治疗前应该在体外先测试光导纤维表面包绕的聚四氟乙烯是否完整。

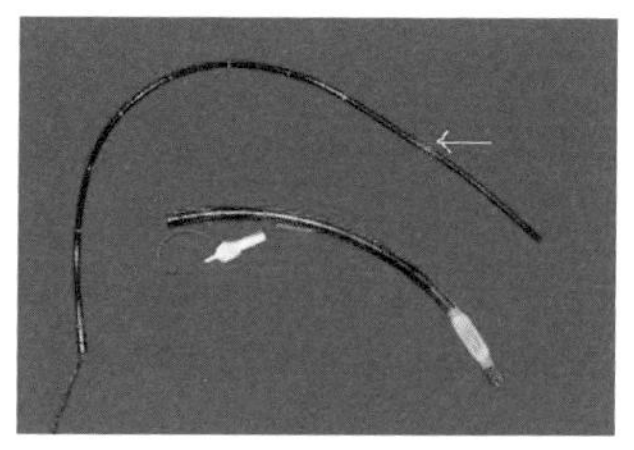

图 1-5-5-6　氧燃烧后支气管镜损坏情况

注：箭头所示为纤支镜受损部位，气管导管被烧成黑色。

8. 心血管系统并发症

文献报道主要有心肌梗死、心动过缓、心脏停搏等，此类并发症很难预防。另外笔者曾发生 1 例急性心功能不全，主要由于术后

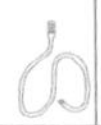

过早拔除气管插管，咽喉部大量分泌物及舌根后坠堵塞气道，加上麻醉对呼吸的抑制作用，导致患者缺氧而并发急性心功能不全。拔管之前应尽量清除咽喉部分泌物,待患者完全清醒后拔除气管插管，或留置鼻咽管以防窒息或心功能不全的发生。

9. 空气栓塞

一旦发生应按肺栓塞积极处理。

10. 非心源性肺水肿、局部肺过度膨胀。

11. 阻塞性肺炎

术后局部组织水肿及坏死造成管腔阻塞引起继发感染，一般应用抗生素及术后及时复查支气管镜清除坏死组织可恢复正常。

12. 发热

均为短暂性，只需加强抗感染及对症治疗。

13. 其他

如呼吸衰竭，呼吸困难加重等，呼吸困难的加重主要发生于隆凸及双主支气管病变，主要为坏死组织及分泌物堵塞气道所致，加强抗感染及分泌物的引流，术后及时行纤支镜检查以通畅气道。

八、疗效的影响因素与判断标准

（一）疗效

国外开展这方面的治疗比较早，对于治疗恶性肿瘤，疗效确切，1982—1987 年 Cavalierez 曾应用 Nd：YAG 激光治疗 649 例气管—支气管内恶性肿瘤，其中鳞状细胞癌 451 例（69.5%），腺癌 48 例（7.4%），小细胞肺癌 36 例（5.5%），大细胞肺癌 24 例（3.7%），未分类癌 34 例（5.2%），转移性癌

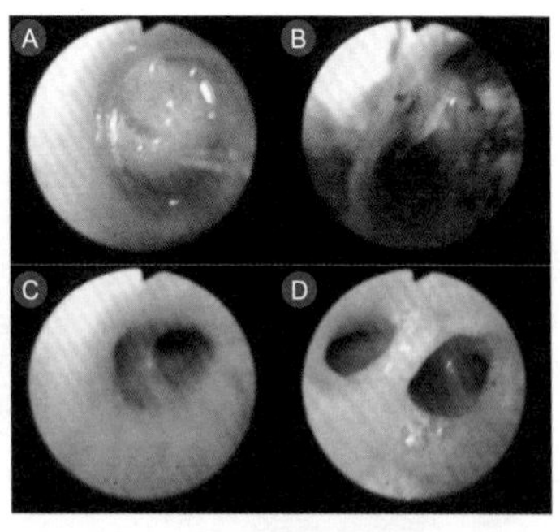

图 1-5-5-7　左主支气管下段肺鳞癌激光治疗前后气道内径改善情况

注：A：激光治疗前左主支气管完全阻塞；B：激光治疗后左主支气管完全通畅；C：激光治疗后左上叶各支气管；D：激光治疗后左中下叶各支气管。

37 例（5.7%），少见癌 19 例（2.9%）；其中 592 例支气管源性肿瘤，经激光治疗后，548 例（92.4%）患者气道内径恢复正常或通气功能显著提高，仅 45 例（7.6%）无效，这些病例均为气道外压性狭窄或肿瘤广泛浸润支气管远端。649 例再次狭窄的平均时间为 111 天。广东省人民医院呼吸科自 1998—2010 年应用 Nd：YAG 激光治疗近 300 例气道内恶性肿瘤患者（图 1-5-5-7），所有患者气道均被打通，呼吸困难术后立即明显改善，但激光治疗后近半数患者半年内复发。激光治疗是改善肺通气功能的一种紧急措施，也是肺部恶性肿瘤常规治疗中一种辅助和姑息疗法，它可以多次重复治疗，若结合放疗、化疗或气道内支架治疗可取得更好的效果。近 100 例激光治疗术后笔者曾结合此三项措施取得了更持久的效果，但对不能放疗或化疗的晚期肺癌患者，激光治疗是唯一可供选择的治疗手段。2003 年，笔者曾治疗 1 例 83 岁左主支气管鳞癌并左肺全肺不张患者，行激光治疗加放化疗后，7 年后仍存活，KPS 评分 1 分，2010 年 8 月复查纤支镜左主支气管呈中重度瘢痕性狭窄（图 1-5-5-8）。

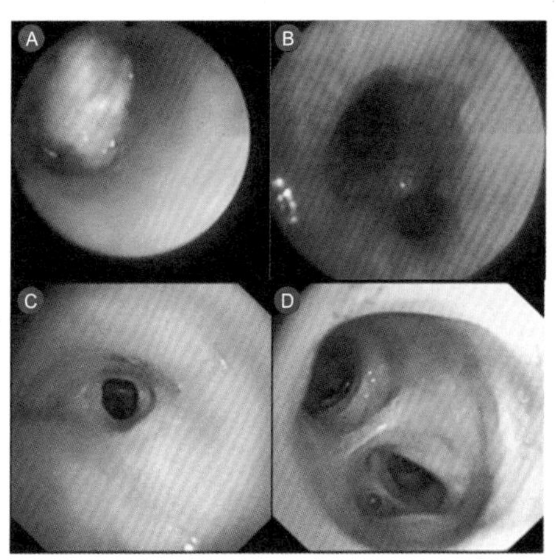

图 1-5-5-8　左主支气管鳞癌阻塞激光及放化疗术后 7 年对比

注：A：左主支气管激光治疗前；B：左主支气管激光治疗后；C：放化疗后左主支气管；D：支气管放化疗后左上下叶开口。

对于治疗良性肿瘤，经常可以达到治愈的效果并代替手术治疗。Cavaliere 应用 Nd：YAG 激光治疗 59 例良性肿瘤患者，其中错构瘤 14 例，乳头状瘤 11 例，淀粉样变 7 例，成骨性气管病、息肉及血管瘤各 4 例，浆细胞瘤、神经鞘瘤、软骨瘤、脂肪瘤及子宫内膜异位症各 2 例，纤维瘤、纤维平滑肌瘤、纤维组织细胞瘤、硬结病及梅毒各 1 例，除淀粉样变、成骨性气管病及 1 例乳头状瘤无法完全治愈外，其他患者均完全治愈。笔者用 Nd：YAG 激光治疗良性肿瘤 43 例，其中息肉 14 例（图 1-5-5-9），气管内乳头状瘤 8 例，错构瘤 5 例，纤维瘤 6 例（图 1-5-5-10），纤维平滑肌瘤 4 例，血管瘤 6 例（图 1-5-5-11），除 2 例乳头状瘤复发外，其余全部治愈，追踪 1 ～ 8 年均未见复发。

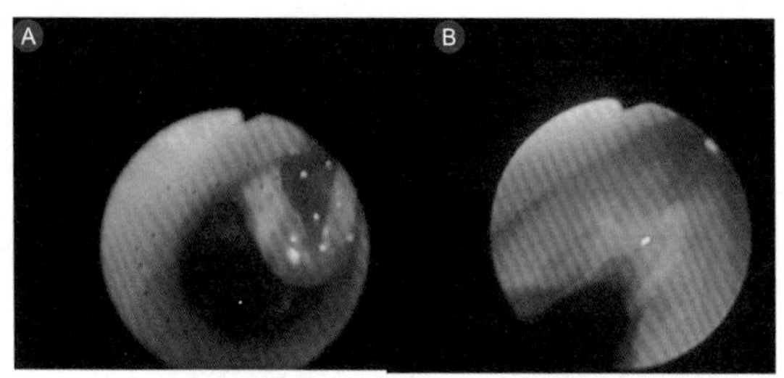

图 1-5-5-9　声门下息肉激光治疗前后支气管镜下表现

注：A：声门下息肉激光治疗前；B：声门下息肉激光治疗后。

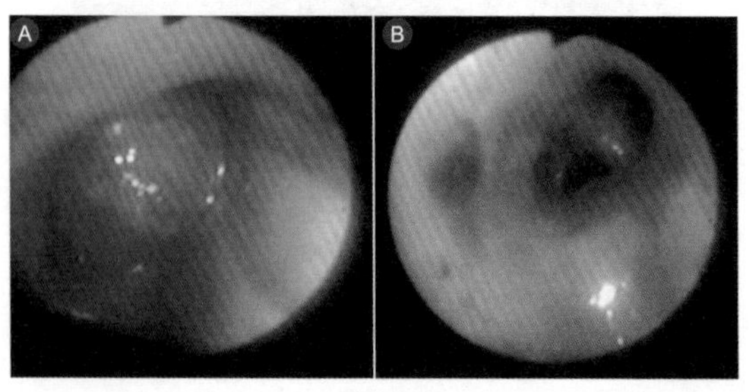

图 1-5-5-10　右上叶支气管开口纤维瘤激光治疗前后支气管镜下表现

注：A：治疗前；B：治疗后。

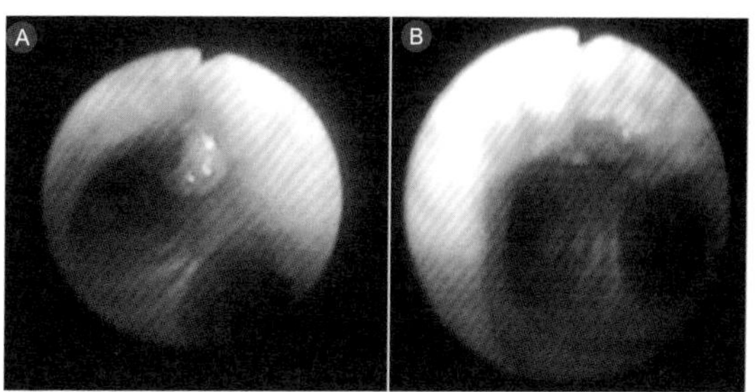

图 1-5-5-11　隆凸上血管瘤激光治疗前后支气管镜下表现

注：A：治疗前；B：治疗后。

对肉芽肿性病变，瘢痕性狭窄或闭塞患者，激光治疗近期效果甚佳（图 1-5-5-12，图 1-5-5-13），部分患者短期内复发或再狭窄。复发或再狭窄原因复杂，必须积极寻找病因，如异物未清除，感染未控制或结核病灶未稳定等，并作相应处理，同时应用糖皮质激素有一定疗效。瘢痕性闭塞患者最容易再狭窄或再闭塞，其原因有多方面：①病变本身可能累及软骨环，气道易塌陷，②激光治疗有可能损伤软骨环导致气道的塌陷，③肺不张并发肺部感染，分泌物黏稠，引流不畅，感染不易控制，反复感染气道容易再狭窄。对这类患者宜结合球囊扩张术或支架植入术以巩固疗效。笔者治疗过 15 例瘢痕性闭塞患者，多为外伤及结核性，经激光治疗后，气道全部被打通，但 12 例患者术后再次明显狭窄或闭塞，部分病例再次激光治疗，其后 4 例经反复球囊扩张后气道保持通畅，8 例必须置入支架以维持气道的通畅（图 1-5-5-14，图 1-5-5-15）。

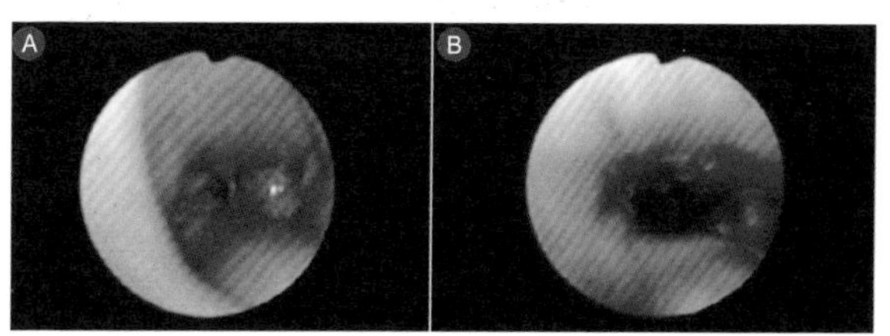

图 1-5-5-12　气管切开术后气管狭窄激光治疗前后气道改善情况

注：A：声门下息肉激光治疗前；B：声门下息肉激光治疗后。

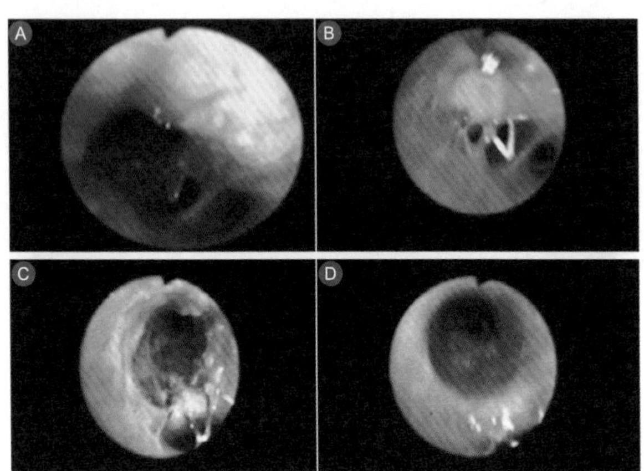

图 1-5-5-13　右中叶支气管狭窄支架置入术后肉芽组织增生激光治疗术前后内镜情况

注：A：右中叶狭窄支架置入后；B：右中叶狭窄支架置入后肉芽组织增生；C：肉芽组织增生激光治疗术后；D：肉芽组织增生激光治疗后随访。

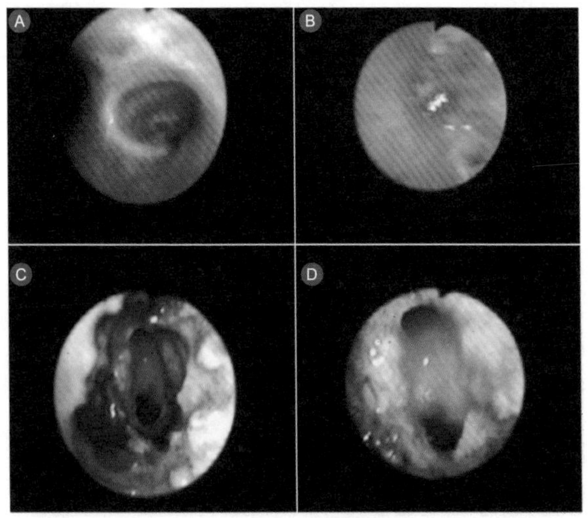

图 1-5-5-14　右主支气管外伤后完全闭塞激光治疗前后气道内径情况

注：A、B：激光治疗前；C、D：激光治疗后。

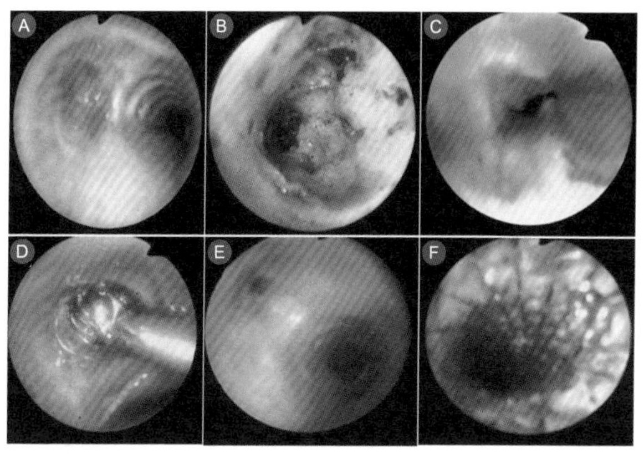

图 1-5-5-15　左主支气管结核性瘢痕性闭塞激光＋球囊扩张＋支架置入治疗前后对比

注：A：激光治疗前；B.激光治疗后；C：激光治疗后再狭窄；D：球囊扩张术；E：球囊扩张术后再狭窄；F：支架置入术后。

（二）疗效的影响因素

激光治疗的疗效受诸多因素影响，因此激光治疗应严格选择适应证。对于息肉样病变，近端中央气道病变，气道部分阻塞者，病变局限于气管和主支气管者、受累气管—支气管较短者及阻塞远端肺功能残存者效果最好。病变较长且管腔逐渐变窄性阻塞，广泛黏膜下浸润型狭窄，完全性阻塞，上叶及肺段性病变，慢性肺不张效果较差。病变越近远端，治疗效果越差。对瓶颈样及外压性狭窄无效，所以术前应对患者充分评估，才能较好预测治疗的效果。

（三）疗效判断标准

目前主要根据以下指标来判断激光治疗后的效果。

1. 气道内径的改善情况，主要根据纤维支气管镜及影像学结果。

2. 肺功能检查，主要指标有 FEV_1、FVC、FEFR 等，有条件的单位可观察运动肺功能的变化。

3. 动脉血气分析，主要指标有 P（A-a）O_2、PaO_2，最好应用 PaO_2/FiO_2 比值，可不受吸氧浓度的影响。

4. 气促的改善情况。根据美国胸科协会气促分级标准评定进行气促评分，0 级：正常；1 级：快步走时出现气促；2 级：平常速度步行时出现气促；3 级：平常速度步行时因出现气促而停止步行；4 级：轻微活动后出现气促。

5. 阻塞性肺炎的改善情况，主要根据影像学结果（图 1-5-5-16）。

6. 呼吸频率的改变。

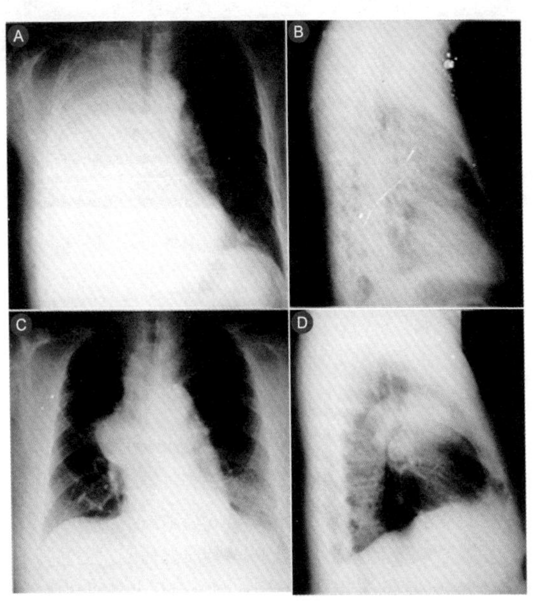

图 1-5-5-16　右肺阻塞性肺炎激光治疗前后影像学改变

注：A：激光治疗前后前位片；B：激光治疗前侧位片；C：激光治疗后后前位片；D：激光治疗后侧位片。

气道内激光消融技术在国内应用起步较晚，至今仅有近十余年时间，与欧美国家比较还有很大差距，主要是因为设备昂贵，我国医疗资源有限，难于购买大量昂贵的进口设备，阻碍了技术的普及和发展。但该技术与其他技术如冷冻，高频电刀，微波消融等相比具有比较独特的优势，临床疗效肯定，速度快，视野干净，出血少，快速改善患者的呼吸困难、Karnofsky 生活质量评分、气道管径及肺功能等。随着我国经济实力的提高及国产激光机的不断开发，相信该技术能逐渐推广并有广泛应用的前景。

（陈正贤　王洪武）

第 6 节　微波

微波是一种波长为 1 mm 至 1 m，频率为 300 MHz 至 300 GHz 的非电离辐射高频电磁波。医疗上常用的微波其波长为 12.25 cm，频率为 2450 MHz。微波治疗在国内外已应用多年，其疗效得到医学界的肯定。

一、原理

微波治疗的原理主要有微波的热效应作用和非热效应。而用于气道腔内病变的作用原理主要为其热效应。

（1）微波的热效应：微波辐射器可将微波能集中在一定范围内，能有效地辐射到需要治疗的区域或称靶区。在微波电磁场的作用下，生物组织内部的水分子、蛋白质分子等极性分子产生了高速振动，使分子之间形成相互碰撞、摩擦迅速产生高达 65 ～ 100 ℃的高温，从而导致细胞凝固性坏死。有文献报道，微波能量由于其在空气和组织中的作用特性，非常适合于支气管、肺内病变的消融治疗，在肺内微波热辐射有更高的对流性和更低的热沉降效应。

（2）微波的非热效应：微波在对恶性肿瘤治疗中，除了热消融效应外，还存在着非热效应的作用。微波的非热效应主要是指机体组织受到微波辐射后无明显升温的情况下发生一系列理化性质的变化，在微波作用强度不足以引起局部组织或全身温度明显升高的情况下，仍可引起组织中的电解质离子、带电胶体、偶极子的振动或转动，从而改变组织的生物物理和生物化学的特性。其表现为刺激神经纤维细胞、影响细胞膜的脂质结构、改变细胞膜的通透性，从而改变细胞膜的静息电位，使细胞分子产生高强振动，导致生物体组织的功能变化，压电效应的改变可促进组织愈合、改变生物体的导电性，可干扰或促进生物信息的传递。

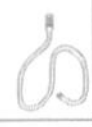

二、设备及器械

（1）支气管镜：可弯曲支气管镜包括纤维支气管镜和电子支气管镜，而操作孔道≥ 2.8 mm 的治疗型可弯曲支气管镜更有利于治疗时各种器械的进入，同时可减少支气管镜操作孔道损伤的概率。

（2）硬质支气管镜：对于部分特殊患者或有条件的医院，硬质支气管镜配合可弯曲支气管镜使用，可以有效提高治疗的效率，同时保障患者的气道安全。

（3）微波治疗仪、辐射器：目前临床上用于经支气管镜介入治疗的微波治疗仪有南京亿高 ECO-100 型微波治疗仪（图 1-5-6-1）、辐射器（图 1-5-6-2），南京福中医疗 METI-IV 系列微波治疗仪、维京九州微波消融治疗仪等。凝固治疗时使用功率 45 ～ 60 W，时间 6 s，有连续、脉冲和凝固三种模式。

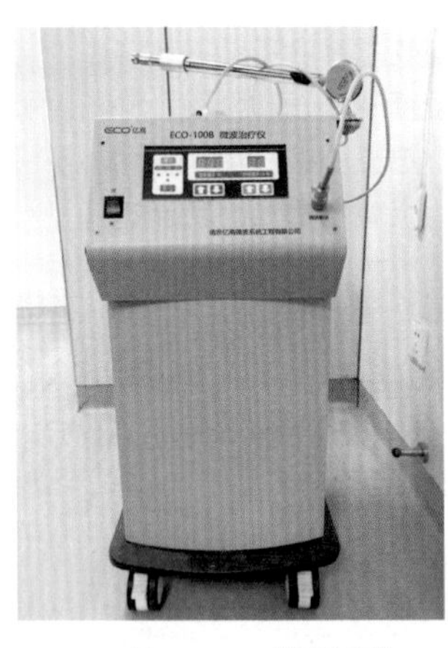

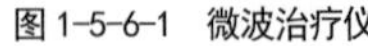
图 1-5-6-1　微波治疗仪

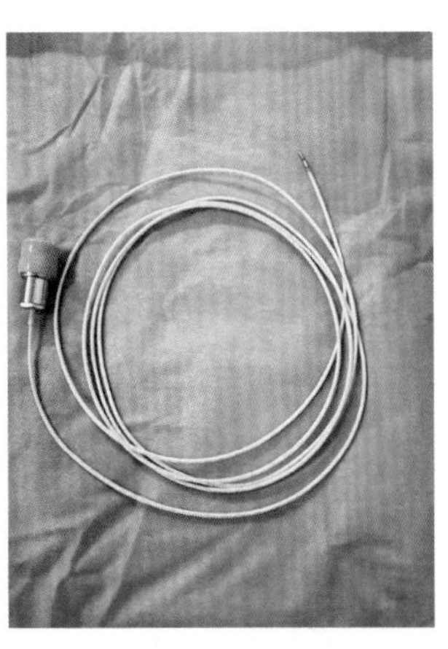

图 1-5-6-2　辐射器

三、适应证

（1）气管—支气管良性病变：良性肿瘤、气管支气管结核肉芽增生或瘢痕狭窄、结核性支气管淋巴结瘘、纤维增殖性气道狭窄、炎性病变、淀粉样变等。

（2）气管—支气管恶性病变：中央型支气管肺癌、原发性气管—支气管恶性肿瘤、气管—支气管转移癌等。

（3）微小动、静脉破裂所致咯血。

四、禁忌证

（1）全身情况差不能耐受支气管镜诊疗操作者。

（2）装有心脏起搏器的患者、孕妇。

（3）合并严重心、肺疾病，操作可能加重病情或造成死亡者。

（4）有出血倾向未能纠正者。

（5）气道病变严重阻塞，且阻塞远端肺功能丧失者。

五、操作流程及注意事项

（1）术前准备：同常规支气管镜检查。①术前于支气管镜检查前 4 h 开始禁食、2 h 开始禁水。②凝血状态的评估：术前均要求查出、凝血时间（或凝血酶原时间）、血小板计数等指标，并禁用任何抗凝或抗血小板药物。如正在使用抗凝药物则需根据使用药物的不同停药 3 ～ 7 天，如服用阿司匹林等。③支气管内膜病变部位的评估：结合胸片、胸部 CT 和支气管镜检查情况初步了解气道内膜病变的部位和范围。

（2）操作步骤：①准备好 ECO-100 型微波治疗仪将设置调为凝固；微波输出功率调节为 45 ～ 60 W、时间 6 s；②在局麻充分后，采用纤维支气管镜或电子支气管镜，将事先选好并连接微波治疗仪的辐射器通过支气管镜的操作孔道送至支气管病变部位；③打开微波治疗仪开关接通电源对病变部位进行微波凝固治疗，一般每次治疗 3 ～ 4 个点；④对于局部坏死或肉芽组织增生明显的患者，在凝固治疗后用活检钳对坏死组织进行清理。清理后根据病变情况可再增加治疗 1 ～ 2 个点；⑤对支气管腔狭窄明显者在微波凝固治疗前或治疗后可联合高压球囊扩张气道成形术。

（3）微波治疗后对远端支气管腔内的分泌物及坏死组织充分吸除并反复行 BAL，在病变不稳定时每周治疗一次。

六、麻醉方式

为减轻患者的不适体验，建议采取全凭静脉麻醉方法。全身麻醉需要气管插管、喉罩或硬质气管镜来建立人工气道。给予患者实施机械通气来进行，诊断性支气管镜操作一般不需要全身麻醉。对主支气管以下（包括主支气管）部位的病变，一般采用 2% 利多卡因局部喷雾麻醉即可。

七、并发症及其预防和处理

1. 胸痛

一般来说微波治疗无明显并发症，有少数患者在治疗时有轻微的疼痛感，无须特殊治疗。

2. 支气管壁穿孔

微波热凝固治疗时如果功率过大、时间过长或为了急于求成一次治疗范围过大、过深可能导致支气管壁穿孔。因此，在治疗时要严格控制微波的功率和时间。

3. 出血

微波治疗导致出血的情况非常少见，如遇与微波治疗相关的出血可参照相关章节在此不再赘述。

（吕莉萍）

第 7 节　二氧化碳冷冻

一、原理

冷冻治疗亦称“冷冻外科”，是根据 Joule-Thompson 原理，即高压气体通过小孔后膨胀，大量吸收周围热量，使局部周围组织急剧降温，利用对组织的快速冷冻，从而可控的破坏或切除局部活组织的一种物理治疗方法。目前多采用一氧化二氮（N_2O）和二氧化碳（CO_2）为制冷剂。

冷冻所造成的损伤可以发生在多层次的不同水平，包括分子、细胞、组织和器官整体等水平。

冷冻对人体组织细胞造成损害的机制在 20 世纪 90 年代得到了较为全面的阐述主要有以下几点。

1. 细胞损伤效应

当温度快速下降时，首先在细胞间隙产生冰晶，细胞内液外渗，细胞失水，细胞赖以生存的内环境紊乱；其次低温会引起细胞内的蛋白质和酶变性，脂蛋白变性解体导致细胞膜破裂，细胞崩解；此外低温还会引起内环境酸性增加，pH 可下降到 4.0 以下，最终导致细胞的死亡。细胞损伤通常在冷冻—融化循环开始后即刻出现，故又称即时效应。

2. 血管损伤效应

低温会使血管通透增加，血管内血液浓缩，黏稠度增大，流动缓慢，造成局部组织血流淤积、缺血、缺氧、代谢异常；同时，低温还可激活内源性和外源性凝血机制，使组织内微血管形成血栓，诱发组织代谢障碍，导致组织缺血、坏死。从冷冻开始到小血管完全栓塞需要 3 ～ 4 h，而血管栓塞造成的组织坏死及坏死组织的清除需要 7 ～ 10 d，因此血管损伤效应并非在冷冻开始后即时出现，而是延时发生，又称为延时效应。

3. 免疫效应

冷冻可以引起炎症反应，使局部出现大量炎性细胞浸润，增强局部免疫作用。研究发现，冷冻后肿瘤内可产生该肿瘤的特异性移植抗原（tumor specific transplanta-tion antigens，TSTA），刺激机体产生特异性抗体，产生针对肿瘤的特异性免疫作用。

冷冻的损伤效应亦受到多方面因素的影响。细胞能否幸存取决于局部冷却和融解的速度，所能达到的最低温度。不同组织对冷冻的敏感程度不尽相同，通常含水量多的组织（如皮黏膜、肉芽组织等）对冷冻相对比较敏感，而一些含水量较少的组织（如脂肪、骨骼、纤维结缔组织等）对冷冻的耐受性较好。

二、设备及器械

1. 支气管镜

进行支气管腔内冷冻治疗既可以选用可弯曲支气管镜，也可以选用硬质支气管镜。但相比之下，可弯曲支气管镜操作可在局麻下进行，患者的耐受性亦较好，因此临床应用也更普遍。由于目前常用的可弯曲式冷冻探头的最大直径＜ 2.6 mm，故可弯曲支气管镜只能选择那些工作孔道＞ 2.6 mm 的支气管镜。

2. 冷冻治疗设备

目前国内可供选择的 CO_2 冷冻治疗设备主要为德国 ERBE（图 1-5-7-1，图 1-5-7-2）及北京库蓝公司的系列产品（图 1-5-7-3，图 1-5-7-4）。主要包括制冷源、冷冻探头和控制装置 3 个部分。

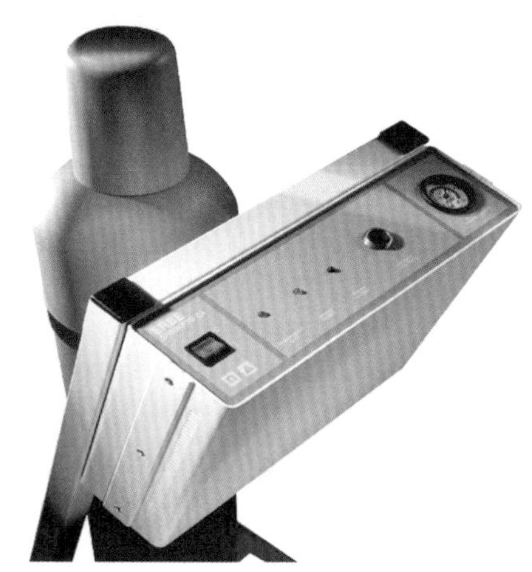

图 1-5-7-1　冷冻治疗机（德国 ERBE 公司）

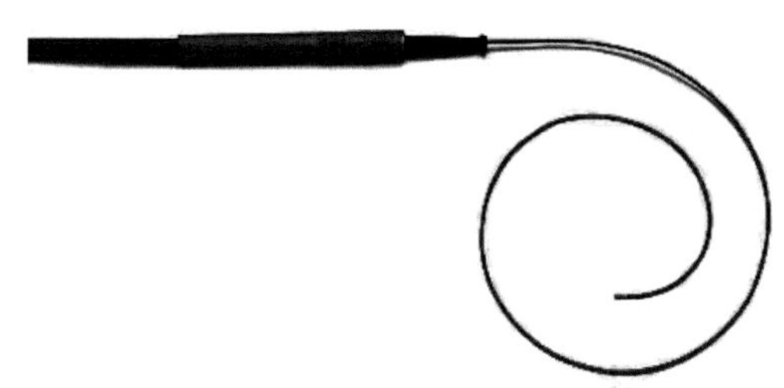

图 1-5-7-2　冷冻探头（德国 ERBE 公司）

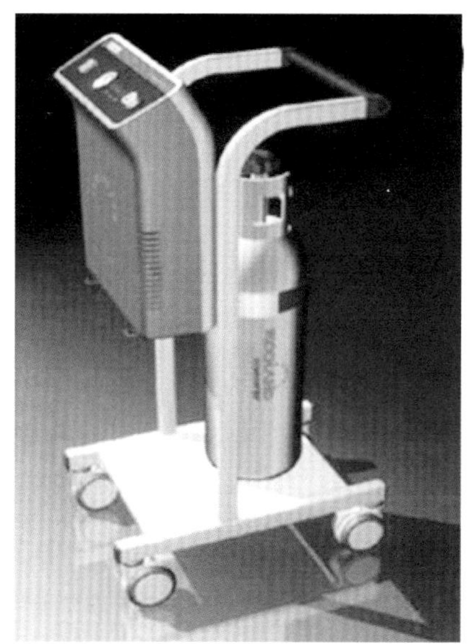

图 1-5-7-3　冷冻治疗机（北京库蓝公司）

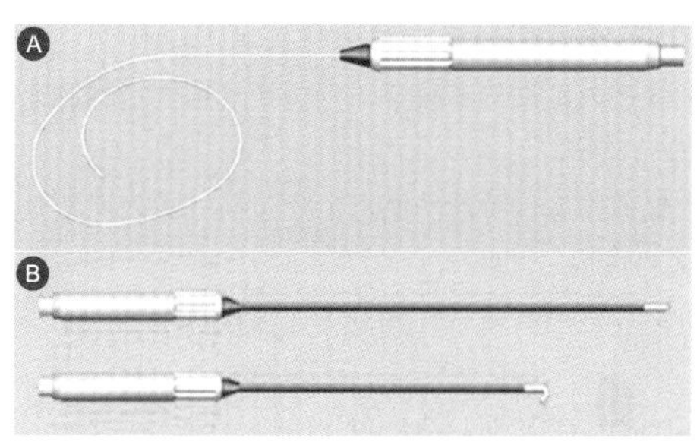

图 1-5-7-4　冷冻探头

注：A：可弯曲式探头；B：硬质探头（北京库蓝公司）。

（1）制冷源：主要是通过其内部储存的制冷剂而产生制冷作用，目前常用的制冷剂包括液氮、N_2O 和 CO_2。大量的研究证实，要使组织达到 90% 细胞坏死的毁灭性损害，其所需的核心温度要

达到 –20 ～ –40 ℃。CO_2 可使冷冻探头的顶端达到 –79 ℃的低温，N_2O 则可使冷冻探头的顶端温度达到 –89 ℃，尽管两者均可使组织温度降至 –30 ℃，但前者的价格要比后者便宜很多，因此目前使用的也更为广泛。

（2）冷冻探头：分为可弯曲式和硬质冷冻探头（图 1-5-7-2，图 1-5-7-4），分别可用于可弯曲支气管镜和硬质支气管镜。可弯曲式冷冻探针前端的直径为 1.7 ～ 2.5 mm，长度约为 100 cm，这些特点允许它能够在软式支气管镜的工作通道内进行冷冻治疗。

硬质支气管镜及硬式探头需要全身麻醉和高频通气，但上叶远端的病变无法到达，与之相比，细小可弯曲的冷冻探头是低温疗法在内镜下治疗气道内病变的一个革新，可以清除所用气道内部的肿瘤组织，避免了因全麻及硬式支气管镜所带来的危险。与可弯曲冷冻探头相比，硬质冷冻探头也有它的优点：①硬质支气管镜的工作孔道多在 8 mm 以上，因此冷冻探头直径比较粗，与组织的接触面更大，组织的破坏范围也越广；②每一次冻融循环所需时间短；③不易损坏、更加耐用。

（3）控制装置：通常由脚踏来控制制冷及冷冻时间。

三、适应证

（1）气道内良性气道狭窄治疗包括气道内良性肿瘤、肉芽组织或管腔瘢痕狭窄。

（2）气道内恶性肿瘤的姑息治疗包括气道内原发性恶性肿瘤和转移性恶性肿瘤。

（3）治疗低度气道恶性病变（如腺样囊性癌）和早期癌（如原位癌）。

（4）管壁病变或活检后引起的出血、血凝块摘除。

（5）气道内异物、坏死物及黏液栓子取出。

（6）支气管腔内冷冻活检。

（7）经支气管冷冻肺活检。

四、禁忌证

（1）支气管镜检查的禁忌证：颈椎损伤，面部创伤和喉部阻塞、严重的心肺功能障碍等。

（2）对麻醉药过敏。

（3）主气道重度狭窄：主气道狭窄过于严重时，患者濒临窒息危险，冷冻会引起黏膜水肿而加重气道阻塞。

（4）由于气道腔外在压迫致气道狭窄。

（5）患者不能耐受及配合治疗。

（6）抗低温组织（如纤维组织或软骨）引起气道阻塞。

五、操作流程及注意事项

1. 术前准备

（1）术前完善心电图、肺功能、血气分析、凝血指标、术前传染病筛查（肝炎系列、HIV、梅毒等）胸部影像等相关辅助检查，仔细了解患者胸部 CT 及支气管镜检查的情况，全面评估患者耐受气管镜手术及手术操作相关的风险，向患者与家属进行充分有效的沟通，以保证患者及其家属能很好地配合医师治疗。

（2）术前 4 ～ 6 h 禁食，术前 2 h 禁水，以防呕吐物误入气道。若患者焦虑紧张明显，可予地西泮 5 ～ 10 mg，肌内注射，镇静。

（3）术中应该准备常用的抢救设备。

2. 操作步骤

让患者仰卧于治疗床上，如果有义齿去除，使其头部应尽可能后仰，放置牙托，然后经鼻导管高流量吸氧，在局麻或全麻下按常规将软性支气管镜或硬质气管镜经鼻或经口插入气管和支气管，术中监护患者的生命体征的变化，先检查气管及主支气管及其分支，明确患者病变的性质、部位、大小、程度、范围、与周围组织的关系，决定冷冻的方法和持续的时间。病灶表面有坏死物或痰液时予以清理，以使探头与病灶有充分的接触。治疗时，将支气管镜置入气道内直至病变上方 0.5 cm 处，而后将冷冻探头经支气管镜的活检口插入,将冰冻探头的金属头部放在病变组织表面或推进到病变组织内，可采用垂直或者切线方向对病变进行冷冻。

冷冻治疗可分为冻融和冻取两部分。

（1）冻融法：踩下踏板开始对探头尖端进行冷却，一般

15 ~ 30 s 后形成一个冰球，温度可达 -50 ~ -70 ℃，持续冷冻治疗 30 s 至 4 min。肉眼可见组织发白、局部形成冰晶，松开脚踏板后让病变组织自然融化，称之为一个冷冻—消融循环，通常可弯曲式冷冻探头完成一次冻融循环的时间约 2 min，而硬质冷冻探头只需 25 s。反复重复“冷冻—融化”循环以达治疗目的（视频 1-5-7-1）。根据病变的大小可以在病变不同区域设定冷冻点，每个冷冻点进行 1 ~ 3 个循环，最终将气道内病变可见部分完全冷冻，组织原位灭活，不必将冷冻组织取出。

视频 1-5-7-1
冻融

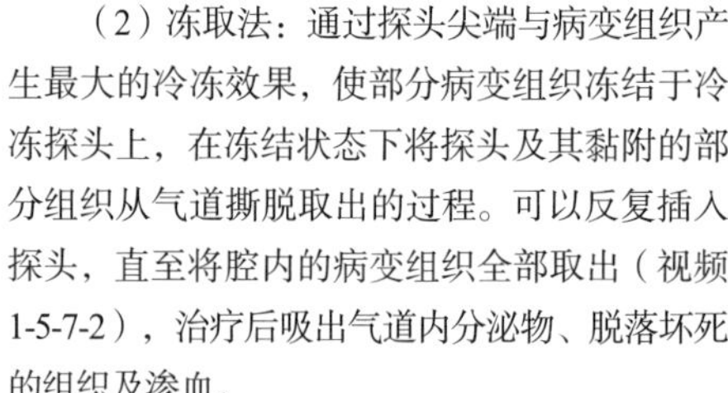

（2）冻取法：通过探头尖端与病变组织产生最大的冷冻效果，使部分病变组织冻结于冷冻探头上，在冻结状态下将探头及其黏附的部分组织从气道撕脱取出的过程。可以反复插入探头，直至将腔内的病变组织全部取出（视频 1-5-7-2），治疗后吸出气道内分泌物、脱落坏死的组织及渗血。

视频 1-5-7-2
冻取

对体积较大的病变可采用冻取的方法，将大部分病变取出，而对比较表浅的病变，可采用冻融的方法，使病变组织慢慢坏死。另外，如果冻取后仍有管腔狭窄、肿瘤残留，可置入放射性粒子支架，既可扩宽管道，又可对残余肿瘤进行放射性治疗，可谓一举两得（视频 1-5-7-3）。

视频 1-5-7-3
铲切 + 冻取 + 粒子支架

3. 注意事项

（1）按照气道介入诊疗术后常规处理，心电监护其生命体征，注意呼吸、咳嗽、出血等情况，必要时予吸入性糖皮质激素（如布地奈德雾化液），缓解局部水肿。如术中出血较多，术后酌情给予止血药物，感染高危人群（如免疫力低下人群等），术后可短期给予抗菌药物预防继发感染。

（2）冻融治疗效果较慢，通常在第 1 次冷冻治疗后 5 ~ 10 d，进行气管镜复查，并评估组织的破坏情况，取出坏死组织。如果需要的话，再进行第2次冷冻治疗。治疗的间歇时间可根据患者的治疗反应和临床情况决定。

（3）冷冻疗法引起的坏死组织在下一次治疗时很易取出，一般不致出血，必要时也可局部应用1∶10 000肾上腺素。在冷冻治疗后的任何时候，也可加用其他治疗。

（4）对体积较大的病变可采用冻取的方法，但出血较多，临床应用前应做好预防大出血措施。

六、建议麻醉方式

软性支气管镜下冷冻大多数患者只需局部麻醉，利多卡因是首选麻醉剂，局部麻醉的策略包括雾化液、局部应用于后咽部和气管内注射，方法是让患者含服3～5 mL的2%利多卡因或直接喷入喉和气管黏膜；不能耐受局麻者，可使用静脉麻醉。

若采用冻取一般需全麻喉罩或硬质气管镜引导，予异丙酚40～100 mg或咪达唑仑1～2 mg静推诱导麻醉，再持续泵入维持全麻，有呼吸衰竭可使用呼吸机或麻醉机供氧辅助通气。

七、并发症及预防和处理

经支气管镜腔内冷冻治疗的并发症很少，其疗效及并发症的发生率与操作者和麻醉师的技术和经验、患者情况、病变性质等密切相关。

（1）常规支气管镜检查并发症：可能导致呼吸衰竭、心律失常、心肌梗死和死亡等。术中应持续心电监护、备常用抢救设备，及时处理。硬质支气管镜插入过程常见的并发症主要有喉痉挛、声门水肿、声带、咽喉损伤，多由于硬质气管镜鞘管插入不当、应紧急处理。当出现声门水肿或喉头痉挛，及时行气管内插管。操作过程中应熟练快速插入硬质支气管镜，尽快建立呼吸通道，尽量避免由于硬质支气管镜造成的黏膜组织损伤。

（2）出血：主要是由于冷冻损伤血管及局部气管支气管黏膜毛细血管，导致微小血管破裂而出血，另外冰球融化后局部水肿渗出，经气道排出从而产生血痰甚至咯血。因此，术中应谨慎操作，出现术中出血要充分止血后方可退镜，并尽量避免伤及正常气管支气管黏膜。术后应密切观察患者生命体变化，并根据病情严重程度给予静脉止血药物或支气管镜下止血治疗。

（3）呼吸困难：术中呼吸困难加重大多为一过性，主要是由术中出血或坏死物阻塞支气管所致，予高流量吸氧、积极止血、清除坏死物。

（4）咳嗽：可予止咳化痰药物及地塞米松雾化吸入缓解症状。

（5）发热：发热的发生与冷冻治疗后大量细胞坏死吸收、细胞崩解后释致热原等有关。因此术后应监测患者的体温，低热患者通过物理疗法体温一般可自行恢复正常。对中高热患者物理降温等对症处理无效时，可应用解热镇痛药物。对持续发热不退者需注意复查血常规、痰培养等，必要时使用抗感染药。

（6）胸腔积液、气胸、纵隔和皮下气肿：多因冷冻时伤及胸膜或损伤气管支气管壁全层所致，按照相应的规范处理。如果胸腔积液大于 500 mL，患者出现胸闷、气急时，则需行胸腔穿刺引流术积极处理。出现气胸、纵隔和皮下气肿时依据情况行针对性处理。

（叶贤伟）

第 8 节　金属内支架

一、原理

气道支架又名气管支气管假体，是一种置入气道的管状装置。具有一定张力和弹性的支撑物，能将狭窄或塌陷的气道撑开，维持气道的畅通；或将破裂的瘘口封闭，防止液体或分泌物漏出。金属支架在临床使用最为广泛，尤其在恶性气道阻塞时，与硅酮支架相比，其优势远胜其不足。

二、设备及器械

支气管镜、硬质镜、不同类型的金属支架、气管球囊、心电监护仪、氧气、吸痰器、抢救药品等。

三、适应证

根据病因主要有气管狭窄及气道瘘。气管狭窄分为结构性狭窄和动力性狭窄。其中结构性狭窄主要有管内型、管壁型、管外型及混合型。动力性狭窄常见气管软化症及复发性多发性软骨炎。气道瘘分为气道管壁瘘和手术残端瘘（包括支气管胸膜瘘）。气道内支架绝对适应证是管外型外压性结构狭窄、动力性狭窄和气道瘘。

原则上各种原因引起的大气道狭窄或气道软化失去手术机会或其他治疗方法无效时，尤其是患者处于严重呼吸困难危及生命时，均适用支架治疗以解除气道梗阻，挽救患者生命。

气道金属支架主要适应证有以下几种。

（1）恶性中心气道狭窄的管腔重建，为患者的进一步化疗、放疗等后续治疗创造条件。

（2）良性气道气道狭窄的治疗，一般建议病因治疗，必要时腔内治疗包括冷冻，热消融，球囊扩张等治疗，在治疗效果不佳或者气道壁全层瘢痕组织改变等情况下可考虑暂时性可回收支架治疗（良性气道支架置入需慎重，建议 3 ～ 6 个月回收支架）。

（3）气道—食管（胸腔胃、吻合口、纵隔）瘘等气道壁瘘的封堵。根据不同部位需选择 L 形或 Y 形连体支架。

（4）局部支气管管腔的封堵，肺叶或肺段支气管—胸膜瘘、难治性气胸等。

（5）支气管内切除和扩张无效的插管后声门下狭窄；声门下喉气管重建术后气道塌陷，已多次手术难以成功者，或单纯性声门下喉气管狭窄者（金属气道支架置入更需慎重）。

四、禁忌证

（1）凝血机能异常未纠正者。

（2）心、肝、肾等主要脏器衰竭不能耐受者。

（3）气道狭窄距声门距离小于 1 cm，可能影响声门的功能者。

（4）大气道狭窄合并多发小气道狭窄、阻塞，严重气胸、纵隔皮下气肿。

（5）预计置入支架后生存时间不超过 3 个月者。

（6）婴幼儿气道狭窄应慎用，因儿童气管的长度和宽度在不断发育变化，而支架内径和长度一经选择，即定形，不会适应气管的生长。

（7）临时放置支架时应慎用，以防金属支架上皮化后难以取出。

五、操作流程及注意事项

（一）术前准备

（1）向患者及其家属交代病情，说明手术过程，做好患者工作，以取得良好的配合。支架置入术是高风险手术，术前谈话和签字知情尤为重要，应向患者及其家属说明手术风险、并发症及其后果，取得完全理解和配合后才可进行手术。

（2）术前 1 周行胸部 CT 扫描及支气管镜检查，确定气管狭窄段长度、直径及正常气管内径，必要时行高分辨 CT 扫描、增强 CT、三维重建狭窄段气管，以着重了解狭窄的部位、程度和长度，从而决定支架类型、长度。术前 3 天给予胸部手术常规及肺功能、动脉血气等检查。

（3）根据置入支架类型及患者的病情，决定是通过可弯曲支气管镜或通过硬质支气管镜联合可弯曲支气管镜置入支架，前者可在气管镜室完成，后者需在手术室进行。

（4）术前准备及用药，患者术前需禁食 6 h，禁水 2 h。紧张焦虑者可肌内注射地西泮 5 ～ 10 mg；地塞米松 5 ～ 10 mg 静脉注射，可减轻气道痉挛，预防气道黏膜水肿及抗过敏；阿托品 0.5 mg，肌内注射，可减少气道分泌物。同时为减轻气道反应术前可予以雾化吸入 2% 利多卡因 10 mL 或者行环甲膜穿刺注入 2% 利多卡因 5 mL。

（二）操作步骤及技巧

1. 支架的选择

（1）种类：良性气道狭窄及气管支气管瘘通常可选择被膜金属支架及硅酮支架。恶性病变，生存期长者可放置 Z 型覆膜支架，生存期短者放置 Wallstent 和 Ultraflex 支架。

（2）形状：支架形状主要有直筒形（I 形），分叉形（L 形和 Y 形）及蘑菇头形等。I 形支架主要用于中上端气道或一侧支气管病变（远离隆突 2 cm 以上）。L 形支架主要用于近隆突处气道—食管瘘或气管上端瘘口较大者，或近隆突周围的气道狭窄，或一侧肺缺如和一侧肺不张患者。Y 形支架主要用于Ⅱ、Ⅲ、Ⅳ、Ⅴ、Ⅶ区病变，特别是近隆突处气道—食管瘘或气道上端瘘口较大者，或近隆突周围的气道狭窄。

（3）规格：Gianturco 支架、Ultraflex 支架和 Wallstent 支架，选择直径大于正常气道内径（气道横径和纵径的平均值）10% ～ 20%，长度大于病变段 20 mm 左右，使用 Wallstent 支架时可等于病变段长度。对于 Z 形被膜支架直径小于正常气道内径 5% ～ 10%，长度大于病变段 20 ～ 40 mm。但对于封闭气道瘘时支架直径大于正常气道直径的 10%（采用胸部 CT 纵隔窗的测量值），长度可适当加长。

（4）张力：Z 形金属支架和 Wallstent 金属支架张力较大，适合运用于外压性狭窄、瘢痕狭窄或狭窄程度较重者。Ultraflex 支架张力较小，适用于动力性狭窄或良性气道狭窄。另外支架张力大小，与支架适用的金属丝直径有关，＞ 0.22 mm 张力较大，＜ 0.22 mm 张力较小。

2. 置入方法

（1）Ultraflex 支架和国产南京微创支架 Wallstent 支架放置方法如图 1-5-8-1，图 1-5-8-2。

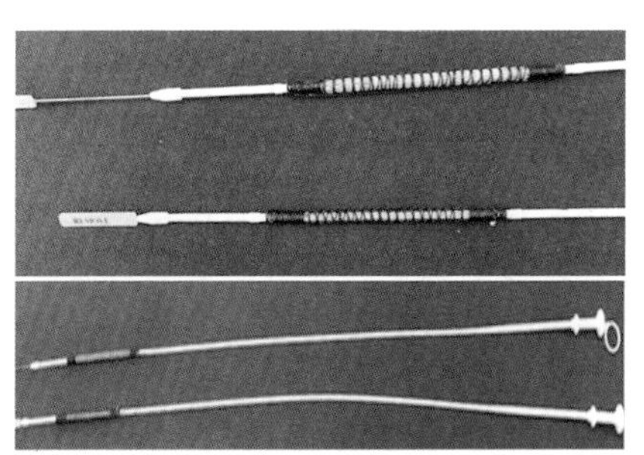

图 1-5-8-1　Ultraflex 支架释放前

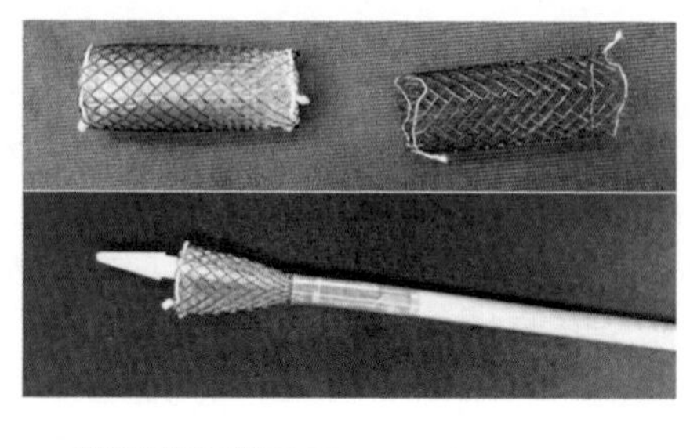

图 1-5-8-2　南京微创支架 Wallstent 支架

①气管镜直视下放置。通过支气管镜引导插入导丝后退镜，再次通过另一鼻腔或口腔插入支气管，通过导丝将装有支架的置入器引导至气道，在气管镜直视下释放支架。只能近端定位，且置入器与气管镜同时占用气道，对通气影响较大，加大了操作风险，需熟练掌握气管镜操作及支架释放的医师可采用该方法。目前大多数 Wallstent 支架和 Ultraflex 支架都将支架压缩在输送鞘内导引头的后方或压缩后用尼龙线固定，放置时将支架近端置于预定的位置，边后撤外鞘管边调整位置或边拉动释放尼龙线边调整位置即可（图 1-5-8-3，图 1-5-8-4）。

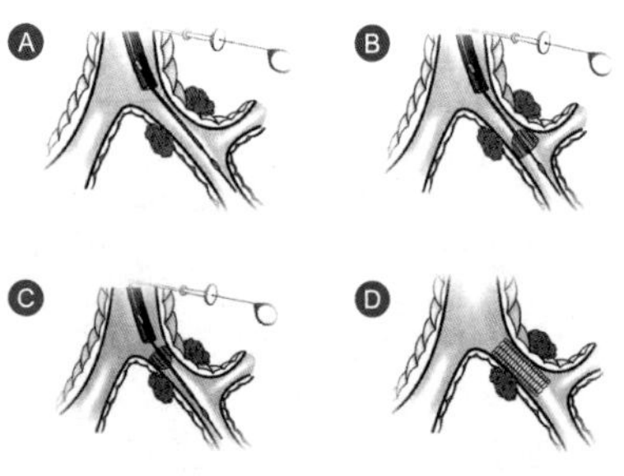

图 1-5-8-3　Ultraflex 支架释放过程

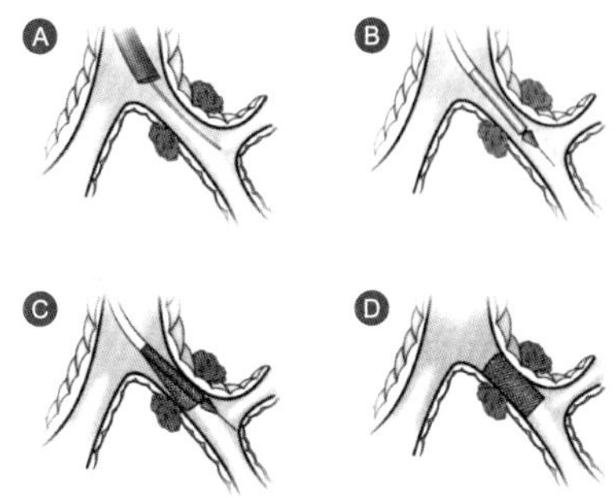

图 1-5-8-4　南京微创支架释放过程

②管镜直视下或 X 线透视引导下置入。沿导丝插入置入器到隆突上方，退出置入器外套管少许，露出支架长短分支，进一步插入置入器使支架长、短分支分别进入到左、右支气管腔内，其分叉处位于隆突处，释放时建议顶住隆突，缓慢释放，可直视下或 X 线透视下释放支架（图 1-5-8-5，图 1-5-8-6）。

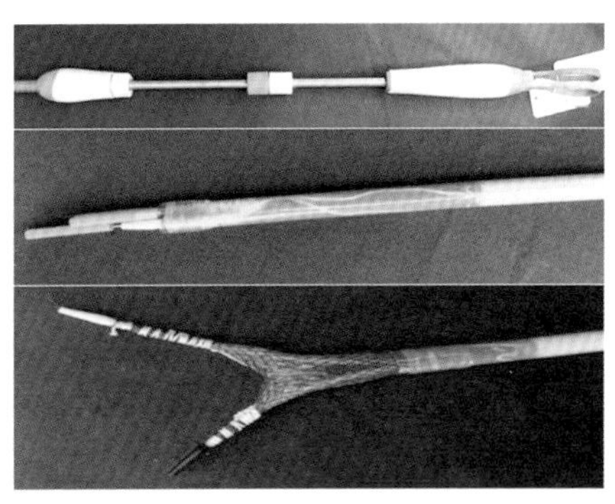

图 1-5-8-5　Y 形支架捆绑状

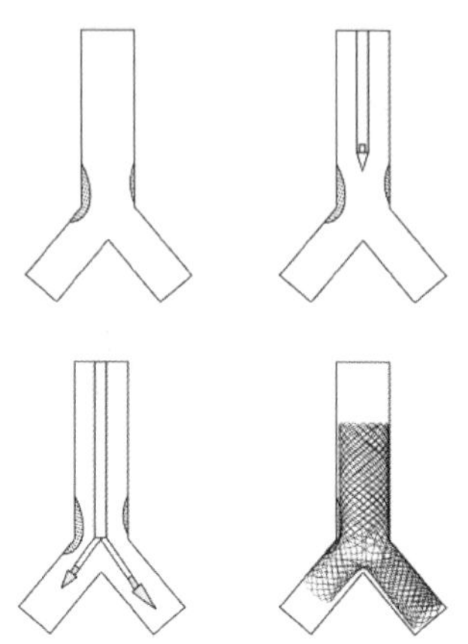

图 1-5-8-6　Y 形支架释放过程

③硬质镜联合软镜放置支架。将硬质镜作为支架输送孔道，在软镜直视下放置，放置方法同前，在一些危重患者中适用。释放简单，有时可省去引导导丝。

X 线透视引导下放置支架，临床上已极少应用。这里不详细阐述。

（2）Z 形被膜支架放置方法

① Z 形被膜支架输送器：由支架输送鞘（包括带有诱导头的输送鞘内芯及输送鞘鞘管）、装支架的内管和支架后方的顶推管组成，通过三套管放置支架，支架释放时一般采用定位尺固定顶推上方，能确保释放时支架输送器不移位。同时支架上端有回收线连接有调整尼龙线，可以通过该线调整支架位置或取出支架。

②气管镜结合定位尺放置支架：主要适用于气管内放置支架，先经口插入支气管镜以支气管镜测量病变段以下拟放支架的下缘位置至门齿的距离，将带有支架和顶推管的内管插入鞘管内，将定位尺预先调准至鞘管刻度上的 S 点至顶推管后缘把手的长度。经支气管活检孔送入导丝进入气管狭窄段，沿导丝送入气管支架输送鞘，将定位尺前缘顶住门齿，后端紧靠顶推管把手，卡在鞘管上，后退鞘管，支架即释放在气管内。因该方法使用气管镜来定位支架置入

位置，支架置入位置可能欠准确。

③支气管镜引导结合支架输送鞘置入支架：气管镜经口插入到病灶下方，量拟放支架的下缘距门齿的距离，支气管镜引导插入导丝后退镜。沿导丝送入支架输送鞘，输送鞘插入到已测得的距离处，固定鞘管，退出输送鞘内芯；经鞘管插入支气管镜，观察鞘管下缘是否与拟放支架的下缘一致，如不一致，予以退镜，再次插入内芯后调整输送鞘位置，直到位置一致。然后将装有支架和顶推管的内管，经鞘管插入，定位尺前缘顶住门齿固定，上段卡口紧靠顶推管把手上，后退鞘管 及支架内管，支架即释放在气道内。先抽出顶推管及内管，后退鞘管少许，经鞘管插入支气管镜，观察支架位置是否适合，如位置偏低可提拉支架上方的调整尼龙线，使支架上移，定位准确后剪断和抽出尼龙线，退出支气管镜及鞘管。如支架位置偏高，可将支架拉出重放。

④硬镜联合软镜引导下置入支架：需全麻下，置入硬镜，通过软镜观察病灶下方的距离，退出软镜后将装有支架和顶推管的内管经硬镜管腔插入，固定顶推管的同时后退支架内管，支架即被释放，硬镜下观察并调整支架位置。对于病情危重患者适合此方法。

（3）Gianturco 支架放置方法

①硬镜结合 X 线透视放置：全麻下，置入硬镜，其远端位于狭窄段上缘，在 X 线透视下插入导丝通过狭窄段（亦可使用支气管镜或单弯导管经硬质气管镜放置导丝），将带扩张器（输送器内芯）的 12 ～ 16F 输送器鞘经硬质气管镜在导丝引导下送入气管，远端通过狭窄段，快速退出输送器内芯，将支架放入输送器鞘管内，用平头推送器将支架迅速送至气管狭窄段，支架中点位于狭窄段中间，固定推送器，后退输送器鞘管，支架即释放在气管的指定位置（图 1-5-8-7）。

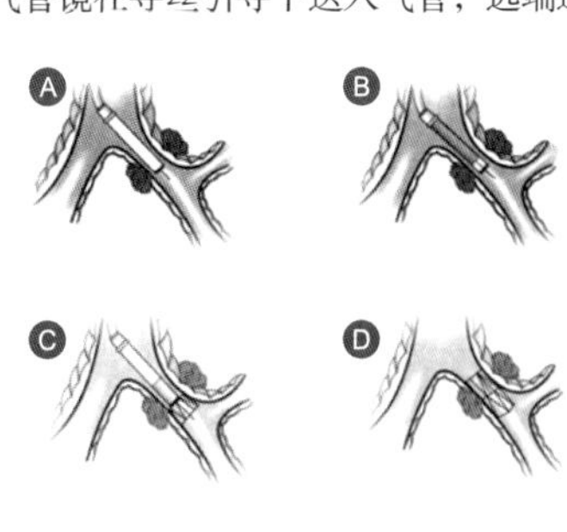

图 1-5-8-7 Gianturco 支架释放过程

②气管镜结合 X 线透视放置：将支气管镜经口送至声门上（也可进入气管内狭窄段上方），在 X 线监视下，经其活检孔插入导丝进入气管内，达狭窄段远端，退出支气管镜，在 X 线透视下沿导丝插入输送器鞘放置支架。

（4）Palmaz 支架放置方法

Palmaz 球囊扩张型不锈钢支架可经硬质气管镜或支架输送器放置，利用硬质气管镜或支架输送鞘建立的工作通道，在 X 线监视下经导丝引导，将 Palmaz 支架的球囊导管送至狭窄部位，定位准确后，用压力注射器抽去球囊注入生理盐水使球囊扩张，扩张的球囊将支架膨胀撑起来狭窄的气道壁，用注射器抽去球囊内的液体使球囊塌陷，抽去球囊后用支气管镜或 X 线造影等观察，如管腔畅通则完全放置；如远端尚有狭窄则可在其远端再放支架至完全畅通。

（5）支架置入系统（through the scope，TTS）置入方法

局麻下经鼻插入支气管镜（工作钳道 2.8 mm）检查气管或支气管狭窄位置、程度和长度，全麻下经喉罩或气管插管三通管处进入支气管镜，支架置入器经工作钳道进入气道狭窄段的远端，在支气管镜直视下确认支架放置位置无误后，助手固定支架置入器内套管，后撤外套管，支架原位缓慢释放，操作者退出导引钢丝和置入器，支气管镜下观察支架位置，调整支架到合适位置。与传统的 OTW 支架系统相比，TTS 支架系统直径更小，可经 2.8 mm 的软性支气管镜工作钳道直接在直视下一次释放（图 1-5-8-8）。

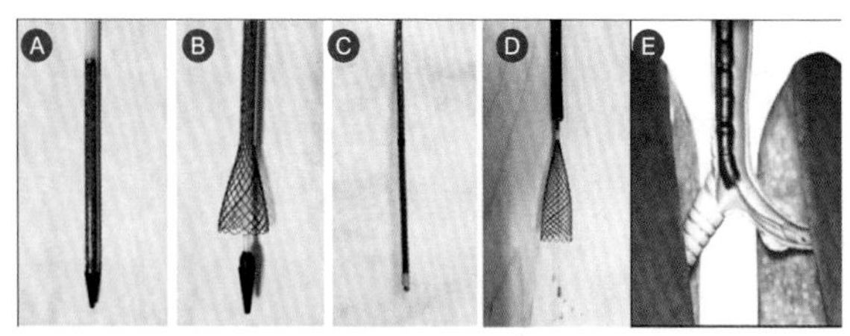

图 1-5-8-8　传统 OTW（over the wire）支架置入系统

注：（A、B）与 TTS 支架置入系统（C、D）的比较及 TTS 支架系统的释放模拟（E）。

（三）注意事项

在支架长度选择上，可予以气管镜下直接测量病变长度，或通过活检钳测量病变长度。释放支架时，建议尽量清楚管腔内病灶，暴露远端支气管，不能盲目释放支架。通过导丝引起支架释放器时，避免过度暴力送导丝，引起肺组织损伤。对于有尼龙线固定的支架，释放时可予以松动前端尼龙线方便释放支架。Ultraflex 支架释放后如扩展度不佳，可予以球囊扩张。现支架大多有可回收线，建议取出或调整位置时使用回收线，尽量避免活检钳夹住铁丝。支架释放后出现支架断裂，建议取出换支架。支架释放后退前端引导鞘时避免将支架一起带出，有时需使用活检钳固定支架，再退引导鞘。

部分镍钛记忆合金支架形状记忆效应，即在 0 ～ 10 ℃时变软，在此温度范围内可任意塑形，在 30 ～ 35 ℃时复形，复形后和气道壁贴合紧，不易移位。因此支架置入后可予以生理盐水喷洒，通过球囊扩张使支架与气管壁贴合塑型。

Y 形金属支架输送鞘管径一般较大，与气管镜一起进入气道时需注意通气。同时输送 Y 形金属支架时需两根导丝引导，可先预留一根导丝于气管，另外一根预留在支架内，当支架送达隆突时，再伸出预留在支架内的导丝到另一侧，既可以节约时间，又可以防止两根导丝在气管内缠绕，影响操作。

南京微创支架张力大，但贴壁性差，Ultraflex 支架张力小，但贴壁性好。使用时要严格掌握适应证，选择合适支架。

现在大部分留着的引导导丝都采用斑马导丝，尽管前端有软头，当过度伸入支气管时，仍需注意引起气胸并发症。

（四）术后处理

（1）病情观察：患者症状是否改善，生命体征是否改善。查体肺部呼吸音增强，哮鸣音消失。支架封闭支气管胸膜瘘时，水封瓶无气体溢出。支架封堵气道食管瘘时，饮水呛咳好转。

（2）复查支气管镜：支架置入 24 ～ 48 h 内应予复查气管镜，观察支架扩张情况，有无移位，同时清理支架内分泌物。此后可予以 1、3、6 个月分别复查气管镜，观察支架有无松散、松动、变色、变形及腐蚀，局部组织有无炎症、出血及肉芽增生等。

（3）1 周后复查胸片，明确支架展开及支架位置。

（4）必要时积极抗感染，止痛，止血。

（5）由于置入支架后患者排痰能力下降，常有痰液及分泌物蓄积，建议常规超声雾化吸入祛痰药物及湿化气道。如患者咳嗽剧烈必要时可予以适当使用镇咳药物。

（6）气道内支架治疗是一种对症治疗，解除气道梗阻，解除危及生命的紧急情况,改善患者一般情况,术后的病因治疗才是关键。

六、建议麻醉方式

1. 局麻

病情轻微者可予以采用。

（1）雾化麻醉：雾化吸入 2% 利多卡因 10 mL，雾化时间相对较长，效果一般。

（2）环甲膜穿刺麻醉：环甲膜穿刺注入 2% 利多卡因 5 mL，对于咯血病情不明者，不建议使用。

2. 镇静镇痛

年老体弱不能耐受麻醉的患者，镇静镇痛加局麻的麻醉方式更为安全舒适。一般常用咪达唑仑 0.5 ～ 1 mg，舒芬太尼 5 ～ 10 μg，静脉注射。通常达到 Ramsay 镇静评分 3 ～ 4 分，思睡但呼之能应即可施行支气管镜下局麻药喷洒。

3. 全麻

（1）鼻咽通气道：保留自主呼吸的全身麻醉诱导后，置入鼻咽通气道能有效防止舌根后坠，建立通畅的气道；发生呼吸抑制，氧饱和度下降时，通过普通气管导管接口连接麻醉机还可以手控通气。另外，还可以通过鼻咽通气道提早实施咽喉部表麻。很多单位鼻咽通气管不能配备，也可以使用小号的气道插管代替，但需注意鼻黏膜的出血，使用时可给予石蜡油涂抹（图 1-5-8-9）。

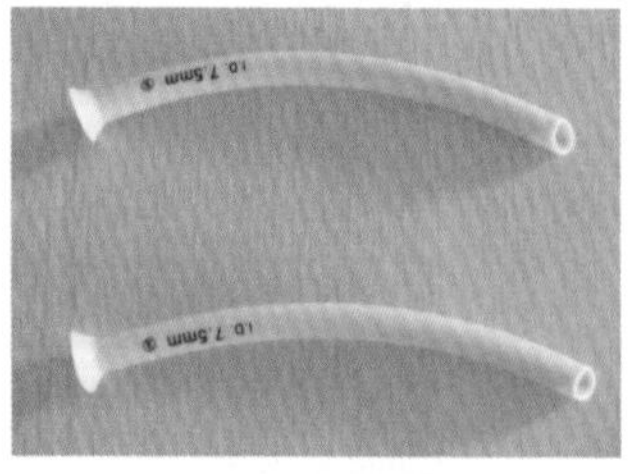

图 1-5-8-9　鼻咽通气道

（2）气管插管：病变部位在气管下段及支气管，尽量选择气管插管更为安全。考虑到治疗用支气管镜直径比较粗，首选 8.0# 加强型气管导管。可以配合三通管使用。该方法通气时，插入支架引导鞘后，气管镜需从鼻孔进入，顺着气管插管进入，此时需抽掉插管气囊，进入气管镜，直视下放置支架。

（3）喉罩：喉罩一般用于气管中上段病变的患者，3 ～ 4# 的第一代喉罩最为常用。放置喉罩时肌松药的使用可以减少喉水肿的发生。喉罩放置的位置，可以用气管镜进入喉罩，观察喉罩前端与会厌、声门之间的关系来直接判断。由于气管镜频繁进出声门，使用喉罩的患者可以选用激素类药物如地塞米松或甲强龙预防声门水肿。同时也可以连接三通管道（图 1-5-8-10）。

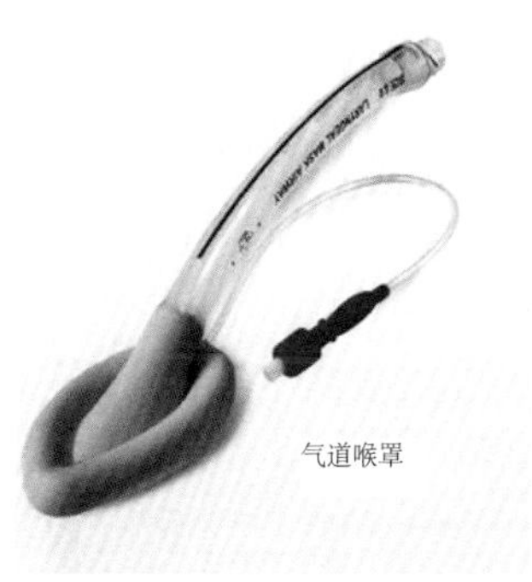

图 1-5-8-10 喉罩

（4）硬质支气管镜＋高频喷射通气：硬质支气管镜操作时气道时开放的，通常需要高频喷射通气。高频喷射通气具有小潮气量、低气道压、适用于开放气道、对循环功能干扰小等特点，是目前国内外硬镜介入治疗最常应用的通气方式。但是该方法容易引起 CO_2 潴留，必要时需停止硬镜操作。

七、并发症及其预防和处理

1. 术中并发症

（1）低氧血症、心律失常、出血，严重者可引起的呼吸心搏骤停，一般经对症治疗可缓解。

（2）支架释放后位置偏差较大，可予及时调整或取出支架重新放置。

（3）支架置入后扩张差，需选择合适的支架类型和大小尤其重要，如 Ultraflex 支架张力小，对于外压明显的气管狭窄可予以置入支架后球囊扩张塑型。

2. 术后并发症

早期并发症主要有以下几种。

（1）异物感、咳嗽、喉痛、胸痛：随着术后时间延长，这些症状将逐渐减少。咳嗽剧烈时可予以雾化止咳对症；胸痛、喉痛明显时服用止痛药和镇静药。

（2）出血：早期出血量一般较少，多出现在管内型和管壁型狭窄，当支架置入后黏膜损伤，肿瘤表明血管损伤可引起少量出血。一般可先予以腔内冷热消融治疗后置入支架，或术前 4% 去甲肾上腺素喷洒予以减少出血。

（3）分泌物阻塞：金属覆膜支架尤其明显，支架置入后破坏了纤毛运动，造成排痰困难，大量分泌阻塞时可引起气道阻塞，造成呼吸困难。建议超声雾化及湿化气道，每天 4 次左右，同时予以补液化痰对症治疗，并定期复查气管镜予以分泌物吸除。

（4）气管支气管破裂：当置入支架较粗张力过大时，可引起纵隔、皮下气肿，如胸闷气急明显，可予以引流皮下气肿，必要时取出支架。

（5）支架移位或脱出：当选择支架直径偏小，放置位置不对时容易引起支架移位。尤其是直筒型被膜支架更易移位。因此选择合适的支架尤为重要。

晚期并发症主要有以下几种。

（1）再狭窄：带膜金属支架刺激局部黏膜，致支架两端肉芽组织增生，或肿瘤组织沿裸金属支架网眼生长致新的气道狭窄；术后可应用高频电凝、微波局部注药、激光等局部介入治疗，必要时更换支架，或重叠置入第 2 个支架。

（2）气管食管瘘和出血：支架释放后对气道的扩张力可造成局部组织压迫，导致缺血坏死，形成气管食管瘘。如果支架穿透气道壁侵蚀大血管时可引起大出血，此时往往需紧急开胸治疗，因此选择合适直径、扩张力、顺应性好的支架尤为重要。

（3）支架断裂：支架在气道内可受到气道本身和其他方面的压力，主要包括反复咳嗽、吞咽时的食管压迫，肿瘤组织的持续压力，金属疲劳、肉芽生成和剪切力，其中不锈钢支架或放在隆突部位的支架更易发生；发现后应及早将支架取出，以避免损伤周围组织。

（4）支架上皮化：良性气道病变置入金属裸支架后，由于患者生存期长，金属支架逐渐被黏膜上皮覆盖，当支架完全埋于黏膜下，可刺激肉芽组织增生。因此良性气道病变尽量避免支架置入，如有置入根据病情尽早取出或更换。建议取支架时使用硬镜，必要时需使用激光取支架。

（陈恩国　曹林峰）

第 9 节　硅酮支架

一、原理

气道支架置入技术已广泛应用于各种原因导致的严重气道狭窄，逐渐成为治疗气道狭窄导致的呼吸困难的首选治疗。自 1965 年由硅酮和橡胶制成的 Montgomery T 管用于治疗声门下狭窄后，硅酮成为最常用的支架材质。1990 年 Dumon 首次报道，带有防滑钉的改良后硅酮支架在治疗外压性气道狭窄中可取得良好的临床效果，随后此类支架被命名为 Dumon 支架并正式应用于临床。Dumon 气道支架是以硅酮材料做出符合气管支气管形态的管状支架，外壁除了气管膜部外，分布有小钉状凸起，通过这些防滑钉与气管壁间的作用力、支架与气管黏膜之间的摩擦力来起到固定作用。尽管 Dumon 支架必须在硬质支气管镜下放置，但因其较安全且疗效确切、易于取出和重新放置、组织相容性好、能根据患者气道的情况现场修饰加工、支架内表面光滑痰液较易咳出等诸多优点，目前仍被广泛认为是最有效的气道支架之一。Dumon 医用硅酮支架在 2014 年初在中国大陆上市并投入临床应用，已经取得良好的临床疗效。

二、设备及器械

放置硅酮支架所需的仪器设备主要包括硬质气管镜主机及各个型号的镜管，电子可弯曲支气管镜，硬质支气管镜抓钳、异物钳（图

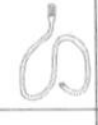

1-5-9-1），硅酮支架安装及推送工具，各种型号的球囊，电刀、激光等消融设备，麻醉机等全身麻醉设施，全套的监护设施，喉镜，气管插管设备，气管切开设备，紧急抢救设备及药品等。

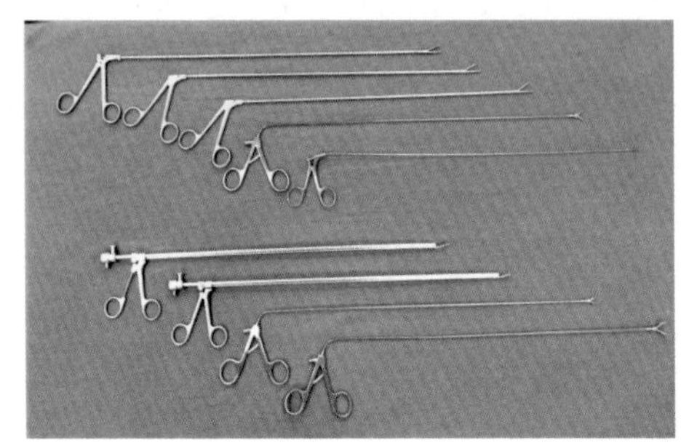

图 1-5-9-1　放置硅酮支架所需要准备的硬质抓钳、异物钳

三、适应证

硅酮支架可应用于良、恶性气道狭窄，气道—消化道瘘，支气管胸膜瘘等病变。国内有研究提示，对于与瘘口附近的气道管壁贴合良好的气管消化道瘘患者，Dumon 硅酮支架可以获得较金属支架更满意的封堵效果、更长的封堵时间。此外，亦有个案报道了硅酮支架在中心气道出血中的应用。

四、禁忌证

（1）年老体弱、患有严重心肺疾病而气道狭窄尚未直接危及生命者。

（2）管腔外动脉瘤压迫导致的中央气道狭窄。

（3）病变远端肺功能丧失。

（4）严重的心肺功能不全无法耐受全麻手术者。

（5）病变上缘距声门≤ 1 cm。

（6）各种原因导致张口不全或者颈部后仰受限而无法插入硬质气管镜者。

此外，有学者认为硅酮支架的固定依赖于支架外壁的防滑钉与气道壁之间的压力和摩擦力，气管软化的患者由于气道壁软化压力及支撑力减弱，放置后易发生移位，故直管型硅酮支架不适用于气管全程软化的治疗。

五、操作流程及注意事项

1. 术前准备

首先要掌握好适应证，评估支架置入的必要性；根据患者的一般情况和气道病变的特点，确定支架置入是否安全，支架置入后患者能否真正获益，风险与获益孰轻孰重。然后评估可行性，判断患者的张口程度和颈部后仰的活动度，根据操作者的经验，助手的素质及手术室设备条件，能否确保安全进行支架置入。完善上述评估后，根据气道狭窄和瘘口的类型，选择合适的支架。此外，术前还需对可能发生的并发症有清晰的认识，且要具备有效的处理并发症的能力。

术前常规检查：血常规、凝血功能、心电图、血气分析、肺功能检查，胸部 CT 和气道三维重建，明确病变的部位、程度，测量病变的长度，了解狭窄或瘘口部位的近、远端及周边情况。常规支气管镜检查，了解管腔的内径、病变的部位、程度，测量病变的长度、瘘口的大小，明确狭窄的类型，病变距离隆突的距离等，根据上述参数选择好支架的规格，制订治疗方案。

2. 操作流程

全麻下仰卧位，肩部垫高，取颈部过伸后仰体位，经口将硬镜镜管插入气管，建立人工气道，连接麻醉机或喷射呼吸机行机械通气，注意保护牙齿和声门。配合可弯曲支气管，全面观察气道内病变情况。根据病变特点，可利用硬镜镜管直接铲除气道内新生物，或者用电刀、激光等设备消融病变组织，必要时用高压球囊扩张气道管腔，使气道管腔扩大到预期范围。根据术前计划，对支架进行剪裁，必要时现场对硅酮支架进行缝合、套接等现场加工。支架先充分润滑，折叠并装入至支架输送器内（图 1-5-9-2），安装时要注意支架的方向。在可弯曲气管镜引导下，将硬镜管末梢调整到支架释放位置附近，一般是病变下缘。确认到位后，取出软镜。经镜管置入支架输送器，逐渐后退支架输送器的鞘管和镜管或向前推送支架，用硬镜或者软镜观察支架放置的位置及支架复张情况，并在其引导下，用硬质抓钳钳住硅酮支架上缘，调整硅酮支架的位置及方向（视频 1-5-9-1）。如支架未能完全扩张可用相应尺寸的高压球囊进行扩张，使支架完全扩张，该法也有利于支架的固定。调整好支架位置后，用可弯曲支气管镜观察支架上下方气道的情况，并及时清除分泌物及血液。清理完患者气道及口腔分泌物后，即可退出镜管，置入喉罩或者气管导管进行机械通气，转入术后复苏。尽量用喉罩复苏，避免采用气管导管，因导管可能导致硅酮支架移位特别是支架位于气管上中段时。

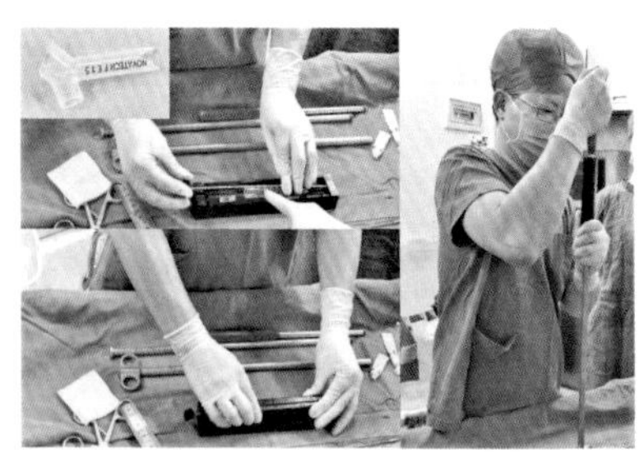

图 1-5-9-2　硅酮支架装入推送装置过程

视频 1-5-9-1　直筒形硅酮支架置入术动画演示

3. 注意事项

（1）合理应用硅酮支架的前提：了解硅酮支架的特性及优缺点，掌握好临床应用适应证。针对不同的病变性质、部位、范围，考虑硅酮支架是否适合放、放什么规格、放置的技术难度、需要放置的时间（短暂、长期）。根据患者的头颈及口咽部特点，判断硬镜插入的难度；根据患者身体状况及重要脏器的功能状态，判断全麻下硬镜放置支架围手术期的风险大小。

（2）不同病变类型的硅酮支架放置策略

①良性气道狭窄：是硅酮支架的主要适应证。瘢痕性狭窄者一般采用硅酮支架长期放置；良性外压性狭窄者可采用硅酮支架暂时或长期放置；管壁软化性狭窄者可采用硅酮支架长期放置，但气道全程软化则不适合应用硅酮支架；良性增生性狭窄一般不放置支架。

②恶性气道狭窄：对于支架放置一段时间后可能需要取出的恶性狭窄，宜优先选择硅酮支架；位于隆突区域的复杂恶性气道狭窄可考虑放置Y形硅酮支架（视频1-5-9-2）；对于金属支架放置后效果不佳或并发症严重者，可考虑更换为硅酮支架。

视频1-5-9-2 Y形硅酮支架置入术动画演示

③气道壁瘘：在同样与瘘口周围管壁贴合良好的情况下，硅酮支架疗效更好、治疗时间更长，应优先选择；对食管支架导致的或合并良性狭窄的气道壁瘘，首选硅酮支架。因适形性差或直径限制等导致支架与瘘口附近管壁贴合不紧，部分气道壁瘘病例不宜采用硅酮支架；在硬镜插入困难、支架放置难以到位、放置中存在使瘘口扩大的危险等情况下也不宜选择硅酮支架。

④支气管胸膜瘘：硅酮支架可用于封堵支气管管腔（腔封堵），当胸膜瘘近端中心支气管有足够的长度时，采用现场加工的硅酮封堵支架直接封堵胸膜瘘近端支气管管腔。由于适形性较差，硅酮支架壁与瘘口近端支气管管口周围管壁难以紧密贴合，一般不宜用于侧封堵。借助现代影像学和气道重建技术开展术前气道病变位置的精准评估，个体化订制的气道植入物或修剪后的气道硅酮支架和封堵阀已在逐步推广。笔者相信随着3D打印技术的成熟，个体化的气道硅酮支架将越来越普遍，可获得更好的封堵效果。

⑤中心气道出血：当中心气道出血用常规方法未能有效控制，或有其他治疗方法禁忌证时，可考虑放置硅酮支架止血。支架通过紧贴出血部位管壁，达到直接压迫止血；或通过封堵出血的近端引流支气管管腔，达到间接止血。支架置入可快速有效的止血，避免患者发生血流动力学不稳定或窒息，为下一步治疗如血管介入栓塞等争取时间。

（3）硬质气管镜放置硅酮支架时，可能会有一过性气道阻塞，影响患者正常通气，在调整支架的过程中，也可能会影响患者通气，要求术前充分考虑到支架的规格、方向、患者的耐受性等各个方面的因素。而且对操作者的技术要求比较高，熟练的操作技巧能达到事半功倍的效果，快速使支架调整准确置入，可减少对患者通气的影响。

4. 术后处理

术后禁食 6 h，密切监测血压、血氧饱和度、心率、呼吸等生命体征，观察患者咳嗽、咯血、呼吸困难等情况，予“乙酰半胱氨酸”等药物雾化促进痰液排除，酌情应用抗生素控制感染。如食管消化道瘘患者需行食道造影，确定造影剂无渗漏后才可经口进食。术后第 1 或 2 天复查支气管镜，清除气道内分泌物及坏死物，了解支架位置情况，评估治疗效果，并复查 CT，留下影像资料利于随访比对。术后 1 个月、2 个月复查支气管镜，了解支架情况及病变发展情况（复查气管镜的具体时间根据患者个体情况制订）。术后每个月定期复诊或者电话随访，随访病程中如果出现咳嗽加重、呼吸困难加重、咯血、进食困难等情况，要随时复查支气管镜及 CT 影像，及时处理并发症。

六、建议麻醉方式

由于硬镜术中麻醉师与内镜医师共用气道，既要保证患者安全舒适又要满足操作要求，一般采用全身麻醉方式。通常可以通过硬镜管的侧孔连接麻醉机，注意手术中经常出现气道不完全密闭状态，无法完全按照普通麻醉那样设置机械通气参数，需要通过硬质气管镜密封套件的帮助及口鼻部纱布填塞才能尽量更好地保持气道密闭性。另一种通气方式为开放气道，通过硬镜管的侧孔连接低频喷射呼吸机辅助通气，也能取得很好的通气效果，但对于气道重度狭窄，气道阻力较大的病例，不适合开放气道喷射通气。在硬镜下需要电凝消融或者激光消融等治疗时需要暂时降低呼吸机供氧浓度，以避免气道燃烧的风险。术中要注意观察患者的氧饱和度、呼末二氧化碳监测，有条件要行动脉血气分析监测。

七、并发症及其预防和处理

硅酮支架的并发症和其他材质支架一样，根据发生的时间，可分为支架放置中的并发症、支架放置后的并发症。

（一）支架放置中的并发症

并发症的及时发现和有效处理是置入硅酮支架的重要环节之一。支架放置操作过程中出现的并发症又分为与支架放置相关并发症及硬镜操作相关并发症。前者主要有窒息、出血、气道破裂、放置不成功、支架阻塞支气管开口等，而后者主要是恶性心血管事件、低氧血症、口咽喉组织损伤等。

1. 窒息

窒息是包括硅酮支架在内所有气道支架放置过程中，发生的相当严重甚至致死性的并发症。尽管发生率较低，但仍需要引起足够重视。可发生于以下几种情况：严重气道狭窄在体位改变或使用镇静镇痛、麻醉药物后；支架释放时动作太慢，气道被完全堵住；支架放置后不膨胀；大出血血凝块阻塞气道；反复器械操作引起气管支气管及声门水肿，加重呼吸道狭窄。发生窒息时，一般表现为气道阻力增大，潮气量低，血氧饱和度下降，口唇、甲端紫绀，心跳加快；如窒息未能纠正，血氧饱和度逐渐下降。抢救措施包括：迅速置入支架；用硬镜或不锈钢支架置入器通过气道狭窄段；迅速清除气道内积血；气管插管正压通气等。预防术中窒息需注意：对严重大气道狭窄的患者，改变体位要谨慎，必须在术者做好硬镜插入准备后方可以使用镇静镇痛或麻醉药物；支架放置前适当扩张狭窄管腔；大出血应及时清除气道内积血等。此外，缩短手术时间、避免反复操作、尽可能使手术一次成功也是减少该并发症的措施。

2. 出血

出血是硅酮支架置入中较为常见的并发症，出血量的多少与原发病性质、病变程度、操作时的创伤等有关。几乎所有的患者在放置硅酮支架中都会有不同程度的出血，但危及生命的大出血发生率极低，但是一旦出现术中大出血则可能会导致窒息死亡。

3. 气道破裂

气道破裂也是硅酮支架放置过程中可能出现的并发症之一，可引起纵隔、皮下气肿或气胸，尽管发生概率低，但一旦出现后果严重，应引起足够重视。气道破裂的原因主要是病变导致气道壁脆弱；硬镜插入、支架推送器插入、前推释放支架等过操作程中损伤到气道壁。一旦出现气道破裂，应置入覆膜支架覆盖裂口，或者气管插管到裂口下方或球囊导管封堵裂口，如破裂口小且未出现明显症状者可严密观察暂不予处理。为避免气道破裂的发生，对张力大的狭窄气道应先扩张管腔；对于气道壁肿瘤侵袭或其他病变导致气道壁脆弱者操作时更应轻柔，置入器或硬镜插入时避免过度用力等。

4. 恶性心血管事件

发生率较低，约 1%。通常发生于原有心血管基础疾病的患者，主要包括恶性心律失常、心脏骤停、心肌梗死、休克等，亦是危及生命的严重术中并发症，操作者需高度重视。考虑由以下原因诱发：全麻用药、内镜操作时的刺激、低氧、应激等。一旦发现恶性心血管事件应立即停止操作，酌情使用抗心律失常药物，心跳停止者立即予心肺复苏等。对于有心血管基础疾病患者，术前应控制好心血管疾病，谨慎评估患者是否能耐受全麻硬镜下硅酮支架植入。此外，熟练的操作技术尽量缩短操作时间、确保术中足够的通气避免缺氧等亦是预防恶性心血管事件发生的重要措施。

（二）支架放置后的并发症

尽管硅酮支架的局部刺激相对于金属支架轻，硅酮支架放置到气道后仍会或多或少出现一些并发症。一般来说，放置后早期并发症相对较轻，随着放置时间越来越长相关的并发症则更为常见、更为严重。硅酮支架放置后相关并发症主要包括异物感及咳嗽、痰液潴留、支架移位、支架阻塞支气管开口、肉芽增生、支架与气道壁成角错位、感染和管腔狭窄等。

1. 异物感及咳嗽

临床表现为支架放置后胸骨后隐痛不适，气道内持续有异物感，咽痒，刺激性咳嗽，有时有大量黏痰或黏性分泌物，不易咳出。支架位置越高，异物感越严重。对于轻度异物感的患者，一般 1 周后会明显减轻，无须特殊治疗。严重者可服用止痛药和镇静药。对于刺激性咳嗽的患者适当镇咳治疗是必要的，避免因剧烈咳嗽引起支架移位等。事先应向患者讲明支架的作用，尽量克服心理负担。为减轻异物感及咳嗽，应根据病变的部位、程度选择大小、形状合适的支架，支架上缘应尽量距离声门 2 cm 以上。

2. 痰液潴留

痰液潴留是各类支架置入后的主要并发症之一，几乎所有患者在支架置入后都存在或多或少的分泌物潴留。硅酮支架亦会影响排痰，气道湿化不够导致痰液紧密黏附在支架上。表现为患者往往主诉胸闷、自觉有痰难咳出，严重者可出现憋闷、气急，肺部听诊可闻及呼吸音粗或痰鸣音。预防及处理：预防感染，雾化吸入湿化痰液，可加用化痰药，使痰液易于咳出。支架置入后应定期行气管镜检查，将分泌物清除。

3. 支架移位

无论硅酮支架或是金属支架，都可能发生移位。硅酮支架根据形状不同移位的发生率完全不同：Y 形硅酮支架一般不会移位，沙漏状支架次之，直管型支架移位发生率最高。一般表现为持续性咳嗽，胸闷，气短，呼吸困难。胸部 CT 或气管镜检查可明确。若出现移位，如条件允许，可尝试镜下支架复位，必要时复位后经皮缝线或加用裸支架固定，根据移位及患者情况也可取出或更换支架等。

4. 肉芽增生

肉芽增生是支架置入最常见的并发症之一，支架上下缘刺激管壁导致肉芽组织生长。硅酮支架的肉芽组织增生发生率明显低于金属支架，肉芽组织增生的发生率与程度和支架对气道壁的刺激、对管壁的压力和局部气道感染有密切关系。处理及预防：冷冻治疗肉芽组织；激光、高频电电切去除肉芽组织；更换其他型号的支架。

5. 支架与气道壁成角错位

支架边缘与气道壁成角，或支架直径明显大于气道，形成对气道壁的切割力。取出支架现场加工后重新置入；更换支架；套叠金属支架等。

6. 感染

支架相关呼吸道感染也是支架置入后的常见并发症，它直接影响疾病诊治的结局，其防治已成为临床医师迫切需要解决的难题，如合并感染应及时抗感染治疗。

7. 管腔再狭窄

术后管腔再狭窄亦是气道支架置入术后临床上较常遇到的问题。任何一种支架，放置时间越长发生率越高。硅酮支架放置后 3 个月的管腔狭窄发生率约 20%。常见于以下原因：①肉芽组织增生；②肿瘤组织生长；③支架腔内分泌物潴留导致管腔狭窄。处理及预防：如出现气道狭窄，可气管镜下冷冻治疗肉芽组织；激光、高频电刀、氩气刀消融治疗等去除肿瘤或肉芽组织；支气管镜下清除支架腔内分泌物。如为肿瘤增生引起者，除了镜下切除肿瘤外，需结合全身抗癌治疗。

气道硅酮支架现已广泛应用于气道病变，并取得令人满意的疗效，充分掌握适应证，熟练的操作技术，以及对并发症的清晰认识是支架应用成功的关键。

（柯明耀　雍雅智）

第 10 节　光动力治疗

早在 20 世纪 70 年代光动力治疗（photodynamic therapy，PDT）被美国、英国、法国、德国、日本等国家批准用于恶性肿瘤的治疗。1998 年美国食品药品监督管理局（Food and Drug Administration，FDA）批准 Photofrin 用于治疗早期支气管癌和阻塞性支气管肺癌的治疗。国产的血卟啉注射液（喜泊分）在 2001 年获国家药监局批准用于肿瘤治疗。随着介入肺脏医学的发展，PDT 因其创伤小，特异性高，与传统或常用疗法有很好地兼容性，逐渐应用于呼吸道恶性肿瘤的治疗中。2014 年，顾瑛院士曾组织国内专家发表了“光动力治疗肿瘤临床技术操作规范”，为推动 PDT 在临床的应用做出了卓越贡献。为规范该项技术，中国抗癌协会肿瘤光动力治疗专业委员会和世界内镜协会呼吸内镜协会特邀请相关领域的专家，组成专家委员会，达成此共识供临床参考。

一、原理

PDT 是一种药械联合技术，光敏剂在肿瘤细胞中形成相对较高浓度的蓄积，给予特定波长的光照射病变部位，光敏剂吸收光子的能量跃迁到激发态，同时将能量传递给氧，产生一些氧化活性分子（radical oxygen species，ROS），引起肿瘤细胞凋亡或死亡，可使微血管闭塞，导致局部缺血缺氧，PDT 还可诱导抗肿瘤免疫效应，在 PDT 的临床治疗机制中起着关键性的作用。

二、光动力治疗所需的药物和设备

（一）光敏剂

目前常用于肺癌的光敏剂包括以下几种。

（1）第一代光敏剂：为血卟啉的衍生物，疗效确切，成分复杂，但该类药物杀伤深度较浅，且在皮肤中的存留时间长达数周，容易引起皮肤光敏反应。需较长的避光时间。代表药物喜泊分（中国）、Photofrin（加拿大）、Photosan（德国）、Photogem（俄罗斯）。

（2）第二代光敏剂与肿瘤细胞亲和力更强，体内存留时间短，清除快，几乎不引起皮肤光敏反应。代表药物 Laserphyrin（日本），目前中国市场尚未引进。

（3）第三代光敏剂：与各种物质交联的他拉泊芬和酞菁类，尚处在动物研究阶段。这是在第二代光敏剂的基础上交联上某些特殊的化学物质，进一步提高了肿瘤组织的选择性，这些物质简单的如多聚体和脂质体，进一步提高了肿瘤组织的选择性。

（二）光动力治疗仪的种类

目前用于临床的光动力激光治疗仪主要是半导体激光器，因其小巧、功率稳定备受人们喜爱；还有高功率氦氖激光肿瘤治疗仪，相对费用低廉。

用于治疗的光纤主要有以下几种。

（1）平切光纤，用于病变范围小于 0.5 cm，对准病变直接照射。

（2）柱状光纤，最为常用的，弥散段长度为 2 ～ 6 cm，根据病变的长度选择合适弥散段长度的光纤。

（3）国外有带球囊导管的光纤，向球囊内注射生理盐水，球囊膨胀撑开，位于球囊中央部位的柱状光纤发出的光，经扩张后的球囊可均匀的照射到病变部位。

三、适应证

1. 早期气道恶性肿瘤的治疗

此类患者经过光动力治疗后，有望达到根治。

（1）早期中央型肺癌。

（2）原发性气管恶性肿瘤。

（3）气管、支气管重度不典型增生。

需满足如下条件：经病理证实为恶性肿瘤或癌前病变，经 CT、超声支气管镜（EBUS）或光学相干断层成像技术（OCT）、窄波光支气管镜（NBI）或是荧光支气管镜（AFB）确认，病变累及黏膜、黏膜下层，未累及软骨和外膜层，长度＜1 cm 且在支气管镜可视范围内，浸润深度＜1 cm，无淋巴结及远处转移，患者无法耐受手术或不接受手术治疗。

2. 姑息性治疗

（1）原发或转移性气管支气管恶性肿瘤。

（2）多原发中央型肺癌。

（3）肺癌手术后残端局部复发。

（4）中央型肺癌放疗后局部复发。

需满足如下条件：存在气管、支气管堵塞，且肿瘤呈管内型或是管内＋管壁型。

四、禁忌证

（1）血卟啉症及其他因光而恶化的疾病。

（2）已知对卟啉类或对任何赋形剂过敏者。

（3）现在正在用光敏剂进行治疗。

（4）计划在 30 天内行外科手术治疗者。

（5）存在眼科疾病需在 30 天内灯光检查者。

（6）严重的心肺功能不全、肝肾功能不全，不能耐受支气管镜下治疗。

（7）明显的凝血功能障碍。

（8）肿瘤已侵犯大血管、支气管管壁结构被破坏。

（9）气管食管肿瘤贯通性浸润、食管气管瘘、气管纵隔瘘、支气管胸膜瘘。

（10）气管肿瘤致管腔重度狭窄者（＞75%），严禁直接行光动力治疗。

（11）以管外型为主的混合性病变。

（12）孕妇慎用：Photofrin 被认为是怀孕风险 C 级（毒性，

无致畸）的药物，具有非透析性；喜泊分对孕妇的风险尚不明确，慎用。

五、操作流程及注意事项

（一）术前准备

1. 术前检查

（1）实验室检查：血常规、肝肾功能、凝血功能、乙肝五项、抗 HCV、性病组合。

（2）肺功能检查、心电图、超声心动图。

（3）胸部 CT 平扫＋增强＋气管树三维重建：明确管壁厚度、与周围组织、器官的关系。

（4）气管镜检查：观察病变的部位、数目、厚度，管腔堵塞程度。

如有条件建议同时行超声支气管镜、荧光支气管镜检查，明确病变的范围及厚度。

2. 知情同意及告知

告知患者及其家属 PDT 治疗的过程、风险及并发症及该项治疗的优缺点，并告知其他可选择的治疗方案，取得患者及其家属的同意。

3. 病房要求

病房的门窗必须用避光窗帘，采用黄炽灯照明（＜60 W）。

4. 患者注射光敏剂后需及时戴墨镜、入住暗房。

（二）治疗过程

1. 药物使用

（1）光敏剂皮试：喜泊分需做皮试，阴性者方可使用该药物。

（2）药品的使用剂量：喜泊分按照 2 ～ 3 mg/kg 应用。

（3）光敏剂给药方式：取出药品复温至液体状态，抽取药品溶于 250 mL 生理盐水中，使用避光输液器输注，输液过程中需防止药液外渗。

2. 光源选择

用于喜泊分 -PDT 的光源为半导体激光器，发射波长（630±3）nm，功率 0.1 ～ 2 W，照射多采用柱状光纤，根据病变长度选择不同长度弥散段的光纤，常用规格为 2 ～ 4 cm。

3. 照光参数

能量密度、功率密度、照光时间是照光的三大参数，三者关系为照光时间（s）= 能量密度（J/cm^2）÷ 功率密度（W/cm^2）。照光时间和功率密度是临床应用时可供调节的两个照光参数。照光时间越长、功率密度越大即能量密度越大，疗效越好，但不良反应也越重。

4. 推荐治疗步骤

（1）制订治疗计划：通过支气管镜评估需治疗的肿瘤长度、确定照射范围，计算功率密度、照光时间。常规应用波长为 630 nm、功率密度 100 ～ 200 mW/cm^2，总能量密度为 150 ～ 200 J/cm^2 的照光。

（2）PDT 第一次照射：静脉注射血卟啉钠，40 ～ 48 h 后进行第一次照射。间断照光（照射 3 ～ 5 分钟，间隔 1 ～ 3 分钟）疗效明显优于持续照光。

（3）PDT 第二次照射：一般在给药第 3 天进行照射，需先清理病变表面的坏死物。第二次照射能量以有效的肿瘤治疗为准，不超过首次照射的能量密度。

（4）麻醉方式的选择：对于不伴有管腔狭窄的表浅肿瘤，可在局部麻醉下或程序化镇静镇痛下（监护性麻醉）经支气管镜进行照射。对于气管及主支气管处有较大的肿瘤，堵塞管腔，建议在全凭静脉麻醉下减瘤后进行。

（5）治疗方式的选择

①中央气道Ⅰ～Ⅳ区肿瘤管腔堵塞＜ 50%，可直接行光动力治疗；②中央气道Ⅰ～Ⅳ区肿瘤管腔堵塞≥ 50%，进行支气管镜下减瘤治疗，处理后管腔狭窄＜ 50%，再行光动力治疗，必要时 PDT 后立即置入气管支架，第二次照射前需将支架取出；③支气管（中央气道Ⅴ～Ⅷ区）肿瘤致管腔狭窄，无论狭窄程度如何，可直接将光纤置于肿瘤表面或插入瘤体内行光动力治疗，再行减瘤治疗或先行减瘤治疗，再行光动力治疗。

（6）坏死物的清理：每次照射前先清理坏死物，治疗期间如有呼吸道症状随时清理，光动力照射 1 周后需再次清理病变表面的坏死物，避免管腔堵塞。

5. 具体操作

（1）在支气管镜引导下将柱状光纤送入需要照射的病变区。当肿瘤相对平整时可将光纤放置于肿瘤的一侧，对于瘤体巨大及腔内型的可将光纤插入瘤体内。柱状光纤通常用于中央型气道梗阻的患者，一般根据所需治疗肿瘤的长度选择不同治疗长度的光纤，使光纤超过病变两端各 0.5 cm，既要完全包括肿瘤组织，又要避免过多照射非肿瘤组织。

（2）当病变范围广时，需分段照射，要注意避免肿瘤组织过多重复照射。

（3）在支气管肿瘤治疗时，设定好激光治疗器的功率后，根据公式计算照射时间，进行相应的照射。柱状光纤照射面积（cm^2）= 2 πrh（h 为柱状光纤发光部分长度，r 为发光部分距离病灶的距离）。

6. 医护人员防护

需佩戴防护眼镜（＜ 4% 透光率）。

（三）避光教育

目前国内上市的光敏剂仅有第一代的喜泊分，需着重对患者进行避光宣教：告知其避光的时间及程度。

（1）给药第 1 周时患者的皮肤和眼睛对光线十分敏感，此时需严格避光，避免直接暴露在阳光下。需留在暗室内，暗室内可使用一个 60 W 以下的黄炽灯泡的台灯，可以观看电视，安全距离至少 2 m 以上，并戴黑色眼镜。最好不要使用电脑或手机。从第 2 周起逐渐增加室内的光线照射的亮度，第 3 ～第 4 周可在夜晚及阴天出行，需佩戴墨镜，遮盖裸露的皮肤。

（2）30 天后，需先进行光敏感试验，如 24 h 内出现肿胀，发红，或水泡，则需 继续避光 2 周，再行测试；如阴性，可逐渐接触阳光。至少 3 个月不要进行日光浴或使用太阳灯或日光浴床。还需避免眼科灯光检查。

（四）疗效评价

呼吸道肿瘤光动力治疗疗效评价标准（2019 年版）。

1. 近期疗效（PDT 治疗后 1 个月）

（1）完全缓解（CR）：气管支气管腔内癌变完全消除，黏膜活检病理未见肿瘤细胞。

（2）部分缓解（PR）：气管支气管腔内癌变的长度 × 厚度的乘积较治疗前缩小≥ 30%，黏膜活检病理仍有肿瘤细胞。

（3）疾病稳定（SD）：既无缓解，也无进展，黏膜活检病理仍有肿瘤细胞。

（4）疾病进展（PD）：癌变范围超过原病灶区，活检有肿瘤细胞。

2. 远期疗效

（1）总生存期（OS）：从治疗开始到因任何原因引起死亡的时间。

（2）无进展生存时间（PFS）：从治疗开始到肿瘤进展或死亡的时间。

（3）疾病控制时间：从治疗开始到疾病进展时的这段时间治疗前后应定期复查评估，每 3 个月复查 1 次，均需行胸部 CT 平扫+增强、支气管镜检查、取组织活检作为客观评价依据。

六、建议麻醉方法

局部麻醉或全身麻醉均可。

七、并发症及其防治措施

（一）常见并发症

（1）光敏反应：发生率为 5% ～ 28%。多为皮肤过度晒伤样改变，重者可能出现脱皮、水疱，后期可能出现色素沉着。一旦发生，应立即躲避阳光，用冷水湿敷和局部涂抹含激素类的药膏。对于明显肿胀、出现水疱者，为严重的光毒性反应，需静脉使用激素类药物、口服抗过敏药，需继续避免接触阳光 2 周。

（2）咳嗽：发生率为 15% ～ 34%。对症镇咳等治疗。

（3）呼吸困难：发生率为 18% ～ 32%。需除外心源性哮喘等，常为照射后坏死物形成堵塞管腔所致，及时行支气管镜下治疗，清理坏死物，必要时放置临时性气管支架，维持管腔通畅。

（4）发热：对症退热、抗感染等治疗。

（5）咯血：以血丝痰为主，对症予止血药或行支气管镜下止血。

常见并发症相对比较轻微，患者可耐受，对症处理后症状很快可消失。

（二）严重并发症

1. 急性黏膜水肿

为突发呼吸困难，严重时可窒息死亡。多发生于病变位于中央气道Ⅰ区邻近声门处的，光照后声门水肿所致。对于此类患者照射后可予甲泼尼龙 40 mg iv qd × 3 天。一旦出现立即行支气管镜引导下气管插管，插管困难时需立即行气管切开。

2. 气道瘘

如食管气管 / 支气管瘘、气管支气管纵隔瘘等。根据瘘口的部位选择 合适形状的支架（金属覆膜支架或硅酮支架均可）封堵瘘口。在瘘口封堵未成功前禁止经口进食、进水，建议放置肠内营养管或是空肠造瘘，营养支持治疗。

3. 瘢痕狭窄

可选用球囊扩张、气管内支架置入等治疗，维持管腔通畅。

4. 致死性大咯血

一旦出现应立即行气管插管进行抢救。

八、光动力联合治疗

1.PDT 联合支气管镜下减瘤术

对于中心气道内较大肿瘤堵塞管腔，可应用硬镜铲切、电圈套器套扎、电切针切割、APC、激光烧灼、CO_2 冻切等介入治疗技术相结合，快速将气管支 气管腔内病变清除，再应用 PDT 照射病变的残端，可取得很好的治疗效果。

2.PDT 联合放疗

放疗与卟啉类光敏剂 -PDT 是安全有效的。一般主张先做 PDT 后放疗，如先做放疗，需待 1 个月后放疗的急性炎性反应期过后，方可行 PDT。

3.PDT 联合化疗

PDT 联合化疗是有效、安全的。可通过两种方法同步或序贯联合治疗，达到降期，必要时可行外科手术切除。

4.PDT 联合分子靶向药物

目前研究表明厄洛替尼联合 PDT 能够增强 PDT 的疗效，同时 PDT 可降低 TKI 类药物的耐药性，改善患者的预后。

5.PDT 联合免疫治疗

光动力免疫疗法（photodynamic immunotherapy，PDIT）逐渐引起人们的关注。PDIT 是将光动力治疗和免疫疗法联合应用于疾病的治疗中，使两种疗法协同发挥疗效的治疗方法。但目前这些研究均在实验室阶段，尚无大规模临床应用证据。

（王洪武　邹珩）

第 11 节　球囊导管扩张技术

气管支气管狭窄是长期困扰临床医师的难题，传统的治疗方法是开胸将病变气道切除及气道重建成形术、病变气道及所属肺脏切除术。由于外科手术创伤大，气道重建成形术难度高、气道并肺切除术切除健康肺组织，术后恢复时间长、并发症多、费用高，不易被患者及医务人员所接受，临床上难以广泛实施。

20 世纪 90 年代初，随着心内科、消化内科等球囊导管介入治疗术在临床上广泛开展，经支气管镜介入治疗狭窄—气道球囊导管扩张术（简称球囊扩张术）也被应用于呼吸系统疾病治疗领域。球囊扩张术国外开展的早于国内，至 90 年代中期才逐渐被临床所接受，近几年来临床报道逐渐增多。随着对呼吸系统球囊扩张术治疗价值及安全性的认识不断深入，球囊扩张术已成为临床治疗气道良性及恶性狭窄的主要手段之一。

一、原理

气道球囊扩张术的原理是经支气管镜介导将球囊导管的球囊部送至气道狭窄部位，用液压枪泵通过球囊导管的导管部向球囊内注水或注气使球囊充盈膨胀，充盈的球囊部导致狭窄部位气道形成多处小的纵行撕裂伤，从而使狭窄气道得以向外展扩张。

气道小的纵行撕裂伤最终被增生的纤维组织填充而愈合，气道撕裂在愈合过程中可发生纤维组织收缩，一方面，因纵行撕裂的纤维组织收缩方向与气道长轴走行方向一致，扩张增大的气道回缩性再狭窄程度远远低于横行撕裂伤；另一方面，因气道撕裂部分填充有纤维组织,纤维瘢痕具有支撑气道管腔使其保持持续外展而扩张。

二、设备及器械

（一）支气管镜、主机系统及呼吸内镜图文工作站

1. 支气管镜

（1）可弯曲支气管镜：治疗型支气管镜均拥有直径大于等于2.8 mm的活检钳工作通道，便于经支气管镜直接放入扩张用球囊导管，所以比较适合用于球囊扩张术。常规检查型支气管镜活检钳工作通道一般为2.0 mm左右（小于2.8 mm），若选择则需经导引丝引导放置球囊导管。特殊类型支气管镜，如超声支气管镜、荧光支气管镜及超细支气管镜等，仅用于临床特殊类型检查诊断需要，一般不适于球囊扩张术，但超细支气管镜可用于球囊扩张术中对狭窄气道远端气道情况的评估。

（2）硬质支气管镜：经硬质支气管镜气道球囊扩张术欧美等国家应用多于国内，全身麻醉下可以实施。主要用于主气管及严重气道病变的球囊扩张术。

2. 主机系统

各类型支气管镜配套冷光源、成像系统，以保证球囊扩张术的顺利实施。

3. 呼吸内镜医用工作站

包括电子计算机、图像采集及打印机系统，以便球囊扩张术的图像收集保存及图文报告书写。

（二）球囊导管

先前，临床上使用的球囊导管多为消化道科用中心型球囊导管、心血管科用侧壁性球囊导管（图 1-5-11-1A，图 1-5-11-1B）；近年来，专为气道扩张术设计球囊导管也逐渐面世并用于临床（图 1-5-11-1C）。

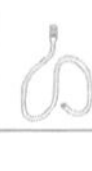

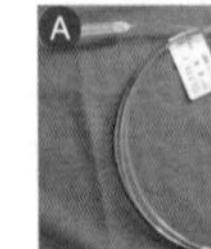

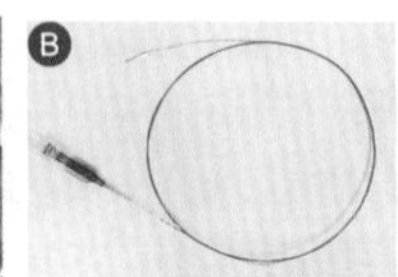

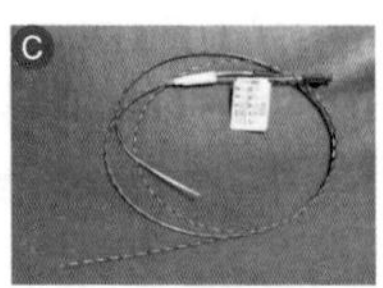

图 1-5-11-1　球囊导管

注：A：消化道科用中心型球囊导管；B：心血管科用侧壁性球囊导管；C：气道扩张术球囊导管。

球囊导管整体性能主要包括球囊导管通过外径、灵活性、跟踪性、推送性及顺应性等几个方面。球囊导管主要由尖端、球囊及导管组成。尖端由不同材质组成，长软头利于引导球囊通过扭曲气道，短硬头利于通过严重狭窄气道。球囊是球囊导管的主要部分，囊内注入水或气体后可膨胀增大。导管也称推进杆，内含双腔、单腔、三腔，允许导引钢丝及注入物等分别通过。

（三）球囊扩充压力泵

球囊扩充压力泵是用于向球囊导管中充水或气，使球囊导管球囊部充盈扩张的一种装置。压力泵带有压力检测装置，可通过导管使球囊部维持一定充盈压力。早期临床使用的为反复使用型压力泵（图 1-5-11-2A），为了避免交叉感染目前临床使用的为一次性无菌型压力泵（图 1-5-11-2B，图 1-5-11-2C）。

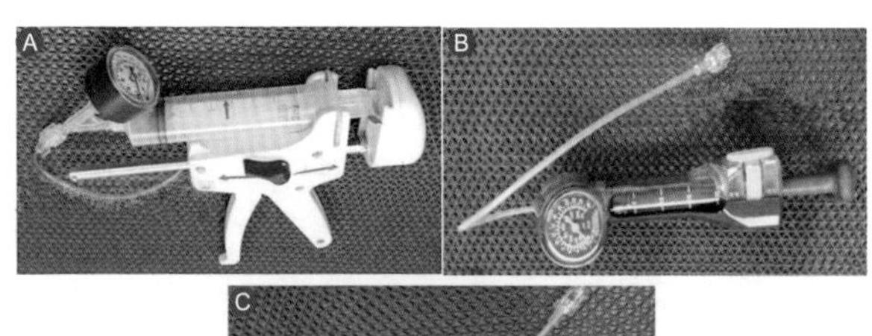

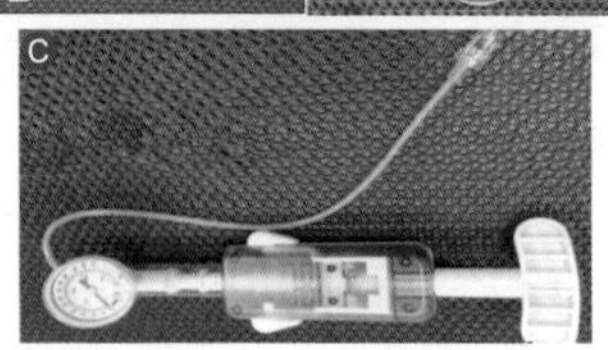

图 1-5-11-2　球囊扩充压力泵

注：A：反复使用型压力泵；B、C：一次性无菌型压力泵。

（四）引导钢丝

引导钢丝是辅助球囊导管导入的一种装置，简称导丝（图 1-5-11-3A，图 1-5-11-3B）。导丝由尖端、芯丝及护套构成。尖端为导丝最重要部分，多采用金属弹簧圈设计，具有良好的柔韧性，可弯曲，表面光滑，易导入，不易损伤人体组织。多于经非治疗型支气管镜直视下或放射介入监视下球囊扩张术中使用。

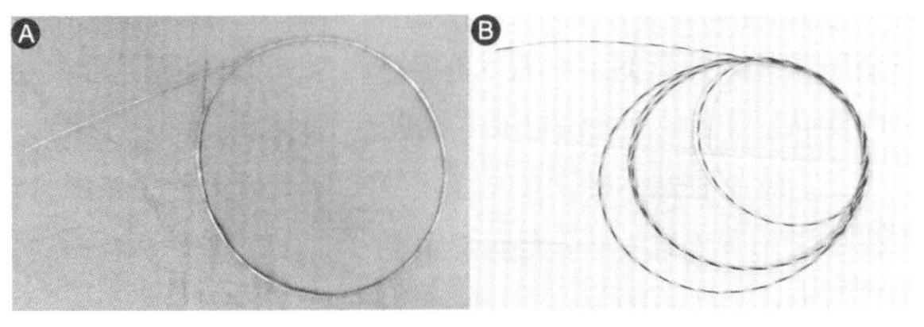

图 1-5-11-3　引导钢丝

（五）抢救用物及药品

氧气、心电监护、呼吸机、除颤器、气管插管、气管切开包、吸痰器等急救设备；肾上腺素、阿托品及可尼可刹米等急救用药；盐酸利多卡因、异丙酚等麻醉用药品。

三、适应证

（一）良性气道狭窄

各种病因导致的中心气道等较大气道纤维瘢痕性狭窄是绝对适应证，叶段气道狭窄为相对适应证。按病因气道狭窄可分为以下几类。

（1）感染性病变：如气道结核、真菌感染等，最常见为气管支气管结核。

（2）医源性因素：如长期气管插管、气管切开造口术后、气管支气管袖状切除术后、肺移植及放射治疗术后狭窄。

（3）创伤性因素：如气管支气管外伤、吸入性烧伤等。

（4）气道良性肿瘤：如息肉、平滑肌瘤、错构瘤、支气管软骨瘤等。

（5）气道肉芽肿性疾病：除结核外常见为结节病、Wegener 肉芽肿、硅沉着病等。

（6）先天因素：如先天性发育畸形。

（7）其他因素：如复发性多软骨炎、气管支气管淀粉样变、骨化性气管支气管病等。

（二）恶性气道狭窄

原发气管支气管癌或转移癌等恶性病变导致的中心气道狭窄，临床上一般采用支架置入术、热消融术、冷冻治疗术等介入治疗，而不使用球囊扩张术。球囊扩张术有时可作为辅助或补充治疗手段，以便气管插管或其他介入治疗术（如支架置入术等）的顺利进行。

（三）支架复张不良

硅酮支架置入后、部分金属支架置入后支架复张不佳，可使用球囊扩张术辅助支架复张，利于通畅气道。

（四）气道内大出血

球囊扩张术是气道内大出血止血最重要介入手段之一。各种原因导致气道内大出血，在保持呼吸道通畅、给氧、出血侧卧位、全身应用止血药物、气道内局部喷洒止血药物、APC等介入止血同时或以前，可应用球囊扩张术阻塞出血侧气道，以达到气道内完全止血的目的，或为其他止血措施（如支气管动脉栓塞术、外科手术等）的实施创造机会。

四、禁忌证

（1）同可弯曲支气管镜、硬质支气管镜检查禁忌证。

（2）气道非瘢痕性狭窄即急性炎症期，扩张时易引起局部撕裂大出血、急性炎症扩散，扩张后回缩型再狭窄发生率高。

（3）气道狭窄所属末梢肺组织损毁、较大或多发空洞、支扩等丧失肺功能者。

（4）气管支气管软化型狭窄。

（5）气管支气管严重狭窄或闭塞，球囊导管无法进入气道者，为相对禁忌证。

部分病例先以冷冻术、针形激光刀及针形高频电刀电切术等介入治疗手段处理闭塞或严重狭窄，可使相对禁忌证变为适应证。

五、操作流程及注意事项

（一）术前准备

在决定准备选择球囊扩张术前，需进行适应证及禁忌证，气道狭窄的位置、大小及程度，肺功能测定，成本—效益分析等综合临床评估。

1. 一般准备

（1）详细询问病史，仔细体格检查，完善胸部影像学、心肺功能、血小板计数、凝血功能等检查，明确是否经支气管镜球囊扩张术适应证、禁忌证。

（2）进行乙型病毒性肝炎、丙型病毒性肝炎、梅毒、艾滋病等传染病学指标检查。

（3）抗凝处理：口服抗凝剂治疗的患者，术前停用 2 ～ 3 天或应用维生素 K_3 或维生素 K_4；处于抗凝剂情况下，使用肝素抗凝，并将其凝血酶原时间国际标准化比（INR）降至 2.5 以下等。

（4）局麻患者，术前 4 h 禁食，术前 2 h 禁水；全麻患者，术前 6 h 禁食、禁水。

（5）知情同意术。术前向患者及其家属告知球囊扩张治疗术的必要性、操作过程中可能出现的问题及风险等，对患者及其家属有告知的义务，征得患者及其家属同意并签署书面知情同意书。

（6）申请医院伦理委员会批准。

2. 器械及药物准备

包括扩张用球囊导管、扩张用球囊扩充压力泵、导引钢丝，支气管镜、主机系统及呼吸内镜图文工作站，抢救用物及药品等准备，其中球囊导管选择较为球囊扩张术实施前必做重要工作之一。

依据胸部 CT 扫描气道重建技术、支气管镜检查对狭窄气道的部位、直径、长度等评估结果选择合适的球囊导管，大致概括为如下标准。

（1）球囊导管直径：一般不大于狭窄气道部位正常气道直径。太大易造成狭窄气道较大撕裂伤，甚至气道全层撕裂；太小可能达不到扩张目的。球囊导管选择应遵循初选较细、次选较粗即直径由小到大原则。扩张气管时，一般应选择最大外径为 18 mm、

15 mm、12 mm 球囊导管；扩张左右主支气管及中间干支气管时，一般应选择最大外径为 12 mm、10 mm 球囊导管；扩张叶支气管时，一般应选择外径为 10 mm、8 mm、6 mm 球囊导管。

（2）球囊导管长度：一般稍长于狭窄气道长度。太短达不到治疗目的，太长过度扩张时容易损伤狭窄气道两端正常气道。原则上要求扩张狭窄气道时球囊导管长度不应太长，以免堵塞气道而致呼吸道梗阻。

3. 气道狭窄部位、范围、程度等评估

球囊扩张术前应常规行胸部 CT 扫描（尤其是 HRCT 技术）、气道重建及支气管镜检查，以便明确气道狭窄的病因并对气道狭窄情况进行初步影像学评估。胸部 CT 可显示狭窄气道所属肺组织有无病变、空洞、损毁及支气管扩张等情况，同时还可对狭窄气道进行细致（如狭窄气道为管壁型或管内型或管外型，狭窄段为局部、弥漫等）评估。

依据胸部 CT 扫描气管支气管气道重建技术间接测量，结合支气管镜检查直接目测及标尺测量，必要时进行超细支气管镜检查，可对狭窄气道的部位、直径、长度、厚度及狭窄气道周围组织等情况进行临床评估。气道轻中度狭窄，普通支气管镜可以用来评估；较严重气道狭窄，可使用超细支气管镜检查了解狭窄气道内部、远端情况；气道更严重狭窄或气道管腔闭塞，需借助胸部 CT 气道重建技术来完成。

4. 患者体位及进镜路径

患者一般多采用仰卧位，特殊患者也可采用坐位等体位。仰卧位时术者一般站在患者头侧，患者坐位等操作时术者应站在患者右侧面向患者。无论何种体位，总的要求是患者体位舒适、术者操作方便、便于术中观察患者变化。

支气管镜进镜路径可采用经鼻腔或口腔进入。原多采用鼻腔进镜法，随着经支气管镜介入治疗手段（如球囊扩张术、冷冻术等）、特殊检查手段（如 EBUS 等）不断出现并广泛开展，因支气管镜外径较大、下鼻甲肥大等因素，患者经鼻腔进镜困难或操作时痛苦大，因而近年多采用经口腔进镜法。

但需注意经口腔进镜法具有局麻时支气管镜容易被患者咬伤、患者咳痰不易自行排除而口腔积痰等缺点；支气管镜进入声门裂时两种进镜方法操作手法不同；硬质支气管镜必须全麻下经口插入。

（二）操作步骤

目前，临床上球囊扩张术实施可经支气管镜直接目测引导下进行，也可在放射影像监视间接引导下进行（参见放射介入学相关专著，此处不再赘述）。经支气管镜球囊扩张术操作要点，依据使用的支气管镜工作通道大小及球囊导管的导管部结构的不同，即球囊导管导入方式的不同，而有所差异。具体操作步骤如下。

1. 插入支气管镜

充分麻醉后，经口腔或鼻腔将支气管镜缓慢插入到狭窄气道的近端。

2. 导入球囊导管

以直接插入导入法或导丝引导导入法将球囊导管送至气道狭窄部位，球囊导管的球囊中间部刚好处于狭窄段中心处为宜。

（1）直接插入导入法：选择活检钳工作通道大于等于 2.8 mm 的支气管镜（即治疗型支气管镜），将事先选择好的球囊导管自支气管镜活检钳工作通道送入，直视下将球囊导管送至气道狭窄部位。

（2）导丝引导导入法：选择活检钳工作通道小于 2.8 mm 的支气管镜（即检查型支气管镜），将事先准备好的导丝自支气管镜工作通道送至气道狭窄部位远端，固定导丝并退出支气管镜。将选择好的球囊导管中空尖端套入到导丝尖端，缓慢用力将球囊导管沿导丝送入。重新插入支气管镜，直视下将球囊导管送至气道狭窄部位。

（3）支气管镜挟持法：先将活检钳通过支气管镜伸出活检通道，然后夹住插入球囊导管的导丝，再用手同时挟持球囊导管和支气管镜插入到气道内，达气道狭窄上缘后，松开导丝，用力将球囊导管插入到狭窄段。

3. 充盈球囊扩张

将球囊扩充压力泵与球囊导管的导管部近端连接，用球囊扩充压力泵向球囊导管内注入生理盐水或空气，使球囊导管充盈并向外扩张。

充盈扩张压力可选择 1 ～ 8 个大气压（1 大气压 =101 kPa），压力通常由低到高，维持球囊膨胀时间第一次时间 30 s ～ 1 min。若无明显出血，可再反复 2 ～ 4 次充盈球囊扩张，球囊持续膨胀时间每次保持 1 ～ 3 min。

4. 退出球囊导管

将球囊扩充压力泵减压，抽回球囊中充盈的液体或气体，必要时将球囊导管的导管部接 20 mL 注射器辅助抽吸，使球囊回缩。目测狭窄气道直径改变，若气道直径明显变大，缓慢退出球囊导管。

5. 评估扩张效果

观察测量狭窄气道直径改变，大致判断本次扩张成功与否。仔细观察扩张部位气道有无大的气道撕裂伤、有无活动性出血，清除气道积血及分泌物。

典型扩张效果（图 1-5-11-4）：单纯球囊扩张术临床典型病例；联合球囊扩张术临床典型病例。

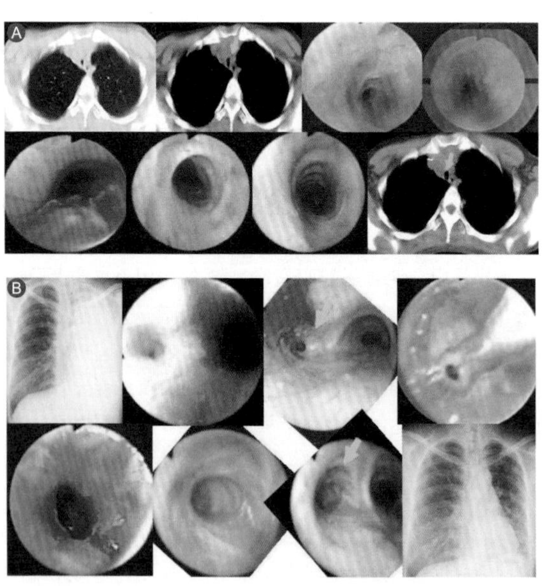

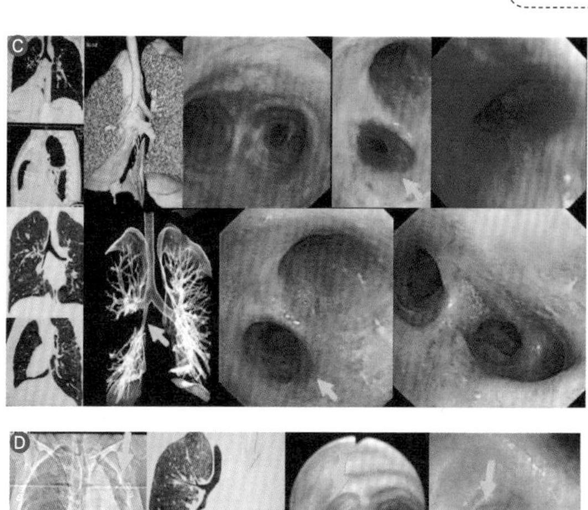
C

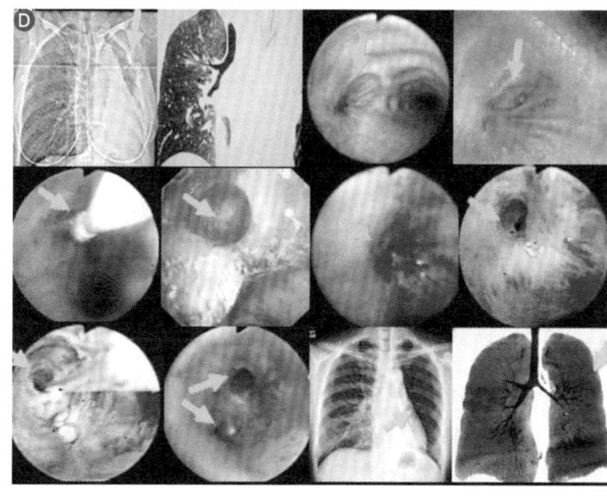
D

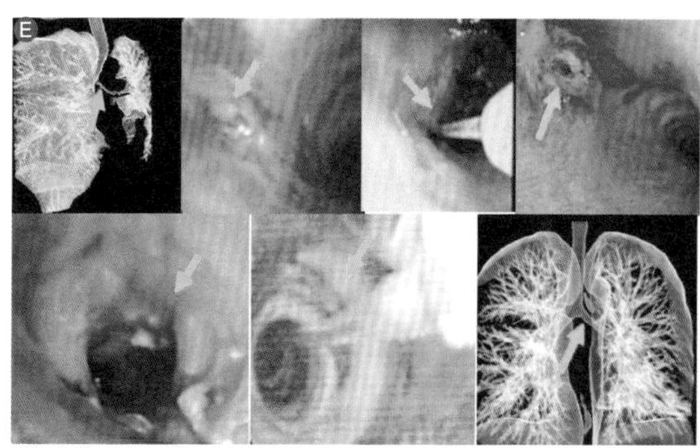
E

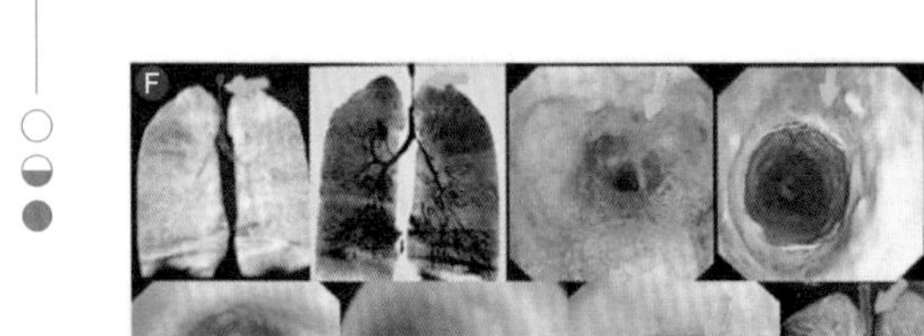

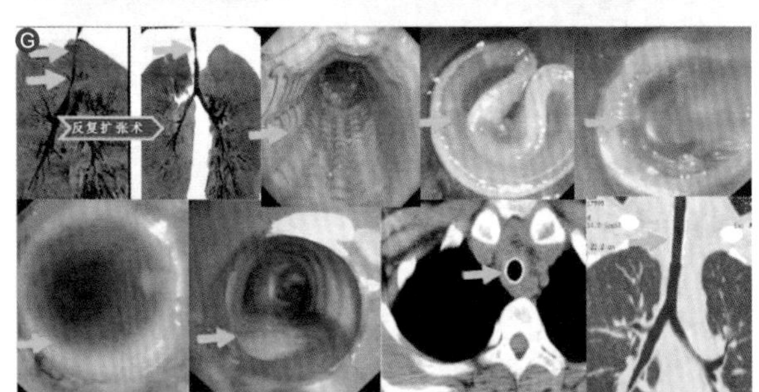

图 1-5-11-4 球囊扩张效果

注：A、B、C：单纯球囊扩张术治疗前后对比；D、E、F、G：联合球囊扩张术治疗前后对比。

6. 退出支气管镜

操作结束，目测评估完毕，缓慢拔出支气管镜。

（三）操作技巧

经支气管镜行球囊扩张术治疗气道狭窄临床上已广泛开展，不同学者有不同感受及经验，操作技巧归纳如下几个方面。

（1）球囊导管导入临床上一般采用球囊导管直接插入导入法、导丝引导导入法，前者较后者简单、方便、省时省力，前提条件是必须拥有治疗型支气管镜。送入球囊导管时，无论采用球囊导管直接插入导入法还是导丝引导导入法，最好均带导丝，以利于球囊导管快速准确被送达指定位置。

（2）球囊导管直接插入导入法导入球囊达气道狭窄部位时，最关键技术是保持镜下视野清晰。球囊导管导入致气道内现存的分泌物顺支气管镜活检钳工作通道内溢出，分泌物遮盖支气管镜前端部，导致图像采集不清晰。球囊导管导入前必须充分吸引清除气道内及工作通道内大部分分泌物，或事先以生理盐水冲洗活检钳工作通道；球囊导管导入时前端部不要距离目标狭窄气道太近，以便支气管镜活检钳工作通道内残存的分泌物先溢出到近端较阔气道，而较易观察到球囊导管前端。

（3）扩张充盈球囊时，气道缩窄部（狭窄环）产生反作用力即反向压力作用于球囊，可使球囊中间部发生环形收缩或球囊两端其中一端收缩。球囊导入太浅或狭窄环挤压球囊远端部时，会挤压球囊向近端气道移位，可能导致气道堵塞；球囊导入太深或狭窄环挤压球囊近端部时，会挤压球囊向远端气道移位，可能发生远端气道撕裂。于球囊充盈前，操作者应将球囊导入到合适位置；充盈球囊时，操作者应以右手轻推或轻拉球囊导管的导管部，尽量使球囊导管的球囊中间部刚好处于狭窄段中心处。

（4）球囊充盈扩张位置固定时，首先操作者应以右手轻推球囊导的管导管部同时以左手轻拉支气管镜的镜体，观察球囊近端，明确球囊近端是否堵塞气管远端；其次操作者以右手轻拉球囊导管的导管部同时以左手轻推支气管镜的镜体，观察球囊狭窄环处及远端气道，了解狭窄气道撕裂程度及有无气道内活动性出血。若镜下视野不清晰，操作者可采取上述相对运动支气管镜的镜体与球囊导管、左右转动支气管镜镜体并同时配合吸引等方法来解决。注意术者应先观察球囊近端气道有无阻塞，再观察球囊远端狭窄气道有无撕裂出血，并时刻保持呼吸道通畅。

（5）助手充盈球囊时，应缓慢充盈球囊使球囊内充盈压逐渐增加，压力应先小后渐大，切不可骤然增加压力。球囊充盈持续时间结束，抽吸球囊内液体或气体减压时，也应缓慢减压并充分抽吸。

（6）扩张中遇气道狭窄处瘢痕组织较硬，扩张时应逐渐增加球囊扩张压力及球囊扩张维持时间，或事先以激光、针形高频电刀对纤维瘢痕行放射状切割松解。球囊扩张后再对撕裂部位进行冻融处理，延迟伤口愈合，减轻术后瘢痕复发。

（7）对于气道狭窄程度较重且气道开口较小病例，目测不好判断狭窄程度及球囊导管能否顺利进入时，可先以探针试探能否进入狭窄气道并大致估计狭窄程度（直径及深度），再导入球囊进入狭窄气道开口内。若不能进入或导入深度太浅，可尝试冷冻术、激光或针形高频电刀等进行气道狭窄口处理，再行球囊扩张术。

（8）对于气道近端或远端完全闭锁病例，若经临床综合评估有处理价值，可尝试冷冻术或在气道内超声引导下用激光或针形高频电刀打通闭锁，闭锁打通后再进行球囊扩张术。

（9）针对非中心较小气道瘢痕型狭窄是否有必要进行介入治疗处理，应明确所属肺组织是否存在毁损，并仔细进行成本—效益分析评估，应抓住矛盾的主要方面，认真权衡利弊。如若选择球囊扩张术，建议扩张压力不要超过 3 kPa。

（四）术后处理

术中需对临床症状较重或全麻患者进行心电图、血压及血氧饱和度等进行监护，术后仍需以下处理。

（1）临床症状较重或全麻患者，专人护送患者回恢复间，密切观察患者生命体征变化，保持呼吸道通畅。

（2）密切观察患者术后有无大咯血、呼吸困难等严重并发症，若发生应积极处理。

（3）口头或书面告知患者家属：局麻患者术后 2 h 方可进食、进水，静脉麻醉及全麻患者术后 6 h 方可进食、进水；对使用镇静剂的患者，最好有人陪伴，术后 24 h 内不要驾车、签署法律文件或操作机械设备；重症患者当日应有人陪夜。

（4）书写经支气管镜球囊扩张术介入治疗报告及相关医疗文书。

（5）支气管镜等清洗、消毒及保养维护。

（五）注意事项

（1）球囊扩张术作为临床呼吸内镜诊疗技术，目前应参照三级手术管理，实施球囊扩张介入治疗术的相关医疗单位及医务人员必须具备相应的资质。建议球囊扩张之气管球囊扩张术按四级手术管理。使用的一次性耗材（如球囊导管、导丝等）应具有合法资质并应加强出入库及使用管理。

（2）气道狭窄由众多气道良恶性疾病引起，球囊扩张术作为气道狭窄介入治疗方式之一，应同时治疗原发疾病，应在治疗原发疾病基础上实施或为治疗原发疾病创造条件。如气管支气管结核引起的气道狭窄，应在全身正规抗结核化学治疗的基础上实施。

（3）术前应进行充分临床综合评估，确定是否球囊扩张术适应证、禁忌证、球囊扩张介入治疗方案及应急预案。

（4）充分进行术前准备，及时把握扩张时机，既不能操之过急（如气道局部急性炎症期）也不能延误扩张机会（如气道完全闭锁）。对于狭窄严重即将闭锁的急性炎症期气道狭窄，可暂时给予小压力实施球囊扩张术，以防气道完全闭锁。

（5）球囊扩张时应保持呼吸道通畅。气管狭窄扩张时，切记不能长时间阻塞气管，球囊充盈时间一般短于 10 s；距隆突较近部位主支气管狭窄行球囊扩张时，注重视球囊近端是否堵塞对侧主支气管及气管下段、肺部通气功能是否受到影响。

（6）球囊导管导入后充盈球囊时，务必确认球囊近端完全被推出支气管镜前端，以免球囊充盈扩张时损伤支气管镜。

（7）充盈球囊扩张时，切不可骤增扩张压力，以防止出现较大的撕裂伤，甚至造成气道撕裂而出现纵隔气肿、气胸、气管—胸膜瘘及气管—食道瘘等严重并发症。

（8）局麻下充盈球囊扩张时，一方面要术前充分麻醉，另一方面应嘱咐患者缓慢深呼吸、尽量避免或减少咳嗽，以免咳嗽导致充盈压突然增大。

（9）部分患者需多次实施球囊扩张术，应采取定期、适时、多次、反复、渐进的扩张模式，必要时可由小到大逐渐换用较大号球囊导管。

（10）多部位中心气道等较大气道狭窄，应采用先处理近端气道再处理远端气道，即由近端向远端扩张方案。

（11）对于非中心气道等较小气道瘢痕型狭窄，如叶段支气管瘢痕性狭窄，由于气道壁缺乏软骨成分，若实施球囊扩张术介入治疗处理较小狭窄气道，病变气道发生撕裂或破裂伤而引起气胸、大出血发生率会大大提高。

（12）对高龄患者（60 岁以上），因气道弹性差、心肺功能减退等，慎重选择球囊扩张术。

（13）临床上只要严格掌握适应证、禁忌证，综合术前评估及充分术前准备，选择合适球囊导管，逐渐增加充盈压力并有效控制扩张时间，精心操作，球囊扩张术是一种安全有效的介入治疗方法，但部分患者单纯球囊扩张术有时不能很好解决气道狭窄，多采用冷冻术、针形激光刀、针形高频电及支架置入术等联合球囊扩张术的综合介入治疗。

（14）球囊扩张术后气道回缩型再狭窄的处理是临床上需要解决的难题，需进行临床多中心、前瞻性研究。

六、建议麻醉方法

（1）局部麻醉。

（2）基础麻醉（镇静镇痛）。

（3）静脉复合麻醉。

（4）全身麻醉。

注意事项：麻醉药物过敏反应及其用法用量。

七、并发症及其预防和处理

球囊扩张术临床上并发症主要包括胸痛、出血、气胸、纵隔气肿、纵隔炎、支气管—胸膜瘘、气道—食管瘘及气道回缩性再狭窄等。

1. 胸痛

球囊扩张时狭窄气道发生纵行撕裂伤，疼痛与气道撕裂程度有关。多数患者感觉到轻微胀痛，少数患者可有明显胸痛。疼痛多随着扩张治疗结束而自行缓解，少数于扩张治疗结束后数天内缓解，一般无须特殊处理。剧烈胸痛者，应警惕合并气胸可能。

2. 出血

球囊扩张时狭窄气道发生纵行撕裂伤可损伤气道血管，出血量与血管损伤部位、程度有关。黏膜血管损伤多表现为痰中带血、少量出血，少数损伤黏膜下层及较大血管时表现中等量以上出血。少量出血无须特殊处理，可自行停止。较大量出血应按气道内大出血积极处理，如在保持呼吸道通畅、加大吸氧量、出血侧卧位等基础上，局部给予喷洒酒石酸肾上腺素、也可全身（肌肉、静脉）应用止血药物，并做好必要时可立即插管、球囊导管压迫等方法止血准备及抢救措施。球囊导管扩张术是封堵止血最有效、最方便的方法。

3. 呼吸困难

球囊扩张时球囊阻塞气道、狭窄气道发生撕裂伤穿孔均可以引起呼吸困难。阻塞支气管时患者仅感胸闷，阻塞气管时有窒息感，阻塞结束可立即缓解。气道撕裂穿孔形成气胸、纵隔气肿时，依据肺脏、纵隔压迫程度而表现不同程度呼吸困难。轻度气胸、纵隔气肿无须特殊处理，高浓度吸氧有助于气体消散；严重者，需行胸膜腔、纵隔穿刺抽气或闭式引流术等处理。

4. 纵隔感染

球囊扩张术实施时发生纵隔感染机会极低，合并纵隔气肿后有机会发生纵隔感染，但发生率较低。发生纵隔感染时应给予抗感染、纵隔引流术等治疗。

5. 气道瘘

狭窄气道发生撕裂伤穿孔后损伤胸膜、食道可发生支气管—胸膜瘘、气管支气管—食管瘘，发生气道瘘时需做闭式引流术、瘘口封堵术等处理。

6. 气道回缩性再狭窄

球囊扩张术后气道撕裂愈合过程中增生的纤维组织牵拉收缩，导致气道回缩性再狭窄。回缩性再狭窄程度与纤维组织增生程度有关，患者瘢痕体质、气道局部急性炎症存在者，回缩性再狭窄发生率高。球囊扩张后严重回缩性再狭窄是目前临床上需要解决的难题，临床上多采用局部糖皮质激素应用、冷冻、硅酮支架、覆膜支架、药物涂层支架及可吸收生物学支架置入等方法处理。若合并反复感染、咯血，有手术指征者，建议手术切除。若合并呼吸困难，无手术指征，经评估生存期较短者，在审慎评价后可考虑永久性支架置入。

7. 肺不张

扩张后肺不张临床发生率较低。

急性肺不张多发生于扩张后的 24 ～ 48 h、扩张间隔时间太短患者，扩张后开放的狭窄气道局部黏膜充血水肿、坏死物或分泌物堵塞气道，导致所属肺组织不全或完全肺不张，一般数日后可逐渐缓解，局部糖质激素雾化吸入、祛痰药物应用、重行球囊扩张术等可解决。

慢性肺不张多发生于扩张间隔时间太久而未及时复查随访患者，气道回缩性再狭窄气道闭锁，导致慢性肺完全不张。综合评估有治疗价值后，可尝试冷冻术、针形激光刀或针形高频电打通闭锁再行联合球囊扩张术，联合介入治疗术不失为有效处理方法之一。

8. 黏膜损伤

充盈扩张的球囊长时间压迫瘢痕狭窄气道两侧正常气道黏膜，可导致正常气道黏膜发生缺血性损伤，损伤程度与黏膜被压时间及压强有关。可变现为咳嗽、咯痰、咯血痰等。选择合适的球囊导管、给予适当的充盈压及充盈维持时间，可避免黏膜损伤发生，黏膜损伤一般不需特殊处理。

9. 气道软化

多次反复较大压力球囊扩张术可引起气道软骨的损伤、断裂、失去完整性，软骨环因失去连接支撑作用而导致气道软化、甚至塌陷。气道软化、塌陷可导致气道引流不畅而反复发生肺部感染、肺阻塞性通气功能障碍。

（丁卫民）

第 12 节　局部支气管肺泡灌洗术

1974 年，Reynolds 和 Newball 报道用支气管镜进行支气管肺泡灌洗（broncho alveolar lavage，BAL）。随后进一步发现从支气管肺泡灌洗液（bronchoalveolar lavage fluid，BALF）中可以获取细胞学、可溶性蛋白、酶类、细胞因子、生物活性介质等多种信息，因此 BAL 成为诊断某些肺部疾病如肺癌、间质性肺疾病、肺部感染性疾病的重要手段。目前，BAL 已广泛应用于临床，对呼吸系统疾病的诊治有很大帮助，是支气管镜操作的基本技术之一。

一、原理

通过支气管镜向段或亚段支气管注入生理盐水，然后进行负压抽吸，可清除填充于肺泡内的物质，同时可向段或亚段支气管内注射药物，达到相应的治疗目的。

二、设备及器械

在常规支气管镜检查的基础上，准备：生理盐水（至少120 mL），20 mL或50 mL注射器1支，标本采集器（用于病原学分析的标本需用无菌容器收集，细胞学分析需选择硅化的塑料容器或玻璃容器以减少细胞的黏附）。

三、适应证

（1）局限性肺部感染的治疗，可应用生理盐水＋药物局部灌洗。

（2）支气管内黏稠分泌物不易清除，可给予生理盐水局部灌洗。

（3）局限性肺部病变出血，可给予冰盐水＋止血药局部灌洗。

四、禁忌证

（1）严重通气和（或）换气功能障碍，且未采用有效呼吸支持。建立人工气道并非禁忌证，患者可经临床医师全面评估并在密切监护下进行。

（2）新近发生的急性冠状动脉综合征、未控制的严重高血压及恶性心律失常。

（3）主动脉瘤和食管静脉曲张有破裂危险。

（4）不能纠正的出血倾向，如严重的凝血功能障碍、大咯血或消化道大出血等。出血高风险：血小板计数＜ 20×10^9/L。出血较高风险：血小板计数为（20～50）$\times 10^9$/L、凝血酶原时间或活化部分凝血活酶时间＞1.5倍正常值。对于操作前血小板低下的患者，可考虑通过输注血小板后进行BAL，减少出血风险。

（5）多发性肺大疱有破裂危险。

（6）严重消耗性疾病或状态及各种原因导致的患者不能良好配合。

五、操作流程及注意事项

1. 术前准备

术前评估同普通支气管镜检查。在支气管镜常规气道检查后，且在活检、刷检前进行 BAL。有条件开展静脉复合麻醉的医院，应尽量在静脉复合麻醉下进行，以获得支气管镜嵌顿较好。术中应常规进行心电及脉搏血氧饱和度（SpO_2）监测。

2. 灌洗操作步骤及技巧

（1）部位选择：病变局限者选择病变段（特别是出现新的或进展性的浸润性病变的叶段）；弥漫性病变者选择病变较严重部位。

（2）局部麻醉：在灌洗的肺段经活检孔注入 2% 利多卡因 1 ～ 2 mL，行灌洗肺段局部麻醉。静脉复合麻醉的患者如仍有强烈的气道反应，同样可注入 2% 利多卡因 1 ～ 2 mL。

（3）注入生理盐水：支气管镜顶端嵌顿在目标支气管段或亚段开口后，经操作孔道注入生理盐水 60 ～ 120 mL 或联合使用药物治疗。

（4）负压吸引：注入生理盐水后，酌情用合适的负压 [一般推荐低于 100 mmHg（1 mmHg=0.133 kPa）] 吸引。

3. 注意事项

（1）麻醉要充分，必须抑制咳嗽反射，防止因剧烈咳嗽引起的支气管黏膜损伤出血。

（2）支气管镜顶端嵌顿于支气管开口要紧密，防止大气道分泌物混入或灌洗液外溢。

（3）吸引时负压不宜过大，也可根据情况进行调整，以吸引时支气管腔不塌陷为宜。

（4）灌洗液一般可从支气管镜操作孔道直接注入，也可先置入导管再从导管注入进行远端肺泡灌洗，可减少灌洗液的反流，且灌洗量可适当增多；也可置入前端带气囊的导管（图 1-5-12-1），灌洗时将气囊充气并紧密嵌顿于段或亚段支气管开口，进行保护性支气管肺泡灌洗；应用球囊封堵叶、段或亚段支气管开口，经导管内通道可向远端肺组织注射灌洗液，此种方法可防止灌洗液流入其他部位肺组织。

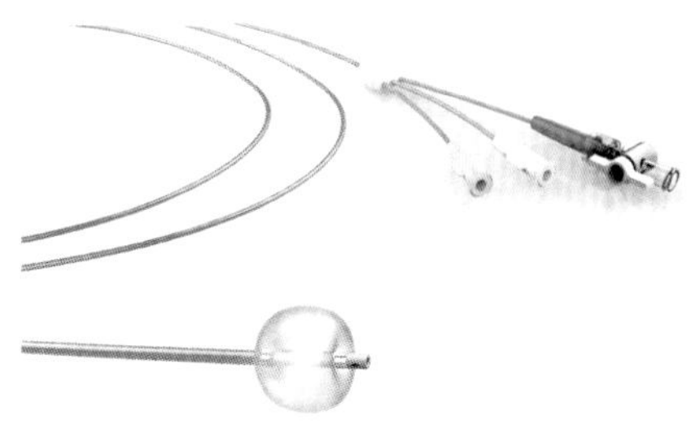

图 1-5-12-1 前端带气囊的灌洗导管

（5）关于灌洗部位的选择：对于肺外周病变，有条件的单位可考虑采用径向超声支气管镜技术进行更准确的定位。

4. 术后处理

常规处理同普通支气管镜检查。

六、麻醉方式

同普通气管镜操作。局部麻醉剂为 2% 利多卡因。有条件开展静脉复合麻醉的医院，应尽量在静脉复合麻醉下进行，以获得支气管镜嵌顿较好、增加 BALF 回吸收量的效果，但需严格筛选患者，术前应评估有无静脉麻醉的禁忌证，年老体弱及心、肺、肝、肾等重要脏器功能不全的患者应慎用。

七、并发症及其预防和处理

目前认为 BAL 是一种相对安全的检查方法，在支气管镜操作技术熟练及准确评估患者适应证及禁忌证的情况下，较少发生严重的并发症。常见的术中和术后并发症及预防、处理措施如下。

（1）支气管痉挛或支气管哮喘发作：给予抗炎、解痉、平喘处理，哮喘急性发作期一般不建议进行该检查。

（2）气道黏膜损伤及出血：给予止血处理。

（3）心律失常：发生率较低，且与患者基础心脏疾病有关。严重的心律失常需要立即停止操作，必要时抗心律失常治疗。

（4）灌洗后数小时出现寒战、发热：多为吸收热，给予对症处理，但需注意排除感染扩散的可能。

（5）灌洗肺野术后影像学检查可见短暂性磨玻璃影，偶可发生肺不张：需要动态随访、观察。

（6）术中 PaO_2 一过性降低，部分延续至术后，肺功能（肺活量、一秒用力呼气容积、呼气峰值流速）可有短暂性降低；必要时给予氧疗对症处理，严重的低氧血症需要立即停止操作。

（7）气胸：少见，一般仅见于同时行经支气管镜肺活检时。稳定型小量气胸可给予保守治疗，严重者需要胸腔闭式引流。

（张云辉）

第 13 节　全肺大容量灌洗技术

一、原理

全肺灌洗技术（whole-lung lavage，WLL）应用于临床治疗始于1967 年，美国学者 Ramirez-R 首次使用该项技术治疗肺泡蛋白沉积症获得成功，是一种最早用于治疗肺泡蛋白沉积症的大容量支气管肺泡灌洗术。WLL 操作的基本方法包括对患者进行双腔气管插管和单侧肺通气，同时对非通气侧行大容量灌洗（最高 20 L），治疗的目标是将灌洗侧肺泡内物质清洗干净。

WLL 的基本原理是在静脉复合麻醉下，通过患者口腔置入双腔支气管导管，行双侧肺分隔。由呼吸机辅助单肺通气，维持代谢所需的肺泡通气，以 37 ℃生理盐水完成另一侧肺大容量全肺灌洗。WLL 通过大量灌洗液，清洗出肺内粉尘、炎症细胞等致病因素，从而达到阻断病变进展，改善肺功能，提高生命和生活质量的目的。

（1）WLL 对尘肺患者有机械清洗作用，清除肺泡内的沉着粉尘和有害物质，减少肺内纤维化机会，提高肺脏的廓清功能。

（2）WLL 能够灌洗大量吞尘巨噬细胞、中性粒细胞，而滞留在细支气管和肺泡内的粉尘及吞尘巨噬细胞是尘肺的主要致病因素。

（3）慢性阻塞性肺疾病，下呼吸道感染，慢性哮喘持续状态等的主要炎症细胞等大部分被 WLL 洗出，可明显缓解症状。

（4）WLL 冲洗出大量沉积于肺内的蛋白质及由于二氧化硅引起肺组织细胞破坏、崩解所释放的大量有害物质，对减少肺泡炎、肺泡蛋白沉积症有益。

二、设备及器械

（一）肺泡灌洗手术室设备

（1）多功能麻醉机：应包括潮气量、分钟通气量、气道压等监测指标。

（2）普通麻醉机。

（3）多功能监护仪：应包括体温、呼吸频率、脉搏、血压、血氧饱和度、呼气末二氧化碳、心电图、呼吸力学指标、气道压、顺应性、潮气量、分钟通气量等监测项目。

（4）全功能呼吸机。

（5）心电监护仪、除颤仪、起搏器。

（6）超细支气管镜或较细支气管镜。

（7）微量注射泵。

（8）恒温水浴箱。

（9）普通直接喉镜。

（10）中心供氧、手术台、电动吸引器、紫外线灯等同一般手术室。

（二）肺泡灌洗术后监护室设备

（1）多功能监护仪：应包括血压、脉搏、心电、血氧饱和度等监测项目。

（2）中心供氧、吸引器。

（3）急救设备。

（三）必备检查设备

（1）全自动肺功能测试仪。

（2）全自动血气分析仪。

（3）大容量离心机。

（四）通用检查设备

（1）X 线机、C 型臂。

（2）心电图机、运动心功能、动态心电图、动态血压监护。

（3）B 超机。

（4）化验室、细菌室、现场细胞学检查工作台等相应设备。

三、适应证

（1）尘肺：包括硅肺、煤工尘肺、水泥尘肺、电焊工尘肺等各种无机尘肺，病期包括Ⅰ期、Ⅱ期、Ⅲ期。

（2）肺泡蛋白沉积症（图 1-5-13-1）。

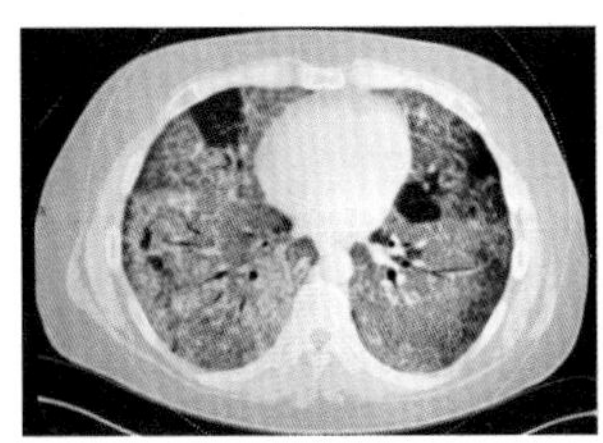
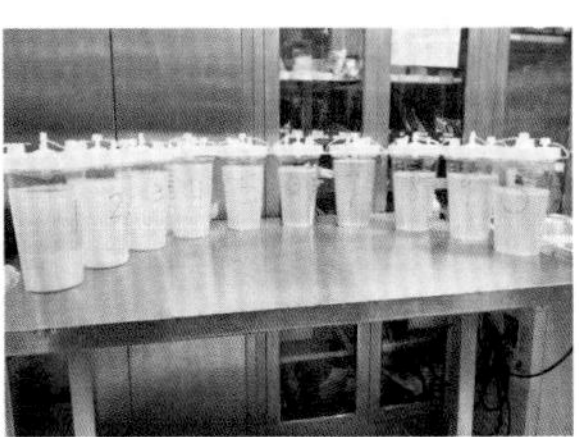

图 1-5-13-1　肺泡蛋白沉积症 CT 表现及灌洗回收液

（3）吸入性肺炎。

（4）重症或难治性下呼吸道感染。

（5）慢性哮喘持续状态。

患有上述疾病，需要行 WLL 的患者还应符合以下条件：

（1）年龄 55 ～ 65 岁：肺功能检查肺活量、最大通气量达到预计值 70%；呼气峰流速、用力肺活量 25% ～ 75% 的最大流速、第一秒时间肺活量、弥散功能均达到预计值 70%；动脉血氧分压大于 9.3 kPa（70 mmHg）；心、肝、肾功能及各项化验指标均正常。

（2）年龄 55 岁以下：肺功能检查肺活量、最大通气量达到预计值 70%；呼气峰流速、用力肺活量 25% ～ 75% 的最大流速、第一秒时间肺活量、弥散功能均达到预计值 80%；动脉血氧分压大于 10 kPa（75 mmHg）。

四、禁忌证

（1）合并凝血机制障碍者。

（2）因严重气管及支气管畸形，致使双腔支气管导管不能就位者。

（3）年龄＞65 岁。

（4）患有或合并有心、脑、肝、肾等主要脏器严重疾病患者或功能障碍者。

（5）恶性肿瘤患者。

（6）免疫功能低下患者。

（7）合并有活动性肺结核者。

（8）合并肺大疱者。

（9）重度肺功能低下者。

（10）合并重度肺气肿者。

五、操作流程及注意事项

（一）术前准备

（1）WLL 前常规查体、问诊及辅助检查：①化验项目：血常规、凝血常规、血沉、电解质、生化全项、尿常规、血气分析；②肺功能检查：肺功能检查肺活量、最大通气量、呼气峰流速、用力肺活量 25%～75% 的最大流速、第一秒时间肺活量、残气量、残总比值、弥散功能；③ X 线正侧位胸片或胸部 CT；④心电图，必要时查动态心电图、运动心电图、动态血压；⑤心、肝、胆、脾、肾 B 超检查；⑥合并呼吸道感染时，查痰细菌培养、常规药敏试验、痰结核菌涂片等。

（2）操作医师与麻醉师共同参加术前讨论，确定 WLL 方案，评估术中可能遇到的意外及应对措施。

（3）患者准备：普鲁卡因、青霉素过敏试验；术前日当晚口服地西泮 2.5～3.5 mg、阿托品 0.5 mg，肌内注射。

（二）操作步骤及技巧

（1）患者进入手术室后，常规面罩吸氧、导尿，连接监护仪各种导线。于麻醉开始前，通过监护仪再次确认患者肺活量并记录数值。

（2）双腔支气管导管插管及双肺分隔

①根据患者情况选用不同型号的双腔支气管导管（Carlen 管或 Robertshaw 管，后者为佳）。置管深度可参考下列数据：身高 170 cm 者，

深度 29 cm，身高每增减 10 cm，双腔支气管导管深度增减 1 cm。

②于诱导麻醉后在肌松最佳时期置入双腔支气管导管，并将气管、支气管套囊分别充气以固定。充气量为气管套囊 5 ～ 8 mL、支气管套囊 1 ～ 3 mL。插管成功后立即接呼吸机行纯氧正压通气。

③通过听诊双肺呼吸音或支气管镜探查判断导管位置、调整后将两侧肺分隔。

④固定导管，清除导管内分泌物后接呼吸机通气。分别测量两肺单肺通气气道压。观察患者生命体征平稳，单肺通气血氧饱和度在 99% ～ 100%，可开始灌洗。

3. 全肺灌洗技术方法

（1）肺灌洗装置：使用 Y 形三通管将灌洗瓶和进水管、引流管和流入灌洗液的回收瓶、灌洗侧支气管导管相连接，灌洗瓶悬挂于距离腋中线 40 cm 高处，引流瓶置于距离腋中线约 60 cm 的低处，用两把止血钳分别控制灌洗液的进出。进水时，松开进水管侧止血钳，同时夹闭引流管。灌洗液在重力作用下缓缓流入患者肺内。出水时，夹闭进水管，松开引流管侧止血钳，灌入患者肺内的液体在胸、肺弹性回缩力和液体的虹吸作用下排出体外，流入灌洗液回收瓶内。

（2）灌洗液可使用 37 ℃生理盐水。如患者痰液较多、较黏稠，可加用氨溴索 120 mg，在灌洗前三次时加入，并将灌洗液在肺中保留 2 ～ 3 分钟再引流出体外。

（3）根据患者肺容量，每次灌入 500 ～ 1500 mL；原则上应以尽可能将肺内积存的粉尘和有害物质较为彻底清除为止。尘肺患者如纤维化病变较重，可每侧肺灌洗 10 ～ 15 次，病变较轻的患者可适当增加灌洗次数。肺泡蛋白沉积症患者，通常需要灌洗 20 次以上。根据患者肺功能状况，每次灌入时间为 1 ～ 2 min，引流时间为 2 ～ 3 min。

（4）间歇纯氧正压通气交替负压吸引：于肺灌洗的第 3、第 6、第 9、第 12 次引流末，使用另一台麻醉机连接灌洗侧肺，以手动气囊给予灌洗侧肺徒手纯氧正压通气，注意与通气侧肺呼吸同步，通气压力在 4 ～ 5 kPa，3 ～ 5 次徒手纯氧正压通气后，以细硅胶管接负压吸引器，迅速吸出肺内灌洗液。此方法可反复使用，直至负压吸引吸出液体明显减少或无液体吸出。在灌洗结束时加压吸引要彻底，尽可能减少灌洗侧肺的液体残留量（残留量≤ 300 mL 为宜）。

（5）第二肺灌洗条件：灌洗侧肺内残留液基本排出或吸收；灌洗侧肺呼吸音基本恢复；灌洗侧肺顺应性接近灌洗前水平，气道压≤ 2.94 kPa（≤ 30 cmH_2O）；灌洗侧肺单肺通气 3 min 后，动脉血气分析监测血样分压≥ 40 kPa（≥ 300 mmHg）；患者生命体征平稳、血气分析无明显酸碱紊乱。

若上述指标未达到第二肺灌洗条件，则继续双肺通气并采取措施创造条件，或暂时放弃第二肺灌洗择期进行。在灌洗第二肺之前，应再次行支气管镜检查双腔支气管导管就位及两侧肺分隔情况，如有移位及时调整。

（6）呼吸机参数设定

①呼吸机参数：氧浓度 100%。

②模式：术中 A/C，停麻醉药后至拔管前 SIMV。

③呼吸模式：容量控制 VCV，如术中出现气道压过高（> 40 cmH_2O）则应改用压力控制 PCV。

④潮气量：通常设定在 8 ～ 12 mL/kg，对于肺功能尤其是弥散功能严重降低的患者，潮气量设为患者最大肺活量的 2/3。

⑤呼吸频率：10 ～ 14 次 / 分，可根据血气分析中 $PaCO_2$ 及 $EtCO_2$ 适当调整。

⑥波形：方形波。

⑦吸呼比：1 ∶ 2 至 1 ∶ 1.5。

⑧呼气末正压：在每侧肺灌洗结束行双肺通气时，可根据患者情况设置 0.49 ～ 0.98 kPa（5 ～ 10 cmH_2O）。

⑨波形显示：压力—容量环、容量—时间曲线、压力—时间曲线、流速—时间曲线。

⑩术中监测指标：体温、呼吸频率、脉搏、血压、血氧饱和度、$EtCO_2$、心电图、呼吸力学指标（气道压、顺应性、潮气量、分钟通气量）。

（三）注意事项

（1）呼气末正压呼吸的应用与禁忌：在第一侧肺和第二侧肺

灌洗结束后行双肺通气时，分别给予呼气末正压呼吸，压力 0.49 ～ 0.98 kPa（5 ～ 10 cmH_2O），时间 10 ～ 20 min。

（2）灌洗结束前，将患者置于头低脚高位，灌洗肺依靠重力充分引流，再用支气管镜将肺内液体尽量清除，然后将灌洗肺进行通气，恢复双侧肺机械通气，继续通气至灌洗肺的顺应性恢复至术前水平，患者一般情况稳定后可拔管。

（3）灌洗完毕后可立即行 X 线检查，以除外液气胸及其他并发症。麻醉复苏后，应鼓励患者主动咳嗽与深呼吸。

（四）术后处理

（1）麻醉停药指征：肺灌洗结束后，双肺通气后双肺湿啰音消失或于肺底少量存在（肺内残留灌洗液基本吸收），灌洗侧肺气道压降至 30 cmH_2O 以下；生命体征及血气分析各项指标均正常，可停止静脉复合麻醉药物的注入，将呼吸机控制模式调整为同步间歇指令控制。

（2）密切观察患者情况，待患者自主呼吸恢复，及时更换麻醉机，改用手法或机械辅助呼吸。

（3）在患者肌力和意识恢复，自主呼吸潮气量达 6 ～ 8 mL/kg 时，观察生命体征平稳，可解除双腔支气管导管外固定，清理口腔、鼻腔分泌物，放出气管和支气管套囊内气体，将连接吸引器的细硅胶管置于双腔支气管导管左腔内远端开口处持续负压吸引并拔出导管，在拔管的同时吸出气管、咽喉部的分泌物。

（4）面罩纯氧通气，将患者改为半卧位，头后仰，保持呼吸道通畅，必要时托起下颌防止舌后坠。

（5）观察患者生命体征平稳，意识、肌力、自主呼吸完全恢复，可将患者送入 ICU 继续观察 6 h，防止迟发性麻醉抑制。

六、麻醉方式

全程应在手术室进行，以保证患者安全。

1. 麻醉诱导

处方 1：咪达唑仑 0.05 ～ 0.1 mg/kg，丙泊酚 1.0 ～ 2.0 mg/kg，维库溴铵 0.1 ～ 0.15 mg/kg，芬太尼 1 ～ 2 μg/kg，静脉推注。

处方 2：咪达唑仑 0.05 ～ 0.1 mg/kg，丙泊酚 1.0 ～ 2.0 mg/kg，琥珀胆碱 1 ～ 2 mg/kg，芬太尼 1 ～ 2 μg/kg，静脉推注。

2. 静脉复合麻醉维持

处方：丙泊酚每小时 4 ～ 12 mg/kg 输液泵持续泵点，芬太尼每 30 min 可单独追加 0.05 ～ 1 μg/kg，维库溴铵每 30 min 可追加 0.05 mg/kg。

七、并发症及其预防和处理

1. 通气肺漏水

原因：导管就位不准确，分隔不到位；导管套囊漏气；导管固定不牢，加压通气时导管脱出；术中麻醉过浅，患者发生呛咳时导管脱出；患者支气管畸形致导管固定困难。

处理：术前认真检查导管，测试套囊；插管后借助支气管镜准确定位、固定导管；保持术中麻醉平稳；对支气管严重畸形，导管无法固定者，应放弃 WLL；术中严密观察，如发现通气肺漏水，应立即停止灌洗,用连接负压吸引器的西硅胶管尽快吸出肺内灌洗液，然后在支气管镜下重新调整、固定双腔支气管导管。

2. 低氧血症

原因：肺泡通气量不足。

处理：根据患者术前肺功能指标调整设定呼吸机参数；预防并及时处理支气管痉挛；灌洗完毕及时应用呼气末正压呼吸；对于术中低氧血症患者，可增加手动加压次数，必要时静脉给氧；对于术后低氧血症患者，可采用鼻导管或面罩吸氧，并适当提高氧气流量，鼓励患者深呼吸、及时咳痰，必要时给予雾化吸入和口服、静脉应用消炎、止咳、化痰解痉药物。

3. 肺渗血

原因：轻度液压伤导致肺内毛细血管破裂。

处理：发现灌洗液呈微红变化时，立即改用较低温度（30 ～ 33 ℃）灌洗，以促使出血点凝固；如无好转，可降低灌洗液瓶高度、减少每次灌入量、减少加压吸引的频率和压力；可静脉给予酚磺乙胺注射液 0.25 g 静脉注射、血凝酶 2 KU 静脉注射等。

4.CO_2 潴留

原因：术中呼吸机参数设置与调节不当、术后气道不通畅。

处理：术中重新设置呼吸机参数，适当调高呼吸频率，采用低潮气量高频通气，待 CO_2 恢复正常水平后，及时调整呼吸机参数；术后拔管时严格掌握指征，待患者意识清醒、肌力恢复后再拔管，拔管后及时手动辅助呼吸，可通过托起下颌、转动患者头部至一侧、置入口咽通气道等方法保证气道通畅。

5. 心律失常

原因：术中胸腔压力增加、肺循环阻力加大及可能出现的低氧血症、CO_2 潴留、血液酸碱失衡等因素可诱发多种心律失常。

处理：严格术前检查，对严重及恶性心律失常，应放弃灌洗治疗；轻度心律失常患者术前预防性应用抗心律失常药物，术中密切观察，如出现加重倾向及时药物控制，如效果欠佳及时停止灌洗，吸出肺内残留液，继续治疗心律失常。

6. 低钾血症

原因：术中灌洗液的透析作用和利尿剂的应用可加速 K^+ 丢失。

处理：术中静脉补 K^+ 不少于 3 g，术后酌情口服氯化钾片 1 ～ 3 天，鼓励患者进食富含 K^+ 的食物，适当控制排钾利尿药物使用。

7. 气胸和液气胸

原因：薄壁肺大疱破裂；肺组织顺应性差；气压伤、液压伤导致肺组织破损。

处理：术前严格查体，胸部 CT 检查可提高肺大疱检出率；术中密切观察患者，如肺顺应性异常降低，应高度怀疑气胸和（或）液气胸可能，立即停止灌洗，查体判断有无气胸、液气胸，必要时行床旁 X 线检查明确诊断，确诊后应尽快行胸腔闭式引流，如胸腔积液较多，可行胸腔穿刺抽液。

8. 肺不张

原因：黏稠痰栓阻塞气道、支气管痉挛时易发；使用支气管镜或细硅胶管吸水时，支气管黏膜下血管破裂出血，凝血块阻塞气道。

处理：使用茶碱类药物、异丙肾上腺素类喷剂解除支气管痉挛；灌洗液中加入氨溴索溶解并吸出痰栓；吸水时避免损伤支气管黏膜。

9. 气管食管瘘

原因：插入双腔支气管导管时手法粗暴，过分用力；双腔管金属管芯超出导管前端划伤气管黏膜。

处理：插管前检查金属管芯位置、插管时手法轻柔；一旦发生气管食管瘘立即在食管镜引导下，以银夹或其他手段封闭瘘口，抗菌消炎保守治疗。

10. 术后发热

原因：多属于肺内残留灌洗液吸收时机体产生的吸收热。

处理：术中严格执行无菌操作，必要时进行灌洗回收液培养夹药敏检查，术后及时应用抗生素。

11. 静脉炎及静脉血栓

原因：术中全麻药物刺激血管内膜导致静脉炎；患者长时间单一体位诱发静脉血栓。

处理：术中麻醉维持选用较大血管，使用对血管刺激性较大的麻醉剂后及时应用生理盐水冲洗，停止麻醉时可使用利多卡因 50 mg 预防性静脉推注；术中按摩及被动活动患者四肢；如出现静脉炎和静脉血栓形成，及时采用溶栓、抗凝等治疗。

（蔡志刚）

第 14 节　支气管镜引导下气管插管技术

一、原理

支气管镜引导下气管插管技术是支气管镜技术与气管插管技术的一次巧妙结合，利用支气管镜的直视和引导作用将气管套管沿着目标轨迹置入气管内。1972 年国外学者 Taylor 首先报道了应用可弯曲的纤维支气管镜引导下插入气管导管的方法，近年来这项技术在国内也得到越来越广泛的应用。

无论在术前准备还是急诊、重症患者的抢救中，为保持气道的通畅或为进行机械通气，通常需要气管插管。有经验的麻醉师和医师，通常在几分钟内即可顺利完成气管插管，但有 2% ～ 3% 的概率可能碰到困难气管插管，即连续 2 次插管均未成功，或插管时间超过 10 min 以上仍未插入气管。此时，最好的办法就是使用支气管镜作为引导来完成插管。尤其对于解剖学上的原因导致的困难气管插管，经支气管镜引导的插管技术已经成为必不可少的手段。

经支气管镜引导的气管插管包括经口气管插管、经鼻气管插管、置入双腔支气管导管和因发生上气道阻塞而失败的更换气管插管或拔管。

相对于常规的喉镜插管，经支气管镜气管插管有如下优点：①成功率高，经支气管镜引导直视下插管，解剖位置清晰、插管方向和深度随时调整，易于成功。②插管速度快，在操作熟练的基础上，大多能在 3 min 内完成，为抢救赢得时间。③插管前后可准确、有效清除气道内分泌物。④支气管镜作为引导的直视下插管，患者颈部可以保持较自然状态，无须过伸，对于颈短、肥胖、头颈部外伤、颈椎或颌面部骨折、强直性脊柱炎或口咽部肿瘤等患者更具优势。

二、设备及器械

包括支气管镜、冷光源或内镜主机、气管导管、负压吸引器、人工呼吸球囊等。

首先我们了解下目前该技术常用的气管导管型号（图 1-5-14-1），一般选择内径在 6.5 ～ 8.0 mm，而外径一般都要比内径大 2 ～ 3 mm。支气管镜外径比气管导管内径小 1.5 ～ 2 mm，可顺利进出气管导管。目前最细的支气管镜外径为 2.8 mm，是麻醉师常用的引导用支气管镜，其他型号的支气管镜，只要可套入气管插管套管并能顺畅地上下移动即可满足插管要求。

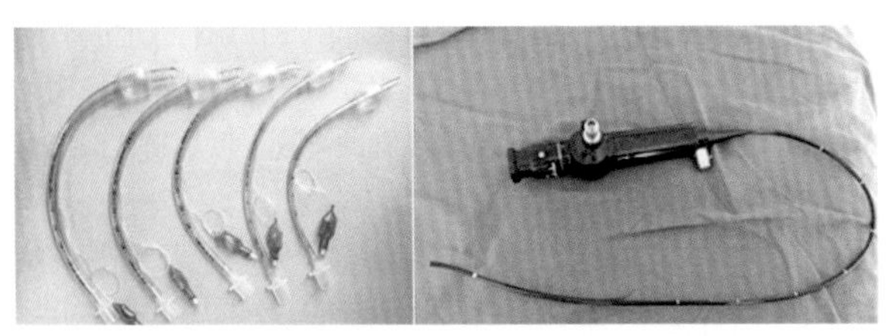

图 1-5-14-1　不同型号大小的气管导管及常用的麻醉用支气管镜

三、适应证

（1）困难气管插管患者。

（2）可预知的插管困难患者：颈椎疾病致颈椎僵直，肥胖颈短，下颌骨折，颈椎骨折或脱位，颈颏部烧伤后粘连，声门显露欠佳等。

（3）口腔科、耳鼻喉颌面外科手术、颈椎稳定性差、口腔内结构异常或开口受限患者，拟经鼻气管插管。

（4）预备行单侧肺通气患者，拟置入双腔支气管导管。

（5）更换气管插管。

四、禁忌证

无绝对禁忌证，相对禁忌证为严重的出血倾向患者。

五、操作流程及注意事项

1. 支气管镜引导下经口气管插管

经口气管插管，因患者可能咬坏支气管镜，故应使用防咬口器。步骤如下：①先将气管导管套入支气管镜，并撤到支气管镜的近端；②支气管镜通过口咽部、声门插入气管；③以支气管镜为引导，沿支气管镜将气管导管送入气管中段，并观察气管导管下端是否位于声门和隆突之间；④将气管导管的套囊充气，再退出支气管镜（图1-5-14-2）。

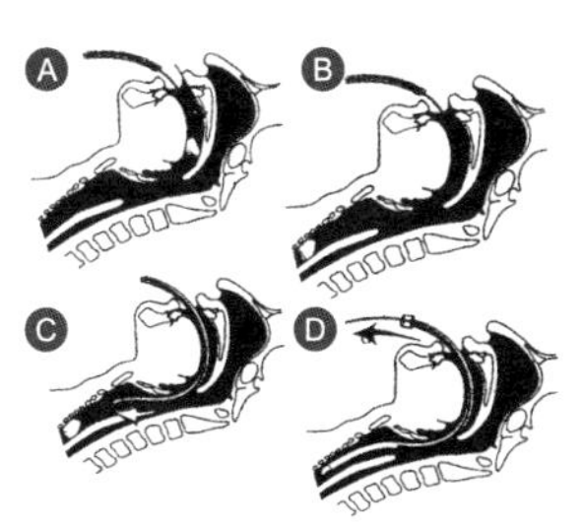

图 1-5-14-2　支气管镜引导经口气管插管过程示意

2. 支气管镜引导下经鼻气管插管

经鼻气管插管，如果时间允许可以先给患者鼻咽部使用局部麻醉剂和血管收缩剂。插管步骤如下：①首先将气管导管通过鼻孔插入鼻咽后部；②通过气管导管将支气管镜插入，并在直视下将支气管镜送过声门，直插至气管中段；③将气管导管沿支气管镜送入气管，通过支气管镜观察气管导管下端于声门和隆突之间；④将气管导管气囊充气，退出支气管镜（图 1-5-14-3）。

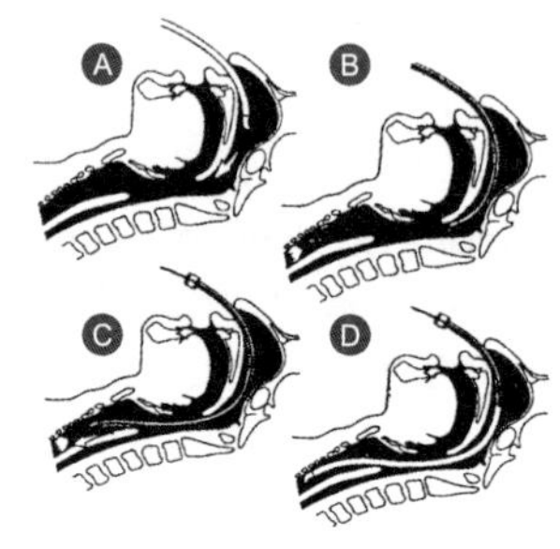

图 1-5-14-3　支气管镜引导经鼻气管插管过程示意

注意事项：

①支气管镜引导下气管插管需要医师熟练掌握支气管镜操作技术，力求最短时间内完成，病房内需备有支气管镜，并随时处于可用状态。②备好抢救药品及仪器，操作过程中应监测血氧饱和度、心电、血压等。患者操作前应建立静脉通路，以备抢救。③清醒插管时表面麻醉必须充分，对预计有可能于插管出现剧烈反应者，可选用快速诱导麻醉下插管。④经鼻气管插管对鼻腔有一定的影响，鼻腔狭窄、病变或畸形者不能施行，存在诱发鼻腔或鼻窦感染的可能，但加强鼻腔护理，选择较细的气管导管可减少或避免鼻腔的并发症。⑤控制好导管末端充气球囊压力，压力应小于≤ 30 cmH_2O，压力过大，可引起气管黏膜缺血坏死，瘢痕体质人群后期可出现气管狭窄。确保导管末端在隆突上 3 ～ 5 cm，导管插入 26 ～ 28 cm。插管过程注意无菌操作，以免加重或导致呼吸道感染。⑥气管导管的管腔长，吸痰不如气管切开充分，长期留置气管导管时需用支气管镜协助清除气道分泌物。⑦操作者应边进镜边观察，评估气道情况。进入声门后支气管镜先端部送到气管中段再推送气管导管进入气管，以避免进镜过浅，导致在推送气管导管过程中支气管镜前端滑出声门，误入食道。送气管套管时切忌暴力，遇到阻力较大时应注意寻找原因，调整插管方向或选用较小型号套管。⑧在将气管内导管沿支气管镜送入时，偶因气管内导管的斜面位置问题不能通过声门口，这时只要将气管导管退回几厘米，然后顺时针或逆时针转 15°，重新将气管导管送入即通常可以成功。如果有必要，可重复此动作（图

1-5-14-4）。⑨经鼻气管插管中，有时会发生支气管镜拔出困难的情况，可能的原因有：气管导管管径较小，润滑剂涂抹不充分，鼻腔狭窄挤压气管导管或支气管镜先端部穿出气管导管侧孔。此时应避免暴力撤出支气管镜，以免造成患者气道损伤或支气管镜受损，正确的方法是将支气管镜连同气管导管一并撤出并重新操作。

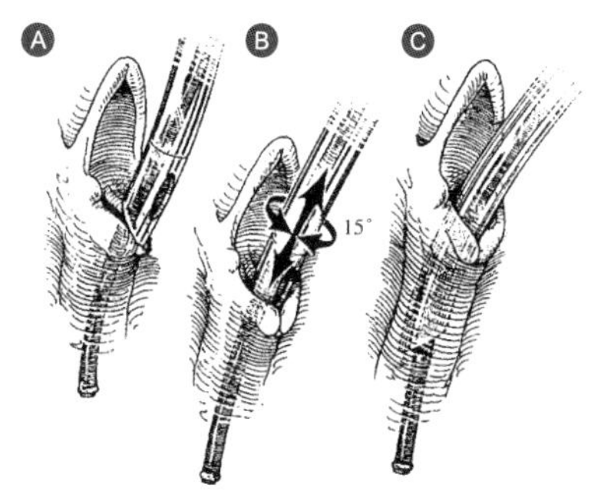

图 1-5-14-4　支气管镜引导行气管插管时，可能在声门口遇到阻挡的情况

3. 支气管镜引导下行双腔支气管导管插管

对于需要单侧肺通气进行肺部手术，或者患单侧或两侧显著不对称的成人呼吸窘迫综合征，需进行分侧肺通气时；大咯血患者，需保护住健侧肺不被血液淹溺，封堵患侧，保障健侧肺通气时，需要为患者置入双腔支气管导管。常规的方法置入双腔支气管导管有较大技术难度，而应用支气管镜引导容易成功。采用超细支气管镜来引导置入双腔支气管导管比较方便（图 1-5-14-5）。操作步骤：①首先用直接喉镜将双腔支气管导管插入气管,并将气管套囊充气，开始机械通气。②然后用外径为 2.8 mm 支气管镜经双腔管插入并进入左主支气管（通常选择置入于左主支气管，是因为右主支气管的长度较短,双腔管气囊充气后固定比较困难,且易堵塞右上叶支气管，但如果大咯血出现在右侧支气管，就要考虑进行球囊封堵右主支气管）。③松开气囊，以支气管镜为引导，将双腔管沿支气管镜插入左主支气管。④退出支气管镜，当支气管镜退至双腔管口时，可看见左侧的双腔管。⑤将左侧双腔管定位好后套囊充气，最后将气管

套囊充气。双腔管气管插管即告完成。

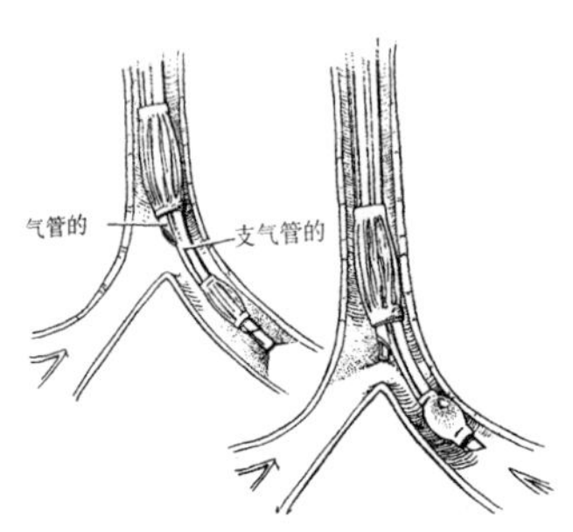

图 1-5-14-5　经支气管镜置入双腔支气管导管（左主支气管插管方式）

注意事项：①插入前应充分吸净患者口咽部的分泌物，支气管镜插入气管后应在直视下吸净气道内分泌物，可降低插管引起的感染。②支气管镜先端部及插入部表面应充分涂布无菌液状石蜡油或硅油，以减少导管与支气管镜的摩擦。润滑不充分可导致支气管镜插入及拔出困难。③插入双腔支气管导管后应充分镇静、止咳，防止患者因体位变动或咳嗽导致双腔支气管导管位置发生改变。当患者体位变动或咳嗽后，应常规支气管镜检查，了解双腔支气管导管位置有无变化，必要时予以调整。④左支导管的球囊近端最好平隆突或在隆突下 0.5 ～ 1.0 cm，以防止患者因体位改变或咳嗽时导管移出左主支气管。

六、建议麻醉方式

（一）局麻

主要是针对鼻腔、咽后壁、喉头、声门上、声门下、气管等部位的局部麻醉，可选用 2% 利多卡因 2 mL ＋呋麻滴鼻液 1 mL（1% 麻黄碱、0.02% 呋喃西林）沾湿棉棒并顺着棉棒经鼻腔滴入，对鼻黏膜进行局麻；加用 0.01% 肾上腺素可起到收缩鼻黏膜血管减少鼻腔的出血。经过咽喉部、声门附近、声门下、气管壁时，可用喷洒管喷洒 2% 利多卡因 8 mL 对上述气道结构进行表麻，可使患者在插管反应、耐管反应、患者满意度方面获得较为理想的接受状态。

（二）静脉诱导麻醉

1. 药物的选择

常用的镇静药物有咪达唑仑、异丙酚、丙泊酚、氯胺酮、氧化亚氮等。最常选用的是咪达唑仑，相对安全，对呼吸影响小，异丙酚也较常用，因为代谢快、停药后患者迅速清醒、相对好调控。而氯胺酮、氧化亚氮等需专业麻醉医师来使用。

常见镇痛药物宜选择阿片类受体激动剂，如芬太尼、瑞芬太尼、舒芬太尼、阿芬太尼等，作用强大、迅速、维持时间短、对心血管功能影响小及能增加对呼吸道操作的耐受性等。其中较为常用的是芬太尼、瑞芬太尼，舒芬太尼的持续时间较长，阿芬太尼起效比芬太尼快 4 倍，但作用时间仅为芬太尼的 1/3，镇痛作用也比芬太尼小 1/4。

（1）咪达唑仑：因咪达唑仑具有镇静并产生短暂的顺行性记忆缺失，以及麻醉作用安全范围较宽等优点已成为内镜操作中清醒镇静的首选药物。咪达唑仑不同剂量、不同血浆浓度，产生不同的临床效应，静脉注射 0.05 ～ 0.1 mg/kg，产生抗焦虑和镇静作用，并会出现短暂的顺行性记忆缺失，使患者忘记插管时引起的痛苦感。一般在气管插管前 5 ～ 10 分钟给药，静脉注射后 2 分钟起效，无须追加，因为其持续时间可达 30 ～ 40 分钟，对于插管来说时间足以。

（2）丙泊酚：为比较常用清醒镇静麻醉药，对丙泊酚血药浓度进行检测，稳定在一定靶浓度，将会较快速达到麻醉效果，同时降低麻醉引起的不良反应发生率。同时丙泊酚靶控输注可减少药物峰浓度过高的现象，又可使血药浓度很快达到稳态，以血浆浓度靶控更为理想。精确调控麻醉深度，提供良好的镇静，使血流动力学保持比较稳定。有学者建议将丙泊酚血药浓度稳定在 1.0 μg/mL，警觉—镇静评分为 3 分时，镇静深度适宜，且反应发生率低。

（3）舒芬太尼：为强效的阿片类药物，联合应用其他麻醉药物快速诱导插管时可有效抑制应激应。但阿片类药物用量过大、输注速率不均衡，常可导致不良反应增加，且其半衰期也较长，一旦出现不良反应，短期内不好逆转。因此采用舒芬太尼来诱导镇痛插管有较高风险。近年来靶控输注静脉麻醉药品成为热点，有研究表明，将舒芬太尼血浆靶浓度控制 0.4 ng/mL 可为 OSAS 患者提供良好的经鼻气管插管条件，且不良反应少。

（4）瑞芬太尼：是一种新型阿片手提激动药，起效迅速，消除半衰期和持续输注半衰期短，长时间输注体内无蓄积，能提供良好的镇静和镇痛。有研究显示，瑞芬太尼用于支气管镜清醒气管插管时需浓度为 3.74 μg/L，与其镇静浓度 3.20 μg/L 相近，且低于其抑制浓度 5 ～ 8 μg/L。已有多项研究证实，瑞芬太尼单独或联合异丙酚等镇静药物用于支气管镜清醒气管插管，可显著减轻气管刺激和心血管反应，利于完成支气管镜清醒气管插管。联合丙泊酚用于清醒镇静的效果与剂量呈正相关，同时随剂量，呼吸抑制和镇静过度的风险也随之加大。

（5）右美托咪定：是高效、高选择性的 α2- 肾上腺素能受体激动剂，具有镇痛作用和剂量依赖性镇静作用，可有效抑制清醒气管插管诱发的应激反应，从而维持呼吸、循环功能的稳定，还可通过其镇静、镇痛、抗涎作用，提供良好的气管插管条件。可单独应用，也可与其他镇静镇痛药物合用。地佐辛激动 κ 受体产生中枢性镇痛和镇静作用，有效地抑制气管插管所引起的应激反应。右美托咪定复合地佐辛用于老年患者纤维支气管镜引导清醒气管插管的辅助效果，优于单独应用右美托咪定或地佐辛的辅助效果，可能与地佐辛复合阿片类药物可产生协同作用或相加作用有关。

七、并发症及其预防和处理

（1）局麻药中毒：由于破损的黏膜和呼吸道上皮吸收局麻药迅速，使用量大易引起吸收中毒，因此在保证麻醉效果的情况下，应尽量减少局麻药的用量及药物浓度。

（2）循环系统并发症：主要为血压升高、心率加快、心律失常等。发生心动过缓（HR ＜ 50 次 / 分或较基础值降低≥ 30%）时，静脉注射阿托品 0.3 ～ 0.5 mg，必要时重复；发生心动过速（HR ＞ 120 次 / 分或较基础值升高≥ 30%）时，静脉注射予艾司洛尔 25 mg，必要时重复；发生低血压 [MAP ＜ 70 mmHg（1 mmHg= 0.133 kPa）或较基础值降低≥ 30%] 时，静脉注射麻黄碱 5 ～

10 mg，必要时重复；发生高血压（MAP ＞ 105 mmHg 或较基础值升高≥ 30%）时，静脉注射乌拉地尔 10 ～ 50 mg，必要时重复。

（3）低氧血症：多为一过性下降，插管过程可给予高流量给氧。插管前尽可能清除气道分泌物，尽量缩短操作时间。

（4）误吸：气管插管可导致咽喉不适及声音嘶哑，如果拔管后咽喉部症状明显可给予雾化吸入普米克令舒。另外拔管后立即进食，易发生误吸，为防止发生误吸，应待会厌及声门功能完全恢复后再经口进食。

（林桂阳 谢宝松）

第 15 节 腔内放射性粒子植入术

目前临床上使用的气道腔内近距离放疗技术有腔内后装放疗、经支气管镜植入放射性粒子、放射性粒子支架置入等，本节重点介绍经支气管镜植入 ^{125} 碘（^{125}I）放射性粒子。

一、原理

组织间植入放射性粒子近距离治疗肿瘤又称“体内伽马刀”或“粒子刀”。放射性粒子在肿瘤组织中持续放出低能量的射线，对肿瘤细胞持续不间断进行杀灭，经过足够的剂量和足够的半衰期，能使肿瘤细胞完全失去繁殖能力，从而达到外照射难以取得的治疗效果。国内最常用于永久性植入的放射性核素是 ^{125}I。^{125}I 是一种低能量的人工放射性核素，体内植入后穿透力极弱，直径大约 1.7 cm，易于防护，半衰期 59.6 天。活度有 0.3 ～ 1.0 mCi（11.1 ～ 37 MBq），治疗时一般采用活度 0.4 ～ 0.6 mCi 的 ^{125}I。

二、设备与器械

（1）^{125}I 放射性粒子：为全密封钛管，长 4.5 mm，外径 0.8 mm（图 1-5-15-1）。

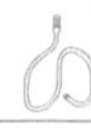

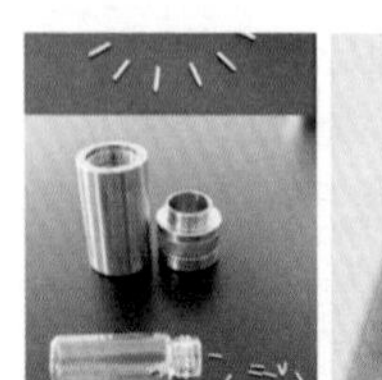

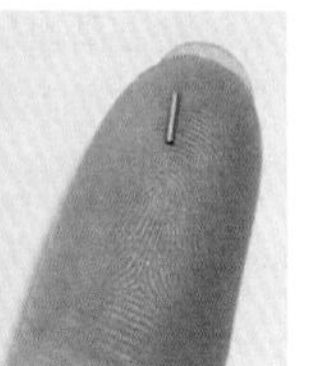

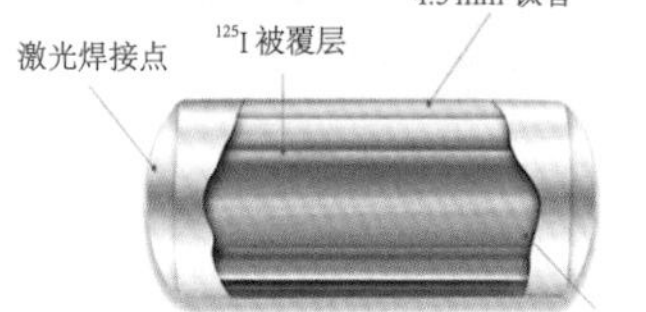

图 1-5-15-1 ^{125}I 放射性粒子示意

（2）支气管镜：选用钳道大于或等于 2.0 mm 的可弯曲支气管镜。

（3）植入针：粒子植入专用针，由远端带穿刺针的金属软管、针芯、针芯推进器及塑料外套管四部分组成（图 1-5-15-2）。

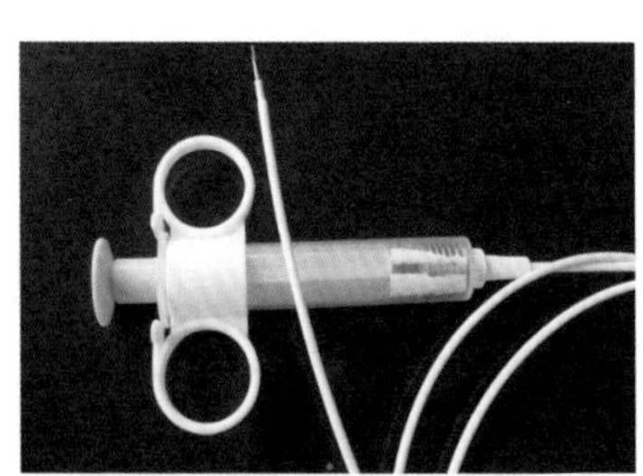

图 1-5-15-2 ^{125}I 粒子植入针

（4）防护箱及铅罐。

（5）防护衣。

（6）放射性探测仪。

（7）监控探头。

三、适应证

（1）累及大气道的原发或继发恶性肿瘤。

（2）气道外肿瘤。

（3）肺癌术后复发或外放疗失败肿瘤。

（4）肺门或纵隔内转移淋巴结。

（5）患者预计生存期≥3个月。

（6）患者拒绝其他治疗。

四、禁忌证

（1）同支气管镜检查的禁忌证。

（2）气道内肿瘤病灶坏死破溃，气道壁可见溃疡或瘘口者。

（3）明显突出管壁的腔内肿瘤。

五、操作方法和注意事项

1. 术前检查

常规做血常规、凝血功能、心电图检查等，并予病灶部位的薄层CT增强扫描、支气管镜检查，进一步明确病变的部位、范围及性质。

2. 治疗计划的制订

根据病灶大小用治疗计划系统制订治疗计划，但由于病变区域的特殊性，所制订的治疗计划只能作为治疗参考，很难完全按治疗计划实行。同时，放疗初治和复治肿瘤的剂量方法亦不同，建议与放疗科医师一起制订精确治疗计划，可分为根治性治疗和姑息性治疗。一般采用0.4～0.6 mCi活度^{125}I粒子，粒子间距5～8 mm，根据支气管镜及CT所见确定植入粒子的位置及数量。

3. 具体操作步骤

（1）支气管镜检查：按支气管镜操作常规进行术前准备、麻醉及检查。最好在全麻插入硬质镜或气管插管下操作。必要时在EBUS引导下植入。

（2）^{125}I粒子植入：在防护箱内把^{125}I粒子塞进植入针，并在针尖涂抹聚乙二醇或凡士林、碘伏等，以防止粒子从针尖脱落。将植入针经支气管镜活检钳道插入到病变气道，远端的穿刺针刺入病灶预定部位（最好在EBUS引导下植入），推进针芯植入粒子，退出植入针。植入针每次装 1～2 粒粒子，如需植入多粒粒子，重新在防护箱内装粒子再行植入。

粒子植入分管壁上及管壁外两种方法：①管壁上植入粒子：植入针倾斜刺入受肿瘤浸润的气道管壁上，然后植入粒子。②管壁外粒子植入：植入针刺穿管壁到管壁外的肿瘤组织或淋巴结内，然后植入粒子。其穿刺的方法同经支气管针吸活检。③放射性粒子支架（视频 1-5-15-1）：在金属内支架的壁上附有多个小口袋，可将 ^{125}I 粒子直接装入口袋内。口袋的位置需根据病变的位置定做，粒子之间的弧形距离为 1 cm 左右。

视频 1-5-15-1 放射性粒子支架治疗气管腺样囊性癌

六、建议麻醉方式

由于经气管、支气管穿刺粒子植入术术中偶有粒子放置不成功、粒子脱出至气管或支气管内的情况，如局麻患者剧烈咳嗽可能导致粒子咳出丢失或吸入远端支气管内无法取出等情况，因此建议全麻下进行，且如条件允许，建议硬质镜下操作。如放置粒子支架，考虑支架置入过程对患者有一定刺激，建议静脉麻醉。

七、并发症及其预防和处理

1. 并发症

（1）粒子脱落咯出：多发生在管腔内植入粒子者，与肿瘤组织坏死、粒子植入位置浅等有关。因此，对管腔内肿瘤一般不宜直接植入粒子，最好用消融治疗清除腔内肿瘤。为防止粒子咯出造成放射污染，粒子植入后需向患者及其家属交代好相应的处理方案，粒子咯出后需由专业人员负责回收，切忌随便丢弃粒子。

（2）粒子迁移：是指粒子脱离靶体、迁移到身体其他部位，一般无不适症状，发生率极低。

（3）出血：植入粒子中穿刺部位可有少量出血，对症处理即可。

（4）气道消化道瘘或气道纵隔瘘：多发生在植入的粒子活度太高时，发生瘘后患者往往咳嗽剧烈，可伴有气急、脓痰、发热等，明显影响到生活质量。选择适宜活度的 ^{125}I 粒子（活度 0.6 mCi 以下）

一般可避免瘘的发生。

2. 注意事项

（1）术前最好病灶局部 CT 薄层增强扫描，以便更详细了解管壁及管壁外病灶、局部组织结构。

（2）需要植入到管壁外时，有条件者植入前先行气道内超声检查，观察管壁浸润情况及管壁外新生物的位置大小，然后在气道内超声的引导下植入粒子。

（3）对于管腔内新生物者，为提高治疗效果，可先予高频电刀（或 APC、激光、微波、冷冻等）消融祛除大部分新生物或先予置入支架，然后再在管壁残余肿瘤内植入粒子。

（4）对于肿瘤组织同时累及到气道及食管时，粒子植入部位应距离食管 10 mm 以上，且宜选择低活度（0.5 ～ 0.6 mCi）的粒子。

（5）应做好必要的放射线防护措施，术后患者需穿防护背心，以保护周围的人。

（6）放射性粒子植入治疗随访的国际标准：治疗后半年内每 2 个月 1 次，治疗后半年至 2 年内每 3 个月 1 次，治疗后 2 年到 5 年每半年 1 次，5 年后每年 1 次。

八、技术展望

经支气管镜植入 ^{125}I 粒子是一种安全、可行、有效的治疗中心气道及其附近恶性肿瘤的方法，克服了其他支气管镜介入治疗技术只能治疗气道腔内及管壁病灶的缺点，具有较好的临床应用前景。通过联合其他治疗方法能够提高疗效，可与外照射或化学治疗同时应用，也可与经支气管镜其他介入治疗技术联合应用。

目前经支气管镜植入粒子还存在一些不令人满意的缺陷：①支气管镜下粒子植入技术尚未完善，很难做到按治疗计划进行规范化植入粒子，没有精确的办法能够确保治疗区域病灶有足够的治疗剂量；②直到现在经支气管镜植入粒子用于临床时间较短，经验尚不足，在治疗上带有一定的经验性，治疗剂量还没有直接可利用的数据，因此还需要不断观察、总结；③初治和复治的患者能耐受放射性的剂量不同，尚难确定准确的剂量，需根据不同的病情制订治疗计划。

经支气管镜植入 ^{125}I 粒子的疗效与粒子植入数量是否足够、分布是否合理紧密相关，因此应强调足够数量及合理分布。同时，为提高疗效，应尽可能联合其他治疗手段。

视频 1-5-15-2
2R 区淋巴结粒子植入

（1）联合其他经支气管镜介入治疗手段，如支架置入及气道内高频电刀电灼、APC、冷冻、微波治疗等，粒子植入作为这些介入手段的补充，能提高治疗效果，减慢管腔再狭窄。

视频 1-5-15-3
4R 区淋巴结粒子植入

（2）与经皮穿刺植入粒子联合：经皮穿刺难以按治疗计划植入粒子到大气道腔内及其附近，联合经支气管镜植入粒子后两种方法互为补充，能最大限度治疗中央型肺癌。特别是对肺门或纵隔淋巴结最好经皮穿刺植入放射性粒子（视频 1-5-15-2，视频 1-5-15-3）。

（3）联合经皮肿瘤微创消融治疗技术，作为射频、微波、氩氦刀等的补充，以上方法对大气道周围及大气道壁、腔内病灶效果差。

（4）与外放疗联合，作为外放疗的补充。

（5）与化疗联合，能达到局部同步放化疗的治疗目的，且具有比常规的同步放化疗毒性低的优点。

（6）与分子靶向药物和免疫治疗结合，根据基因和免疫相关指标检测结果，选用合适的治疗药物。

（王洪武）

第 16 节　腔内后装放疗

一、原理

自伦琴 1895 年发现 X 射线并用于治疗恶性肿瘤以来，肿瘤的放射治疗已经历经百多年之久。远距离放射治疗是指外照射，即通过人体体表的照射，如钴-60（^{60}Co）远距离治疗，电子直线加速器的高能X线及电子束治疗，X刀、γ刀、赛博刀等立体定向放射治疗，以及质子重离子治疗等。近距离放射治疗是指把具有放射活性的放射源放置到靶区（主要是指肿瘤）内或靠近靶区的地方进行放射治疗的一种方法。

1898年居里夫妇发现放射性元素镭，1905年即进行了世界上第一例镭针插植治疗，但因为是徒手操作，医护人员受到的辐射损伤很大。近距离放疗的特点：①使用放射性同位素源；②放射源的强度较小；③有效治疗距离短；④射线能量大部分被肿瘤组织吸收。放射源周围的剂量分布，是按照与放射源之间距离的平方而下降。在近距离照射条件下，平方反比定律是影响放射源周围剂量分布的主要因素，基本不受辐射能量的影响。因此在治疗范围内，剂量不可能均匀，近源处剂量高，随距离增加剂量快速下降。故近距离放疗能够保护周围正常组织免受高剂量的辐射剂量，减轻放射损伤。

20世纪80年代中期现代近距离治疗——后装技术迅速发展起来并得到普及，这种技术的特点：①采用后装式治疗方法，即医师先将适合于相应部位肿瘤的施源器准确安放到肿瘤内部，通过计算机计算肿瘤内部放疗剂量的分布，然后由计算机控制放射源进入患者体内的施源器，医护人员可以隔室操作，安全灵活，成为现代近距离治疗的主流技术；②采用新放射源替代镭和氡，且制成微型化，方便进入纤细的体腔；③采用CT/MRI等三维影像引导的近距离放疗技术，能够使肿瘤靶区和周围正常组织的剂量分布达到最优化和可视化，以实现治疗计划的个体化，是提高治疗质量和减轻不良反应的关键，使后装治疗成为更加安全有效的治疗方式。

放疗是肺癌治疗的主要手段之一，60%～70%的患者在接受外照射（external body radiation therapy，EBRT）后出现局部复发，并且因呼吸衰竭、阻塞性肺炎和脓毒症死亡原因的60%是由于肺癌局部复发造成的。肺癌患者最痛苦的症状之一是气道阻塞。目前针对肿瘤性的气道梗阻，主要的治疗方法包括：活检钳摘除、冷冻手术治疗、电灼治疗、激光消融术等物理学手段，这些方法能够局部清除肿瘤，只能获得短期缓解和控制；腔内后装放疗是利用放射性同位素源在衰变过程中发出的有穿透力的射线杀伤肿瘤细胞，抑制肿瘤的生长，能够有效延长局部缓解和控制的时间，在阻塞性疾病的姑息性治疗中发挥着重要作用，有时与支气管内激光治疗或支架植入术联合使用。

二、设备及器械

（1）后装治疗机：现代高剂量率后装治疗机——荷兰核通公司推出换代产品 Microselectron HDR（MsH）后装机，装有高活度（10 Ci）微型（ϕ0.5 ～ 1.1 mm）^{192}Ir 放射源，更适合进入气管支气管等纤细体腔进行治疗。后装治疗装置的主要组成部分包括施源器、贮源和源传输系统及控制系统。施源器是个直径为毫米级的管状物，一般由不锈钢制成。管内可装圆柱形的真源（图 1-5-16-1）和假源，并有气动通道。后装治疗机的贮源系统和源传输系统包括：源分类机、主贮源室、源分配器、中间贮源室、阀门和传输管道。源分类机的功能是将真源和假源分类。主贮源室的功能是将真假球状源分配到中间贮源室的各个管道中。中间贮源室能将真源和假源按要求混合成一序列源，以便将它们送入施源器中。各种阀门和管道能便于输送球状源和测量。控制系统由计算机、电视监视系统和打印系统组成，控制台位于后装治疗室之外，具有微机处理器以自动根据放射源的衰减修正驻留时间，可在治疗过程中显示放射源位置，并可打印治疗报告。治疗计划可通过控制台与治疗计划系统直接进行传送，也可通过软盘或程序卡传送至控制台。控制台应便于操作。

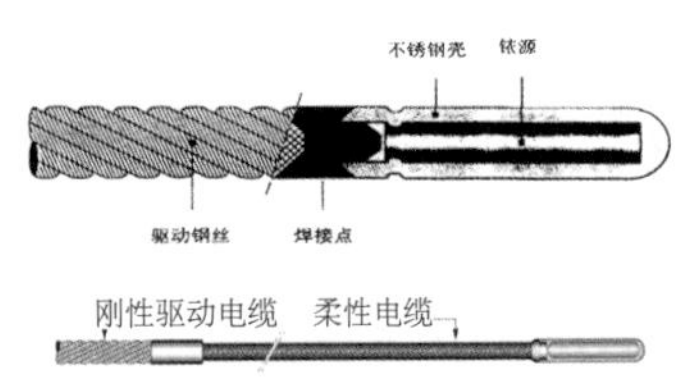

图 1-5-16-1　^{192}I 后装治疗源示意图（源长 4.5 mm，直径 0.9 mm）

（2）后装机适配的气管施源器（图 1-5-16-2）：这种气管施源器长 150 cm，可以根据需要剪短，内径约 1.0 mm，外径约 1.2 mm，可以通过支气管镜的吸痰通道进入到气管支气管内的肿瘤部位。顶端是盲端，保证放射源与体液充分隔绝，另一端为开放端，可以与后装治疗机的输源通道适配并相连接，保证放射源无阻碍顺畅进入施源器；

（3）支气管镜：保证具有能够插入直径为 1.2 mm 气管施源器的吸痰通道。

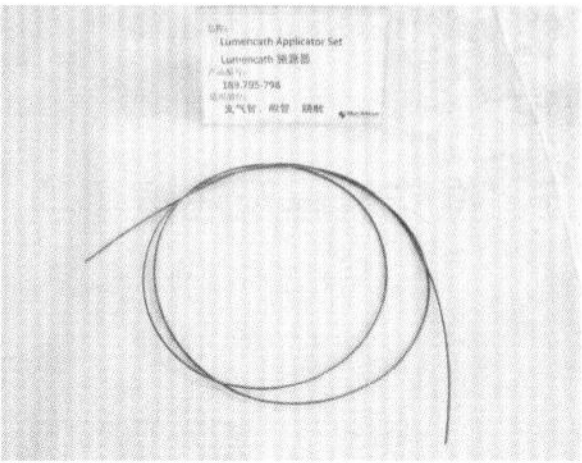

图 1-5-16-2 气管施源器

三、适应证

（1）肿瘤位于气管支气管内，早期肿瘤体积非常小的肿瘤患者。

（2）局部晚期不能手术，行外照射后气管支气管内残留肿瘤需要局部补量的患者。

（3）肺癌术后切缘阳性已行外照射需要局部补量的患者。

（4）小细胞肺癌诱导化疗＋外照射后肿瘤残留需要局部补量的患者。

（5）手术 / 外照射放疗后支气管内复发患者的姑息治疗。

（6）支气管支架后腔内复发导致通气障碍的患者。

（7）周围型肺癌可进行组织间插植近距离放疗（图 1-5-16-3）。

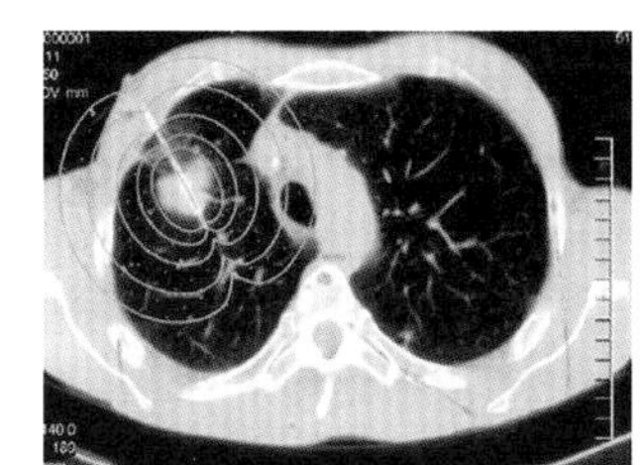

图 1-5-16-3 组织间插植近距离放疗

四、禁忌证

（1）支气管外病变或不能接受支气管镜检查等支气管镜无法观察到肿瘤部位的患者。

（2）肺上沟瘤（部分病例可以采用插植治疗）。

（3）外压性肿瘤（纵隔内淋巴结压迫）。

（4）气管瘘患者。

（5）没有病理学诊断的患者。

（6）气管支气管内有活动性出血的患者。

（7）高热、骨髓抑制，其他心血管疾病不能耐受近距离放疗的患者。

五、操作流程及注意事项

后装放射治疗的基本操作步骤如下。

1. 治疗前准备

通过详细的体格检查及各种特殊检查（包括内镜、B 超、X 线、CT、MRI、PET-CT 等），明确肿瘤的大小、侵及范围及和周围正常组织、器官的关系，确定大概的靶区和治疗范围或体积，选择相适应和匹配的施源器。低剂量率的治疗类似于传统镭疗，治疗时间长达数十小时，目前临床已经淘汰，但低剂量率放疗的生物学基础和剂量学规范一直沿用至今，对现代的剂量制订仍有参考意义。目前常用的高剂量率后装治疗为分钟级，其生物效应比低剂量率者高，故应注意高低剂量率的转换（转换系数多为 0.60 ～ 0.65）以避免正常组织的损伤。

2. 施源器的置放和靶区定位片的拍摄

在支气管镜的引导下先将施源器置放于所需的治疗部位并加以固定（图 1-5-16-4），再将定位所用的金属标志串（间距 10 mm）送入治疗容器内。在模拟机或 X 线机下拍摄 2 张不同的 X 线片（图 1-5-16-5），目前使用以 CT 为基础的三维后装治疗则在 CT 下拍摄定位片。通过影像学的手段明确施源器和肿瘤之间的位置关系，这是非常重要、不可缺少的环节。定位片的拍摄和诊断片不同，它们是在空间两个不同方位或直接螺旋 CT 扫描下拍摄到的最能清晰无误地反映施源器和靶区、邻周解剖结构相互关系的两张 X 片或 CT 片。在支气管镜和影像扫描双重引导下，可以将施源器精准地置放在最需要治疗的肿瘤部位。

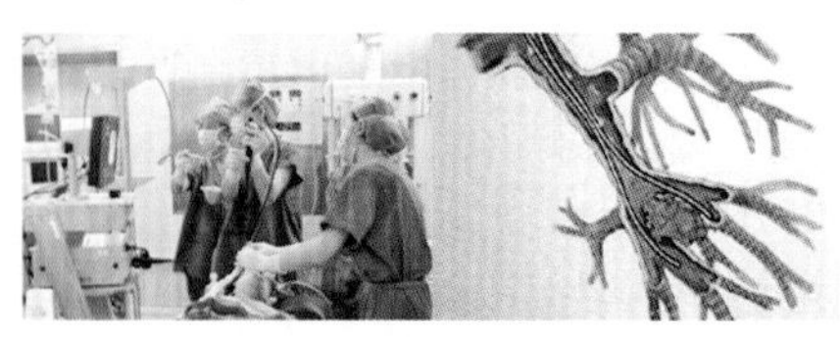

图 1-5-16-4　气管施源器的置入

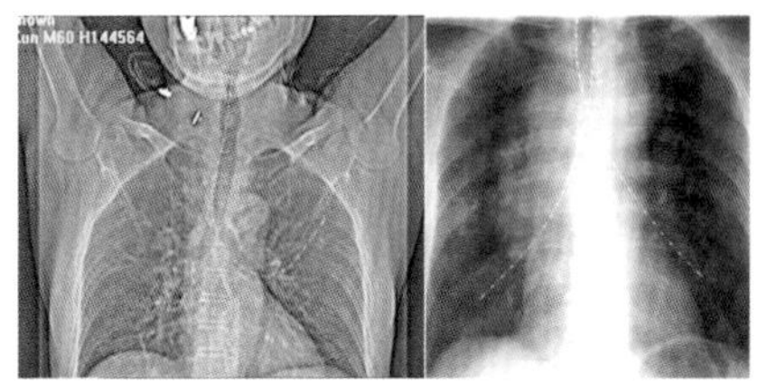

图 1-5-16-5　定位用金属串及 X 线正位片

3. 施源器及解剖结构的空间重建

将影像学图像导入计算机，在计算机上定出坐标原点及 X 轴，然后将影像学片上显示的定位金属标志点输入计算机内，至此重建完成，计算机可显示三维空间的不同平面（如 XY、YZ、XZ 平面）中放射源的位置，如使用 CT/MRI 拍摄的定位片，还需要勾画肿瘤靶区及周围危及器官的靶区。医师必须了解剂量分布与周围危及器官的关系，因为危及器官的受量也和靶区剂量一样，直接影响着治疗的成败。

4. 治疗计划的设计、优化处理及执行

放射源空间位置重建完成后，将设置好的剂量参考点 / 靶区定义及参考剂量输入计算机，然后进行计算并优化处理，原则是所形成的剂量分布不应存在肿瘤漏照、欠剂量或过量照射危及器官的情况（图 1-5-16-6）。近距离放疗的剂量计算是指在确定与靶区相配的源驻留位和参考剂量点的基础上，按所定的参考剂量计算源在各个驻留位的照射时间。

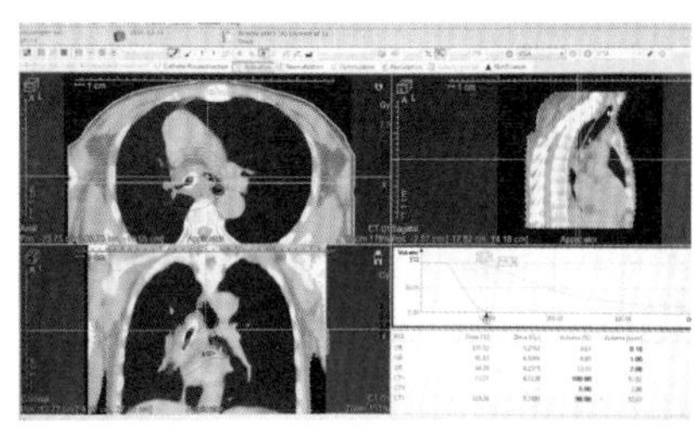

图 1-5-16-6　逆向调强形成的计划和剂量分布

优化处理是指通过人为或数学方法改进剂量分布，首先，使参考等剂量面通过预先设定的剂量参考点并使参考体积（即等剂量面）包罗整个靶区；其次，是避免在靶区出现由负驻留时间及按零值处理后形成的错落、高低不等的剂量岛，又称剂量热点；最后，要尽量减低剂量落差，即减缓剂量梯度变化幅度。

优化处理完成后，可从菜单中的剂量分布项中找出不同平面的剂量分布图，如剂量分布欠满意，可进行调整，如增减某贮留点的贮留时间或重新优化，直到满意为止。若优化结果不合理，应重新优化或更改治疗计划。治疗计划完成后，即可操作控制系统，按制订的计划进行治疗（图 1-5-16-7）。

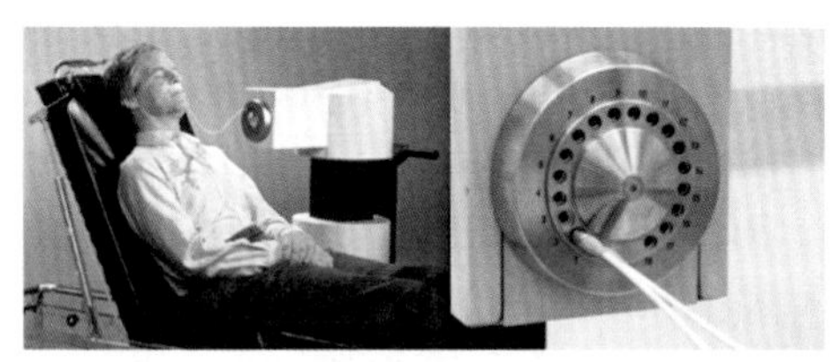

图 1-5-16-7　施源器与机器的输源通道相接完成治疗计划

六、建议麻醉方式

常规进行支气管镜检查前及进镜时的局部麻醉。

七、并发症及其预防和处理

（1）急性放射性损伤：组织水肿、支气管痉挛、咯血（图 1-5-16-8A）。气管施源器直径较细，适合治疗管径较小部位的腔内肿瘤，如施源器紧贴正常气管支气管壁而受到单次剂量较大的后装治疗，容易导致局部黏膜水肿，甚至放射性坏死，应尽量避免因选择患者不当或置管不当引起的放射反应和损伤。

（2）慢性放射性损伤：气道及周围组织挛缩（图 1-5-16-8B）、放射性肺炎。由于后装治疗有效照射范围小，放射性肺炎的发生率很低。

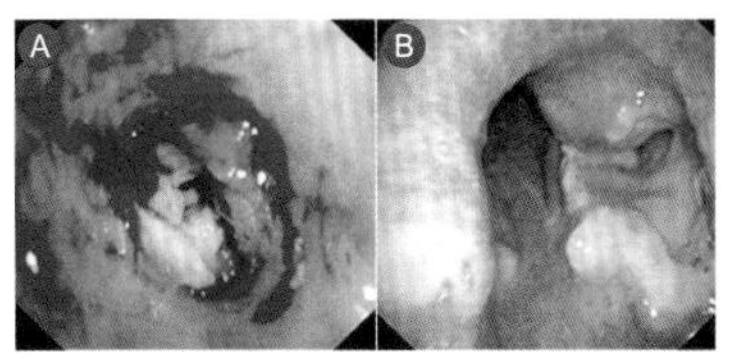

图 1-5-16-8　支气管黏膜出血、管壁挛缩

（3）内镜下置管后装治疗需要承担操作引起的出血、穿孔、气胸、感染、剧烈的刺激性咳嗽等风险，在有经验的医师操作时，发生率很低。

（4）严重者或诱发致命性咯血。发生严重咯血的高危因素：①高剂量的 EBRT，再加上局部后装治疗容易导致局部血管坏死，发生大出血；②后装治疗分割次数太多，单次剂量和总剂量过高；③肿瘤的位置在左肺上叶，左肺上叶靠近主动脉，且大血管比较集中，肿瘤侵犯大血管，如果给予单次剂量较大的后装治疗，导致肿瘤退缩过快，受侵犯的大血管壁来不及修复，容易造成血管破裂大出血；④支气管受照范围太长。

（徐晓婷）

第 17 节　气管镜下药物注射

一、原理

局部药物注射，是指将药物直接注射到局部病变部位，由于病变的局部药物浓度较高，可以起到较快的治疗效果的一种治疗方法。可以适于良恶性病变的治疗。局部给药的方式分为血管介入性给药、体腔内给药和组织间给药。组织间给药又分为经皮穿刺给药和经内镜给药。经支气管镜药物注射就是组织间给药的一种。

徐红等做了不同给药途径和剂型在食管癌患者体内分布的比较研究，电子胃镜下局部注射药物治疗食管癌，检测局部注射水剂药物、活性炭吸附药物及静脉给药三种不同给药方式在肿物处及静脉血中药物浓度变化，结果显示：①局部注射药物组的肿物处药物浓度明显高于静脉组，两者之间有显著性差异，而注射活性炭吸附药物的浓度也明显高于水溶液组，并且随时间延长这种差异更加显著。②静脉给药组外周血的药物浓度最高，给药后下降速度最快，活性炭吸附组给药后外周血中药物浓度最低，而且下降较为平缓。这说明，局部注射在肿物处的药物浓度明显高于静脉组，局部药物浓度下降亦较缓慢，药物作用持续时间较长，可以提高疗效。

经支气管镜局部药物注射，根据治疗目的不同可分为以下几种：①间质化疗：适于恶性肿瘤及呈恶性生长方式生长的良性肿瘤；②间质抗炎：适于良性气道狭窄；③间质抗感染：适于结核、病毒、真菌感染等；④良性气道瘘的封堵：硬化剂局部注射等。

二、设备及器械

1. 注射针的选择

支气管镜下常用的药物注射针主要为：一次性内镜下液体输送喷洒管、CN 注射针，工作长度为 120 cm、130 cm，鞘管的直径在 1.8 mm、2.3 mm、2.4 mm，针的直径为 0.5 mm、1.0 mm，针的长度为 4 mm、6 mm。

2. 药物选择

良性气道病变常选用的药物：①激素：曲安奈德 40 mg、甲强龙 40 mg、地塞米松 5 ～ 10 mg 等，主要用于良性气道狭窄。②硬化剂：聚桂醇 50 ～ 100 mg，主要用于气道瘘治疗。③抗结核药物：异烟肼 1 ～ 2 mg，主要用于结核性气道狭窄。④抗真菌药物：两性霉素 B 5 ～ 10 mg，主要用于曲霉球或真菌性空洞。⑤抗病毒药物：昔多福韦 375 mg/5 mL，主要用于乳头状瘤等病毒感染。⑥化疗药物：顺铂、洛铂、丝裂霉素、紫杉醇等，呈恶性生长方式生长的良性肿瘤。

恶性病变气道病变常用的药物：①化疗药物：顺铂 10 ～ 20 mg、洛铂 10 ～ 20 mg、丝裂霉素 1 ～ 2 mg、吉西他滨 1 g 等。②血管内皮抑制剂：恩度 15 ～ 30 mg。

以上药物的用法：根据病变范围大小，将药物配制成 1 ～ 2 mL 液体，部分液体制剂药物（如恩度）可以原液形式进行注射；每周 1 次，注射 4 ～ 6 次，定期随访，病变稳定后，复查气管镜不超过 3 个月。对于恶性气道病变如果出现复发，可以再重复药物注射。

三、适应证

（1）按气道病变性质的分类：无论是良性或是恶性、原发或是继发均适合局部药物注射。良性病变包括创伤性、化学性、感染后气道狭窄及一些良性肿瘤，如乳头状瘤、血管球瘤、多形性腺瘤、涎腺瘤、毛细血管瘤等，虽然是良性肿瘤，但是以恶性肿瘤方式生长。气道的恶性疾病，包括了低度恶性肿瘤和高度恶性肿瘤。低度恶性肿瘤包括了腺样囊性癌、黏液表皮样癌、类癌等。高度恶性肿瘤包括肺腺癌、鳞癌、大细胞癌、小细胞癌、腺鳞癌及一些少见肿瘤等。

（2）按气道病变部位：包括中央气道和叶段支气管开口，只要在视野范围内，支气管镜能够到达的部位均可做局部药物注射。

（3）按气道病变类型分：管内型、管壁型、混合型和管外型均可做药物注射。管内型、管壁型、混合型病变，由于气管镜下可以观察到，操作起来比较容易，对于管外型的病变，如管腔外的肿瘤和转移性淋巴结，一般在超声内镜引导下进行药物注射治疗。

四、禁忌证

（1）病变部位的气管或支气管结构破坏、软骨环暴露，或病变导致周围组织结构不清时，不再做局部药物注射。

（2）气管—食管肿瘤贯通性浸润时，不建议再做局部药物注射。

（3）近血管旁肿瘤，如果肿瘤对气管 / 支气管造成透壁样浸润，不建议再做局部药物注射。

（4）气道严重感染时，不建议再做局部药物注射。因为如果出现药液外溢，会加重气道感染，可等感染控制后再做局部药物注射。

（5）血小板减低及出血倾向者慎用。

（6）严重凝血功能障碍者禁用。

五、操作流程及注意事项

1. 术前准备

同常规支气管镜检查，支气管镜检查后定位病变所在区域及拟治疗区域，观察病变处及其周围血管情况，评估风险。助手需检查注射针，于体外推出注射针并锁定、退回，完成整个注射过程，确定注射针无损坏。将注射针尾部连接装有药物的注射器，向注射针内推送药液，直至药液自针尖处流出1滴，使得注射针内充满药液。

2. 操作步骤及技巧

（1）行常规气管镜检查，观察病变情况，确定靶区。

（2）操作者将注射针沿气管镜活检孔道送入至镜下可见注射针鞘管约5 mm（图1-5-17-1）。

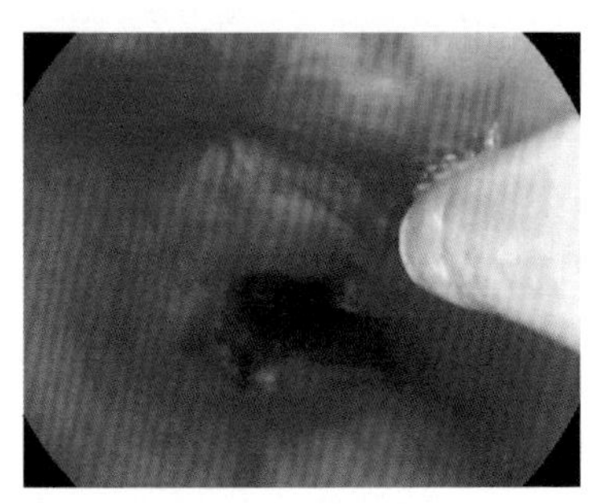

图1-5-17-1 出针前注射针针鞘伸出气管镜先端约5 mm

（3）将气管镜先端接近靶区，操作者持镜手释放气管镜方向调节器，使镜身处于伸直状态。

（4）助手推送针芯，使注射针头出鞘。

（5）操作者调整气管镜先端方向，使注射针针头紧贴靶点，如针头伸出过长可适当后撤注射针至镜下可见针头（图1-5-17-2），采用推送法或突刺法将注射针刺入病灶。

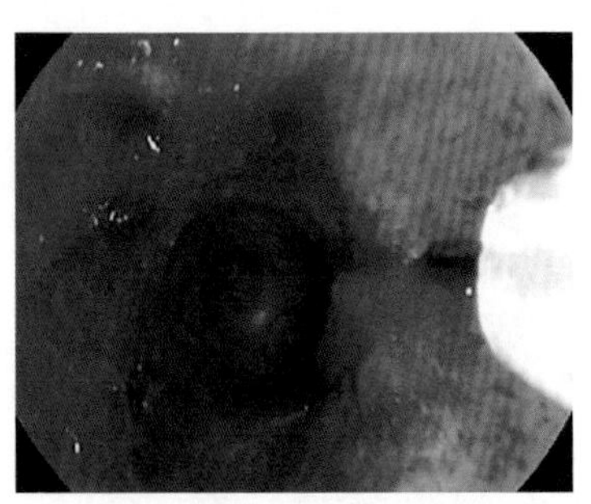

图1-5-17-2 出针后可适当后撤注射针，使穿刺过程更加顺利

（6）助手推送与注射针相连的注射器，将药液注于黏膜下，每次注射 0.2 ～ 0.5 mL。

（7）注药完毕后，助手回撤针芯，操作者同时向后撤注射针及气管镜。

（8）重复上述（2）～（7）步骤对其他靶点进行局部注射。

（9）注射完毕后观察穿刺点出血情况，必要时给予止血治疗。

3. 注意事项

（1）为防止穿刺针自鞘管侧方刺处损伤气管镜，需注意：术前助手需将穿刺针推出确定针头无测弯；术中操作者在嘱助手出针时应确保镜身处于伸直状态，且鞘管需伸出气管镜先端约 5 mm；助手在出针过程中如感较大阻力，不得强行出针，需确认上述环节已关注，必要时退出注射针，体外检查穿刺针有无损坏。

（2）为确保治疗效果，需注意：注射针位于黏膜下时注射药物阻力较大，如助手推送注射器时无阻力则需及时停止，镜下观察有无药液外漏。成功的经支气管镜黏膜下药物注射，气管镜下可见到随着药液进入，局部黏膜隆起、苍白。另外，黏膜下药物注射范围一般要大于肉眼可见病变范围约 5 mm。

（3）对小于 3 mm 的良性气道瘘患者注射硬化剂时，需注意：将硬化剂均匀、多点注射于瘘口周围 3 mm 范围的支气管黏膜下，注射时一定要可见局部黏膜隆起、苍白方视为有效注射。

（4）对良性病变质地较韧，每针注射量可控制在 0.2 ～ 0.3 mL，对恶性病变质地疏松，注射针可刺入相对较深些，每针注射量可增至 0.5 mL。

（5）如靶区范围较大，注射顺序为：先远后近，即由远及近注射，目的是防止注射点渗血后影响视野，延长操作时间。

4. 术后处理

药物注射后局部黏膜会有少量出血，如果少量渗血，可给予冰盐水局部冲洗，一般情况下出血均可止。如较多出血可氩气刀、激光等止血治疗。药物注射后一定会有少量药液、血液流入支气管内，术后需及时清理支气管腔内液体及分泌物等。由于黏膜下注射药物量少，药物相关不良反应发生率较低，术后密切观察即可。

六、麻醉方式

由于经支气管镜局部药物注射对黏膜刺激较小，可局麻下进行，药物注射前，可在靶区局部喷洒利多卡因加强麻醉，以减少患者咳嗽等反应，亦有助于操作者定位及操作顺利进行。

七、并发症及其预防和处理

经支气管镜局部药物注射方法简便、安全，并发症发生率较低。

1. 局部出血

临床表现：血痰或咯血。李时悦等报道血痰发生率为 16.9%（n=15），注射部位出血率为 10.1%（n=9）。

预防及治疗：镜下注射出现出血，立即给药冰盐水或肾上腺素局部喷洒。也可用电凝、APC 电灼止血。镜下药物注射极少引起大出血。术后咯血可予云南白药，也可静脉使用止血药物止血。

2. 局部黏膜糜烂、溃疡

临床表现：注射针上所输注的药物在治疗过程中溢出，对周围正常黏膜、肺组织损伤。经常出现剧烈咳嗽，对注射后出现持续的咯血、突发的饮食水呛咳，要警惕黏膜溃疡或气管食管瘘。

预防及治疗：对于丝裂霉素，5-FU 等局部刺激较强的药物，注射一定小心，避免遗漏。如出现遗漏，定期复查气管镜，了解黏膜受损情况。可口服吉诺通等帮助气管黏膜上皮纤毛修复。术前严格评估，如支气管黏膜已出现溃烂，禁止注射化疗药物，防止气管食管瘘。

3. 肺部感染

临床表现：咳嗽、咳痰，发热。血常规提示白细胞及中性粒细胞升高。胸片或胸部 CT 提示肺部感染征象。

预防治疗：患者严重感染时，慎用镜下注射化疗药物。可能引起感染加重。出现新的肺部感染，根据药敏实验选用敏感抗生素抗感染治疗。

4. 一过性咳嗽或发热

临床表现：药物注射后可以出现一过性体温升高，一般不会超过 24 h。也可出现一过性咳嗽加重。

预防及治疗：药物注射尽量避免药物渗漏。咳嗽及发热均可对症治疗。

5. 气管及支气管狭窄

临床表现：治疗后出现呼吸困难且进行性加重。

预防及治疗：术前严格评估，对气管及隆嵴部位肿瘤，若肿瘤阻塞管腔超过 3/4 则列为治疗禁忌。此类患者可先行镜下削瘤，肿瘤阻塞管腔在 50% 以下，方可行肿瘤药物注射。如瘤内注射后，肿瘤组织大块肿胀坏死堵塞气道，则可继发肺不张或肺部感染，严重时出现肺脓肿。此时需尽快经气管镜清除坏死组织，并局部灌洗结合抗感染治疗，可很快好转。

6. 气胸

临床表现：治疗后出现气短、呼吸困难。

预防及治疗：极其罕见，可发生于肺叶切除后残端复发患者。胸片可确诊，少量气胸可自行吸收，一般不需要床旁引流。

7. 近年有报道对复发性肺癌气管镜下瘤内注射基因药物后出现心包填塞、金黄色葡萄球菌感染的化脓性心包炎的并发症，此种并发症虽然很少见，需要我们警惕，考虑可能是注射针穿透管壁，将气管内分泌物携带入心包内所致。

8. 内镜损伤

主要操作者不熟练，在活检孔道内将注射针自鞘管推出，或未将注射针退回鞘管内就从活检孔道退出，造成活检孔道损伤。操作者需熟练掌握内镜技术，避免支气管镜损伤。

9. 药物相关不良反应

主要与注射药物种类有关，如注射化疗药物出现恶心、乏力、食欲减退等症状。由于注射药物相对全身给药剂量很小，相关不良反应较轻。

（周云芝　高鸿）

第 18 节　支气管热成形术

一、原理

支气管哮喘（以下简称哮喘）是一种由多种细胞及细胞组分参与气道慢性炎症性疾病，这种慢性炎症导致气道高反应性，通常表现为可逆的气流受限，并引起反复发作性喘息、气急、胸闷或咳嗽等症状。经过规范化治疗，大部分患者的症状可以得到良好的控制，但仍有 5% ～ 10% 的患者控制不佳。这些重症哮喘患者的气道平滑肌束增多、增粗，既可以浸润至较大的气道，又可以累及到呼吸性细支气管和肺泡管，使气道对刺激的反应性和收缩力更强，气道痉挛和气流受限更严重（图 1-5-18-1）。从理论上讲，减少气道平滑肌可以减少气道痉挛和气流阻力。目前临床上常用的治疗哮喘的药物有糖皮质激素、长效和短效 β 2受体激动剂、茶碱类药物及白三烯拮抗剂等，不能阻止哮喘继发的气道平滑肌慢性结构改变，即气道重塑，因而不能从根本上阻止患者病情迁延恶化。

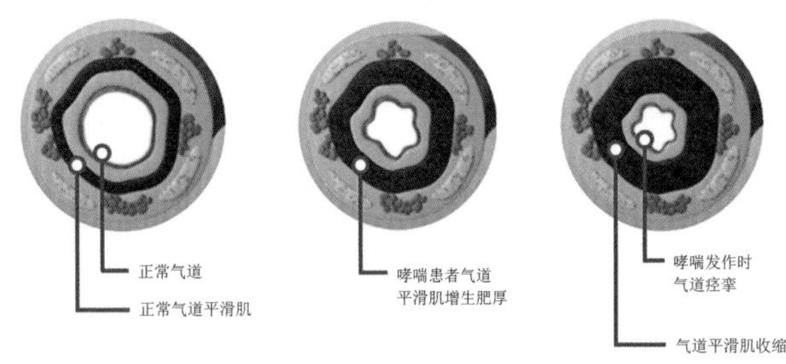

图 1-5-18-1　支气管哮喘患者的平滑肌变化

支气管热成形术（bronchial thermoplasty，BT）是近年来出现的一项用于治疗重症哮喘的介入肺脏病学新技术，它利用射频控制器在气道指定的部位（作用部位可包括绝大多数内径≥ 3 mm 的气道）精确地控制射频能量释放。研究显示 BT 可有效消融哮喘患者增生的气道平滑肌，减少急性加重发生率和急诊就诊率，改善患者生活质量。

二、设备及器械

（1）支气管镜：工作孔道内径≥ 2.0 mm 的支气管镜。

（2）支气管热成形治疗系统：目前可获得的商用支气管热成形治疗系统（Alair®）由美国波士顿科学公司生产，该系统包括射频控制器、射频消融导管、脚踏开关、回流电极（图 1-5-18-2）。

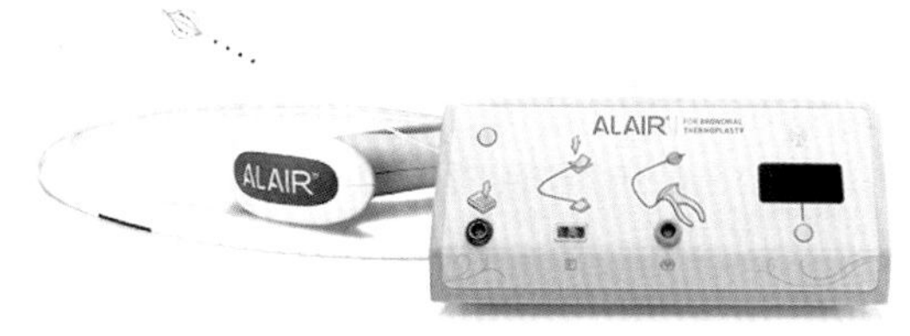

图 1-5-18-2 支气管热成形治疗设备

三、适应证

主要的适应证为年龄≥ 18 岁、吸入糖皮质激素 / 长效 β2 受体激动剂后控制不佳（排除用药依从性不佳、吸入方法不当等情况，规范治疗时间≥ 3 个月）的重度持续性哮喘患者。其他要求包括吸入支气管扩张剂前 FEV_1 ≥ 60%（预计值）或吸入支气管扩张剂后 FEV_1 ≥ 65%（预计值）。此外有吸烟史的患者须戒烟时间＞ 1 年且吸烟指数＜ 10 包年。哮喘防治创议（global initiative for asthma，GINA）推荐 BT 可作为成人哮喘第 5 级治疗的选择。

四、禁忌证

1. 绝对禁忌证

（1）装有心脏起搏器或有其他电子植入装置。

（2）已完成 BT 治疗的患者。

（3）其他同普通支气管镜的绝对禁忌，包括严重基础疾病无法进行支气管镜操作、无法纠正的出凝血功能障碍、对操作过程中所用药物过敏等。

2. 相对禁忌证

（1）因其他疾病未能停用抗凝或抗血小板药物。

（2）活动期的呼吸道感染。

（3）入组前14天内出现过哮喘发作或调整了口服糖皮质激素用量。

（4）过去48 h内应用速效支气管扩张剂超过12喷。

（5）哮喘治疗用口服糖皮质激素剂量超过10 mg/d。

（6）过去12个月内发生过以下任何一种情况：下呼吸道感染≥3次，因呼吸道症状住院≥3次，需要口服糖皮质治疗的哮喘急性加重事件≥4次。

（7）过去2年内因哮喘而接受气管插管或入ICU治疗。

（8）其他呼吸系统疾病，包括肺气肿、声门异常、上气道机械性阻塞、囊性纤维化、支气管扩张、未控制的阻塞性睡眠呼吸暂停等。

（9）未控制的其他合并症：如主动脉瘤、心脑血管疾病、肿瘤、肾功能不全、肝脏疾病等。

（10）妊娠或哺乳期妇女。

五、操作流程及注意事项

（一）术前准备

1. 制订治疗计划

整个治疗分三个阶段完成（图1-5-18-3）：第一阶段治疗右肺下叶，第二阶段治疗左肺下叶，第三阶段治疗双肺上叶。每个阶段治疗间隔3周。为避免形成中叶综合征，右肺中叶支气管不予治疗。

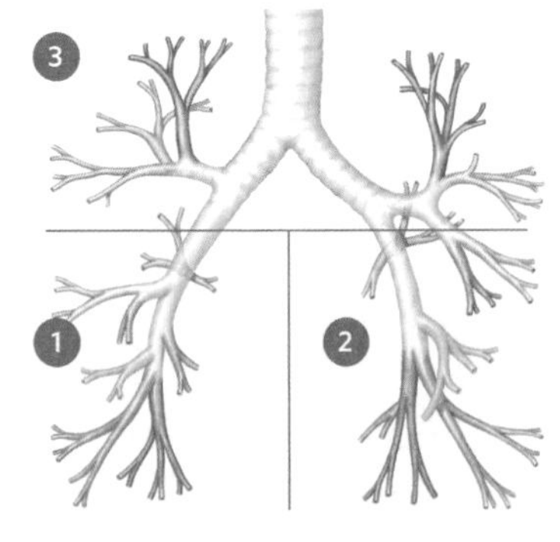

图1-5-18-3　支气管热成形治疗阶段及区域示意

因支气管分支较多且存在支气管开口和分支的变异，为避免治疗遗漏和重复治疗，每阶段治疗前应仔细阅片并制订详细治疗计划。术中根据治疗计划，并结合镜下观察结果，按一个较固定的顺序分别对各支气管进行治疗。如右下叶，镜下可按顺时针方向，即内基底段→前基底段→外基底段→后基底段→背段的顺序依次给予治疗。

2. 患者准备

向患者介绍 BT 的目的、意义、获益及风险，以及操作过程中的情况，减少患者的焦虑紧张情绪。术前常规禁食 6 h，全麻需 8h 或以上。除与常规支气管镜检查术前患者准备相同部分外，还需要做以下准备。

（1）初次 BT 治疗前对患者身体状况进行全面而详细的评估，包括症状、查体、心电图、肺功能、肺 CT、血气分析等。

（2）每阶段治疗前 3 天和治疗前 1 天须重复评估患者全身情况，确保患者能安全度过手术。

（3）每阶段治疗当日还要再次评估患者病情是否稳定，并行肺功能检查，确保 FEV_1 达到基线水平的 85% 以上，同时也利于与治疗后进行比较。

3. 预防性药物

（1）一般每阶段治疗术前第 3 天至术后第 1 天给予口服泼尼松 50 mg/d（共 5 天），也可在术前 2 天、手术当天、手术后 2 天给药。

（2）每阶段治疗前 30 分钟可给予吸入速效的支气管扩张剂。

（3）每阶段治疗前 30 分钟可给予阿托品、东莨菪碱等药物抑制气道产生过多的分泌物。

（4）对于焦虑状态较明显的患者可在治疗前数日开始给予抗焦虑的药物。

（二）操作步骤与技巧

1. 操作步骤

（1）每阶段治疗开始前，需常规行支气管镜检查，若发现明确感染迹象须终止手术。

（2）患者腿部贴电极片，调试 BT 相关设备。

（3）根据治疗计划，并结合镜下观察结果，制订段支气管治疗的顺序，避免同一区域重复治疗或遗漏治疗区域。建议顺序为从远端气道到近端气道、按一定规律从一处气道到相邻气道有顺序地进行（图 1-5-18-4）。以右肺下叶为例：可按前基底段→外基底段→后基底段→内基底段顺序治疗；然后是右肺下叶基底干至背段开口水平；最后治疗背段支气管。操作者可按自己的习惯制订顺序，但要有一定规律，并在治疗过程中及时记录。

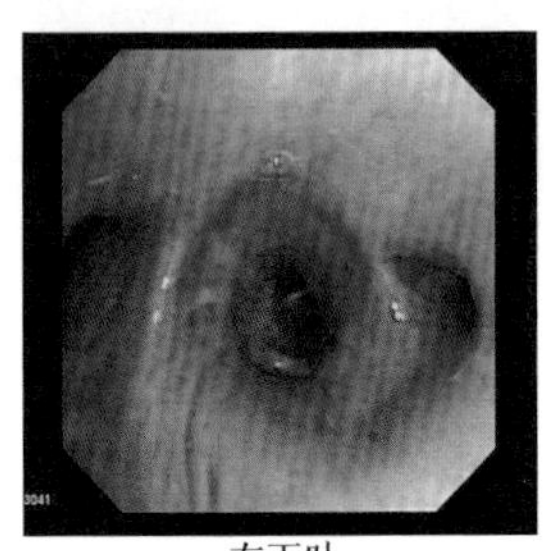

右下叶
前→外→后→内→背

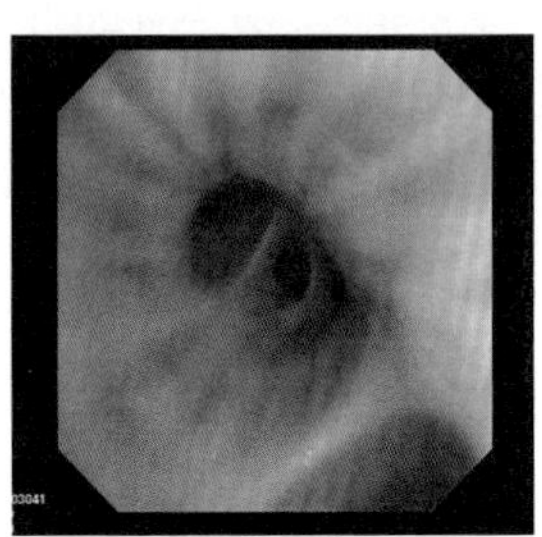

左下叶
前→外→后→背

图 1-5-18-4　段支气管治疗顺序示意

（4）气管镜送至计划治疗的第一支段支气管的远端（多为段或亚段水平），射频消融导管经支气管镜操作孔道送入至支气管远端治疗区域，助手轻握导管手柄使末端金属丝电极扩张形成“篮状”并接触气道壁，踩下激活踏板，释放射频能量（温度 65 ℃，作用 10 s，射频控制器将发出同步的提示音），能量释放完毕后记录治疗部位和激活次数，将金属丝电极收起并将导管由支气管远端向近端移动 5 mm，再次扩张金属丝电极并释放射频能量（图 1-5-18-5，视频 1-5-18-1）。治疗完一支支气管后，将射频导管送入另一支支气管治疗。

视频 1-5-18-1
支气管热成形治疗操作过程

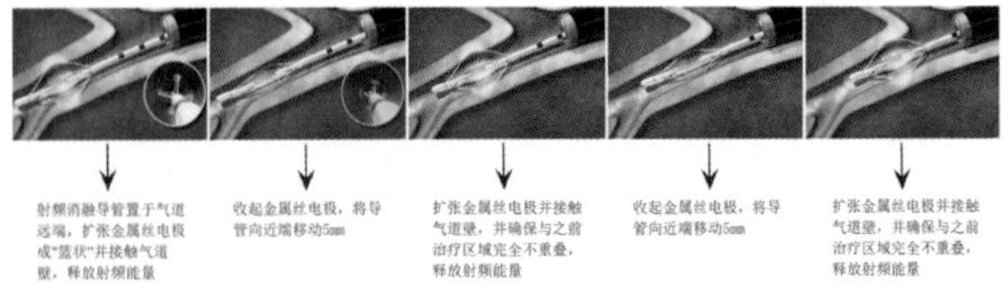

图 1-5-18-5　支气管热成形治疗操作示意

2. 操作技巧

（1）送入射频消融导管前，尽量将治疗区域支气管内分泌物清除干净，以免影响操作视野，并避免在释放能量时出现“短路”的情况。

（2）射频消融导管送入治疗区域支气管时，消融导管送入的深度可通过导管前行阻力反馈评估：导管缓慢送入过程中阻力增大无法继续深入时即可。也可在术前顺亚段分支方向，粗测亚段开口至胸膜下 2 cm 的距离，作为导管深入的限值，结合导管刻度控制导管送入的深度。

（3）导管送入过程中应注意避免使导管扭结，导致无法顺利扩张金属丝电极。

（4）扩张金属丝电极时，避免扩张过度导致金属丝电极反向扭曲。助手在术前设备调试时可预扩张导管电极，观察手柄下压程度与电极网篮扩张程度的关系，有助于提高术中电极网篮适度扩张并释放能量的准确性。

（5）治疗过程中注意控制导管位置，使其在激活时尽量保持与支气管位置一致。

（6）治疗过程中金属丝导管末端可能会附着黏液栓或坏死黏膜，不必在每次激活后均进行清理（一般不影响治疗），可在一支支气管治疗结束后再清理。若每次均退出导管进行清理会导致治疗时间延长。清理时可用生理盐水浸泡或生理盐水纱布轻轻擦拭（不能用酒精或冰盐水进行清洗），避免损伤导管头端的温度感应器。

3. 注意事项

（1）开始治疗前，给氧浓度应＜ 40%，以避免气道内着火。

（2）局麻下操作时，为控制咳嗽可在术中补充给予利多卡因，须注意避免药物过量。

（3）尽量按制订的段支气管治疗顺序进行治疗，并及时记录治疗部位和激活次数，避免重复治疗或遗漏。

（4）避免暴力操作，既可避免患者咳嗽，导致治疗时间延长，也可降低治疗期并发症发生率。

4. 术后处理

（1）治疗结束后监测生命体征和观察临床症状，及时发现异常状况并给予相应处理。

（2）患者离院前必须进行生命体征、肺部体格检查及肺功能检查，患者只有在治疗后 FEV_1 达到或超过治疗前 FEV_1 的 80%，且无哮喘症状方可离院。

（3）出院患者仍应建立密切随访，并根据患者状况安排下一阶段治疗的术前评估。

（4）第三阶段治疗结束出院的患者，应定期对患者进行随访（术后半年、1 年，此后每年均进行随访），评估长期疗效和安全性。

六、建议麻醉方式

在 BT 随机对照临床试验中，麻醉方式主要是全麻、中度或深度镇静，常用的药物有丙泊酚、咪达唑仑、芬太尼（国外推荐用芬太尼，但应注意国内药典不推荐该药用于支气管哮喘患者）、瑞芬太尼、舒芬太尼。目前还没有关于两种麻醉方式在 BT 中应用的比较研究，临床上更多取决于麻醉师的经验。全麻的优势在于气道管理的方便，持续气道正压和肌松药物的应用，可更好的打开气道，支气管镜下的视野更清晰，导管位置的掌控更准确和方便。但是全麻下血流动力学问题更明显，需要更多的麻醉和监护装置，费用更高。镇静常联合镇痛和局麻，此方法相对简单，费用低，安全性高，但少部分患者可能在操作过程中出现咳嗽、躁动等反应而影响操作。

七、并发症及其预防和处理

除了支气管镜操作和麻醉相关的常见并发症外，BT 相关的常见并发症如下。

1. 治疗期并发症

治疗期指初次治疗至最后一次治疗后 6 周。在 BT 相关临床研究中观察到，治疗期治疗组较对照组发生率升高的并发症包括呼吸困难、喘息、咳嗽、咳痰、胸部不适、夜间觉醒。其他较常见的并发症有呼吸道感染、咯血、发热、头痛、焦虑、鼻黏膜充血、急性鼻窦炎、咽痛等。这些并发症多较轻微，经标准治疗后多可在 1 周内缓解。在样本量最大的随机对照研究 AIR2 中，因治疗期并发症而需要住院的情况报道如下：10 例患者因哮喘加重住院 12 次，2 例患者因肺段不张住院 3 次，1 例患者因下呼吸道感染住院 1 次，1 例患者因 FEV_1 降低住院 1 次，1 例患者因咯血住院 1 次，1 例患者因误吸假牙住院 1 次。这些需要住院处理的患者最后均好转出院，无死亡病例。

支气管镜操作和 BT 治疗本身可能会诱发哮喘急性加重，因此术前给予预防性药物、术中避免暴力操作有助于降低并发症发生率。

2. 治疗期后并发症

治疗期后指最后一次治疗后 6 周之后。在 BT 相关临床研究中观察到，治疗期后治疗组并发症发生率与对照组相比无显著差异。治疗期后较常见的并发症包括呼吸困难、喘息、咳嗽、咳痰、胸部不适、胸痛、下呼吸道感染、头痛等，经标准内科治疗均可缓解。BT 主要临床研究的后续长期随访（5 年）结果表明安全性良好。近期有报道 BT 术后出现支气管扩张的病例，具体形成机制尚不明确，这提示我们仍需持续关注 BT 术后远期安全性问题。

（杨震　陈良安）

第 19 节　内科肺减容阀

一、原理

内科肺减容阀，又称为活瓣肺减容术（endobronchial valves，EBV），是在支气管镜的引导下将单向活瓣支架置入严重靶肺区支气管内，减少吸气相靶肺区气体的进入，同时又不影响呼气相气体及分泌物的排出，阻止气体进入靶肺而导致肺不张，达到肺减容的效果，从而纠正由肺过度膨胀而造成的一些病理生理改变，改善呼吸功能。

二、设备及器械

目前应用最广的支气管内活瓣是由 Emphasys 公司生产的，其第一代为 Emphasys EBV（图 1-5-19-1），是硅酮镍钛合金的圆柱形结构，内有一硅酮鸭嘴样单向活瓣。后 Emphasys EBV 外形改为近端大，远端小的多边形柱状结构，中心为鸭嘴样单向活瓣，称为 Zephyr EBV（图 1-5-19-2）。Zephyr EBV 在欧洲已经批准临床应用于治疗严重肺气肿，我国也已于 2010 年获得批准，目前在国内多家医院应用于临床治疗。

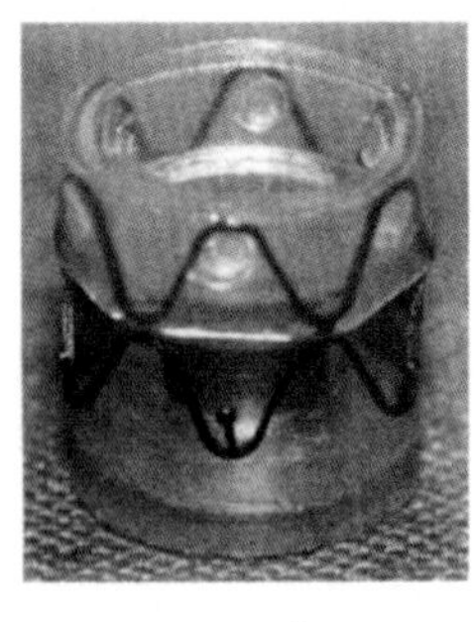

图 1-5-19-1　第一代 EBV

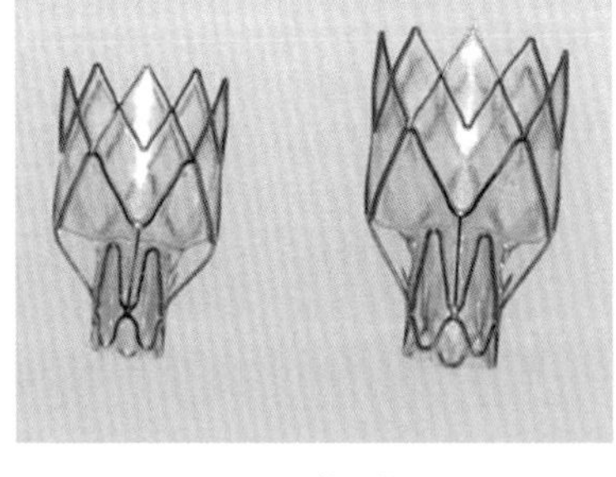

图 1-5-19-2　第二代 EBV

此外，Spiration IBV 活瓣也较为常见（图 1-5-19-3），其近端是被覆薄膜的镍钛记忆合金伞形结构，中心有金属杆便于活检钳取出，远端有 5 个带钩尖的固定锚可将活瓣固定在支气管壁上，避免活瓣移位。吸气时伞形结构撑开阻塞气流进入远端气道，呼气时气流自伞形结构与气道壁之间的缝隙排出，并可排出远端气道分泌物。

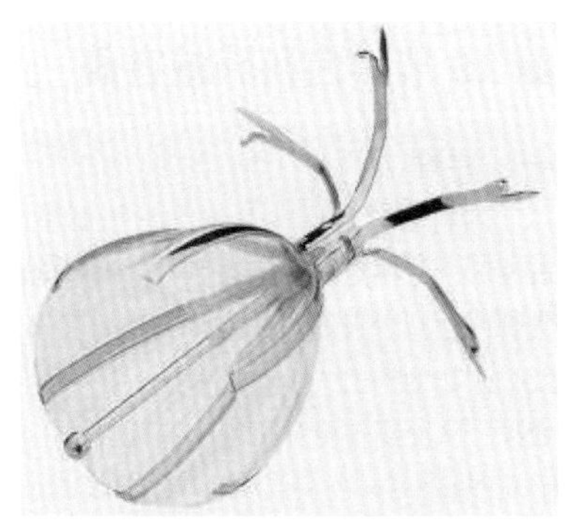

图 1-5-19-3　Spiration IBV 活瓣

新近研发的Miyazawa活瓣为硅酮单向活瓣，远端为一环形结构，利于活瓣的放置和调整位置，近端是一单向活瓣，可呼气时排出气道远端气体，活瓣侧面设计了多个小突起以利于活瓣固定在气道内，整个活瓣没有金属材料，避免了对气道的损伤。尚需要更多数据和研究评价 Miyazawa EBV 的疗效和安全性。

三、适应证

合理的患者选择往往对最终疗效起着至关重要的影响。除肺功能的要求外，大多数学者认为，不均质肺气肿及完整的叶间裂是肺减容术成败及临床疗效的关键。美国和欧洲的研究数据支持活瓣减容成功的两个共同的评价条件是：靶肺叶被 EBV 完全封闭，确保没有气体从临近部位通向终末气道；完整的叶间裂，也就是靶肺叶和相邻肺叶间没有旁路通气。高分辨 CT 能较为准确的评估叶间裂的完整性，然而若有怀疑应行 Chartis 检测进一步明确。

与传统外科减容术类似，以肺上叶病变为主的非均质性小叶中心性肺气肿患者和低运动能力的肺气肿患者能从手术中获益。但近年来的资料提示以下几点值得注意：残气量和侧支通气量是最重要的纳入标准，也有学者认为无论是均质或非均质性肺气肿患者，只要够耐受的治疗过程和任何潜在的并发症，都可考虑活瓣肺减容治疗。

根据国内外的临床病例报道和循证医学研究，支气管内单向活瓣肺减容术治疗的适应证如下。

（1）诊断为重度或极重度 COPD 的患者，经过戒烟、规范内科药物治疗 3 个月后，运动耐力仍然明显下降者。

（2）年龄＜ 80 岁。

（3）FEV_1 15% ～ 45% 预计值，TLC ＞ 100% 预计值，RV ＞ 150% 预计值。

（4）胸部 CT 为显著的非均质性肺气肿，且叶间裂完整（无旁路通气）。

（5）静息状态下呼吸室内空气时，血气分析 $PaCO_2$ ＜ 50 mmHg（1 mmHg ＝ 0.133 kPa），PaO_2 ＞ 45 mmHg。

（6）康复治疗后6分钟步行试验（6 minutes walktest，6 MWT）≥ 140 m。

（7）戒烟4个月以上。

另外结合我们的实践经验，以下几点需引起大家的重视。

（1）患者的叶间裂需完整。

（2）如有陈旧结核、纤维条索等，容易发生气胸。

（3）目前对部分内容仍有争议，如目前认为均质型也可获益，故已不再强调必须为非均质型。

四、禁忌证

1. 绝对禁忌证

（1）植入心脏起搏器、除颤器等其他电子设备的患者。

（2）急性心肌梗死6周以内。

（3）严重心肺疾病患者无法进行支气管镜操作患者。

（4）麻醉药物过敏，无法实施支气管镜者。

（5）无法纠正的出凝血功能障碍者。

（6）已完成BT治疗的患者。

（7）康复治疗后6 MWT ＜ 140 m。

（8）一氧化碳弥散量（DLCO）≤ 20%预计值。

（9）需呼吸机辅助呼吸，或静息状态下需持续吸氧（吸氧浓度≥ 6 L/min）以维持 SaO_2 ＞ 90%者。

（10）巨大肺大疱。

（11）α1-抗胰蛋白酶缺乏症。

（12）曾进行开胸手术者。

（13）痰多、各种感染活动期。

2. 相对禁忌证

（1）因其他疾病患者未停用抗凝药物或抗血小板药物者。

（2）哮喘未能控制导致肺功能损害严重者。

（3）既往有致死性哮喘发作者。

（4）未控制的其他合并症。

五、操作流程及注意事项

（一）术前评估

（1）症状、用药规范及依从性。

（2）呼吸困难程度、肺功能状况、BODE，6min 步行距离。肺功能是评估手术风险和安全性的重要检查。但重度降低的 FEV_1 并非绝对禁忌证。

（3）合并症及手术风险评估：合并疾病如糖尿病、冠心病等，是评估手术风险的重要因素，必要时评估心功能水平（如超声心动图检查或心肌酶、血清脑钠肽等），并应做好相应的围术期处理预案。

（4）HRCT：主要是判断肺部是否存在其他疾病和结构性异常，以及判断非均质性肺气肿的程度，叶间裂的完整性，帮助选择靶肺叶。

（5）判断非均质性肺气肿需要进行定量 CT，计算各肺叶肺气肿百分数。应选择肺气肿百分数最高，与同侧相邻肺叶肺气肿百分数差值最大的肺叶作为目标肺叶。目标肺叶与同侧相邻肺叶间的叶间裂完整性需做高分辨 CT，并从横轴面、矢状面和冠状面判断叶间裂完整性，即在至少 1 个薄层 CT 扫描轴位层面上显示 90% 以上的叶间裂,可认为叶间裂完整。如果多个肺叶符合上述严重肺气肿标准，应做肺灌注扫描，选择相对低灌注肺叶为治疗目标肺叶。目前多不推荐单独仅做右中叶肺减容，因为相对其他肺叶，右中叶容积小，即使完全阻塞气道出现肺不张，邻近肺叶复张对整体肺功能影响较小，难以显著改善患者的运动耐力和生活质量。

（6）术前对患者行充分告知和宣教，术前按常规支气管镜检查完善相关血常规、凝血、乙肝、梅毒、HIV、心电图等检查，测量生命体征，做好术前评估；术前向患者及其家属讲解 BLVR 的手术必要性和手术风险，做好心理护理，减少紧张恐惧心理；均签署经支气管镜单向活瓣肺减容术知情同意书。

（7）常规气管镜检查术前准备和术中心电生命征监测，根据情况可选用局部麻醉结合镇静和镇痛、静脉全身麻醉等方式。患者接受了纤支镜检查、靶气道直径测量,选择相应直径大小的活瓣置入。

（二）手术过程

1.Zephyr EBV 的手术过程（图 1-5-19-4，视频 1-5-19-1）

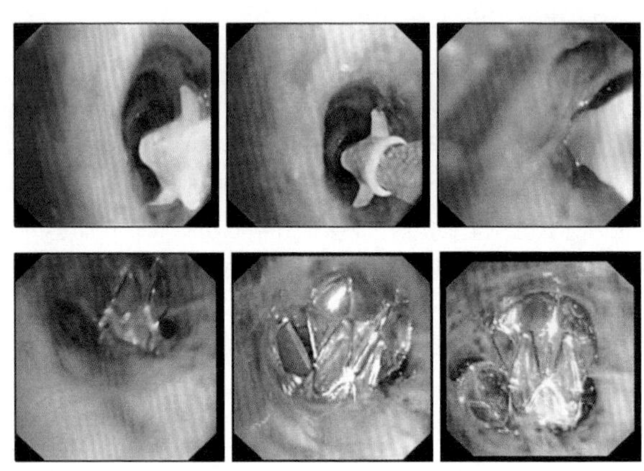

图 1-5-19-4　EBV 置入过程示意

（1）麻醉，脉氧，心电监护。

（2）EBV 有 4.0 ～ 7.0 mm 和 5.5 ～ 8.5 mm 两个规格，置入前需要先经可弯曲支气管镜工作通道中探入置入导管，利用其前端的绿色测量标识判断目标支气管口大小，决定置入活瓣的规格。

视频 1-5-19-1
EBV 置入

（3）Zephyr EBV 装入置入导管后，经支气管镜工作通道伸入到目标支气管口，在支气管镜直视下，推入导管末端的推入键把活瓣释放入支气管口，活瓣底部可直接顶在远端支气管亚段间嵴上。

（4）EBV 置入后，可见患者呼气时活瓣开放，负压吸引可从开放活瓣内吸出远端气道分泌物。手术全程时间控制在 20 min。

视频 1-5-19-2
Spiration SVS 的手术过程

2. Spiration SVS 的手术过程（视频 1-5-19-2）

麻醉，脉氧，心电监护。

IBV 活瓣根据展开直径分为 5 mm、6 mm、

7 mm 3 种规格，以适应段和亚段支气管不同大小的气道。置入前在每个计划治疗的气道位置测定气道直径，通过支气管镜工作通道插入气囊导管到支气管口，打入生理盐水膨胀水囊后测定气道的大小并记录。

根据测定的气道大小选择每个目标气道的活瓣规格。

活瓣置入导管可通过工作通道直径≥ 2.6 mm 的可弯曲支气管镜。在支气管镜直视下，将装有活瓣的置入导管经工作通道放置在目标支气管最佳位置，助手操作置入导管手柄释放活瓣，活瓣自行展开，远端的 5 个固定锚将活瓣固定于气道黏膜。

如移除 IBV 活瓣，用活检钳经支气管镜工作通道探入气道，抓牢活瓣中心的移除杆，联同支气管镜一起从患者气道内抽出。

（三）注意事项

（1）活瓣放置应该按一定顺序进行，这样先放置的活瓣就不会妨碍后续放置的活瓣。

（2）在放置活瓣前始终确保远端隆突分叉可见，以确保活瓣放置在隆突近端。

（3）如无法封闭管腔，需换更大的活瓣，或治疗更远端的肺叶。

（4）如果在活瓣治疗后 1 个月内未发生肺不张，可确诊为 CV 阴性，需在 CT 上评估活瓣的位置，并考虑更换未能正确放置的活瓣。

（5）需要熟练的支气管镜医师和团队协作来完成手术：支气管镜操作、活瓣的准备和推送器准备、麻醉科医师和手术护士等参与。

（6）根据不同的麻醉方式规范进行术后管理。

（7）双上叶尖后段、下叶背段的部分分支支气管角度较大，导管有时难以通过,可以导丝引导下置入气管镜至相应支气管分支。

（四）术后管理及出院标准

1. 术后管理

（1）生命体征监测和临床观察：有些患者可能出现胸痛；常见的术后症状有咽部不适或咽痛、咳嗽、咳痰或痰血、胸背痛或头痛等，既往有大咯血的新发病例报道。上述症状一般在 2 ～ 3 天后消失，有的患者咳嗽、咳痰会延续 1 ～ 2 周。

（2）肺功能测定。

（3）体位引流：在术后护理中，需教育患者将治疗部位抬高以体位引流，并加用祛痰药物，促进分泌物的排出，以减少下呼吸道感染。

2. 离院标准

患者一般状况良好，生命体征平稳，方可离院。

3. 适当止咳

防止剧烈咳嗽活瓣脱落咳出或移位。

六、建议麻醉方式

（1）麻醉诱导：避免应用任何可引发支气管痉挛的麻醉药和肌肉松弛剂，麻醉诱导应努力达到平稳，肌肉松弛，当通过面罩加压供氧时，避免过大的压力。采用表麻下清醒气管插管时，应注意局部麻醉喷雾时及时吸收口腔和咽喉分泌物，以避免窒息而诱发支气管痉挛。可以协助少量的镇静药如丙泊酚（异丙酚）或咪达唑仑，而不是在抑制呼吸的基础上，患者在一定程度的镇静状态对插管成功十分有利。

（2）麻醉维持：应选用时效较短的药物，保证术后快速清醒。异氟醚和七氟醚维持麻醉，麻醉加深快，恢复意识迅速，具有心肺影响小的优势。

（3）为便于手术操作，麻醉期间需行机械通气。为了避免过度充盈和肺气压伤，应该是较小的潮气量，延长呼气时间的方式进行通气，理想的机械通气模式应是既能提供充分的动脉氧合，同时又能确切地避免空气在肺泡内潴留，后者是产生气胸的潜在危险。使用适度的潮气量（双肺通气期间≤ 9 mL/kg，单肺通气期间≤ 5 mL/kg），低呼吸频率（双肺通气时≤ 12 次 / 分，单肺通气时≤ 16 次 / 分）和延长呼气时相（I ∶ E=1 ∶ 3）可以最大程度避免空气在肺泡的潴留。非常重要的一点是，一般应将机械通气时的气道压维持在≤ 2.45 kPa（25 cmH_2O）。气道峰压力和阻力的监测具有特殊的意义，如突然增加，这表明支气管痉挛可能发生或分泌物堵塞。同时，为了确保有足够的分钟通气，呼吸速率应增加，但这种肺泡通气换气模式被降低，因此为了防止低氧血症和二氧化碳的积累，关键监测 SpO_2 和 $PETCO_2$，吸呼比 1∶2.5 为宜。随手术进展，连续地对人工或机械呼吸参数（最佳潮气量和频率）进行调整，以避免过度或换气不足。在气管镜介入操作中，支气管镜会占据相当大的气管导管内径。这将显著增加气道阻力，因此需采用较高压力的呼气末正压（positive end expiratory pressure，PEEP）。

（4）麻醉期间监测心电图（electrocardiograph，ECG）、无创血压、心率、体温。

（5）术后管理：术后当患者自主呼吸潮气量满意，SpO_2 在正常范围，有吞咽反射或呼唤能睁眼即可拔管，注意防止浅麻醉下咳嗽和诱发支气管痉挛。对呼吸道分泌物多且潮气量小的危重患者，手术结束时，可留置气管导管，以便清理呼吸道及行呼吸支持治疗。为预防低氧血症术后早期可吸入高浓度氧，但随呼吸功能的改善改为低浓度（$FiO_2 < 0.4$）吸氧为宜。同时须加强咳嗽排痰，促使肺复张，改善肺功能。

七、并发症及其预防和处理

（1）短期并发症：主要包括胸痛、气促、出血、肺不张，感染，引流不畅，脱落，气胸。

（2）长期并发症：主要包括肉芽增生、瘘、气胸及纵隔气肿、死亡；在各种并发症当中气胸是常见并发症之一。气胸发生后，若患者无症状，可临床观察，暂无须进一步处理。一旦患者出现症状，应尽快胸腔闭式引流，若引流 7 天后仍有漏气，应取出 1 枚活瓣。若活瓣取出后 2 ～ 3 天气胸仍不能缓解，应取出所有活瓣；但若气胸缓解，可考虑将取出活瓣重新置入。若所有活瓣取出后 7 天气胸仍不能缓解，应联系外科给予手术治疗。

（3）麻醉并发症：局部麻醉并发症少；全身麻醉严重并发症有低氧血症与二氧化碳潴留、喉及支气管痉挛、喉水肿、呼吸抑制、反流误吸导致的吸入性肺炎、心律失常甚至休克等。加强合并症控制，术前充分禁食水，术中加强监护，避免全身麻醉药物过量（特别是对年老体弱、肺功能重度损害患者），术中、术后充分吸引分泌物等措施可减少麻醉并发症。

术后应定期随访，建议每 1 ～ 3 个月随访 1 次，进行系统评估，以了解患者病情变化；长期随访：建议手术后半年及之后每年均进行随访，以了解患者的长期病情变化，评价肺减容的远期疗效和长期安全性。主要评估内容包括主观症状，运动耐量的改善情况，圣乔治评分，胸部 X 线片或 CT，肺功能，尤其是 FEV_1 和残气量等。

（王昌惠）

第 20 节　热蒸汽肺减容技术

终末细支气管远端气道弹性减退导致肺泡腔过度胀气和肺容积增大，是肺气肿的主要病理改变。过度膨胀和充气的肺组织挤压相对正常的肺组织，导致通气血流比值失常，是肺气肿患者呼吸功能障碍的重要原因。尽管给予慢阻肺当前最好的医疗照护、肺康复和长期氧疗，亦不能明显缓解或逆转肺过度充气。来自几个国家肺气肿治疗试验（national emphysema treatment trial，NETT）确定肺减容手术（lung volume reduction surgery，LVRS）是治疗肺气肿的有效方法，且尤其以上叶为主肺气肿、运动能力低的患者 LVRS 治疗效果最好。但是由于与手术相关的较高的死亡率，外科肺减容术未广泛开展。

内镜肺减容术（endoscopichial lungvolume reductio，ELVR）是一种微创手术，已被证明可以改善重度肺气肿患者的预后。

支气管镜热蒸汽消融（bronchoscopic thermal vapor ablation，BTVA）是一种 ELVR 技术，旨在降低晚期肺气肿患者的过度充气，改善呼吸力学。到目前为止，BTVA 已经在多个单臂试验及一项多国随机对照研究中得到证实，在不用考虑侧支通气的情况下，可以改善上肺叶为主的肺气肿患者的肺功能、运动能力和生活质量。

热蒸汽肺减容术以肺段为治疗目标，可能有更广泛的临床应用价值，术后气胸发生率（2%）较活瓣植入（18%）或弹簧圈（9%）更低，有无旁路通气对疗效无明显影响，日益受到重视。

一、原理

基于人的呼吸系统是气体良好的传输系统，BTVA 在目标肺减容肺段近端经支气管内输入高温水蒸气，水蒸气经支气管传送到远端肺组织，触发气道和肺实质发生纤维化修复为特征的炎症反应（包括中性粒细胞募集和 IL-6 升高），通过此种纤维化修复牵拉及远端肺组织发生肺不张而达到肺减容的目的。这是目前唯一一种不在治疗部位留下植入物的内镜下减容技术。

BTVA 肺减容所致的炎症反应（如 C 反应蛋白、白细胞数和中性粒细胞计数等）在经历高峰期（2 ～ 4 周）后，3 个月内缓解，肺组织纤维化程度与肺不张具有明显的相关性。而且，尽管存在叶间旁路通气，BTVA 所致纤维化或肺不张极大限制了肺组织再充气而出现肺气肿。此外，BTVA 肺减容术亦可降低过度充气肺组织的顺应性而促进其弹性回缩，进而对相对正常肺组织减压，通过降低张力，改善呼吸肌肉的机械效应，提高通气量而改善肺功能，让患者从事机能活动并改善他们的生活质量。

二、设备及器械

蒸汽系统（图 1-5-20-1）由蒸汽发生器、一次性蒸汽输送导管、个体化程序系统（IP3）组成。蒸汽发生器是一种电子控制的压力容器，可以产生和输送精确数量的蒸汽（由无菌水产生），其流量和压力设置决定了蒸汽的剂量。蒸汽输送导管用于将加热的水蒸气从发生器输送到目标肺段。在导管的远端，放置一个充气硅胶球囊，用于在治疗过程中阻塞目标气道防止蒸汽外漏，而导管的近端连接到蒸汽发生器。个体化程序系统 IP3 用于肺气肿的量化分析及治疗方案的制订（包括根据治疗部位计算治疗热量、治疗时间）。

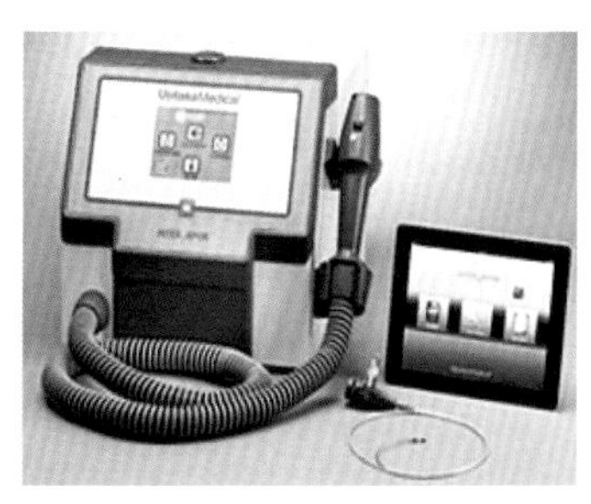

图 1-5-20-1　蒸汽系统

三、适应证

纳入标准如下。

（1）考虑做 BTVA 的患者应该是在正规的内科药物治疗和完成肺康复的基础上，维持正常的生活时仍然存在持续性呼吸困难症状的重度异质性（双上肺为主）肺气肿的患者根据 GOLD 指南评定位为Ⅲ或Ⅳ期，改良英国医学研究理事会呼吸困难指数评分(modified british medical research council，mMRC）≥ 2 分。

（2）年龄≥ 40 且≤ 75 岁，性别不限男女。

（3）戒烟大于 2 个月。

（4）接种了流感疫苗。

（5）BMI 指数要在位于 18 ～ 35 kg/m^2。

（6）FEV_1 在 20% ～ 45% 预计值，TLC ＞ 100% 预计值，且 RV ＞ 150% 预计值。

（7）血气分析 $PaCO_2$ ≤ 50 mmHg，且 PaO_2 ＞ 50 mmHg。

（8）完成肺康复治疗后术前 6MWT ＞ 140 m。

四、禁忌证

（1）对于 COPD 不稳定的患者（包括 12 个月内急性加重次数大于 3 次，或者 3 个月内有急性加重住院治疗），暂时不考虑 BTVA。

（2）痰多、明显的支气管扩张、巨大肺大疱或者有已知的微生物感染或定植（如曲霉菌、结核、铜绿等）的患者不考虑治疗。

（3）日常接受全身性类固醇药物治疗、存在免疫功能紊乱、使用免疫抑制剂的患者也不考虑治疗，原因在于 BTVA 这种治疗方法本身会触发气道和肺实质发生纤维化修复为特征的炎症反应（包括中性粒细胞募集和 IL-6 升高）。

（4）有严重心血管疾病（严重的心脏病或心功能不全，肺动脉高压，近 1 年发生过心梗或急性冠脉综合征，近 3 年内因心衰住过院，发生过中风，凝血功能障碍或使用抗凝血剂）的患者。

（5）对于既往有支气管镜下肺减容 [支气管内活瓣、支架、线圈和（或）生物胶] 治疗史者暂不考虑 BTVA，或既往接受过支气管内活瓣治疗的患者，活瓣移除后如果满足以下条件：在接受热蒸汽治疗前已经移除所有活瓣至少 6 个月，并且基线的支气管镜检查证明没有气道阻塞或明显的肉芽增生，可考虑行 BTVA。

（6）α1- 抗胰蛋白酶缺乏的患者。

（7）既往有心脏或肺移植，外科肺减容，肺大疱切除或胸外科肺组织切除手术史的患者不考虑 BTVA。

五、操作流程及注意事项

1. 患者的筛选

根据纳入及排除标准，并结合热蒸汽肺减容术的要求，在筛选患者时,除对病史进行详细了解评估外,必需临床检查包括肺功能(体积描记法），一氧化碳弥散功能（DLCO），血气分析，高分辨率薄层 CT（HRCT），6 分钟步行距离（6MWT），心脏彩超，血常规。另外还可以根据需要进行肺通气灌注显像、生化检查、圣乔治呼吸问卷等资料的完善，以达到更全面的评估。

HRCT 是热蒸汽肺减容术病例筛选中的重点。在热蒸汽肺减容术病例的筛选中，不再采用人工视觉评估法来做肺气肿的定性及定量分析，而是利用 CT 重建联合计算机软件处理技术对肺气肿进行精准评估。一般规定 HRCT 测得肺薄壁组织的 HU 值在 −1024 ～ −900 为肺气肿，在 −900 ～ −200 为正常组织。不过需要注意的是在用定量技术作肺气肿的检出和定量时，选择作为肺气肿增亮区的肺密度值范围可能随扫描机而异，每一种机型的肺气肿阈值是不一样的，其次与层厚及有无增强均有关系；所以在行 HRCT 检查时，一定要按照要求的参数来进行扫描。

2.HRCT 的分析及治疗计划的制订

将患者的 HRCT（要求 90 天内）输入个体化程序系统，不但可以将肺气肿量化分析，而且会给出建议的治疗方案。

通过个体化程序系统（IP3）计算每个肺段组织含量和空气含量比值（tissue to air ratio，TAR），每个肺段的非均质性指数 HI（下叶TAR / 上叶肺段 TAR）≥ 1.2，提示（上叶肺段病变程度较下叶明显）可能为目标治疗肺段。个体化程序系统还可以分析上肺每个肺段的体积及每个肺段体积占总体积的百分比，同时可以观察叶间裂的完整性等。根据研究设定，左上肺 LB1、LB2、LB3 及右上肺 RB1、RB2、RB3 是可能成为治疗的肺段，由于左上叶舌段（包括 LB4 + LB5）特殊的解剖位置，故不在可选治疗节段内。此外，研究表明，异质性越大，肺减容后疗效越好。肺叶内的节段之间的 TAR 值差异在 2% 以内，被认为是同样的病变程度。另外，下叶 TAR ＜ 11% 的患者可能不适合治疗，因为之前少量热消融提示患者下叶 TAR ＜ 11% 与下叶 TAR ≥ 11% 的患者相比，可能会降低治疗安全性。

BTVA 的目标治疗肺段为病变严重程度最高（TAR 值最小）、HI 最高、肺段容积最高的肺段。IP3 会根据 HRCT 创建一个气道 3D 重建图像的数据文件，演示解剖结构以简化手术过程。另外，IP3 会根据分析结果计算治疗肺段所需要的有效治疗热量（8.5 cal/g 肺组织）及时间（一般为 3 ～ 10 s）。

鉴于早期以单侧肺叶为治疗单位的 steam 试验分析表明，严重不良事件的发生随着治疗的肺叶体积的增加而增加，其拐点为 1700 mL 目标肺叶体积，位于此拐点以上的 SAE 率为 54%，低于此拐点处，SAE 率为 10%。所以，后续的 STEP-UP 研究调整方案为分两次、间隔 3 个月（第一次治疗后 13 周 ±7 天）治疗，每次只治疗一侧肺叶的病变最严重的肺段。这样不但增加了治疗总量，而且降低了每次治疗的风险。

目前在治疗的程序上建议如下。

（1）在第 1 次治疗中优先治疗符合节段 HI 标准的最严重病变节段。

（2）在第 2 次治疗中，最多治疗两个符合节段 HI 标准的病变最严重的节段。

（3）第 1 个治疗阶段目标治疗为 50%（±20%）的肺上叶（the primary lobe）。

（4）第 2 治疗阶段的目标为 60%（±20%）的对侧上肺叶（the secondary lobe）。

（5）每次治疗的容量不超过 1700 mL。

（6）两次联合治疗的目标是治疗的两个肺叶的 110%×（+ 20%/–15%）。

3. 操作步骤及技巧

热蒸汽肺减容术是通过电子支气管镜（要求工作通道大于 2.8 mm）来实施的，手术过程一般小于 15 分钟，手术由两名操作人员完成，一名操作人员控制电子支气管镜，另一名操作人员操控 BTVA 系统（包括蒸汽输送导管、蒸汽发生器）。

术前半个小时，需要启动蒸汽发生器，以完成注入足量无菌水、加热产生足量水蒸气等步骤。同时要检查蒸气导管的气体传输通道是否通畅（通过用充满空气的 50 mL 空针快速推动检查），导管远端的球囊是否完好（具体方法是用 1 mL 空针将球囊充气后，仔细观察球囊 15 秒内是否存在漏气）。

支气管镜检查的过程中，首先要观察气道分泌物或任何病理发现。对于明显的分泌物潴留，应该慎重手术，因为痰多可能增加感染的风险。而少量分泌物可以通过生理盐水灌注和吸出来控制。在每次治疗前，都应该取对侧上叶标本，进行微生物分析，指导后续抗生素或抗真菌治疗。但是需要注意的是，不要对治疗肺叶（尤其是靶向肺段）进行肺泡灌洗，因为较多的液体潴留会吸收（治疗时热蒸汽的）热量，削弱治疗效果。

完成上述观察及收集标本的流程后，将蒸汽输送导管通过支气管镜工作通道到达目标支气管；并与 IP3 创建的三维重建图像核对，用于确定治疗的气道位置。将蒸汽导管放置在最佳位置后，根据治疗位置核对 IP3 提供的相应治疗时间，并将其手动输入蒸汽发生器屏幕（3 ～ 10 s）。将蒸汽输送导管远端的球囊充气以达到隔离作用。然后，按下手柄上的准备键（大拇指方位），再次确认治疗时间后，按下释放键（食指方位），释放蒸汽；蒸汽释放完毕后，球囊抽气后取出蒸汽导管；通过用充满空气的 50 mL 空针快速推动将蒸汽导管内残余的水分排出（为了避免导管内残余的水分影响下一次治疗时蒸气的输送）。如果需要的话，导管可以插入下一个治疗部位。两次蒸汽释放的时间间隔应至少为 3 分钟（因为蒸汽发生器加热产生足够下一次治疗量的水蒸气需要时

视频 1-5-20-1　热蒸汽释放操作过程

间）。局部治疗后支气管镜可观察到靶向肺段的黏膜变得苍白（视频 1-5-20-1），3 个月后复查可见局部黏膜瘢痕化。

需要特别注意的是，操作过程中要尽量保证导管前端蒸汽输出口位于靶向支气管管腔的中央，不能贴附或斜靠管壁，不能对着下一级支气管开口的嵴。如果首选治疗部位解剖结构不能达到以上要求，可以根据方案，分别在亚段支气管开口治疗。

4. 术后处理

BTVA 术后，应继续在医院观察，监测并定期记录临床症状及生命体征。在手术后最初 1 周内，患者可能会有咳嗽、咳痰、少量咯血、呼吸困难、发烧、乏力、胸部不适等症状。手术当天起建议给予糖皮质激素以减轻局部炎症反应的症状（根据情况可静脉滴注或口服，持续 2 ～ 4 周，逐渐减量））。同时，为了在局部炎症反应过程中避免细菌感染，可预防性的给予广谱抗生素（一般建议给药≥术后 14 天）。对于其他轻微的不适，可继续观察或对症处理。

一般术后 3 ～ 5 天出院。出院后对患者可电话或门诊随访。当患者出现呼吸困难、痰液增多、咳黄痰、发热、咯血量增多、胸痛等症状时，必须告知患者需要返回就医，以排除或控制严重并发症的发生。

六、建议麻醉方式

BTVA 可以在全身麻醉或局部麻醉联合深度镇静下进行。如果采用全身麻醉下治疗,则需要通过喉罩或硬质支气管镜或气管插管(9 号、10 号）来建立气管通路维持通气。如果选择深度镇静下操作，可以结合术前雾化吸入麻醉、术中在大气道喷洒局麻药的方法；术中要注意抑制咳嗽,因为操作过程中患者咳嗽可能会导致导管移位，导致错误的治疗部位。

七、并发症及其预防和处理

STEP-UP 研究在 12 个月的随访期间，大多数 [24 例（71%）] 呼吸相关严重不良事件（serious adverse event，SAE）发生在治疗后的前 90 天。除 1 例死亡外，所有这些呼吸相关的 SAE 均通过标准医疗护理解决。

1. AECOPD 和肺炎

BTVA 治疗最常见的严重不良事件包括 COPD 加重和肺炎。STEP-UP 研究结果显示，手术后半年内急性加重发生率为 24%，肺炎的发生率为 8%，主要发生于术后 3 个月内（尤其以术后第 1 个月内为多，与局部炎症反应期相对应）；而半年到 1 年之间，急性加重发生率为 7%。所以，即使术后积极予以糖皮质激素、广谱抗生素预防治疗，但术后 3 个月内（尤其术后 1 个月内）应该提高警惕，积极发现和治疗这些并发症。必要时结合实验室检查、微生物分析、胸部影像等检查结果，一旦发生病原菌（细菌或真菌）感染，则根据微生物培养结果调整抗生素或抗真菌治疗。

2. 咯血

BTVA 治疗后咯血发生率约为 2%，大多数为少量咯血或痰血，考虑可能与急性反应相关。抗生素治疗和糖皮质激素可以减轻炎症反应，从而减少出血的风险。少量的咯血可予密切观察或口服止血药对症处理。目前报道出来的在 BTVA 的临床试验中，仅 1 例患者出现大咯血，经内镜球囊填塞处理止血。

3. 气胸

气胸是 BTVA 治疗后罕见的并发症，主要与其缓慢减容的过程相关。手术后安排胸部 X 光检查可以排除这种并发症。BTVA 术后气胸的处理方法可参考常规气胸的处理方法。

综上，由于目前国内外对热蒸汽肺减容术仍然处于临床研究阶段，故筛选条件严格。因为 BTVA 具有不可逆性，所以这种方法是重度肺气肿患者在没有其他更好的治疗方法后的最终选择。对于叶间裂完整的肺气肿患者，优先考虑活瓣植入。虽然目前国外热蒸汽肺减容术对均质性肺气肿或下肺明显的肺气肿的研究已经开始，但其结果尚未发表。随着各种内镜下肺减容临床研究的不断完善和技术更加成熟，相信会有更多的肺气肿患者有合适的减容方法。

（罗凤鸣）

第 21 节　弹簧圈在肺减容中的应用

肺减容弹簧圈（lung volume reduction coil，LVRC），是重度肺气肿患者的另一种治疗选择。患者的选择应着重于最佳药物治疗基础上的重度肺气肿和严重的过度充气。LVRC 技术适用于广泛的肺气肿患者，但应除外间隔旁型肺气肿、巨大肺大疱、已经出现严重并发症及主气道疾病的患者。经支气管镜下弹簧圈肺减容术，系通过支气管镜在靶肺叶置入 10 ～ 14 个线圈，并序贯治疗 2 个肺叶。靶肺叶的选择以定量计算机断层扫描为基础，以破坏程度最大的肺叶（不包括右中叶）为目标。该治疗可以改善患者的肺功能、运动能力及生活质量，特别是严重过度充气（残气量＞ 200% 预测值）和上叶异质性肺气肿的患者，但也将有利于下叶肺气肿为主和同质性肺气肿患者。

一、原理

LVRC 是一种镍钛记忆合金制成的弹簧圈，是通过支气管镜进入亚段支气管的"非阻塞"装置。在支气管镜和 X 线透视辅助下，弹簧圈通过专用的输送系统被送入治疗区域，然后被释放并按照预定的方式折叠收拢，相应的肺组织也随之折叠、压缩，以达到减少肺气肿组织容积，促进邻近相对正常的肺组织膨胀和通气，改变膈肌过度平直的状态，改善膈肌的收缩力。与支气管内单向活瓣不同，LVRC 不需要评估叶间裂的完整性，对存在侧支通气的患者同样有效（图 1-5-21-1）；也不像热蒸汽或者生物凝胶，会造成肺部不可逆的裂痕。LVRC 不会导致肺叶不张，只会导致靶肺叶的气体交换区域最低程度减

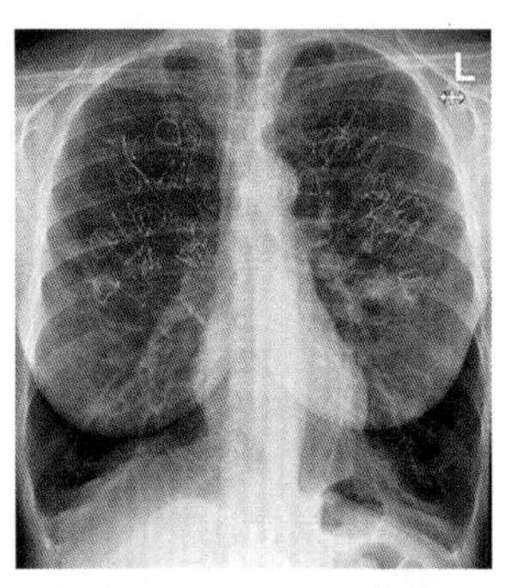

图 1-5-21-1　植入均匀性肺气肿的线圈

注：患有均匀性肺气肿和严重的过度充气，胸部 X 光检查示，已经在右上叶置入了 12 个线圈，左上叶置入了 10 个线圈。线圈分布在肺门的上部周围，与胸膜保持足够的距离。

少。而且，这些线圈可以被清除或重新定位。

二、设备及器械

PneumRx 支气管内线圈系统是由线圈和输送系统两部分组成（图 1-5-21-2）。线圈由镍钛合金制成，镍钛合金是一种具有生物相容性的超弹性材料，其形状是一种特殊的预先塑形的双环结构，线圈的近端和远端均是一个光滑的无创伤小球。线圈有 3 种型号（100 mm，125 mm 和 150 mm）可供选择，以适应不同直径的支气管。线圈被直接输送到靶支气管，释放后会按照预定的形状折叠收拢。输送系统包括导丝、输送导管、锁定抓钳和装载盒。锁定抓钳用于抓住并固定线圈的近端，然后将其拉入装载盒。装载盒在抓钳上滑动，当线圈被拉入装载盒中时，线圈被有效地拉直。PneumRx 支气管内线圈系统需要由工作通道为 2.8 mm 的治疗支气管镜操作。

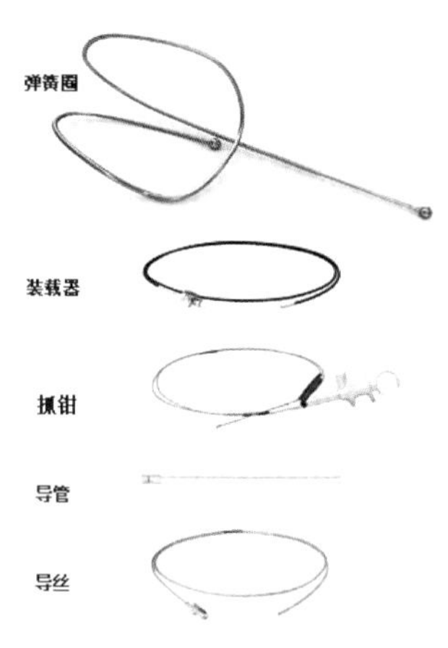

图 1-5-21-2 PneumRx 支气管内线圈系统

注：该系统由弹簧圈、输送系统组成，包括装载器、导管、导丝、抓钳和弹簧圈。

三、适应证

小叶中央型至中度小叶型肺气肿是 LVRC 治疗的最佳肺气肿表型，同时需要满足以下条件。

（1）根据 GOLD 指南，$FEV_1 < 45\%$ 预测值的慢性阻塞性肺疾病。

（2）高分辨 CT 上可见的肺气肿，体素密度百分比小于 −950 HU（HRCT 的 −950 HU 阈值处有 25% ～ 80% 的肺组织破坏）。

（3）肺功能检查提示严重的过度充气：RV/TLC ＞ 58% 和

RV > 200% 预测值。

（4）呼吸困难评分≥ 2 mmRC。

（5）最佳药物和非药物治疗，包括至少戒烟 6 个月，以及定期锻炼计划。

（6）能够耐受支气管镜检查，包括 6 分钟步行试验> 140 米。

四、禁忌证

重度小叶型肺气肿、巨大肺大疱、间隔旁型肺气肿是不适合 LVRC 治疗的肺气肿表型。如果存在以下任何一项，也不能进行 LVRC 治疗。

（1）严重的气体交换异常：$PaCO_2$ > 7.3 kPa（55 mmHg）和（或）PaO_2 < 6.7 kPa（50 mmHg）。

（2）反复呼吸道感染≥ 3 次 / 年。

（3）显著的慢性支气管炎，包括喘息型支气管炎和哮喘 COPD 重叠综合征（ACO）。

（4）肺部影像学异常，如严重的支气管壁增厚；支气管扩张；巨大肺大疱> 1/3 肺容量；显著存在的间隔旁型肺气肿；怀疑肺癌或活动性感染的肺部结节；明显的肺纤维化病变和间质性肺疾病征象；以前曾做过肺减容手术或肺叶切除术 / 全肺切除术。

（5）超声心动图诊断的肺动脉高压，右心室收缩压> 50 mmHg。

（6）其他可能影响患者生存或降低 LVRC 获益的疾病。

（7）在手术前无法停止的抗血小板或抗凝治疗药物。

（8）慢性免疫调节治疗，如甲氨蝶呤或抗 TNF 治疗的自身免疫性疾病，泼尼松龙≥ 10 mg/d，CVID（常见变异性免疫缺陷），维持抗生素治疗。

（9）对镍或对进行支气管镜检查所需药物敏感或过敏。

五、操作流程及注意事项

1. 术前准备

（1）术前向患者详细说明手术的目的、操作方法及相关风险，并签署知情同意书。

（2）详细询问患者的病史，认真完成体格检查。

（3）完善血常规、凝血常规、血气分析、心电图、肺功能、肺部 CT、心脏彩超、呼吸困难评分、6 分钟步行试验等检查。

（4）术前和术中都要给予患者吸氧和心电监护，严密观察患者生命体征。

（5）准备好抢救物品，如简易呼吸器、气管插管、负压吸引器、氧气装置等，以及抢救药物，如肾上腺素、阿托品、地塞米松、利多卡因等。

（6）该手术必须由操作经验丰富的主治医师以上人员指导。

（7）如发生危及生命的并发症，医护人员应立即采取相应措施，如心外按压、气管插管、电除颤、紧急输血等。待病情稳定后转入呼吸监护病房。

2. 操作步骤及技巧

经支气管镜下弹簧圈肺减容术最好在全身麻醉下进行，手术后一般住院观察 1 晚。该手术是序贯治疗，先治疗 1 个肺叶，4 ～ 8 周后治疗对侧靶肺叶。在 X 线透视下将 10 ～ 14 个线圈放置在靶肺叶中。该操作必须在透视指导下进行的。

首先，柔性导丝作为输送导管的导向装置，有一个防损伤尖端用于识别合适的气道以进行治疗。它具有对应于 3 种不同线圈尺寸的无线电不透明标记，便于选择合适的线圈长度。导丝和导管一起插入支气管镜的工作通道，当支气管镜到达靶肺叶的亚段支气管开口后，将导丝推出并延伸到胸膜，以估计目标气道的长度。接着，将导线从胸膜边缘拉回，直到保证安全距离（最好 25 ～ 40 mm）。然后，在透视下导管顺着导丝上轻轻向前移动，大多数患者只需将导管推进导丝刚好超过一个可见标记即可。这个距离可以轻松放置 125 mm 长的线圈，并确保尽可能将线圈放置在肺的中 1/3 而不是周边（图 1-5-21-3）。导管不应在有阻力的情况下向前推进，一旦导管被推进到所需位置，就撤回导丝，直到导丝与导管对齐，以测量最佳线圈尺寸。最后，可以取出导丝并关闭透视。将合适尺寸的线圈装入装载盒后，装载盒与导管耦合。然后将钳子和线圈推进通过导管。当线圈接近导管远端时，导管上的引导标记提示操作者，应该在此阶段重新开始透视。线圈向前推进，直到小球和线圈的前半环从导管突出，这样就可以将线圈锚定到适当的位置上，然后撤回导管准备展开线圈。当线圈和抓钳的远端都在导管鞘外，将抓钳松开，线圈将从钳子中跳出，恢复到其原始形状。如有必要，可以倒转线圈放置过程，以重新定位或收回线圈。一般认为，只需要 1 ～ 2 个最大尺寸的线圈，最好是在手术最后阶段放置，因为这个大线圈可能会突出于个别段支气管或叶支气管开口。在确认线圈已恰当部署后，再次终止透视检查。整个过程重复进行，直到 10 ～ 12 个线圈已用于上叶治疗，10 ～ 14 个线圈用于下叶治疗。出于安全原因，以及缺乏这些位置的有效性和安全性数据，最好不要将线圈放置在 RB4/5 和 LB 5 中。

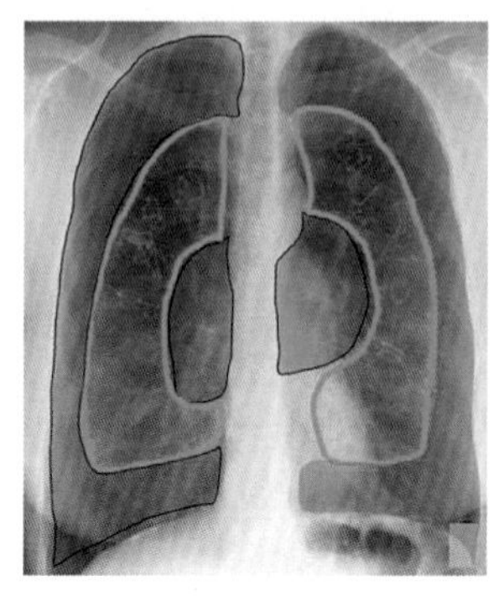

图 1-5-21-3　线圈放置的目标区域（绿线圈出）

注：线圈的理想目标区域位于肺的中 1/3 处，不是太周边（到胸膜的最佳距离是 25 ～ 40 mm），也不是太中心（不是亚段支气管开口）。

3. 注意事项

（1）不能使用导管将导丝向前推或将导管远推到导丝之外。

（2）不能推进导管以抵抗明显的阻力。

（3）不能将线圈放置得太远（外球距胸膜不能小于 25 mm），或太近（内球不能在段支气管开口外）。

（4）当抓镊还在导管内时，不能试图打开镊子来释放线圈。

（5）将 2 个线圈放置在同一个的亚段支气管内。

（6）在线圈的展开时，不能改变导管尖段的位置（如移位至更中心的位置）。

（7）在没有透视的情况下，不能操作任何线圈放置步骤。

4. 术后处理

术后，患者接受至少 5 天的口服类固醇和预防性抗生素治疗。

抗生素可根据术前痰液或术中获得的支气管肺泡灌洗液的细菌培养药敏结果来调整。术后应该进行胸片检查，以记录基线期线圈位置和排除气胸。如无并发症发生，则患者出院。第二次支气管镜下治疗应安排在术后第 6 ～ 8 周。

六、建议麻醉方式

该手术最好在全身麻醉下进行，包括两种气道通路（柔性气管插管＋正压通气，或硬质支气管镜＋喷射通气）和相应麻醉剂。当在清醒镇静下进行手术时，建议使用无套囊的气管插管（Rusch 或 Portex）。拔管后，患者常规稳定并在麻醉恢复室中监测至少 2 h。

七、并发症及其预防和处理

（1）气胸：1% ～ 10%，RENEW 试验报告发生率高（12%），然而在经验丰富的中心非常罕见（1%）。一般，使用常规气胸指南进行治疗。如果由于意外放置远端线圈而导致胸膜撕裂，则可能需要电视胸腔镜手术。

（2）COPD 急性加重：10%，可以通过常规护理加以控制。

（3）肺炎：10%，可通过常规护理处理，注意线圈相关性肺炎（coil-associated opacity，CAO）的发生。

（4）轻微咯血：50%，手术后几天内可能会产生一汤匙的咯血，不需要任何干预。只需告知患者可能发生该事件，无须紧张。

（5）大咯血：1%，有报道，肺动脉高压患者或维持抗凝剂（非阿司匹林）的患者在术后发生大咯血。根据大咯血指南进行治疗。

（6）CAO：10% ～ 50%，由于线圈放置技术和患者选择的不同，发病率可能会有很大差异。主要表现为肺炎，患者出现咳嗽、呼吸困难、胸部不适等症状，伴随血氧饱和度降低，炎症标志物升高，完善胸片会发现某些线圈周围有实变影。但患者发热和脓痰部明显，甚至可能不出现。根据指南进行肺炎治疗，同时需要口服糖皮质激素（0.5 mg/kg）。康复后，由于靶肺叶体积显著减少，CAO 患者通常是对弹簧圈肺减容治疗的最佳应答者。

（7）对于全身抗凝剂终身适应证患者（阿司匹林、阿斯卡拉、卡巴酸钙除外），应避免肺减容治疗。

（杨华平）

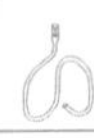

第 22 节　周围型肺内结节的射频消融治疗

一、原理

近年来，肿瘤消融已广泛应用于肺部原发性和转移性肿瘤的治疗。肿瘤消融治疗技术是指采用物理方法直接毁损肿瘤的局部微创治疗技术，包括射频（radiofrequency ablation，RFA）、微波（microwave ablation，MWA）、冷冻、高强度聚焦超声（high-intensity focused ultrasound，HIFU）、激光、不可逆电穿孔（rrreversibleelectroporation，IRE）等治疗技术，常用于肺部肿瘤的为射频、微波和冷冻消融。传统的肺部肿瘤消融治疗多是经胸壁穿刺方式进行，支气管镜引导下的周围型肺部肿瘤消融治疗尚处于探索阶段，相关研究较少。

对于周围型肺癌的支气管镜引导下的消融治疗，Tsushima 等于 2007 年首先进行了对羊正常肺组织行经支气管的射频消融治疗研究，证明其是一种有效、安全、可行的治疗方法。2010 年 Tanabe 等首先将该技术联合 CT 定位应用于临床，对 10 例 $T_1N_0M_0$ 期 NSCLC 患者先行 RFA 再行标准肺切除术，组织病理学评估提示消融面积和电极长度、时间有关。Koizumi 等则对 20 例因多原发、高龄合并心肺功能不全等合并症的 T_1–$2aN_0M_0$ 期 NSCLC 患者进行支气管镜联合 CT 引导下的经支气管射频消融治疗，随访结果显示局部控制率为 82.6%，中位无进展生存期达 35 个月，5 年总生存率为 61.5%，可作为早期周围型肺癌的一种有效的局部治疗手段。国内则分别于 2015 年和 2016 年报道了电磁导航支气管镜引导下的射频、微波消融治疗早期周围型肺癌，取得了较好的疗效。

二、设备及器械

（1）支气管镜及其主机：主机为 EU-ME2（Olympus）。一般选择外径 4.2 mm、工作通道直径 2.0 mm 的细支气管镜，如 BF-P290（Olympus）；依据病灶位置及引导方式的不同也可选择治疗性支气管镜，如 1TQ290（Olympus）。

（2）导向鞘管（guide sheath，GS）：是一根外径 1.95 mm/2.55 mm 的套管，到达目标部位后保留 GS，可作为支气管镜的延长工作通道，如K201/K203（Olympus）。

（3）径向支气管内超声（radial probe endobronchial ultrasound，rpEBUS）：是一种先端部最细直径仅1.4 mm/1.7 mm的高频超声探头，可以深入细支气管进行检查，清晰显示小气道周围病变，准确定位肺部肿瘤，如UM-S20-17S/UM-S20-20R（Olympus）。

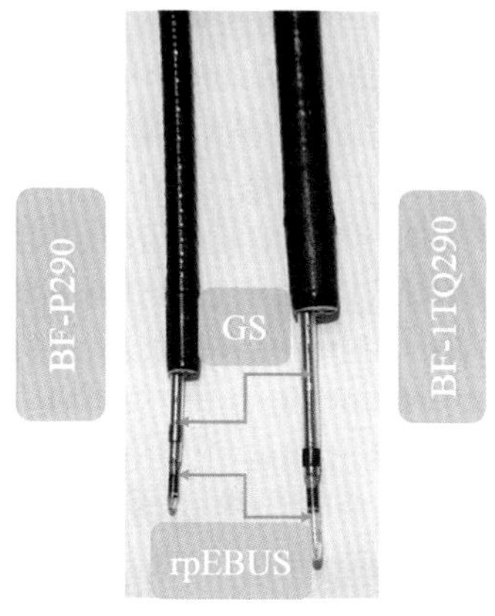

图 1-5-22-1　不同外径的支气管镜及其配套的导向鞘管和径向支气管内超声探头

不同外径的支气管镜及其配套的导向鞘管和径向支气管内超声探头见图1-5-22-1。

（4）导航支气管镜：导航支气管镜的应用可在复杂的支气管迷路中准确快速地到达目标病灶，虚拟导航如DirectPath（Olympus）、电磁导航如SuperDimension（Medtronic）、多模态增强现实导航系统LungPro（Broncus）。

（5）X线透视装置：辅助引导消融电极准确定位靶病灶，一般应用移动式C型臂X光机或者锥形束CT。

（6）消融治疗设备：传统的经胸壁消融技术提供厂商众多，但目前掌握经支气管柔性消融技术的公司较少，现有的主要是射频、微波、冷冻经支气管消融。

三、适应证

1. 治愈性消融

治愈性消融是指通过热消融治疗，使局部肿瘤组织完全坏死，并有可能达到治愈和延长生存的目的。

（1）原发性周围型肺癌：①患者因心肺功能差或高龄不能耐受手术切除；②拒绝行手术切除；③其他局部治疗复发后的单发病灶（如适形放疗后）；④原发性肺癌术后或放疗后肺内孤转移；

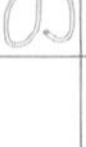

⑤单肺（各种原因导致一侧肺缺如）；⑥多原发肺癌，且双肺肿瘤数量≤ 3 个。肿瘤最大径≤ 3 cm，且无其他部位的转移病灶。

（2）肺部转移瘤：某些生物学特征显示预后较好的肺内转移瘤（如肉瘤、肾癌、结直肠癌、乳腺癌、黑色素瘤和肝细胞癌）。如果原发病能够得到有效治疗，可进行肺转移瘤的消融治疗。单侧肺病灶数目≤ 3 个（双侧肺≤ 5 个），多发转移瘤的最大直径≤ 3 cm，单侧单发转移瘤的最大直径≤ 5 cm，且无其他部位的转移。对于双侧肺肿瘤，不建议双侧同时进行消融治疗。

2. 姑息性消融

治疗的目的在于最大限度地诱导肿瘤凝固性坏死，减轻肿瘤负荷、缓解肿瘤引起的症状和改善患者生活质量，对于达不到治愈性消融条件的患者，其适应证可以较治愈性消融适当放宽。如肿瘤最大径＞ 5 cm 或单侧肺病灶数目＞ 3 个（双侧肺＞ 5 个），可以进行多针、多点或多次治疗，或与其他治疗方法联合应用。如周围型肺癌放化疗或分子靶向药物治疗后肺部肿瘤进展或者复发。

四、禁忌证

（1）病灶周围感染性及放射性炎症没有很好控制者。

（2）严重的肺纤维化，尤其是药物性肺纤维化。

（3）有严重出血倾向、血小板小于 50×10^9/L 和不能纠正的凝血功能障碍者（凝血酶原时间＞ 18 s，凝血酶原活动度＜ 40%）。抗凝治疗和（或）抗血小板药物在消融前停用未超过 5 ～ 7 d。

（4）消融病灶同侧恶性胸腔积液没有很好控制者。

（5）有严重合并症，免疫功能低下，肝、肾、心、肺、脑功能严重不全者，严重贫血、脱水及营养代谢严重紊乱，无法在短期内纠正或改善者，严重全身感染、高热（＞ 38.5 ℃）者。

（6）有广泛肺外转移，预期生存＜ 3 个月者。

（7）美国东部肿瘤协作组（Eastern Cooperative Oncology Group，ECOG）评分＞ 3 分。

（8）心脏起搏器植入、金属物植入者。

五、操作流程及注意事项

1. 术前准备

术前嘱患者戒烟、呼吸功能锻炼，停用抗凝和抗血小板药物，依据患者具体情况可选择低分子肝素桥接治疗。完善相关检查，如血液学检查、影像学检查、心电图和肺功能等。初诊初治患者消融治疗术前均需具备病理学确诊，建议完善相关术前分期，如头颅MR、颈部淋巴结和腹部超声等，有条件者可行全身PET-CT评估。胸部影像学检查推荐行胸部增强CT，术者必须仔细阅读患者影像学资料，了解病灶部位、性质、大小，观察病灶和支气管的位置关系，拟定治疗计划，如引导支气管镜方式，制订消融功率、点数、路径、范围。

术前应详细告知患者及其家属手术目的和利弊，以及可能的替代方法，必须征得患者本人及其委托人知情同意并签署。术前建立静脉通路，并给予心电监护。

2. 操作步骤及技巧

依据术前规划的支气管路径，选择合适的引导支气管镜技术。对于有支气管通向的原发性肺癌可在虚拟/电磁导航支气管镜引导下到达日标病灶直接进行经支气管的消融治疗，而对于没有支气管通向的转移性肺部肿瘤可利用支气管镜引导的经肺实质活检（bronchoscopictrans-parenchymal nodule access，BTPNA）及未来的机器人支气管镜技术，引导至目标病变附近后，利用穿刺针经肺实质建立通道到达靶病灶，进一步行消融治疗。将DICOM格式的CT数据输入导航计划系统进行三维重建生成虚拟支气管图像，术者可在虚拟图像中标记目标病灶和路径点，也可由软件自动生成，设定导航路径数和导航路线。以上导航支气管镜按照各技术的标准操作步骤进行，在此不再赘述。

径向支气管内超声导向鞘管按照导航路径图逐级深入各级支气管，到达目标支气管后进行超声扫描，调整超声小探头及引导鞘管的位置和角度，直至出现满意的病灶超声图像。术中X线透视确认病灶位置及引导鞘管前端的相对位置，固定引导鞘管卡锁，退出超声小探头，沿引导鞘管进行后续的消融治疗。选择合适的消融点进行正式消融治疗，如有多条支气管通向或病灶较大，建议行多条入路和多点消融，以达到完全消融的目的。此外，针对不同大小和位置的肺部肿瘤，经支气管途径宜选择性应用不同的消融治疗技术。

选择性联合应用上述多种导航支气管镜、径向支气管内超声导向鞘管等引导支气管镜技术及多元化的辅助定位方法，如术中移动式C型臂X光机或者锥形束CT，有助于实现对肺部肿瘤位置的精准定位、消融术中的实时疗效评价。

3. 注意事项

经支气管消融治疗周围型肺部肿瘤目前处于探索阶段，尚缺乏大样本多中心的随机对照临床试验等循环医学证据。虽有导航支气管镜等技术辅助定位，但没有完备的治疗计划系统，需进一步研究术中精准导航、实时定位技术，建立完备的术中实时疗效评价体系，同时开展工作普及和规范化本技术在临床中的应用。

4. 术后处理

消融术后患者常规行心电、氧饱和度等生命体征监护24 h，嘱患者保持安静、静卧，避免任何增加胸腔压力的活动，如咳嗽、说话等，并预防性给予止血补液等对症处理，密观病情变化。术后1天行胸部X线片或平扫CT观察有无气胸、出血等并发症的发生。术后4～6周复查胸部增强CT，并以此为基线进行肿瘤消融术后疗效评估，推荐使用改良的实体瘤疗效评价标准（modifieldresponse evaluation criteria in solid tumors，mRECIST）。胸部增强CT是目前评价消融效果的标准方法，主要用于评价靶肿瘤是否完全消融，肺内有无局部进展、新发病灶等。术后每3个月再次复查胸部增强CT，有条件者可结合PET-CT。在判断局部疗效的基础上，定期随访。

六、建议麻醉方式

周围型肺癌经支气管的消融治疗因其属于新技术，为保证治疗的安全性、准确性和有效性，建议全麻下进行。

七、并发症及其预防和处理

经支气管消融治疗，由于其经自然腔道进行，并发症相对较低。Tanabe将该技术应用于10例$T_1N_0M_0$ NSCLC患者的治疗，无出血、气胸等并发症。Koizumi 等对 20 例不适宜手术或拒绝手术的 T_1-$2aN_0M_0$ NSCLC 患者联合 CT 引导进行经支气管消融治疗，其中 2 例患者出现轻微胸痛，3 例患者出现发热，保守治疗后缓解，并无严重并发症出现。在临床实践中，经支气管消融的安全性高于经胸壁穿刺方式，特别是对于合并肺气肿型慢阻肺的患者，其气胸的发生率明显降低。两者消融途径的并发症相类似，主要包括气胸、出血、发热、疼痛等，绝大多数症状较轻仅对症处理，仅个别需特殊处理。其他少见并发症有胸膜反应、空气栓塞、种植转移、心律失常等。

（1）气胸：是最常见的并发症，多因病灶位置邻近胸膜、叶间裂、肺大疱，导致消融区域累及，体型瘦削及有基础性肺病患者（如肺气肿、慢阻肺）更易发生。大多数为急性气胸，部分患者术后可出现迟发性气胸（24 h 以上）。气胸量＜ 30%、无症状和稳定性气胸，一般无须特殊处理，可自行吸收；若气胸量＞ 30%、范围持续增大，或量小但患者胸闷气促等呼吸困难症状明显，可行胸腔穿刺闭式引流。

（2）出血：轻者局部冰水、肾上腺素处理，重者患侧卧位，加用止血药物，如静滴垂体后叶素，注意保持气道开放，气管镜充分吸引。出血量大、持续出血或经保守治疗无效者，及时采用介入或外科干预。

（3）发热：首先需要鉴别为消融后的吸收热还是感染引起的发热。前者多为低热，体温一般不超过 38.5 ℃，症状较轻，对症处理即可，必要时可给予非甾体类药物，同时加强营养支持。后者多是因为术中未严格遵循无菌原则，或原有基础性肺部疾病导致的继发感染，体温多＞ 38.5 ℃，症状较重，可先行经验性抗感染治疗，后续结合痰液、血液或脓液培养等病原学检查结果调整抗生素。如果发生肺部或胸腔脓肿可以置管引流并冲洗。术中治疗遵循无菌原则，预防感染是重点。术前可以预防性应用抗生素，术后 24 h 内再用 1 次，并可给予口服化痰药物或雾化吸入，促进潴留痰液排除。

（4）疼痛：一般均有不同程度的疼痛，疼痛的发生率与病灶离胸壁的距离相关。对于邻近胸壁的病灶可选择冷冻消融治疗，射频消融宜选择单针，不宜选择爪形针。轻度疼痛可耐受，无须特殊

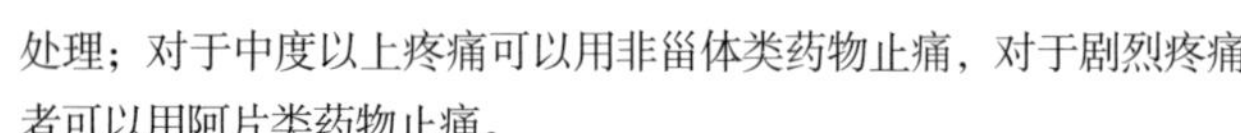

处理；对于中度以上疼痛可以用非甾体类药物止痛，对于剧烈疼痛者可以用阿片类药物止痛。

（孙加源）

第 23 节　周围型肺内结节的微波消融治疗

在世界范围内肺癌居癌症发病率和死因之首，全球每年发病约 250 万人，每年有超过 160 万人死于肺癌。在我国肺癌的发病形势更加严峻，2010 年新发肺癌 605 900 人，死亡 486 600 人。估计 2015 年我国将新发肺癌 733 300 人，死亡 610 200 人，绝对数均排在世界第一。胸外科手术切除仍是早期非小细胞肺癌治疗的首选方式，也有许多无法进行外科手术的患者通过放化疗治疗获益，新型的治疗方式如射频消融、微波消融、冷冻消融、激光消融也逐渐展现出他们的优势。通过 CT、MR、超声或支气管镜等方式引导，在肺部肿瘤置入消融器械进行精准定位消融治疗，已被证实是一种安全、有效、创伤少的新型微创肺癌治疗方式。随着高功率、高频率、冷循环等多种技术的微波技术的开发,微波消融在临床上得到广泛应用，微波消融具有升温快，消融范围大，可多点同时消融等优势越来越受到临床的重视。

一、原理

微波是一种高频电磁波，微波消融是对作用靶区施以频率为 915 MHz 或 2450 MHz 微波，机体内的组织分子阻止微波传播，并以每秒亿万次的速度使微波折射，组织分子本身产生高频分子循环运动，分子间相互摩擦而产生电解热，在短时间内产生 60 ～ 100 ℃的高温，继而使组织凝固、脱水坏死达到治疗目的。研究表明，局部组织温度升高到 39 ～ 40 ℃可导致细胞停止分裂，41 ～ 42 ℃可杀死细胞，45 ～ 50 ℃时，细胞内的蛋白质变性，脂质层溶解，细胞膜被破坏，组织细胞凝固性坏死，105 ～ 115 ℃时，可使组织细胞碳化并产生气体，快速杀死局部细胞。肿瘤周围肺组织的导电性及导热性差，使局部热量不易散发，积聚在消融区的边缘，热量充分集中在病变部位，使肿瘤的实体部分坏死更加完全，而正常肺组织则得到有效的保护。微波消融治疗肺部肿瘤时对正常肺组织损伤较小，适合于肺部肿瘤的局部治疗。

二、设备与器械

微波治疗仪；配套经皮或经支气管镜微波治疗探头；CT 成像放射系统或超声多普勒系统；床旁 X 光机；电子支气管镜系统；心电监护仪；导航支气管镜系统。

三、适应证

国内专家在 2017 年发布了中国的热消融治疗专家共识《热消融治疗原发性和转移性肺部肿瘤专家共识（2017 年版）》，共识中对微波等热消融的相关适应证进行了详细的总结。

1. 治愈性消融的适应证

治愈性消融是指通过热消融治疗，使局部肿瘤组织完全坏死，有可能达到治愈效果。

（1）原发性周围型肺癌：患者因心肺功能差或高龄不能耐受手术切除；拒绝行手术切除；其他局部治疗复发后的单发病灶（如适形放疗后）；原发性肺癌术后或放疗后肺内孤转移；单肺（各种原因导致一侧肺缺如）；多原发肺癌，且双肺肿瘤数量≤ 3 个，肿瘤最大径≤ 3 cm，且无其他部位的转移病灶。

（2）肺部转移瘤：某些生物学特征显示预后较好的肺内转移瘤（如肉瘤、肾癌、结直肠癌、乳腺癌、黑色素瘤和肝细胞癌）。如果原发病能够得到有效治疗，可进行肺转移瘤的消融治疗。单侧肺病灶数目≤ 3 个（双侧肺≤ 5 个），多发转移瘤的最大直径≤ 3 cm，单侧单发转移瘤的最大直径≤ 5 cm，且无其他部位的转移。对于双侧肺肿瘤，不建议双侧同时进行消融治疗。

2. 姑息性消融的适应证

治疗的目的在于最大限度减轻肿瘤负荷、缓解肿瘤引起的症状和改善患者生活质量，对于达不到治愈性消融条件的患者，其适应证可以较治愈性消融适当放宽。如肿瘤最大径> 5 cm 或单侧肺病灶数目> 3 个（双侧肺> 5 个），可以进行多针、多点或多次治疗，或与其他治疗方法联合应用。如肿瘤侵犯肋骨或脊柱椎体引起的难治性疼痛，对肿瘤局部骨侵犯处进行消融，即可达到止痛效果。

四、禁忌证

由于肺肿瘤患者对热消融治疗具有良好的耐受性，除无法纠正的凝血障碍性疾病以外，肺部肿瘤局部热消融的绝对禁忌证相对较少。

（1）病灶周围感染性及放射性炎症没有很好控制者，穿刺部位皮肤感染、破溃。

（2）严重的肺纤维化，尤其是药物性肺纤维化。

（3）有严重出血倾向、血小板小于 $50 \times 10^9/L$ 和凝血功能严重紊乱者。抗凝治疗和（或）抗血小板药物应在消融前至少停用 5 ～ 7 d。

（4）消融病灶同侧恶性胸腔积液没有很好控制者。

（5）肝、肾、心、肺、脑功能严重不全者，严重贫血、脱水及营养代谢严重紊乱，无法在短期内纠正或改善者，严重全身感染、高热（＞ 38.5 ℃）者。

（6）有广泛肺外转移，预期生存＜ 3 个月者。

（7）美国东部肿瘤协作组评分＞ 3 分。

（8）新近发生的心肌梗死或有不稳定型心绞痛发作者。

（9）肺外周病灶靠近大血管、心脏、食道等重要脏器者需谨慎。

五、操作流程及注意事项

（1）经支气管镜引导微波消融治疗：术前认真了解患者病史及相关辅助检查资料，制订微波消融目标靶点，必要时使用导航支气管镜系统规划支气管镜引导路径。无痛麻醉或全身麻醉下行支气管镜检查，常规支气管镜检查，明确气管腔内情况后根据术前规划路径信息，于导航支气管镜系统引导下到达目标支气管亚段开口，经支气管镜工作通道送入微波消融探针，在 X 光引导下明确探头是否到达目标病灶适合位置如病灶中心位置，并确认探针周边无重要脏器或血管存在，建议探针头端距离胸膜至少 1 cm。连接微波治疗仪与微波探针再次确认探针位置合适后开始微波消融治疗，术中密切观察患者生命体征变化，并间断行 X 光检查了解探针有无移位、有无肺内出血或气胸出现。治疗完成后在 X 光引导下缓慢退出探针，观察腔内情况，并再次确认有无气胸出现。

（2）经 CT 引导微波消融治疗：根据肿瘤的部位初步判定患者应采取的体位（俯卧位或平卧位），穿刺大致位置及角度，连接监护仪，留置静脉通路，术前适当使用镇静镇痛药物。CT 扫描明确定位穿刺点、穿刺深度、穿刺角度、并标记穿刺点。常规消毒皮肤，铺巾，予 2% 利多卡因于穿刺点局部浸润注射麻醉后，按规划进针部位、角度进针，进针深度较预计深度少 1 ～ 2 cm，以避免伤及重要血管，固定消融针；再次行 CT 扫描，根据 CT 下消融针位置再次调整角度和深度，重复 CT 扫描，确定消融针位置准确无误后，固定穿刺针，连接微波治疗仪，根据肿瘤部位及大小确定选择消融功率及时间，超过 5 cm 病灶可改变穿刺角度及深度后行多点消融，消融过程中患者保持平静呼吸状态，消融结束拔针时同时消融针道。拔针后再次 CT 扫描，评估消融效果，有无肺内出血、气胸等（图 1-5-23-1 至图 1-5-23-3）。

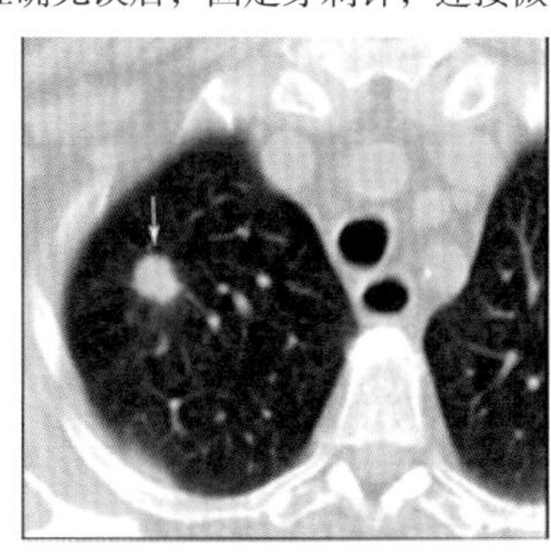

图 1-5-23-1　右上肺直径 1.3 cm 腺癌

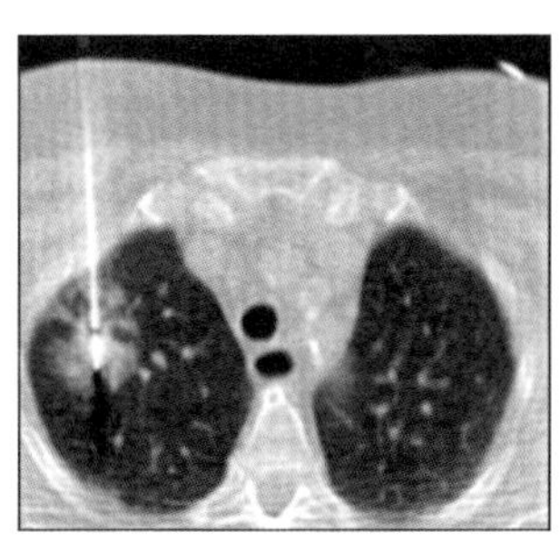

图 1-5-23-2　右上肺经 CT 引导微波消融 10 分钟，病灶周边可见毛玻璃改变

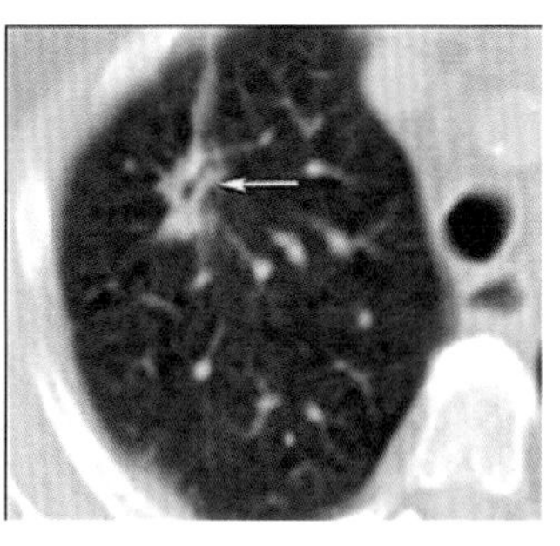

图 1-5-23-3　随访 3 年病灶较前明显缩小，PET-CT 检查未见放射性浓聚

六、建议麻醉方式

经支气管镜治疗方式建议全麻插管呼吸机辅助通气下治疗，经皮 CT 引导方式可选择无痛麻醉或全麻方式进行。

七、并发症及其预防和处理

1. 气胸

气胸是消融后最常见的并发症，发生率为 10% ～ 67%。消融治疗后肺的弹性降低所致，常见于肺气肿，肿瘤＜ 1.5 cm、肿瘤位于肺下叶、单发肿瘤穿刺肺组织次数＞ 3 次、消融多个肿瘤穿刺次数多、消融路径穿过肺组织的长度较长或者穿过较大的叶间裂。其中仅有＜ 20% 患者需要置胸腔管闭式引流，大部分患者的气胸可自行吸收无须特殊处理。另外，要注意迟发性气胸的发生，一般认为消融后 72 h 后发生的气胸称为迟发性气胸。

2. 胸腔积液

消融后经常可以见到少量胸腔积液，发生率为 1% ～ 60%，被认为是机体对热损伤的交感反应，给予抗炎及支持治疗后胸腔积液可自行吸收。需要穿刺引流的胸腔积液占 1% ～ 7%。

3. 出血

消融中出血的发生率在 3% ～ 8%，出血主要表现为咯血、血胸、失血性休克和急性呼吸衰竭。多由消融针穿刺损伤血管所致，咯血多为自限性，保守治疗后多能自止，严重出血的发生率＜ 1%。如果出现中等以上的咯血时应立即消融，同时静脉输注止血药，保守治疗无效者，可行介入栓塞治疗或剖胸探查。

4. 感染

消融手术引起的肺部感染的发生率为 1% ～ 6%，但是肺部肿瘤特别是 NSCLC 行消融治疗时，患者多是无法耐受手术治疗的老年患者，常伴有基础的肺部疾病患者，肺部的感染和炎症会导致肺功能的急剧下降，甚至导致患者死亡，建议术前 30 min 至 1 h 可以预防性应用抗生素，术后密切观察患者病情变化及时调整治疗方案。

5. 空洞形成

空洞形成是肺部肿瘤热消融后的常见征象，可以视为术后的自然转归过程，但是也可能成为感染、出血等严重并发症的根源。空洞形成的发生率为 14% ～ 17%，大多术后 1 ～ 2 个月出现，2 ～ 4 个月后吸收。肿瘤临近胸壁、复发肿瘤和合并肺气肿的肿瘤，更易于出现空洞形成。大部分空洞没有症状，仅需观察不需处理。如果出现发热、咳嗽、咳痰增加应考虑空洞感染、脓肿形成。另外，要警惕曲霉菌感染。空洞引起的反复出血如果保守治疗效果不佳时可以用介入栓塞治疗。

（钟长镐）

第 24 节　低温等离子射频

一、原理

从 20 世纪初开始，低温等离子经常用于扁桃体切除术和下鼻甲切除术。也有人报道用于淋巴管畸形、喉乳头状瘤病。2009 年，Kitsko 等最初报道，低温等离子用于支气管镜引导下通过气管造口祛除肉芽肿。

低温等离子技术即以特定 100 KHz 超低频率电能激发介质（氯化钠溶液或细胞液中的电解质）在电极周围形成一个高度聚集的等离子体区。由于电流不直接流经组织，组织发热极少，治疗温度低，在 40 ～ 70 ℃蛋白质可逆变性的温度范围内，靠“等离子体”产生的声波打断分子键，将蛋白质等生物大分子直接裂解成 O_2、CO_2、N_2 等气体，从而以“微创”的代价完成对组织切割、打孔、消融、皱缩和止血等多种功能。所以低温等离子技术具备治疗处组织表面温度低、间接组织损害小、热渗透少、组织定点消融等优点。

二、设备及器械

主要设备为低温等离子治疗仪（图 1-5-24-1），主要包括主机、脚踏、流量阀、低温等离子刀。因低温等离子刀头为硬质不可弯曲，因此该项操作必须在硬质镜下完成，还需要硬质镜主机。

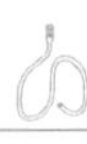

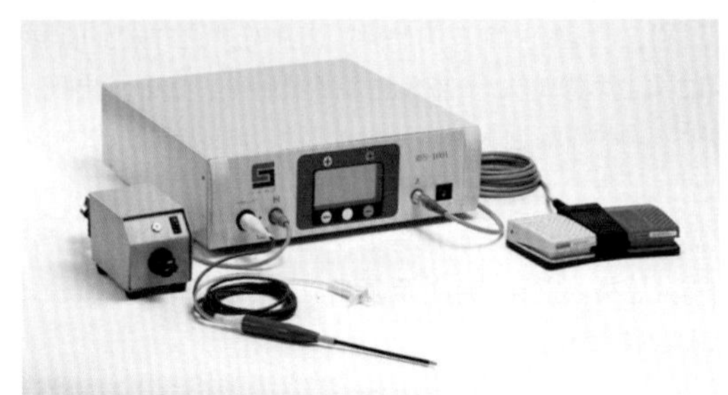

图 1-5-24-1　低温等离子治疗仪

器械为低温等离子刀头（图 1-5-24-2）、硬质镜光源、硬质镜鞘管、负压吸引装置。

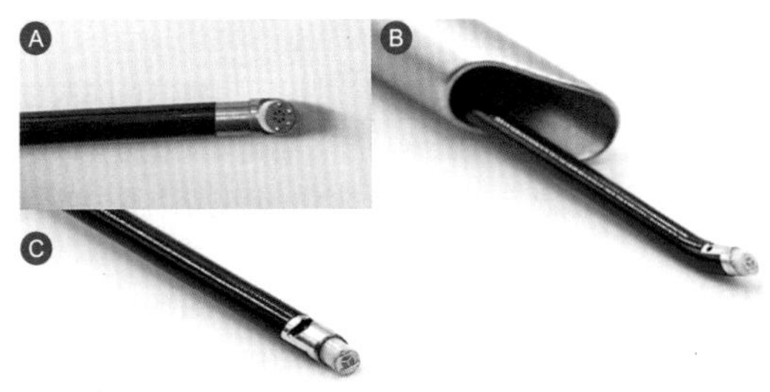

图 1-5-24-2　低温等离子刀头

注：A：90° 仰角刀头主要针对气管及主支气管前、后壁病变；B：0° 仰角刀头主要针对隆突病变；C：30° 仰角刀头主要针对左、右主支气管内、外侧壁。

三、适应证

（1）气管、双侧主支气管腔内肿物的削瘤治疗。

（2）气管、双侧主支气管管壁病变的止血治疗。

（3）气管、双侧主支气管瘢痕样狭窄的消除瘢痕治疗：由于低温等离子技术对周围组织损伤小，使术后再狭窄的可能性降至最低。同时，也使得气道黏膜缺失范围小，切除部位可以更快地重新上皮化。

四、禁忌证

（1）因低温等离子刀头不可弯曲，因此刀头不能到达的部位的病变为该项治疗的禁忌证，包括各二级支气管及二级以下支气管病变。

（2）由于低温等离子需有生理盐水作为介质，因此禁止用于不使用导电液的任何手术。

（3）禁用于植有心脏起搏器或其他电子设备的患者。

五、操作流程及注意事项

1. 操作流程

（1）按常规手术要求给患者做好术前准备。

（2）按下低温等离子手术系统主机电源开关，启动系统。

（3）将手术电极与主机正确连接，主机将点亮电极显示灯、表示连接正确。

（4）将电缆摆放好，避免与患者身体、心电导联线或其他导电体接触。

（5）将介质流量控制阀固定在输液瓶的挂钩上，流量阀高于患者位置 1 m 以上较为理想。

（6）将输液管和手术电极的注入引流管相连，确认导电液畅通。同时将手术电极的输出引流管与吸引装置连接（图 1-5-24-3）。

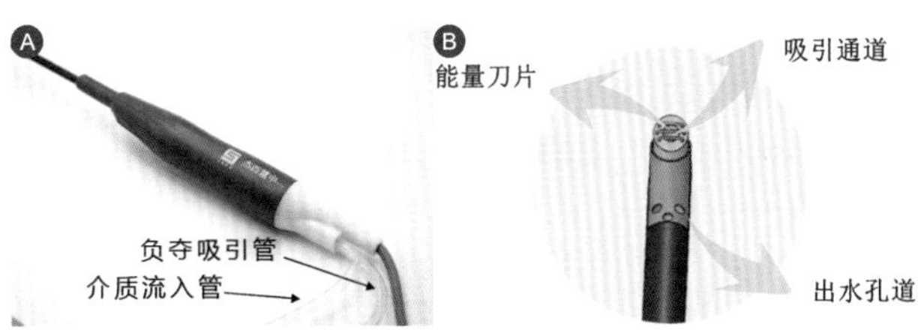

图 1-5-24-3 低温等离子刀的连接管

注：A：连接介质（生理盐水），踩下脚踏、刀头点击激活同时介质流入，介导电离反应；B：连接负压吸引，清除管腔内未电离的介质。

（7）在硬质镜光源直视下，将手术电极头部尖端置于需要消融或止血的组织上。

（8）低温等离子刀头放在需要消融（或凝血）的组织上，按压脚控或手控上的消融（或凝血）开关激活电极。电极头需要不断移动以保持最大的工作效果（视频1-5-24-1）。

视频 1-5-24-1
低温等离子手术

2. 注意事项

（1）消融的速度与深度会受以下几个方面影响：①电压；②刀头作用在组织上的压力；③刀头穿过组织的速度。

（2）由于治疗过程中需要以生理盐水作为介质，术中气道内可能残留部分饮水，因此如预计手术时间较长，建议调整手术床为头低脚高位，有助于管腔内液体的引流。

（3）术前及术中要充分评估拟治疗部位管壁厚度，防止发生气道穿孔、大出血等风险。

六、建议麻醉方式

低温等离子刀头为不可弯曲材质，因此此项操作必须在硬质镜下完成，需硬质镜配合全身麻醉进行。

七、并发症及其预防和处理

主要是电子支气管镜检查及硬质镜的常见并发症，与低温等离子相关的并发症主要有以下几种。

（1）发热：由于低温等离子需要以生理盐水作为介质，如果术中操作时间较长，或介质流量过大，可能出现气道内较多液体蓄积，术后出现发热症状。主要预防措施为术中患者采取头低脚高位，缩短单次消融操作时间、避免单次长时间踩踏板，及时清理管腔内液体及分泌物，术后鼓励患者咳痰。

（2）气道穿孔：对初学者或对管壁厚度评估不足时，由于消融时间较长可能出现气道穿孔，此种并发症发生率很低。

（3）大出血：低温等离子本身有止血作用，只有当操作不当出现气道穿孔、损伤气道腔外血管时可能出现大出血。由于低温等离子仅适用于气管及主支气管，因此一旦因气道穿孔出现大出血者，损伤血管均为主干血管，抢救成功率较低。

低温等离子技术的主要优点是削瘤速度快，没有气道内着火风险，术中不需停氧或降低氧浓度，热损伤少，对出血病灶可同时负压吸引及止血，术中组织脱落使远端支气管阻塞的风险和血液位移最小。

（王洪武　李冬妹）

第 25 节　硬质镜铲切和扩张

一、原理

硬镜铲切是通过硬质气管镜使中央气道迅速再通的机械减瘤方法。在这项技术中，硬质气管镜末端的斜面当作一个凿子用来削去大部分阻塞的气管内肿瘤。

硬质支气管镜本身可用于扩张气道，尤其适用于近端大气道。这一技术较球囊扩张的优势在于其整个操作过程中可允许患者通气。

二、设备及器械

硬质支气管镜镜筒，它能控制气道，有更好的吸引能力，能使大号钳了通过，可用来抓取肿瘤碎片。更有效的控制出血。

三、适应证

（1）气管支气管内源性肿瘤引起的中央气道狭窄患者。

（2）各种原因导致良性气管狭窄。

四、禁忌证

气管、支气管外压性狭窄。

五、操作流程

（一）铲切

1. 术前做胸部CT，行气管树三维重建和增强CT。了解肿瘤位置、大小、与邻近血管及其他器官（如食管）的关系。

2. 术前签署知情同意书。

3. 先用可弯曲支气管镜评估管腔内情况，需吸引所有分泌物及

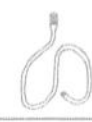

血液以便看清阻塞的病灶，确认其起源及阻塞范围。

4. 将硬镜前端的斜面置入病灶基底部的对侧，轻柔地旋转镜体并向前进镜，这样可将病灶在直视下从气道壁钝性分离。

5. 肿瘤碎片可通过抓钳，吸引清除，也可用冷冻协助冻取。

（二）扩张

为尽量减少喉部创伤及避免过度刺激妨碍气道通畅性，一般首先采用与气管管腔配套的硬质气管镜插入患者气管。

启动喷射通气并数次通气。然后从气管镜上移除通气接头，经气管镜按从小到大的顺序依次插入硬质支气管镜（带呼吸侧孔，较气管镜长）。

每根支气管镜在轻柔的通过狭窄部位后，均留置数分钟以便扩张气道并保证患者通气。

当最大径的支气管镜也能通过狭窄部位后，将气管镜轻柔地沿着支气管镜旋入并通过狭窄段。

六、注意事项

1. 确定气道轴线并在整个操作过程中保持这一空间定位极其重要。肿瘤硬镜铲切必须让硬质气管镜与气管纵轴平行（图 1-5-25-1，视频 1-5-25-1），避免气道穿孔或穿破血管结构。

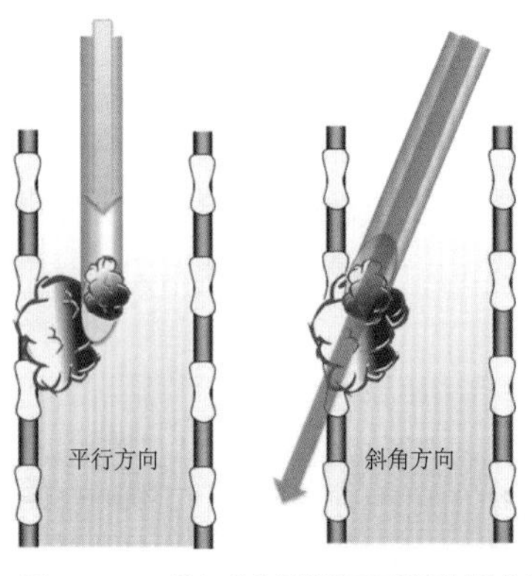

图 1-5-25-1　铲切术中需保持硬质镜长轴始终与气管平行

视频 1-5-25-1　食管癌气管侵犯硬质镜铲切术

2. 出血一般很少发生，可用冰冻生理盐水灌洗，局部注射肾上腺素或硬质气管镜直接定向压迫止血。

3. 如果应用上述后仍有渗血，可用氩等离子凝固术止血。球囊压迫可用于气管远端出血。

七、建议麻醉及通气方式

全凭静脉麻醉，高频或双拼喷射通气。

八、并发症及其预防和处理

（1）气管穿孔或穿破血管结构：如有发生，需放置气管支架，必要时外科手术。注意严密观察气胸、纵隔气肿及大出血的发生，并随时处理。

（2）肿块脱落阻塞气道：铲切下的肿块需及时用异物钳、冷冻或网篮等取出，否则易引起窒息。

（3）扩张后再狭窄：硬质气管镜镜体扩张后可即刻扩大气道管腔直径，但无法预料远期效果，需结合其他介入技术如放置支架以维持气道通畅。

（张楠）

第 26 节 房间隔封堵器用于封堵支气管胸膜瘘

支气管胸膜瘘（bronchopleural fistula，BPF）是肺叶切除后少见的一种并发症，随着医疗器械及介入诊疗技术的发展，有越来越多的手段封堵 BPF。既往主要用 L 形或 Y 形支架治疗 BPF，但支架置入后并发症较多。房（室）间隔封堵器主要应用于房（室）间隔缺损患者，2007 年始应用于 BPF 的治疗。目前主要用于封堵主干型 BPF，短期内可得到立竿见影的效果。

一、原理

房（室）间隔封堵器封堵房间隔缺损的作用机理是将含有填充物的金属网架结构置于病变处，机械性的阻挡异常血流，并通过填充物诱发血栓形成或刺激周围组织生长，达到封闭缺损、根治疾病的目的。

房（室）间隔封堵器应用于 BPF 中的原理亦如上所述。将封堵器置于瘘口处，机械性封堵瘘口，其自身的金属网架对瘘口周围支气管黏膜造成局部刺激，导致肉芽组织增生，增强封堵效果；随着肉芽组织增生，瘘口有愈合可能，从而达到根治目的。

二、设备及器械

房（室）间隔封堵器构造：该装置以镍钛记忆合金丝编制而成自膨胀双盘状结构，双盘中间通过腰部连接。规格从 8 ～ 56 mm，相应的腰部直径是 4 ～ 40 mm（图 1-5-26-1）。有相应规格的鞘管置放封堵器（出厂时封堵器已消毒好储纳在鞘管内）。房间隔封堵器外盘大，内盘小。室间隔封堵器两盘直径相同（图 1-5-26-2）。

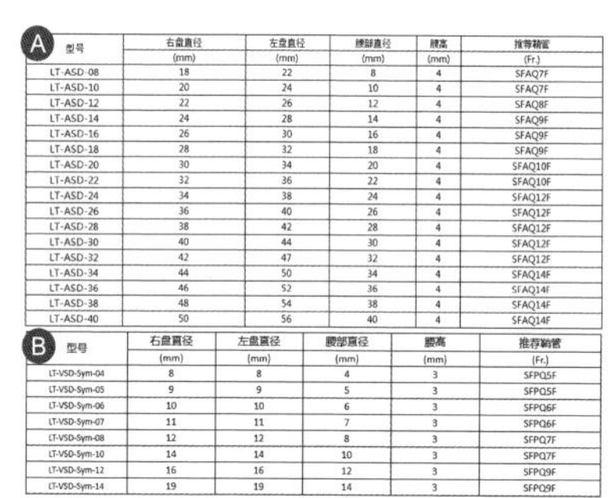

A

型号	右盘直径 (mm)	左盘直径 (mm)	腰部直径 (mm)	腰高 (mm)	推荐鞘管 (Fr.)
LT-ASD-08	18	22	8	4	SFAQ7F
LT-ASD-10	20	24	10	4	SFAQ7F
LT-ASD-12	22	26	12	4	SFAQ8F
LT-ASD-14	24	28	14	4	SFAQ9F
LT-ASD-16	26	30	16	4	SFAQ9F
LT-ASD-18	28	32	18	4	SFAQ9F
LT-ASD-20	30	34	20	4	SFAQ10F
LT-ASD-22	32	36	22	4	SFAQ10F
LT-ASD-24	34	38	24	4	SFAQ12F
LT-ASD-26	36	40	26	4	SFAQ12F
LT-ASD-28	38	42	28	4	SFAQ12F
LT-ASD-30	40	44	30	4	SFAQ12F
LT-ASD-32	42	47	32	4	SFAQ12F
LT-ASD-34	44	50	34	4	SFAQ14F
LT-ASD-36	46	52	36	4	SFAQ14F
LT-ASD-38	48	54	38	4	SFAQ14F
LT-ASD-40	50	56	40	4	SFAQ14F

B

型号	右盘直径 (mm)	左盘直径 (mm)	腰部直径 (mm)	腰高 (mm)	推荐鞘管 (Fr.)
LT-VSD-Sym-04	8	8	4	3	SFPQ5F
LT-VSD-Sym-05	9	9	5	3	SFPQ5F
LT-VSD-Sym-06	10	10	6	3	SFPQ6F
LT-VSD-Sym-07	11	11	7	3	SFPQ6F
LT-VSD-Sym-08	12	12	8	3	SFPQ7F
LT-VSD-Sym-10	14	14	10	3	SFPQ7F
LT-VSD-Sym-12	16	16	12	3	SFPQ9F
LT-VSD-Sym-14	19	19	14	3	SFPQ9F

图 1-5-26-1　房（室）间隔封堵器型号

注：A：房间隔封堵器型号；B：室间隔封堵器型号。

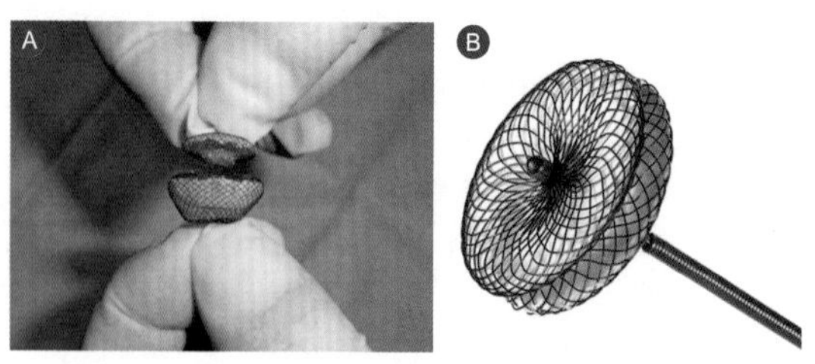

图 1-5-26-2　房（室）间隔封堵器

注：A：房间隔封堵器（展示状态）；B：室间隔封堵器。

三、适应证

目前封堵器治疗 BPF 多为病例报道，缺乏大样本研究，无统一标准。根据本中心经验及相关病例报道，建议适用于以下人群。

（1）拒绝或无法行外科修补术的患者。

（2）中央气道的支气管胸膜瘘。

（3）瘘口直径大于 5 mm。

（4）支气管胸膜瘘病史 3 个月以上的患者。

（5）使用常规封堵手段（组织较、纤维蛋白原等）治疗效果不佳的患者。

四、禁忌证

除支气管镜检查的禁忌证，还包括：①瘘口位置紧邻纵隔内粗大血管；②严重气管狭窄，气管腔内不能同时容纳输送鞘及气管镜的患者；③严重脓胸，预计瘘口短期内可能迅速扩大的患者发生封堵器脱落可能性大，故此类患者应慎用。

五、操作流程及注意事项

1. 操作流程

（1）气管镜检查测量（联合 CT 扫描测量）瘘口大小，选择合适尺寸的封堵器。一般选择封堵器腰部直径等于或略大于瘘口直径[瘘口直径 =（瘘口长径＋短径）÷ 2]。

（2）在支气管镜直视下，插入 0.889 mm 导丝，使导丝通过瘘口。

（3）在体外将传送杆穿过装载器，并沿顺时针方向将封堵器安装在传送杆的顶端，请反复磨合 3 ～ 4 次后拧紧，但切勿安装过紧。同时检查封堵器的形态、变形状态及是否能恢复至原始状态（即两盘打开状况），检查封堵器表面是否有断丝等质量缺陷。

（4）将装载器连接输送鞘管，推送传送杆，使封堵器通过输送鞘管送至瘘口远端，鞘管头端到达胸腔内。

（5）在气管镜直视下，张开封堵器的下盘，然后轻柔地回拉使其紧贴瘘口胸腔侧，固定传送杆，轻轻回撤输送鞘管，张开封堵器的上盘。

（6）在气管镜直视下，反复拉动传送杆，确保封堵器不会移位。

（7）按逆时针方向旋转传送杆的尾端，将封堵器释放（图 1-5-26-3，视频 1-5-26-1）。

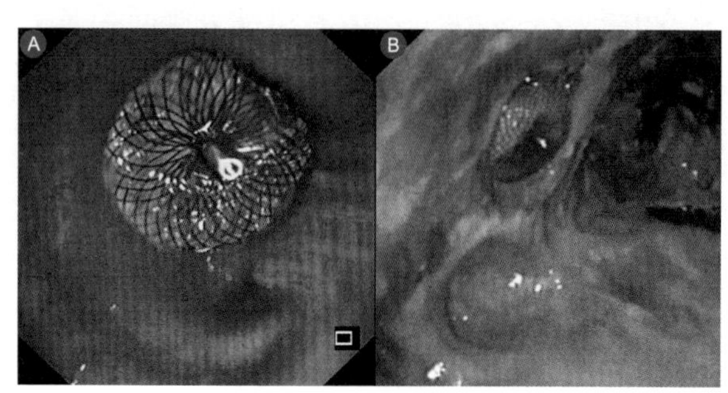

图 1-5-26-3　封堵器释放完全

注：A：气管镜下观察内盘情况；B：胸腔镜下观察外盘情况。

2. 注意事项

（1）将封堵器送入气道、调整位置及释放封堵器过程中，不要随意旋转传送杆。

（2）张开下盘后回拉传送杆，可通过输送系统传导感觉下盘是否与瘘口远端贴合，此过程中切忌过于用力，以免下盘自瘘口拉出，造成瘘口进一步扩大。

视频 1-5-26-1　房间隔封堵器释放

（3）将封堵器完全张开后，在拉动传送杆评估是否会移位的过程中，动作不易过大，如发现不合适，可将封堵器重新收回到输送鞘管内，调整位置再行释放或更换封堵器。

六、建议麻醉方式

为防止封堵器释放过程中局部刺激出现剧烈咳嗽，影响定位，建议首选全麻进行。由于传统输送鞘无法通过气管镜活检孔道，因此输送鞘需与气管镜并列于气道内，12 号以下硬质气管镜内无法同时容纳，且容易造成气管镜外皮损伤，故如使用传统输送鞘不建议使用硬质镜。目前已有相关研究推出超细推送鞘管，可通过气管镜活检孔道，此种情况下可使用硬质气管镜。

七、并发症及其预防和处理

1. 移位、脱落

封堵器移位是较常见的并发症之一，其原因大多是封堵器尺寸选择不当，封堵器释放位置不当。Fruchter 等报道 11 例使用 ASD 封堵器治疗 BPF，其中 1 例患者由于封堵器大小不合适，出现术后脱落。本中心目前给予封堵器治疗 BPF 患者中少有发生移位或脱落，其中封堵器脱落患者明显多于向上移位者，其原因与封堵器大小选择不当、瘘口过大及瘘口位置有关。部分患者更换其他型号封堵器，部分患者改用订制封堵支架封堵。此类并发症多于术后短期内发生，主要症状为封堵效果减弱或消失，自胸腔引流瓶不断有气体溢出，或溢出量明显增多。少部分无胸腔引流管患者术后需行胸部 CT 检查了解封堵器有无移位。由于封堵器两端盘面较大，如上移至气管有发生窒息风险。封堵器向上移位有一旦发生封堵器移位、脱落情况，需及时处理，气管镜下取出移位的封堵器重新放置，或更换型号重新放置，或改用封堵支架等其他方法治疗。如封堵器脱落至胸腔内需积极处理，给予气管镜下或胸腔镜下取出。

2. 瘘口扩大

由于封堵器两盘直径大于腰部，封堵器腰部需等于或略大于瘘口直径，释放封堵器时需将下盘置于瘘口远端胸腔内，在后拉传送杆使外盘贴于瘘口胸膜侧时，如用力过大，可能出现外盘自胸腔内拉入支气管腔，通过瘘口时，对瘘口有扩张作用，使得瘘口扩大。另外，如果封堵器尺寸选择过大，对瘘口黏膜有较大压迫作用，可能造成瘘口周围黏膜缺血、坏死，使得瘘口扩大。因此，选择合适大小的封堵器至关重要。

3. 痰液潴留

对于部分患者瘘口位于支气管远端，其外科术后留有部分支气管，封堵器置入术后即出现一段有盲端的支气管腔，该段支气管内如痰液较多可能出现潴留情况，可体位引流或行气管镜吸引清除。由于支气管胸膜瘘多伴有胸腔感染、脓胸，因此置入封堵器后可阻断胸腔内分泌物倒流，如支气管、肺部，因此肺部感染较前更易控制，少量痰液潴留不会造成严重感染。

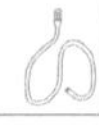

4. 出血

较为少见，但曾有报道 ASD 置入 31 天后出现大咯血死亡病例。少量出血可能与封堵器刺激局部黏膜肉芽组织增生、封堵器与周围黏膜摩擦出血等有关。大出血原因可能与瘘口位置靠近纵隔大血管，封堵器与血管壁贴近，反复摩擦、刺激后出现血管破裂出血有关。因此，术前增强 CT 扫描充分判断瘘口与周围血管关系非常必要。

5. 阻塞性肺炎、肺不张

由于封堵器内盘、外盘直径大于腰部，如果瘘口位置与周围支气管贴近，封堵器释放后内盘可能遮挡邻近支气管开口，或外盘压迫周围支气管，出现相应肺段阻塞性肺炎或肺不张等情况。术后需行胸部 CT 检查观察有无相关情况，必要时需取出封堵器，选择其他尺寸或更换封堵方案。

6. 封堵器损坏

封堵器是由镍钛合金丝编制成，具有耐疲劳、超弹性的特性，封堵器损坏发生率较低，但确有报道发现封堵器腰部损坏，需移除。封堵器置入支气管内同气管内支架置入术后一样，需定期性气管镜检查了解有无移位、破损等相关并发症发生，必要时需取出封堵器。

（王洪武）

第 27 节　气管镜术中大出血的治疗

随着支气管镜检查在临床诊断和治疗中的广泛应用，支气管镜检查所致的并发症也日益增多，出血是支气管镜检查术中最常见的并发症，一般出血量少，都会自行停止，但少数大量出血常可引起患者窒息而危及生命。

气管镜检查术是将细长的气管镜经口或鼻缓慢进入到患者的大气道及下呼吸道，即经过声门进入气管和支气管及更远端，直接观察气管和支气管的病变，并根据病变进行相应的检查和治疗。广义上气管镜术包括经支气管镜病灶活检，支气管黏膜活检，经支气管镜透壁肺活检，经支气管镜针吸活检，大多数肺部及气道疾病，如肿瘤、纵隔淋巴结肿大、间质性肺部疾病、肉芽肿性疾病及某些感染性疾病，需要通过经支气管镜活检来确定诊断，这是呼吸科医师最常用的一项检查技术，在临床上应用比较广泛，对于一些疾病的诊断具有很重要的意义。但是在支气管检查术过程中往往伴有少量出血或者大咯血，必须提高警惕。

支气管镜检查术中操作相关大出血的定义：由支气管镜诊断或治疗性操作过程中，所引起的下呼吸道单次出血量≥ 100 mL 的急性大量出血，即称“支气管镜诊疗操作相关大出血”，是支气管镜诊疗操作最严重的并发症。由于其发生突然，出血速度快，并可迅速造成患者气道阻塞，导致通气障碍，引起血氧饱和度迅速下降，严重者可致患者窒息或失血性休克死亡。

一、原因

（一）支气管镜诊疗操作相关大出血调查与概述

我国 33 家大型综合性医院呼吸内镜中心的回顾性调查（2001—2013 年）结果显示，498 053 例接受可弯曲支气管镜诊疗的患者中，发生支气管镜诊疗操作相关大出血，其发生率为 39.0/10 万，死亡率为 4.2/10 万，而针对这一并发症的病死率则高达 10.8%（21/194）。

（二）支气管镜诊疗操作相关大出血原因分析

支气管镜检查引起大出血原因大都是由于活检或刷检用力过度引起支气管黏膜、肺组织或肿瘤组织撕裂而造成，其中以活检为主，其次是毛刷的刷检，钳取异物和结石后均发生出血。常见原发病导致的出血，分析如下。

（1）恶性肿瘤：由于气道内恶性肿瘤疾病，主要指中央型肺癌，本身导致的出血约占 38.14%。中央型肺癌是指发生于气管、隆突、左右主支气管及中间段支气管的恶性肿瘤。一般分为管内型、管壁型、管外型和混合型 4 种类型，治疗主要包括手术治疗或支气管镜下介入治疗。在明确诊断前，多数是先行支气管镜检查。由于肿瘤组织内血管比较丰富，因此在行电子支气管镜检查或者活检时就容易出血，有时候气管镜轻轻一碰肿瘤组织就会出血。这是气管镜检查术中出血最常见的原因。

（2）结核病：肺结核病，尤其是气管、支气管内膜结核病，空洞型结核病，支气管镜操作术中出血约占 17.52%。气管、支气管内膜结核是指发生在气管、支气管黏膜和黏膜下层的结核病，是结核病的特殊类型。可在短时期内出血气道侵蚀、导致气管软骨破坏、气管塌陷及结核性肉芽肿、瘢痕形成，致使气管狭窄或者完全闭塞，出现肺部反复感染，甚至肺不张、毁损肺。空洞型肺结核就是导致肺组织破坏，导致血管出血，临床上表现为咯血或者痰中带血。气管镜检查时可见管腔内血迹，或者血栓。气管镜检查时，如果患者剧烈咳嗽，有可能导致出血。

（3）慢性炎症：慢性气道炎症，往往合并肺部其他部位感染，或者慢性疾病，如肺炎、支气管扩张合并感染、肺泡蛋白沉积症、气管支气管淀粉样变性、气管支气管结石等，导致气管黏膜充血、水肿，在行支气管镜检查术中往往伴有出血倾向，约占 11.85%。

（4）肉芽肿性疾病：多以肉芽肿性血管炎多见，是一种累及中小动脉、静脉，以及哮喘、血和组织中嗜酸性粒细胞增多、嗜酸细胞性坏死性血管炎伴有坏死性肉芽肿为特征的系统性血管炎，临床上少见，还有气管息肉等，在支气管镜检查术中出血约占 8.76%。

（5）肺部真菌感染：肺部真菌感染以肺曲霉菌感染常见，在美国是排在第三位需要住院的系统性真菌感染，肺是常见的靶器官。另外还有念珠菌、隐球菌感染，在气管镜检查术中出现大出血的概率约占 3.09%。

（6）良性肿瘤：肺部良性肿瘤是指生长在肺实质内或者支气管腔内的良性肿瘤，包括错构瘤，平滑肌瘤，肺良性透明细胞瘤、肺脂肪瘤、纤维瘤和神经鞘瘤等，以错构瘤最常见。患者绝大多数无自觉症状，常在 X 线检查或 CT 检查时发现，行支气管镜操作时出血约占 2.57%。

（7）血管畸形：多见于气管内血管发育畸形，如血管球瘤少见，先天性血管瘤以 Dieulafoy′s 病为常见，本病又称恒径动脉畸形，是由于胃肠、胆道或者支气管壁血管畸形，供血动脉进入黏膜下后，没有逐渐变细形成毛细血管，而是一直保持管径不变，凸出于管腔内，在外界因素作用下破裂或自发性破裂所致急性腔道出血。自从 1897

年法国医师 Dieulafoy 将此病描述为“单纯性溃疡”以来，经过 100 多年的再认识，才有了今天这个名字。血管畸形在支气管镜检查术中出血风险约为 2.06%。

（8）间质性肺炎：弥漫性肺疾病以往称为弥漫性间质性肺疾病，因为这组疾病不仅累及肺间质，也累及腺泡的气腔结构，在终末细支气管远端即肺腺泡有各类细胞浸润和细胞外基质沉淀，甚至有时可以累及气道，在行支气管检查术中出现大出血的概率约占 2.06%。

（9）气管内血栓形成：多数是由于肺部其他部位或者气管支气管内出血，患者没有及时咳出而形成血栓，在行支气管检查术时，由于取血栓过程中出现大出血的概率约占 1.54%。

（10）其他无明确病因者：其他不明原因的间断出现少量的咯血，或者痰中带血，在行支气管检查术中出现大出血的概率约占 12.37%。

二、治疗

支气管镜诊疗操作过程中，一旦发生相关大出血，除支气管镜操作者外，支气管镜室的相关辅助人员均应迅速赶到现场，协助开展对患者的积极救治。支气管镜操作者要保持沉着、冷静，千万不要慌张，保持支气管镜在气道内，指挥内镜室其他人员参与抢救。通常急救可以按照以下流程来展开。

1. 保持充足的氧气供应

迅速提高吸入氧浓度，尽可能保证重要脏器的氧供。

2. 保持气道的开放，保持气道通畅

对于未建立人工气道的患者，应在保持气道开放的同时，迅速建立人工气道。最迅速且简单的方法是在支气管镜引导下进行气管插管。所选气管导管最好是 7.5 号或者 8.5 号的气管插管，加长气管导管，必要时可辅以人工通气，以保证组织的供氧。

3. 调整患者体位至患侧卧位

患者一旦发生大出血后，气道内的积血常会溢入健侧气道和肺内，严重影响肺的通气和换气功能。患者立即取患侧卧位后，起到压迫止血的作用，可有效防止患侧肺内的积血溢入健侧的气管和肺内，同时亦可使已经残留于健侧肺内的积血通过咳嗽排出体外，这对于改善患者的通气和换气效率，有效提升血氧饱和度有极其重要的意义。需要特别强调的是，尽管大多数人都知道这一基本常识，但在实际抢救过程中，由于场面的混乱，这一简单的措施往往成为制约抢救成功的重要环节。因此，抢救者一定保持头脑冷静，尽快清理溢入健侧气管和肺内的积血。

4. 紧急止血治疗

（1）局部止血：包括局部止血药物灌注和机械性压迫止血。①局部止血药物灌注：对镜下可见的出血区域用冰生理盐水及1∶10 000的肾上腺素生理盐水局部灌注，与此同时，还可采用200 U的凝血酶溶液对出血区域进行灌注。对于支气管镜操作相关大出血来说，尽管局部止血药物的灌注疗效有限，但这一方法可在一定程度上减缓出血速度，为其他止血方法的应用提供机会，延缓出血时间和减少了出血量。②出血部位的机械性压迫止血：常采用支气管镜插入部末端填塞止血叶段支气管。凡士林纱条或浸有止血药物的棉球局部填塞压迫止血的方法，主要适用于在硬质支气管镜下或者气管插管的情况下操作。而对于可弯曲支气管镜而言，最有效的机械性压迫止血方法是采用腔内球囊压迫止血（图1-5-27-1），球囊的压力不宜过高，一般为1～2个大气压。需要特别说明的是，对于可视病损区域来说是机械性压迫止血，而对非可视的远端气道出血而言，该方法实际上是气道的填塞止血。紧急情况下，该方法是一种快速且有效的止血方法。

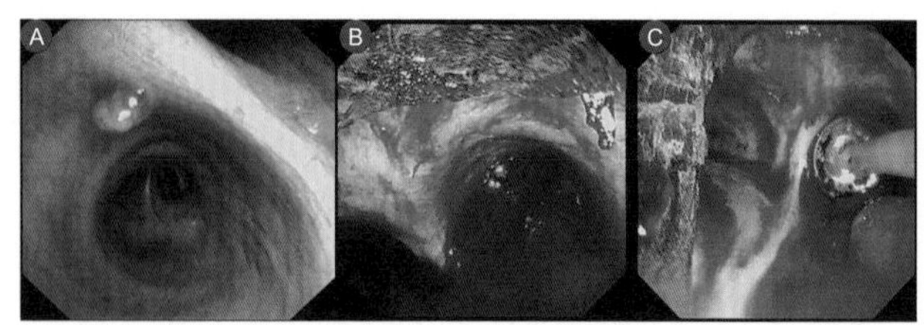

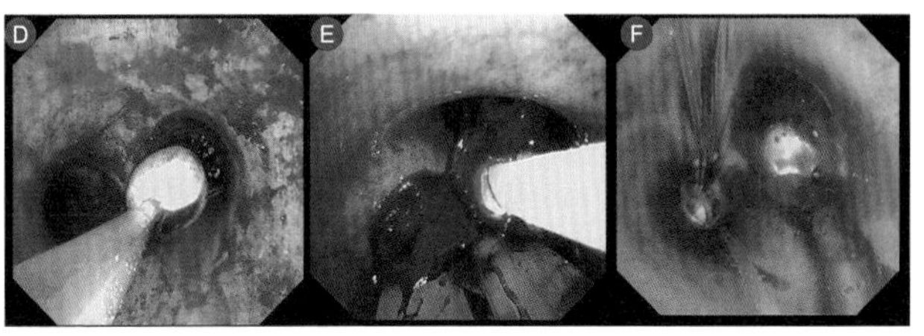

图 1-5-27-1 患者间断咯血

注：A：入院后首次气管镜检查，右中间段结节样病变，考虑 DIEULAFOY 病；B：患者突发大咯血紧急行气管镜下治疗，全麻下置入硬质气管镜，可见气管及双侧主支气管内充满鲜血，判断右侧病变出血，给予左高、头低体位，经硬质镜于左主支气管置入吸痰管持续负压吸引，清理左肺内鲜血；C：于右中间段置入球囊压迫止血；D：置入球囊后活动性出血停止；E：清理左肺右上叶支气管腔内血栓，拔出硬质镜，经口与球囊平行插入气管插管；F：为防止球囊向上移位，将气管插管远端送入左主支气管内固定。

（2）全身药物止血：①脑垂体后叶素：对于支气管镜操作相关大出血来说，出血大多来自于体循环的支气管动脉，仅有极少数情况下出血来自于肺动脉。因此，脑垂体后叶素往往是最有效的止血药物，一般静脉注射后 3 ～ 5 min 即可起效。用法：脑垂体后叶素 6 ～ 12 U 用 5% 的葡萄糖注射液 20 mL 稀释后缓慢静脉注射，约 15 min 注射完毕，之后以垂体后叶素 12 ～ 18 U 加入 5% 葡萄糖溶液 250 ～ 500 mL 稀释后缓慢静脉滴注维持。脑垂体后叶素包含垂体加压素和宫缩素，因此合并有冠心病、未控制的高血压、肺心病、心力衰竭及孕妇等慎用。②促凝剂：蛇毒血凝酶具有止血和凝血的双重作用，能缩短出血时间，减少出血量，静脉和局部均可使用。静脉用药方法：1 ～ 2 KU 静脉注射，5 ～ 10 min 起效，必要时可重复注射。其他促凝药物包括抗纤溶药物（环甲氨酸）、增加毛细血管抵抗力和血小板功能的药物（酚磺乙胺等），因起效较慢且止血效果相对较弱，故对于支气管镜诊疗操作相关大出血的救治临床效果甚微，一般可与其他药物配合使用。③其他药物：酚妥拉明是短效的非选择性 α- 受体阻滞剂，可直接舒张血管平滑肌，降低体循环及肺循环的压力，可用于脑垂体后叶素无效或有禁忌者。用法：

10～20 mg 加入 5% 葡萄糖溶液 500 mL 中，缓慢静脉滴注。

5. 支气管动脉栓塞术（bronchial artery embolization，BAE）

对于支气管循环系统来源的大出血，BAE 是最有效的非手术治疗方法，其即刻止血率高达 73%～98%。对于支气管镜诊疗操作相关大出血，在以下情况中可以选择 BAE 治疗：①其他治疗方法无效或无法实施的大出血，可施行紧急 BAE 止血；②反复间断咯血；③对于需要外科手术治疗的大出血患者，在情况允许的条件下，可先行 BAE 暂时止血，为手术争取宝贵的时间，从而变急诊手术为择期手术，以降低手术风险。需要强调的是 BAE 的主要作用在于止血，而不是根治疾病。血管栓塞后再通，或者因原发疾病进展而引起新发血管破裂等均可导致 BAE 术后再出血。这种情况下，建议采取积极的外科手术干预。此外，如果是非支气管动脉来源的出血，采用 BAE 治疗往往无效果。

6. 外科手术治疗

对于支气管镜操作而引起的相关大出血，绝大多数情况下均存在有大小不等的支气管动脉分支损伤，只有极少数情况下是因为各种镜下的诊疗操作损伤了肺动脉。如前所述，对于支气管动脉损伤所引起的大出血，BAE 是一种有效且微创的治疗方法，但即使在实施 BAE 后仍有部分患者会发生再度的出血，对于这一部分患者，如若没有手术禁忌，应考虑行病损部位的外科手术切除。既往的经验证明，外科手术的干预可显著降低此类患者的死亡率。而对于肺动脉系统损伤所致的大出血患者，外科手术往往是唯一能够降低死亡的治疗方法。

综上所述，大咯血是一种呼吸系统危急重症，患者可因气道阻塞窒息或大出血休克死亡，应进行快速准确的出血部位，并积极采取急救措施。在应用 BAE 或外科干预前，应尽可能早的保持气道通畅，同时进行多学科有效处理，以保证患者生命安全。

三、预防

在做支气管镜操作前，对患者一定要认真采集病史，完善相关检查，阅读胸部增强 CT 片，看清楚需要做活检部位的血供情况。

1. 支气管镜操作前准备

对于所有准备接受支气管镜诊疗操作的患者，均应在术前对其发生大出血的潜在风险进行综合评估，包括详细询问患者的病史，全面的体格检查，心、肺功能测定，必要的实验室和胸部影像学检查。对于拟行支气管活检或穿刺针吸活检的患者，应在术前检测血小板计数、凝血酶原时间和部分凝血活酶时间。若患者一直在口服抗凝剂，则应在检查前至少停药 5 d，如果急需做支气管镜操作的，可以用小剂量维生素 K 拮抗；若患者一直口服氯吡格雷，则至少在检查前 7 d 停药；口服阿司匹林者可停药 7 d。对于有出血危险的患者（如患有血液系统疾病、尿毒症、肝功能不全等），即使仅行普通支气管镜检查，也应在术前检测血小板计数和凝血酶原时间。对于拟行支气管镜下介入性治疗操作的患者，均建议术前行增强胸部CT检查，以明确病变的部位、性质、范围及其与周边毗邻器官（如血管等）的关系。

2. 支气管镜操作术中监护

在支气管镜诊疗操作过程中，所有受检者均应进行呼吸、心率、血压及血氧饱和度的监测。通过鼻、口或人工气道给予吸氧，并使其血氧饱和度能够维持在 90% 以上。对于合并心、肺功能不全的患者及在持续给氧情况下仍不能纠正的低氧血症患者，即使行常规支气管镜检查，也应在术中进行心电监护。预计术中出血风险较大的患者，如病情需要必须紧急行支气管镜诊治，则建议在术前建立人工气道，以利于发生出血时气道积血的及时清除及人工通气，可选用的方法包括气管插管、硬质支气管镜。采用喉罩通气情况下也可以，但是一旦大出血，风险相对较大。周边型肺肿块血液供应丰富需活检时可以考虑在肿瘤表现先注射肾上腺素以预防出血。目前多数的气管镜亦会配置窄带成像（narrow band imaging，NBI），此种方式系利用在不同光谱利用特定的双窄波长的光学影像强调功能原理（415 nm 蓝光及 540 nm 绿光），将这双窄波长照射在黏膜上，能够凸显出表层黏膜微细血管分布情况，可以使用此种检查方式了解肿瘤表层血管的分布，肺活检时避开血管亦可以减少大出血的可能性。此外活检钳必须锐利，钳夹用力需适当，避免夹取过大面积

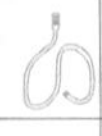

的组织。在拟对中央气道肿瘤进行削瘤处理时，术前增强 CT 扫描明确病变血供情况是必须检查项目，如 CT 值增高 30 HU 以上，建议气管镜介入术前行支气管动脉栓塞术。

四、注意事项

预防支气管镜诊疗操作相关大出血的注意事项，主要包括以下几个方面。

（1）病灶区域的血管供血及其与周围血管之间关系的判断：操作者术前可通过胸部增强 CT 对病灶的血供、病灶区域内及病灶周围的血管分布情况进行初步的判断，从而了解即将实施的诊疗操作可能导致出血的危险程度。此外，术者在操作过程中还应通过镜下观察判断病灶的血供状况。通常血供丰富的病灶其色泽多呈暗红色，质地多松脆，部分病灶可有搏动感，遇到此类病灶时，有条件的单位可先采用支气管腔内超声、窄谱、荧光支气管镜等技术对病灶进行扫描，以进一步了解病灶区域的血管供血及其血管的分布。

（2）对血供丰富病灶的活检：对血供丰富的病灶实施活检时，可采用细胞穿刺针对病灶先行针吸活检，若穿刺部位出血明显时，应避免进行常规活检或更换其他部位再取活检，尽量避开血管。

（3）恶性肿瘤气道阻塞的腔内介入治疗：恶性肿瘤气道阻塞腔内介入治疗的目的主要是重新恢复气道的通畅，目前可供选择的方法有多种，常用的有电刀、激光及冷冻等。在采用上述方法对病灶实施切除时，常会出现不同程度的出血，若出血量较多时，可考虑改用气道内金属支架植入的方法将阻塞的部位撑开，改善通气，以避免进一步切除病灶时造成大出血的可能。

（4）支气管腔内高压球囊扩张治疗：支气管腔内高压球囊扩张治疗有时也会造成狭窄段及其周围气道的撕裂，损伤严重时可造成致命性大出血。为了避免这一情况的发生，应注意以下几个原则：①球囊直径和长度的选择：一般所选球囊的直径不宜超过拟行扩张段气道的正常直径，球囊置入的长度不宜超过所选球囊的长度，以避免球囊远端加压后对远端气道造成损伤；②对球囊加压扩张时，初始压力一般不宜超过 3 个大气压，待确认初次扩张后无明显出血，方可逐步增加球囊的扩张压力；③由于恶性气道病变的组织质地较松脆，故一般不宜进行腔内高压球囊扩张，以避免肿瘤组织挫伤后的大出血；④为了避免扩张后大出血导致窒息的发生，建议术者在每次扩张完毕后，先观察扩张区域是否有明显出血，待确认无明显出血后再将球囊撤出。若发现有较多出血时，可随即将球囊再度充水进而对创面实施压迫止血（一般可持续 5 ～ 10 min），以防止大出血进而导致窒息的发生。若持续压迫后将球囊放气，创面仍有较多出血时，可再度将球囊充水压迫止血，并可适当延长压迫止血的时间（一般可持续 20 ～ 30 min），同时应考虑做好外科手术干预的准备。

五、内镜室常规配备的药品和器械

预防和救治所需相关器械和药品的准备，要处于备用状态，随即就可以使用。由于支气管镜诊疗操作相关大出血发生突然，在极短时间内即可引起气道阻塞、失血性休克等，危及患者的生命，因此支气管镜室必须配备相关的药品和器械，药品和器械要有明显标志，并由专人负责，定期检查及更新，器械要处于备用状态，以确保抢救时的需要。

1. 需配置的器械

（1）供氧及吸引装置。

（2）血氧饱和度和心电监护仪。

（3）开口器、喉镜、牙垫。

（4）不同型号的气管插管、引导钢丝。

（5）可进行腔内压迫止血的各种规格的球囊。

（6）可进行心肺复苏和患者搬运的检查床。

（7）除颤器及人工呼吸器。

2. 需配置的药品

（1）局部用药：①肾上腺素：配成 1∶10 000 肾上腺素生理冰盐水溶液（2 mg 肾上腺素溶于 20 mL 生理盐水）；②去甲肾上腺素：配成 1∶10 000 去甲肾上腺素生理冰盐水溶液（2 mg 去甲肾上腺素溶于 20 mL 生理冰盐水）；③凝血酶：配成 50 ～ 200 U/mL 凝血酶

稀释液（200 μg 凝血酶 20 mL 生理盐水）；④冰生理盐水溶液（4 ℃）。

（2）静脉用药：①脑垂体后叶素：用时配成 6 ~ 12 U + 5% 葡萄糖溶液 10 ~ 20 mL 缓慢静脉注射，或 10 ~ 20 U + 5% 葡萄糖溶液 250 mL 静脉滴注；②蛇毒血凝酶：用时配成 1 ~ 2 KU，静脉推注、肌内注射、皮下注射均可，也可局部应用；③环甲氨酸：500 ~ 1000 mg，静脉推注、肌内注射、皮下注射均可，也可局部应用；④酚妥拉明：0.17 ~ 0.40 mg/min，静脉滴注。

（3）其他抢救辅助药品。

总之，严格掌握支气管镜操作的适应证、禁忌证，对患者病症的充分了解，完善支气管镜术前准备、操作者娴熟的技术，以及并发出血后积极恰当的救治措施等，可明显减少患者术中出血发生率和出血死亡率。

（林存智）

第 28 节　特制封堵器用于大咯血的治疗

一、原理

咯血是呼吸科常见的急诊，在引起危及生命的咯血中，文献报道的病因约 80% 为外周性病灶，即出血点位于支气管镜视野外。针对出血的病因治疗方法包括支气管动脉栓塞和外科手术治疗。但无论哪种方法均需保障手术过程的安全，避免窒息和维持生命征稳定。支气管镜介入治疗的目的为通畅气道、探寻出血引流支气管和尝试临时止血。从 20 世纪 80 年代开始，尝试应用于临床的封堵材料有填塞的方法包括球囊、支气管塞，氧化再生纤维素网和气道支架。支气管封堵球囊的优势在于材料容易获得，可以采用的如胆道取石球囊和右心导管等。但球囊最大的风险在于球囊移位和误拔管，带来窒息的风险。其他如支气管塞最大的缺陷是难以放置，尤其是尖段。氧化再生纤维素网因为具有可吸收性，填塞过程中 1 周内再出血的概率可达 10.53%（6/57）。在寻找支气管填塞材料时，我们发现有种房间隔封堵支架可以应用于填塞引流支气管口，这种支气管封堵支架放置简单，填塞紧密，放置时间长，影响肺组织范围少，止血效果确切。

二、设备及器械

可弯曲支气管镜（工作通道超过 2.2 mm），一次性取石球囊（南京微创医学科技股份有限公司），房间隔缺损封堵支架（北京普益盛济科技有限公司）。

三、适应证

符合①加上②、③中任何 1 条：①外周性病灶出血的患者；②大咯血患者，定义标准为咯血 500 mL/24 h 或 100 mL/ 次以上，或者出现急性呼吸、循环衰竭；③中度咯血，定义为≥ 100 mL/24 h 且＜ 500 mL/24 h，同时保守治疗 3 天并且经过支气管动脉栓塞治疗无效。

四、禁忌证

因为本操作用常用于急救，因此无绝对禁忌证。相对禁忌证：①支气管镜下无法确定出血部位；②同支气管镜检查的禁忌证但除外大咯血。

五、操作流程及注意事项

（1）术前邀请胸外科、放射介入科一起讨论，评估支气管动脉造影和栓塞术的风险，觉得是否需要术前行支气管镜下支气管填塞术避免窒息风险；操作地点可以在 RICU 床边或者支气管镜室，基本要求是有足够的空间可以在危急时刻进行气管插管和机械通气。

（2）术前告知患者及其家属多学科讨论后的止血流程，如支气管镜下可以找到明确的出血引流支气管即进行支气管填塞，如支气管镜下见出血停止，直接转运到 CT 室行胸部 CT ＋支气管动脉成像再到 DSA 室行支气管动脉造影＋栓塞术，以及基本手术经过，取得患者及其家属的同意及配合，消除紧张情绪。

（3）保持患者清醒有利于自我清理气道，因此尽量术中维持患者清醒，备好直接喉镜、气管插管和呼吸机，准备的药物有利多卡因、冰生理盐水、肾上腺素、凝血酶、5% 碳酸氢钠，备好填塞球囊（根据各单位可以拿到球囊，只要是顺应性球囊即可）。

（4）预置球囊，导丝进入球囊，检查球囊是否漏气，气管镜清理口咽部的血迹，球囊经另外一侧鼻腔进入，如球囊通过声门困难，可以在支气管镜直视下，以活检钳夹导丝通过声门，支气管镜下观察出血引流支气管，以球囊对引流支气管口进行填塞，并经过球囊的注药导管注入凝血酶、稀释的肾上腺素、冰生理盐水等止血药物（图1-5-28-1）。

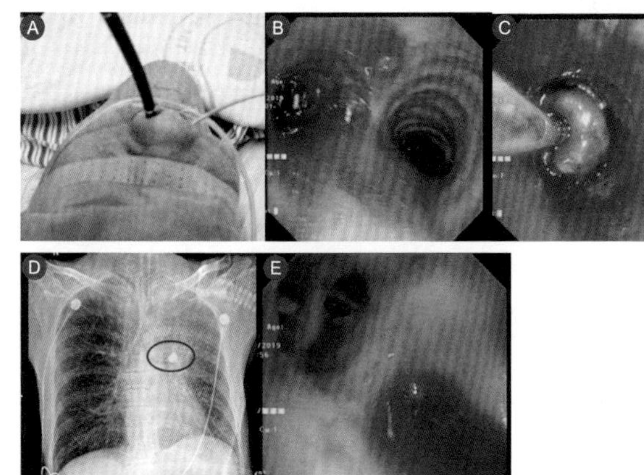

图 1-5-28-1　预置球囊

注：A：球囊经另外一侧鼻腔进入；B：支气管镜下可见左主支气管腔大量血液；C：预置球囊填塞左主支气管，并经过球囊的注药导管注入止血药；D：胸片可见封堵球囊和导丝；E：清理血凝块直至确定出血部位为左舌叶支气管。

（5）放置支气管封堵支架：应用活检钳初步测量引流支气管口直径，测量支架大小，保证支架直径大于引流支气管口 2 mm，含有封堵支架的支架放置系统经支气管镜进入，球囊停止填塞引流支气管口，留出支架填塞空间，支气管镜下放置支架，开始时支架放置位置可以比较深，然后向外拉支架，直到确保支架完整填塞引流支气管口。如果支架放置系统无法进入引流支气管，支架可以放置于临近的支气管口，通过增加暴露于支气管口的部分，填塞引流支气管口，这种情况常应用于变形的尖段支气管（图 1-5-28-2）。

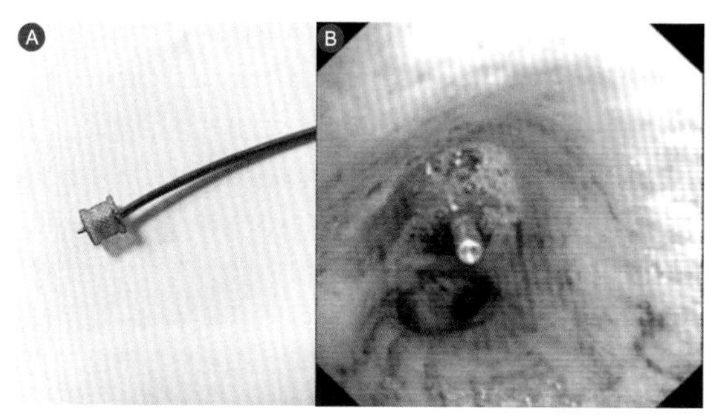

图 1-5-28-2 将封堵支架置入出血支气管内

注：A：支架通过螺纹结构与放置器连接；B：支架填塞左舌叶支气管。

六、建议麻醉方式

建议以局麻+镇静的方式进行手术操作。患者在局麻过程中保留了咳嗽和清理气道的能力，有助于避免窒息。但患者在清醒状态下会出现恐惧和焦虑，甚至无法顺利配合操作，因此可以加用右美托咪定镇静。右美托咪定注药可以具有镇静的作用，但呼吸抑制作用弱，用药过程中需密切监测循环功能状态。

七、并发症及其预防和处理

术后并发症为阻塞性肺炎和肺不张。在我们的 10 例患者的临床观察中，肺叶不张出现概率为 30%（3/10），出现发热和阻塞性肺炎概率为 20%（2/10），应用抗感染药物均可控制感染。

（陈云峰　张华平　曾奕明）

第 29 节　两性霉素 B 经支气管镜肺部局部注入

肺部真菌感染，尤其是霉菌感染，具有以下特点：播散迅速，需药物及时干预，短期内即形成组织坏死及肺局部结构性毁损，经有效抗真菌药物控制或经患者自身免疫局限后，可迅速形成纤维及肉芽组织包裹。这些特点决定着经静脉药物干预可能因局部血运不良而难以发挥其应有作用。两性霉素 B 是多烯类抗真菌药，抗真菌谱广且作用较强，经静脉应用时，在胸水、腹水和滑膜腔液中药物浓度通常低于同期血药浓度的一半，支气管分泌物中药物浓度更低，常用治疗量在肺部所达到的药物浓度对真菌仅具有抑菌作用，而且毒性大，不良反应多见。但在有些情况下它又是治疗危重型深部真菌感染的唯一有效药物，该药水溶性较强，经气道黏膜吸收少而缓慢，对气道黏膜无明显刺激性。根据这诸多药理与代谢特点，两性霉素 B 经支气管镜肺部局部注入具有不可替代的优势，值得临床推广。

一、理论依据

1. 两性霉素 B 的药理机制

两性霉素 B 是多烯类抗真菌药，作用机制为通过与敏感真菌细胞膜上的固醇相结合，损伤细胞膜的通透性，导致细胞内钾离子、核苷酸和氨基酸等外漏，破坏细胞正常代谢从而抑制其生长。敏感真菌包括新型隐球菌、皮炎芽生菌、组织胞浆菌、球孢子菌属、孢子丝菌属、念珠菌属等，部分曲霉属耐药，皮肤和毛发癣菌则大多耐药，对细菌、立克次体、病毒等无抗菌活性，经静脉应用时，常用治疗量所达到的药物浓度对真菌仅具有抑菌作用。适应证包括敏感真菌所致的深部真菌感染且病情呈进行性发展者，如败血症、心内膜炎、脑膜炎（隐球菌及其他真菌）、腹腔感染（包括与透析相关者）、肺部感染、尿路感染和眼内炎等。

2. 两性霉素 B（欧泊）药物说明书中对局部应用剂量和溶液浓度的规定

说明书中规定“局部用药，气溶吸入时成人每次 5 ～ 10 mg，用灭菌注射用水溶解成 0.2% ～ 0.3% 溶液应用，每日吸入 2 ～ 3 次”。

局部（气道局部）：到达病灶的部位与形式与经支气管镜注入无差别。剂量：每次 5 ～ 10 mg，每日吸入 2 ～ 3 次，折合单日总剂量 10 ～ 30 mg。浓度：用灭菌注射用水溶解成 0.2% ～ 0.3% 溶液应用，5 mg 两性霉素 B 溶于 2.5 mL 灭菌注射用水时正好是 0.2 W/V，那么折合 25 mg 两性霉素 B 应溶于灭菌注射用水 12.5 mL，折合 50 mg 两性霉素 B 应溶于灭菌注射用水 25 mL，如果按照"0.3% 溶液"折算该浓度为 75 mg 两性霉 B 应溶于灭菌注射用水 25 mL，该浓度应作为气道局部应用的极限浓度。

3. 欧洲临床微生物学与感染病学会（European society for Clinical Microbiology and Infectious Diseases，ESCMID）与欧洲呼吸病学会（European Respiratory Society，ERS）于 2015 年发布《慢性肺曲霉病诊断与治疗指南》（以下简称《指南》）中对局部注药剂量和溶液浓度的相关规定如下。

（1）局部注药适应证的选择：如果手术切除不是控制复发性咯血（潜在含义：病灶与气道相通，部分溶液必然折返引流至气道）的治疗选择，那么在没有出血素质的患者中，可考虑在曲霉病灶腔内注入抗真菌药。文献等临床报告描述了当抗真菌药物全身使用无效或不良事件不能耐受时，通过将抗真菌药物注入肺部空洞性病灶来缓解曲霉病灶，均有很好的临床效果。

（2）局部注药方式选择：可通过支气管镜引导（常规选择，先被提及）支气管内导管注入，或经皮由胸穿针或置入曲霉病灶腔内的导管注入抗真菌药。一般地，将经皮导管置于病灶腔内，可避免反复支气管镜操作（支气管镜操作完全可选，为替代选择，也为常规选择），延长治疗时间跨度。

（3）局部注药品种选择：可用于注入的抗真菌药包括两性霉素 B（作为胶浆或溶液）、唑类（咪康唑、伊曲康唑，伏立康唑等唑类药物也为可选药物）、碘化钠和制霉菌素（与两性霉素 B 共同制成胶浆）。短期反应率 70% ～ 100%。两性霉素 B 是首选药物（50 mg 溶解于 20 mL 5% 葡萄糖溶液中），注药剂量取决于空洞性病灶空间容积。需通过调整患者体位避免直接渗流到支气管树中（患者术后仍应较长时间保持体位，以尽量多的将药液保留于病灶部位）。

（4）局部注药注意事项：并发症包括咳嗽、胸痛、气胸或支气管反流，呼吸储备极差的患者尤其要注意。如效果好，注入抗真菌药物可缓解咯血和疼痛，曲霉菌痰培养转阴，曲霉菌抗体滴度降低，偶尔曲霉菌病灶消散或部分消散。

（5）《指南》中引用文献关于两性霉素 B 经支气管镜肺部局部注入的具体操作方案：经支气管或经皮将抗真菌药物注入病灶内，7 例患者使用两性霉素 B，1 例患者使用氟康唑（FCZ），然后是两性霉素 B，将两性霉素 B 溶解在 10 ～ 20 mL 的 5% 葡萄糖中。两性霉素 B 和 FCZ 的初始剂量为 5 ～ 10 mg，咪康唑（MCZ）为 40 mg，两性霉素 B 的维持剂量为 15 ～ 20 mg，FCZ 的维持剂量为 10 ～ 20 mg，MCZ 的维持剂量为 40 mg。对其中 5 例患者，常规使用纤维支气管镜，并将药液注入预先通过支气管造影确定的靶支气管中，取得了很好的临床效果。

（6）《指南》中引用文献关于两性霉素 B 经皮肺部局部注入的具体操作方案：回顾性分析 8 年住院期间的曲菌病灶相关咯血（病灶与气道相通，部分溶液必然折返引流至气道）且接受两性霉素 B 经皮病灶内注入的所有患者。两性霉素 B 经皮病灶内注入包括将导管置于曲霉病灶内，随后每天将 50 mg 两性霉素 B 溶于 20 mL 5% 葡萄糖溶液中注入，持续 10 天，效果很好。

4. 两性霉素 B 经支气管镜肺部局部注入药液预配

（1）用 10 mL 注射器于两性霉素 B 25 mg（1 支）封装瓶内加入 5 mL 注射用水，震荡溶解药物。

（2）用 10 mL 注射器抽出该溶液 1 mL（含有两性霉素 B 5 mg），再以该注射器抽入 5% 葡萄糖溶液（注意不能使用生理盐水，以免形成药物结晶）3 mL，于该注射器内制备成 4 mL 含有两性霉素 B 5 mg 的溶液（这样每 20 mL 该溶液含有两性霉素 B 25 mg）。

（3）于该注射器内再抽入空气 6 mL，以作为推进用，避免过多药液残留于支气管镜治疗孔道或注射管（如奥林巴斯支气管镜专用注射管）内。

（4）重复步骤（2）（3），共制备 2 ～ 5 支含药注射器备用，称为预配药液。

（5）用 10 mL 注射器抽入 2% 利多卡因 1 mL，于该注射器内再抽入空气 4 mL，以作为推进用，避免过多 2% 利多卡因残留于支气管镜治疗孔道或注射管（如奥林巴斯支气管镜专用注射管）内。

（6）重复步骤（5），共制备 2 ～ 5 支含药注射器备用，称为预配局麻药。

（7）故预先应准备 10 mL 注射器 5 ～ 10 支，两性霉素 B 25 mg（1 支），注射用水 10 mL（1 支），5% 葡萄糖 100 mL（1 袋），2% 利多卡因（5 mL/ 支）6 支（2% 利多卡因单次呼吸内镜操作，经支气管镜最大注入量为 29 mL，过量注入或可引发心血管事件）。

二、操作流程

（1）常规 2% 利多卡因（5 mL/ 支，使用 1 支，5 mL，含利多卡因 100 mg；或使用 2 支，10 mL，含利多卡因 200 mg）雾化吸入局部麻醉。

（2）普通支气管镜或超细支气管镜，直接目视或经引导如虚拟内镜、外周径向超声、透视、电磁导航支气管镜等到达靶支气管。

（3）尽量将镜身嵌入靶支气管或探入空洞性病灶内，或将注射管（如奥林巴斯支气管镜专用注射管）深入靶支气管远端，甚至直接将注射管置于空洞性病灶内。

（4）注入 1 支预配局麻药，保留，不吸引，目的是减少两性霉素 B 药液注入后的局部刺激。

（5）接着再直接注入预配药液，调整体位以保留，尽量不吸引。

（6）单日注入两性霉素 B 总量 10 ～ 25 mg，对药物反应较重患者，单日注入 5 mg 即可（且在大多情况下 5 mg 已够用），如特殊需要可增加至 50 mg，如需多点注入，每靶支气管注入 1 ～ 2 支预配药液，也可将两性霉素 B 10 ～ 25 mg 完全注入空腔性病灶内。

（7）注入后调整体位以保留药液于病灶部位，尽量不吸引（视频 1-5-29-1），若一部分药液由于患者咳嗽或引流至大气道也尽量不要吸引，如果过多药液引流至大气道，

视频 1-5-29-1　两性霉素 B 经支气管镜注入局部病灶

可于大气道内少量吸引药液，总的原则是将尽量多的药液保留于病灶部位。

三、注意事项

（1）经支气管镜肺部局部注药操作时间较短，患者术后仅常常咳出较多痰液，一般较少出现注药相关并发症，如出现应予对症处理。如患者出现刺激性咳嗽，可临时给予孟鲁司特与其他镇咳药。

（2）患者术后仍应较长时间保持体位，以尽量多的将药液保留于病灶部位。

（3）重复注药操作，每周 1 ～ 3 次。

（4）两性霉素 B 经支气管镜肺部局部注入的药物剂量，应从当日静脉滴注剂量中扣除。

（5）如患者病灶较明显，需要更多药物，注入量可增加至单日 50 mg，此时药液预配过程中预配药液浓度应加倍，即应预配每支注射器有 4 mL 含有两性霉素 B 10 mg 的预配溶液。

（冯靖）

参考文献

1. 金发光，王洪武，李时悦 . 实用介入呼吸病学 . 西安：西安交通大学出版社，2018.

2.DUNLAP D G，RAVENEL J，SECHRIST J，et al. Interventional Therapies for Central Airways. J Thorac Imaging，2019，34（4）：W49-W59.

3. 北京健康促进会呼吸及肿瘤介入诊疗联盟 . 恶性中心气道狭窄经支气管镜介入诊疗专家共识 . 中华肺部疾病杂志（电子版），2017，10（6）：647-654.

4. 中华医学会呼吸病学分会 . 良性中心气道狭窄经支气管镜介入诊治专家共识 . 中华结核和呼吸杂志，2017，40（6）：408-418.

5. 金发光 . 良性中心气道狭窄诊治规范的理解与认识 . 山东大学学报（医

学版），2017，55（4）：7-13.

6. 金贝贝，张萍，张杰，等 . 气道内氩等离子体凝固术治疗应用进展 . 国际呼吸杂志，2019，39（8）：610-613.

7.LEE B R，OH I J，LEE H S，et al. Usefulness of rigid bronchoscopic intervention using argon plasma coagulation for central airway tumors. Clin Exp Otorhinolaryngol，2015，8（4）：396-401.

8. 张莹莹，张杰，王娟，等 . 氩等离子凝固术和冷冻消融术对犬气管急性损伤的研究 . 中华结核和呼吸杂志，2014，37（8）：583-587.

9.WU Z，WAN H，SHI M. Bronchoscopic resection of bronchial angiolipoma：A rare case report.Mol Clin Oncol，2016，5（6）：850-852.

10.WANG J，YANG Y，ZHA W，et al. The clinical feasibility of flexible bronchoscopy interventional therapy in patients with central airway stenosis and respiratory failure caused by malignancy. Onco Targets Ther，2018，11：7709-7714.

11. 中华医学会呼吸病学分会 . 良性中心气道狭窄经支气管镜介入诊治专家共识 . 中华结核和呼吸杂志，2017，40（6）：408-418.

12. 薄丽艳，李聪聪，颜西刚，等 . 针形电刀联合球囊扩张在气管瘢痕性狭窄中的应用 . 国际呼吸杂志，2018，38（3）：197-200.

13. 常金来，张杰，邱小建，等 . 经支气管镜应用针形电刀治疗气道腔内疾病的临床研究 . 国际呼吸杂志，2018，38（8）：566-572.

14. 陈云峰，许丹凤，曾奕明，等 . 局部注射复方倍他米松对良性中央气道狭窄胶原蛋白沉积的影响 . 中华结核和呼吸杂志，2016，39（8）：616-620.

15. 邹珩，张楠，王洪武，等 . 气管硅酮支架治疗创伤性气管狭窄的临床应用体会 . 中华结核和呼吸杂志，2015，38（9）：704-706.

16. 叶民，陈晓晓，陈成水 . 经支气管镜激光治疗在气道病变中的应用 . 国际呼吸杂志，2017，37（4）：517-519.

17. 焦安夏 . 气道消融术在现代儿科介入呼吸病学的应用 . 中国实用儿科杂志，2019，34（6）：482-485.

18.CASTELLANOS P，M K M，ATALLAH I. Laser tracheobronchoplasty：a novel technique for the treatmentof symptomatic tracheobronchomalacia. Eur Arch

Otorhinolaryngol，2017，274（3）：1601-1607.

19.HANAOKA F J，OHUCHI M，KAKU R，et al. Bronchoscopic balloon dilatation combined with laser cauterization of highand long segmental tracheal stenosis secondary to endobronchialtuberculosis：A case report. Respir Med Case Rep，2019，28：100917.

20.ZHAO Z R，LAU R W H，NG C S H. Catheter-based alternative treatment for early-stage lung cancer with a high-risk for morbidity. J Thorac Dis，2018，10（Suppl 16）：S1864-S1870.

21.KIANI A，TAGHAVI K，ROKNI-YAZDI H，et al. Application of Microwave Ablation for Treating Pulmonary Adenocarcinoma：A Case Report. Tanaffos，2017，16（4）：304-308.

22. OHTANI K，IKEDA N. Present status of interventional pulmonology. Kyobu Geka，2014，67（8）：710-714.

23.MAHMOOD K，WAHIDI M M. Ablative therapies for central airway obstruction. Semin Respir Crit Care Med，2014，35（6）：681-692.

24. 汪婷婷，金艺凤 . 经纤维支气管镜介入技术的研究进展 . 齐齐哈尔医学院学报，2018，39（6）：702-705.

25. 余其多，强光亮，刘德若 . 气管镜下的冷冻治疗 . 中日友好医院学报，2016，30（2）：100-102.

26.SACHDEVA A，PICKERING E M，Lee H J. From electrocautery，balloondilatation，neodymium-doped：yttrium-aluminum-garnet（Nd：YAG）laser to argon plasma coagulation and cryotherapy. J Thorac Dis，2015，7（Suppl 4）：S363-379.

27.HAGMEYER L，THEEGARTEN D，Wohlschläger J，et al. The role of transbronchial cryobiopsy and surgical lung biopsy in the diagnostic algorithm of interstitial lung disease. Clin Respir J，2016，10（5）：589-595.

28.HETZEL J，MALDONADO F，RAVAGLIA C，et al. Transbronchial Cryobiopsies for the Diagnosis of Diffuse Parenchymal Lung Diseases：Expert Statement from the Cryobiopsy Working Group on Safety and Utility and a Call for Standardization of the Procedure. Respiration，2018，95（3）：188-200.

29. 马千里，石彬，田燕雏，等 . 不可切除气管、支气管内肿瘤的纤维支

气管镜 CO_2 冷冻治疗 . 中国肺癌杂志，2014，17（7）：545-549.

30.DIBARDINO D M，LANFRANCO A R，HAAS A R. Bronchoscopic Cryotherapy. Clinical Applications of the Cryoprobe，Cryospray，and Cryoadhesion. Ann Am Thorac Soc，2016，13（8）：1405-1415.

31.BILAÇEROĞLU S. Endobronchial Ablative Therapies. Clin Chest Med，2018，39（1）：139-148.

32.WRIGHT C D. Nonoperative Endoscopic Management of Benign Tracheobronchial Disorders. Thorac Surg Clin，2018，28（2）：243-247.

33. 刘伟乐，戚思华 . 硬质气管镜诊疗的麻醉研究进展 . 中华实用诊断与治疗杂志，2017，31（1）：85-87.

34. 李冬梅，李 凯，李龙云，等 . 成人（支）气管镜麻醉的研究进展 . 中国实验诊断学，2017，21（4）：739-742.

35.BI Y，YU Z，REN J，et al.Metallic stent insertion and removal for post-tracheotomy and post-intubation tracheal stenosis.Radiol Med，2019，124（3）：191-198.

36. 张治国，孙亿民，江晨 . 人体气道支架的发展与最新研究进展 . 常州大学学报，2017，29（1）：62-67.

37.HAN X，LI L，ZHAO Y，et al. Individualized airway-covered stent implantation therapy for thoracogastric airway fistula after esophagectomy. Surg Endosc，2017，31（4）：1713-1718.

38.BI Y，LI J，YU Z，et al. Multiple Bifurcated Covered Self-Expanding Metallic Stents for Complex Tracheobronchial Fistulas or Stenosis.Cardiovasc InterventRadiol，2019，42（3）：426-432.

39.ZHU J H，LEI M，CHEN E G，et al.Ventilation strategy and anesthesia management in patients with severe tracheal stenosis undergoing urgent tracheal stenting. Acta AnaesthesiolScand，2018，62（5）：600-607.

40. 沈世茉，沈世茉，吴宏成，等 . Y 型 Dumon 气管支架治疗复杂性气道病变的临床应用 . 中国内镜杂志，2016，22（9）：61-65.

41.HÜRTGEN M，HERBER S C. Treatment of malignant tracheoesophageal fistula. Thorac Surg Clin，2014，24（1）：117-127.

42. 吴雪梅，柯明耀 ，罗炳清，等 .Dumon 支架治疗气道消化道瘘 31 例

近期疗效观察 . 国际呼吸杂志，2016，34（4）：292-296.

43.KE M Y，HUANG R，LIN L C，et al. Efficacy of the Dumon ™ Stent in the Treatment of Airway Gastric Fistula：A Case Series Involving 16 Patients. Chinese Medical Journal. 2017，130（17）：2119-2120.

44. 任杰，黄海东，王琴，等 . 硬质支气管镜技术在“现实世界”的争议与思考 . 第二军医大学学报，2018，39（2）：117-123.

45.FREITAG L，GÖRDES M，ZAROGOULIDIS P，et al.Towards individualized tracheobronchial stents：technical，practical and legal considerations. Respiration，2017，94（5）：442-456.

46. 徐曙光，吴宏成，吴仕波，等 . 硅酮支架及 T 管治疗气道瘢痕性狭窄 5 例分析 . 现代实用医学，2016，28（1）：13-14.

47.DIDKOWSKA J，WOJCIECHOWSKA U，MANCZUK M，et al. Lung cancer epidemiology：contemporary and future challenges worldwide. Ann Transl Med，2016，4（8）：150.

48.KIMURA M，MIYAJIMA K，KOJIKA M，et al. Photodynamic Therapy（PDT） with Chemotherapy for Advanced Lung Cancer with Airway Stenosis. Int J Mol Sci，2015，16（10）：25466- 25475.

49.BAZAK R，HOURI M，EI ACHY S，et al. Cancer active targeting by nanoparticles：a comprehensive review of literature. Journal of Cancer Research and Clinical Oncology，2015，141（5）：769-784.

50. 李黎波，许德余 . 肿瘤光动力治疗学 . 北京：科学出版社，2018：44-48.

51. 丁晓倩，林存智，邵明菊，等 . 光动力治疗晚期气管内肺癌 4 例临床疗效分析 . 临床肺科杂志，2018，22（6）：1147-1148.

52. MANOTO S L，HOURELD N N，ABRAHAMSE H. Resistance of lung cancer cells grown as multicellular tumour spheroids to zinc sulfophthalocyanine photosensitization. Int J Mol Sci，2015，16：10185-10200.

53.ONISZCZUK A，WOJTUNIK-KULESZA K A，ONISZCZUK T，et al. The potential of photodynamic therapy（PDT）. Experimental investigations and clinical use. Biomed. Pharmacother，2016，83：912-929.

54. 王洪武 . 中央型气道新的八分区方法和恶性气道肿瘤的治疗策略 . 临

床荟萃，2016，31（11）：1167-1169.

55.SADANALA K C，CHATURVEDI P K，SEO Y M，et al. Sono-photodynamic combination therapy：A review on sensitizers. Anticancer Res，2014，34（9）：4657-4664.

56.KAO H W，LIN Y Y，CHEN C C，et al. Biological characterization of cetuximab-conjugated gold nanoparticles in a tumour animal model. Nanotechnology，2014，25（29）：295102.

57.SHAFIRSTEIN G，BATTOO A，HARRIS K，et al. Photodynamic Therapy of Non-Small Cell Lung Cancer Narrative Review and Future Directions. Focused Reviews，2016，13（2）：265-275.

58.CALIXTO G M F，BERNEGOSSI J，DE FREITAS L M，et al. Nanotechnology-Based Drug Delivery Systems for Photodynamic Therapy of Cancer：A Review. Molecules，2016，21（3）：342.

59.CHENG H，ZHU J，LI S，et al. An O_2 Self-Sufficient Biomimetic Nanoplatform for Highly Specific and Efficient Photodynamic Therapy. Advanced Functionalized Materials，2016：7847-7860.

60.KIM J，SANTOS O A，PARK J H. Selective photosensitizer delivery into plasma membrane for effective photodynamic therapy. J Control Release，2014，191：98-104.

61. 中华医学会呼吸病学分会 . 支气管镜诊疗操作相关大出血的预防和救治专家共识 . 中华结核和呼吸杂志，2016，39（8）：588-591.

62.ZHANG W，SHEN J，SU H，et al. Co-Delivery of Cisplatin Prodrug and Chlorin e6 by Mesoporous Silica Nanoparticles for Chemo-Photodynamic Combination Therapy to Combat Drug Resistance. ACS Appl Mater Interfaces，2016，8（21）：13332-13340.

63.AKOPOV A，RUSANOV A，GERASIN A，et al. Preoperative endobronchial photodynamic therapy improves resectability in initially irresectable （inoperable） locally advanced non small cell lung cancer. PhotodiagnosisPhotodynTher，2014，11（3）：259-264.

64.GALLAGHER-COLOMBO S M，MILLER J，CENGEL K A，et al. Erlotinib Pretreatment Improves Photodynamic Therapy of Non-Small Cell Lung

Carcinoma Xenografts via Multiple Mechanisms. Cancer Res，2015，75（15）：3118-3126.

65. 樊帆，朱敦皖，张琳华. 肿瘤化疗协同光动力疗法联合免疫治疗的研究进展. 国际生物医学工程杂志，2017，40（4）：262-268.

66.MENG W，JUN S，FEIFAN Z，et al. NIR-Triggered Phototherapy and Immunotherapy via an Antigen-Capturing Nanoplatform for Metastatic Cancer Treatment. Adv Sci（Weinh），2019，6（10）：1802157.

67. 中华医学会呼吸病学分会. 良性中心气道狭窄经支气管镜介入治疗专家共识. 中华结核和呼吸杂志，2017，40（6）：408-418.

68. 秦林，丁卫民，张建英，等. 冷冻联合球囊扩张术治疗瘢痕狭窄支气管结核气道闭塞的有效性及安全性. 中华结核和呼吸杂志，2018，41（11）：857-863.

69. FU Y，DING W M. Diagnosis and interventional therapy by bronchoscopy. Handbook of Global Tuberculosis Control，2017（Springer）：235-253.

70. 阿曼 • 恩斯特，菲力克斯 •J.F. 赫斯. 李强译. 介入呼吸病学理论与实践. 天津：天津科技翻译出版有限公司，2017.

71. 王洪武，金发光，柯明耀. 支气管镜介入治疗. 2 版. 北京：人民卫生出版社，2018：116-127.

72.CALLEJÓN-LEBLIC B，GARCÍA-BARRERA T，PEREIRA-VEGA A，et al. Metabolomic study of serum，urine and bronchoalveolar lavage fluid based on gas chromatography mass spectrometry to delve into the pathology of lung cancer. J Pharm Biomed Anal，2019，163：122-129.

73.KISHORE A，NAVRATILOVA Z，KOLEK V，et al. Expression analysis of extracellular microRNA in bronchoalveolar lavage fluid from patients with pulmonary sarcoidosis. Respirology，2018，23（12）：1166-1172.

74.LIU B，JIANG T，HU X，et al. Downregulation of microRNA-30a in bronchoalveolar lavage fluid from idiopathic pulmonary fibrosis patients.Mol Med Rep，2018，18（6）：5799-5806.

75. 黄超，刘强，王在义. 全肺灌洗技术对肺泡蛋白沉着症患者肺功能及运动能力的影响研究. 新疆医科大学学报，2017，06：37-41.

76. 孙玉香. 大容量全肺灌洗术麻醉恢复期的精细化护理. 中国煤炭工业

医学杂志，2017，20（1）：72-76.

77.CAMPO I，LUISETTI M，GRIESE M，et al. Whole lung lavage therapy for pulmonary alveolar proteinosis：a global survey of current practices and procedures. Orphanet Journal of Rare Diseases，2016，11（1）：115.

78.CHAUHAN V，ACHARYA G. Nasal intubation：A comprehensive review. Indian Journal of Critical Care Medicine：Peer-reviewed，Official Publication of Indian Society of Critical Care Medicine，2016，20（11）：662-667.

79.MATHUR P R，JAIN N，KUMAR A，et al. Comparison between lignocaine nebulization and airway nerve block for awake fiberoptic bronchoscopy-guided nasotracheal intubation：a single-blind randomized prospective study.Korean Journal of Anesthesiology，2018，71（2）：120-126.

80. 李明，张帅文，朱雁鸿，等 . 丙泊酚靶控清醒镇静用于慢诱导纤维支气管镜引导经鼻气管内插管术的可行性 . 中国医师杂志，2018，20（6）：904-905.

81. 孙兆楚，钱燕宁 . 瑞芬太尼在纤维支气管镜清醒气管插管中的应用进展 . 国际麻醉学与复苏杂志，2015，36（3）：256-259.

82. 何荷番，刘炜烽，刘义彬，等 . 右美托咪定复合地佐辛用于老年患者纤维支气管镜引导清醒气管插管术的辅助效果 . 中华麻醉学杂志，2015，35（1）：76-79.

83.YOSHIDA K. Interstitial Brachytherapy：Radical and Salvage. Brachytherapy，2018，8：93-121.

84.SKOWRONEK J. Brachytherapy in the treatment of lung cancer - a valuable solution. J Contemp Brachytherapy，2015，7（4）：297-311.

85.HENNEQUIN C，GUILLERM S，WONG S，et al. Endoluminal brachytherapy：Bronchus and oesophagus.CancerRadiother，2018，22（4）：367-371.

86.CHENYING M，XIAOTING X，RUTING Z，et al. Computed tomography-guided intraluminal brachytherapy in recurrent bronchogenic carcinoma：A clinical trial in a small group. Prec. Radiat. Oncol，2017，1：52-57.

87. 李洋，张逸远，崔有斌 . 经支气管镜注射硬化剂治疗支气管胸膜瘘 22 例临床分析 . 中华外科杂志，2017，5（30）：554-555.

88.BONTA P I，CHANEZ P，ANNEMA J T，et al. Bronchial Thermoplasty in Severe Asthma：Best Practice Recommendations from an Expert Panel. Respiration，2018，95（5）：289-300.

89. 林江涛，农英，李时悦，等 . 支气管热成形术手术操作及围手术期管理规范 . 中华结核和呼吸杂志，2017，40（3）：170-175.

90.QIU M，LAI Z，WEI S，et al. Bronchiectasis after bronchial thermoplasty. J Thorac Dis，2018，10（10）：E721-E726.

91.NIVEN R，AUBIER M，BONTA P，et al. European consensus meeting/statement on Bronchial Thermoplasty Who? Where? How? Respir Med，2019，150：161-164.

92. 李伟峰，张真榕，刘德若 . 两种肺减容术的研究进展 . 中国胸心血管外科临床杂志，2017，24：797-802.

93.SLEBOS D J，SHAH P L，HERTH F J F，et al. Endobronchial Valves for Endoscopic Lung Volume Reduction：Best Practice Recommendations from Expert Panel on Endoscopic Lung Volume Reduction.Respiration，2017，93（2）：138.

94.HERTH F J F，SLEBOS D J，CRINER G J，et al. Endoscopic Lung Volume Reduction：An Expert Panel Recommendation - Update2019.Respiration，2019，97（6）：548-557.

95. 王苹，周泽云 . 经支气管镜单向活瓣肺减容术的分析及护理 . 中华肺部疾病杂志（电子版），2019，12（1）：124-126.

96. 罗凤鸣 . 经支气管镜热蒸汽消融肺减容术影 . 中华结核和呼吸杂，2017，41（8）：604-605.

97.VALIPOUR A，HERTH F J，EBERHARDT R，et al. Design of the randomized，controlled sequential staged treatment of emphysema with upper lobe predominance（STEP-UP）study. BMC Pulmonary Medicine，2014，14：190.

98.GOMPELMANN D，SHAH P L，VALIPOUR A，et al.Bronchoscopic Thermal Vapor Ablation：Best Practice Recommendations from an Expert Panel on Endoscopic Lung Volume Reduction. Respiration，2018，95（6），392-400.

99.HERTH F J F，VALIPOUR A，SHAH P L，et al. Segmental volume reduction using thermal vapour ablation in patients with severe emphysema：6-month results of the multicentre，parallel-group，open-label，randomised controlled STEP-

UP trial. Lancet Respir Med，2016，4（3）：185-193.

100.VALIPOUR A. Bronchoscopic Thermal Vapour Ablation：Hot Stuff to Treat Emphysema Patients! .Arch Bronconeumol，2017，53（1）：1-2.

101.SHAH P L，GOMPELMANN D，HERTH F J F，et al. Thermal vapour ablation to reduce segmental volume in patients with severe emphysema：STEP-UP 12 month results. Lancet Respir Med，2016，4（9）：e44-e45.

102.KONTOGIANNI K，GEROVASILI V，GOMPELMANN D，et al. Coil therapy for patients with severe emphysema and bilateral incomplete fissures-effectiveness and complications after 1-year follow-up：a single-center experience. Int J Chron Obstruct Pulmon Dis，2017，12：383-394.

103.PALAMIDAS A F，KEMP S V，SHEN M，et al. Putative mechanisms of action of endobronchial coils. Am J Respir Crit Care Med，2017，196：109-115.

104.KONTOGIANNI K，GEROVASILI V，GOMPELMANN D，et al. Effectiveness of endobronchial coil treatment for lung volume reduction in patients with severe heterogeneous emphysema and bilateral incomplete fissures：a six-month follow-up. Respiration，2014，88：52-60.

105.KLOOSTER K，TEN HACKEN N H，FRANZ I，et al. Lung volume reduction coil treatment in chronic obstructive pulmonary disease patients with homogeneous emphysema：a prospective feasibility trial. Respiration，2014，88：116-125.

106.GULSEN A，SEVER F，GIRGIN P，et al. Evaluation of bronchoscopic lung volume reduction coil treatment results in patients with severe emphysema. Clin Respir J，2017，11：585-592.

107.DESLEE G，KLOOSTER K，HETZEL M，et al. Lung volume reduction coil treatment for patients with severe emphysema：a European multicentre trial. Thorax，2014，69：980-986.

108.DESLEE G，MAL H，DUTAU H，et al. Lung volume reduction coil treatment vs usual care in patients with severe emphysema：the REVOLENS randomized clinical trial. JAMA，2016，315：175-184.

109.KLOOSTER K，TEN HACKEN N H，SLEBOS D J. The lung volume reduction coil for the treatment of emphysema：a new therapy in development. Expert

Rev Med Devices，2014，11：481-489.

110.KLOTH C，THAISS W M，HETZEL J，et al. Impact of endobronchial coiling on segmental bronchial lumen in treated and untreated lung lobes：correlation with changes in lung volume，clinical and pulmonary function tests. Eur Radiol，2016，26：2176-2183.

111.PALAMIDAS A F，KEMP S V，SHEN M，et al. Putative mechanisms of action of endobronchial coils. Am J Respir Crit Care Med，2017，196：109-115.

112.van Geffen W H，Kerstjens H A M，Slebos D J. Emerging bronchoscopic treatments for chronic obstructive pulmonary disease. PharmacolTher，2017，179：96-101.

113.ZOUMOT Z，KEMP S V，SINGH S，et al.Endobronchial coils for severe emphysema are effective up to 12 months following treatment：medium term and cross-over results from a randomised controlled trial. PLoS One，2015，10：e0122656.

114. 叶欣，范卫君，王徽，等 . 热消融治疗原发性和转移性肺部肿瘤专家共识（2017 年版）. 中国肺癌杂志，2017，20（7）：433-445.

115.TANABE T，KOIZUMI T，TSUSHIMA K，et al. Comparative Study of Three Different Catheters for CT Imaging-Bronchoscopy-Guided Radiofrequency Ablation as a Potential and Novel Interventional Therapy for Lung Cancer. Chest，2010，137（4）：890-897.

116.KOIZUMI T，TSUSHIMA K，TANABE T，et al. Bronchoscopy-Guided Cooled Radiofrequency Ablation as a Novel Intervention Therapy for Peripheral Lung Cancer. Respiration，2015，90（1）：47-55.

117.XIE F，ZHENG X，XIAO B，et al. Navigation Bronchoscopy-Guided Radiofrequency Ablation for Nonsurgical Peripheral Pulmonary Tumors. Respiration，2017，94（3）：293-298.

118. 刘宝东，叶欣，范卫君，等 . 影像引导射频消融治疗肺部肿瘤专家共识（2018 年版）. 中国肺癌杂志，2018（2）：76-88.

119.CHEN W Q，ZHENG R S，ZENG H M，et al. Epidemiology of lung cancer in China. oracic Cancer，2015，6（2）：209-215.

120.CHEN W，ZHENG R，BAADE P D，et al. Cancer Statistics in China. 2015 CA Cancer J Clin，2016，66（2）：115-132.

121. 王瞻 . 肺癌微波消融治疗进展 . 临床放射学杂志，2014，33（7）：1105-1107.

122. 叶欣，范卫君，王徽，等 . 热消融治疗原发性和转移性肺部肿瘤专家共识（2017 年版）. 中国肺癌杂志，2017，20（7）：433-445.

123.HEALEY TERRANCE T，DUPUY DAMIAN E. Microwave ablation for lung cancer.Medicine and Health-Rhode Island，2012，95（2）：52-53.

124.C SCOTT BROWN，MARISA A. Ryan，Vaibhav H. Ramprasad，Coblation of suprastomal granulomas in tracheostomy-dependent children. PediatrOtorhinolaryngol，2017，96：55-58.

125.WANG H，TAO M，ZHANG N，et al.Airway covered metallic stent based on different fistula location and size in malignant esophagorespiratory fistula. Am J Med Sci，2015，350（5）：364-368.

126.FRUCHTER O，EL R B A，ABDEL-RAHMAN N，et al. Efficacy of bronchoscopic closure of a bronchopleural fistula with amplatzer devices：long-term follow-up.Respiration，2014，87（3）：227-233.

127.SCORDAMAGLIO P R，TEDDE M L，MINAMOTO H，et al. Can total bronchopleural fistulas from complete stump dehiscence be endoscopically treated. Eur J Cardiothorac Surg，2017，51（4）：702-708.

128.KHALIL A，FEDIDA B，PARROT A，et a1. Severe hemoptysis：Fromdiagnosis to embolization.DiagnInterv Imaging，2015，96（7-8）：775-788.

129.KIRAL H，EVMAN S，TEZEL C，et a1.Pulmonary resection in the treatment of life-threatening hemoptysis.AnnThoracCardiovasc Surg，2015，21（2）：125-131.

130.ZHANG Y，CHEN C，JIANG G N. Surgery of massive hemoptysis in pulmonary tuberculosis：immediate and long-term outcomes. J ThoracCardiovase Surg，2014，148（2）：6514556.

131. 中国医师协会整合医学分会呼吸专业委员会 . 大咯血诊疗规范 . 中华肺部疾病杂志（电子版），2019，12（1）：1-8.

132.TORBIARCZYK J M，SOBCZAK P A，TORBIARCZYK K K，et al. Is bronchoscopy always justified in diagnosis of haemoptysis?. Adv Respir Med，2018，86（1）：13-16.

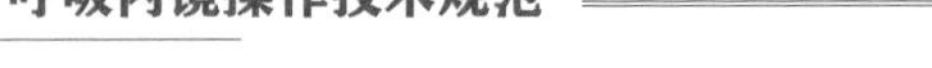

133.DENNING D W，CADRANEL J，BEIGELMAN-AUBRY C，et al. Chronic pulmonary aspergillosis：rationale and clinical guidelines for diagnosis and management. Eur Respir J，2016，47（1）：45-68.

第二部分

内科胸腔镜

第1章 内科胸腔镜诊断技术

第1节 内科胸腔镜检查方法

一、原理

内科胸腔镜（medical thoracoscopy，MT）是一项侵入性操作技术，是将光学内镜通过穿透胸壁的戳卡套管，在直视下观察胸腔的变化并可进行胸膜壁层和（或）脏层疾病的诊断或治疗的操作技术，是呼吸内科医师在手术室或者支气管镜室即可完成，仅需局部浸润麻醉，具有诊断阳性率高、操作简便，安全可靠，并发症少、适应证广、费用低及易于推广等特点。该项技术的应用对肺胸膜疾病的诊断有非常重要的临床意义。

二、设备及器械

（1）设备：①内科胸腔硬镜（STORZ、WOLF）和（或）半硬镜（可弯曲内科电子胸腔镜）；②内镜工作站；③负压引流系统；

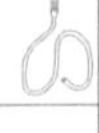

④图像采集处理系统；⑤电脑、彩色打印机等设备；⑥心电监护仪，输液泵、血气分析仪；⑦抢救设备，包括除颤仪、心电图机等。

（2）器械：①内科胸腔镜穿刺套管或戳卡；②内科胸腔镜专用活检钳；③外科切开包；④闭式引流管及引流瓶；⑤抢救器材：插管、复苏气囊及不同剂型的注射器，导尿管等；⑥消毒用品、布巾、手套及手术衣等。

三、适应证

（1）诊断适应证：①用常规无创方法不能明确性质的胸腔积液和胸膜占位病变；②支气管肺癌和胸膜间皮瘤的分期；③自发性气胸的诊断；④肺活检；⑤其他：包括对膈肌、纵隔、心包病变需要活检诊断者。

（2）治疗适应证：①脓胸，尤其是急性包裹性的脓胸；②恶性胸腔积液或反复的良发作性胸腔积液进行胸膜粘连固定术；③对于Ⅰ期和Ⅱ期自发性气胸的治疗；④包裹性胸膜炎及胸腔积液的治疗；⑤胸膜瘤体摘除；⑥其他：包括支气管胸膜瘘、血胸等疾病的治疗。

四、禁忌证

（1）相对禁忌证：①不能耐受侧卧位；②心脏和血流动力学状况不稳定；③出现严重的非氧疗不能纠正的低氧血症；④有出血倾向，血液凝固障碍或血小板少于 40×10^9/L，或凝血酶原时间在40% 以下者；⑤肺动脉高压，平均＞ 4.67 kPa；⑥难治性咳嗽；⑦药物过敏；⑧预期生存期较短；⑨全身状况较差，不能耐受手术者。

（2）绝对禁忌证：胸膜腔闭塞是本项检查的绝对禁忌证，是胸膜广泛粘连，如胸膜纤维化、感染后或此前胸膜固定术，致胸膜腔闭塞，缺乏空间进行内科胸腔镜操作。

五、操作流程及注意事项

以 Olympus LTF-240 型内科可弯曲电子胸腔镜为例（图 2-1-1-1）。

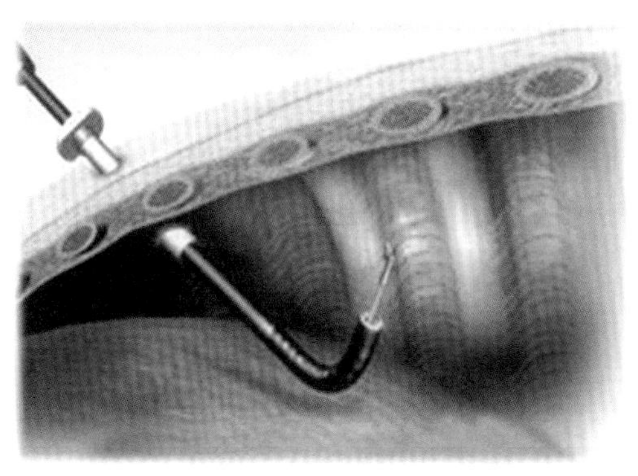

图 2-1-1-1 可弯曲内科电子胸腔镜操作

（一）术前准备

1. 患者准备

（1）血常规、出凝血时间、心肺功能、感染五项（包括肝炎、HIV、梅毒）等常规检查。

（2）胸部 X 线片或 CT 检查，明确包裹及粘连情况。

（3）术前 24 h 内超声定位检查，明确胸腔积液量、有无包裹、粘连情况、胸膜的改变与相邻器官的关系，并确定手术切口的部位。

（4）人工气胸建立，对于无积液患者和（或）者操作经验不足的术者，必要时术前 4 ～ 24 h 无菌操作下行患侧胸腔注入 400 ～ 800 mL 空气，影像学确认人工气胸情况。

（5）术前半小时肌内注射安定注射液 5 mg 镇静、盐酸哌替啶注射液 50 mg 止痛。

（6）告知签字，向患者和（或）其家属明确告知手术的目的、过程、可能出现的并发症、防范措施及患者或其家属需要配合与注意的事项等，并履行签署知情同意书。

（7）建立术前访视制度及讨论制度，消除患者心理顾虑，动态评估手术可行性、安全性及操作方案等。

2. 场地准备

无论是在专用的内科胸腔镜室，还是在气管镜室或者手术室操作，都必须按照手术室的要求标准进行，术前对操作的场地环境进行严格的消毒灭菌。

3. 仪器准备

可弯曲内科电子胸腔镜（图 2-1-1-2）；BF260/290 内镜主机与内镜工作站；负压引流系统；图像采集处理系统；电脑与彩色打印机等设备。

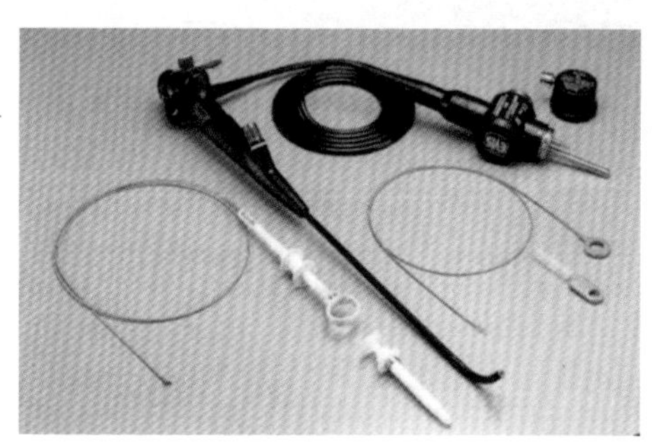

图 2-1-1-2　可弯曲内科电子胸腔镜与附件

4. 器材药品准备

（1）内科胸腔镜穿刺套管或戳卡。

（2）内科胸腔镜专用活检钳。

（3）外科切开包。

（4）闭式引流管及引流瓶等相关设备。

（5）心电监护系列。

（6）输液泵、血气分析仪。

（7）抢救药品、器材与设备，包括除颤仪、插管、复苏气囊及不同剂型的注射器等。

（8）消毒用品、布巾、手套及手术衣等。

其中前 3 项均必须于术前严格灭菌备用，后 5 项设备可以用一次性或再次消毒灭菌的（特殊感染者除外）。

（二）操作步骤及技巧

（1）确定体位与切口：采用手术专用床或内镜诊治床，患者取健侧卧位，患侧朝上，切口选择在患侧胸壁腋中线、腋前线，或者腋后线第 7 ～第 9 肋间，右侧较左侧高一个肋间，包裹性积液以术前超声定位为主，见图 2-1-1-3。

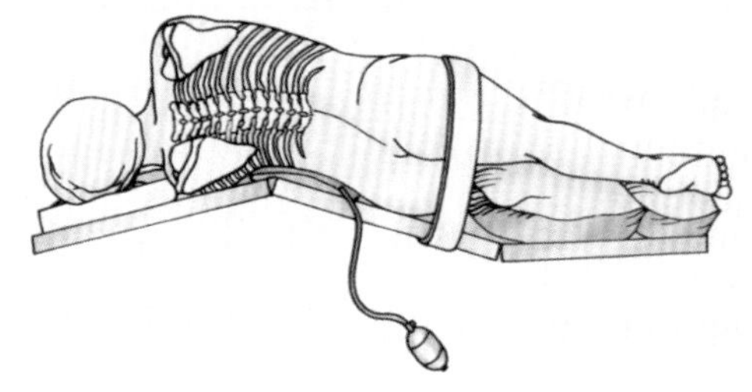

图 2-1-1-3　内科胸腔镜采用的床与患者体位

（2）消毒铺巾：常规碘酊在手术范围严格消毒，铺无菌巾。

（3）局部麻醉：选择好穿刺点后，局麻必须按步骤进行，选择上肋下缘和下肋上缘之间进针，从皮肤、皮下组织、肋间肌和壁层胸膜依次深入，从而麻醉肋间神经和肋骨膜，并通过反复吸引，避免针尖触碰附近的肋间动静脉。2% 利多卡因 5 ～ 10 mL ＋肾上腺素 0.5 mg 沿选择切口的肋间逐层麻醉至胸膜。

（4）切皮分离：按照麻醉范围两肋中间沿着肋间走行切开皮肤 0.8 ～ 1 cm 大小的切口，用弯钳垂直钝性分离皮下组织、筋膜、肌层、壁层胸膜至胸腔。

（5）置入戳卡：沿切口垂直缓慢插入胸腔穿刺套管戳卡，见图 2-1-1-4。

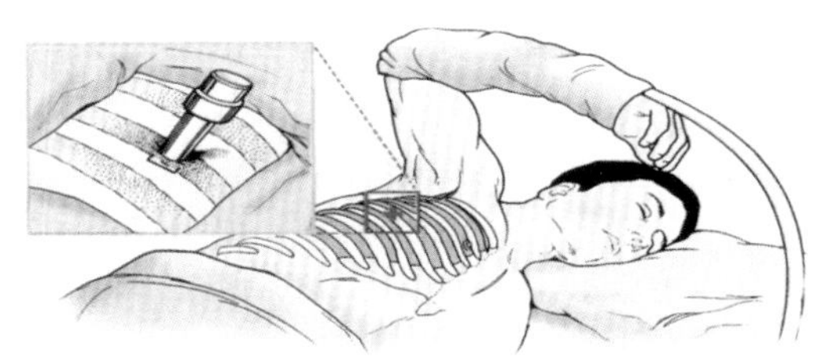

图 2-1-1-4　切口与置入戳卡的位置

（6）接镜：拔出戳卡内芯，插入胸腔镜。

（7）观察、采图、留标本：依次全面观察胸膜腔中积液、脏层胸膜改变（上、中、下）、壁层胸膜（前、侧、后）、膈肌面、前后肋膈角和可及的纵隔胸膜处，明确病变部位并采图，留取胸水 60 ～ 150 mL，送常规、生化、细菌培养及脱落细胞学等检查，如有粘连，可在直视下用活检钳或镜子前端缓慢仔细分离粘连带，钳取或负压吸出纤维素膜及坏死组织，离断粘连带，消除所有包裹腔，以充分暴露病变组织和全面观察，避免包裹的继续形成与加重，保障肺复张。

（8）活检，在壁层胸膜病变明显处，避开血管及病灶坏死部位分别钳取 10 ～ 15 块组织行病理活检、免疫组化、基因测定等见图 2-1-1-5 和图 2-1-1-6。

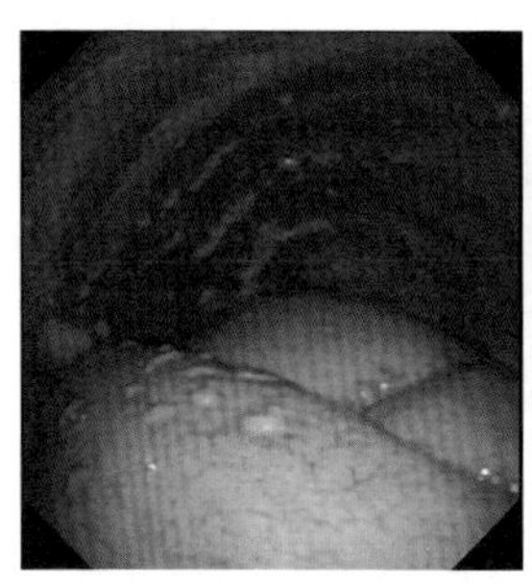

图 2-1-1-5　接镜后全面观察胸膜腔

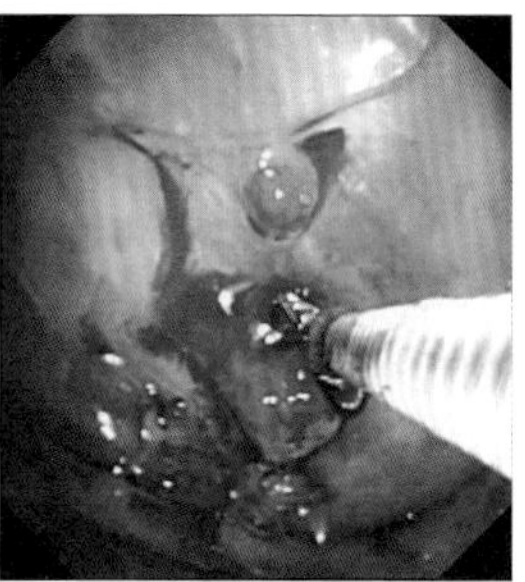

图 2-1-1-6　多点多部位取活检

（9）冲洗清理、置管、缝合、固定：用温 0.9% 生理盐水 500 ～ 1000 mL 反复冲洗胸腔中操作时坏死脱落的组织，充分吸引冲洗后判断肺复张的情况及活检治疗部位是否有活动性出血，清理胸膜腔观察无活动性出血，根据情况自切口处置入胸腔闭式引流管至胸腔恰当位置，缝合切口、固定引流管，接负压引流袋。

（10）术毕、打印报告等：安排患者至病房观察，必要时心电监护，选择术中代表图，翔实记录描述胸腔镜下所见、准确打印图文报告，准确翔实，规范的书写手术记录；术后常规第 1 ～ 3 天行胸片及胸部超声检查，了解肺复张与胸腔积液量、引流情况及引流导管位置等。

（三）注意事项

严格把握适应证和禁忌证，选择合适的患者，做好术前检查和告知签字沟通等工作，建立术前访视制度暨讨论制度，安抚患者的紧张心态，解除患者顾虑，耐心解释手术情况与配合重要性，明确手术的目标与重要性，做到心中有数，人工气胸术后影像学显示胸腔粘连严重者，则不宜行胸腔镜术，术前最大可能选择安全的切口及插镜点；镜下见粘连组织较厚或有血管生成时，不宜分离；脏层胸膜有明显病灶时，活检动作要轻，禁止硬拉；在膈肌处活检时，需屏气，以防膈肌移动时损伤膈肌；活检时应避开血管，减少出血的发生；吸引胸腔积液时，速度不宜过快，以防肺复张后肺水肿发生。总之，规范熟练的操作检查和治疗技术是防止和减少并发症的关键。

（四）术后处理

首先按照患者情况安排至病房严密观察，必要时入住 RICU 监护，术后常规第 1 ～第 3 天行胸片及胸部超声检查，了解肺复张与胸腔积液量、引流情况、引流导管位置，拔管时间及后续治疗策略等，然后打印报告，即选择术中采的代表图，翔实记录并准确描述胸腔镜下所见，清晰打印图文报告，还需要准确翔实，规范的书写手术记录并明确签字。

六、建议麻醉方式

内科胸腔镜通常采用局部麻醉配合适度镇静与外科胸腔镜不同，常规不需要气管插管。然而一些特殊的适应证却有可能需要全麻，如对局麻药过敏、过度焦虑、不能合作（如儿童）或需要做进一步操作（如交感神经切除术）等患者内科胸腔镜除局麻外，加用镇静剂和镇痛剂是极其重要的。镇静剂可以提高患者的舒适度，缓解疼痛，诱导患者遗忘操作的不适感，同时也为内科医师的操作创造条件，如抑制患者活动和减少咳嗽反射。最常用的药物是术前或术后使用异丙酚，异丙酚的镇静作用与咪达唑仑相似，但却能更快地起效或复苏。镇痛药的使用可以减轻疼痛，减少患者因疼痛导致的烦躁和不适。

七、并发症及其预防和处理

（一）术前并发症及其预防和处理

（1）术前准备人工气胸时导致气体栓塞，主要发生于定位不准误将气体注入血管，多发生于人工气胸时，发生率极低，为0.01%～0.05%，死亡率高达50%；主要因素是包裹性胸腔积液注气时，没有注意胸腔内压力的变化致使胸腔内压力过高，气体进入血管所致。

（2）气体栓塞的临床表现：突发感觉器官障碍，方向感，局部运动障碍，严重的心肺功能障碍（中心静脉），昏迷、BP下降、脉搏消失、呼吸衰竭、非心源性肺水肿等症状。

（3）处理措施：立即停止注气，迅速抽出气体，立即头低脚高。高压氧治疗减压：6个大气压30分然后2.8大气压，舱内面罩纯氧4 h，每吸20分，停5分，防氧气中毒，严重者根据情况延长时间。

（二）术中并发症

（1）术中并发症：常见的有胸膜反应，出现迷走神经反射症状，HR缓慢，BP下降，出冷汗等症状，术中并发症还有胸痛、咳嗽和呼吸困难、复张性肺水肿、低氧血症、支气管痉挛、血胸等。

（2）处理措施：术前充分沟通与告知，消除患者的心理恐惧；术中充分麻醉、操作时动作轻巧；做好术前镇痛，壁层胸膜病灶活检时在镜下局部喷洒利多卡因以充分麻醉，减少疼痛；术中缓慢吸取胸水，胸水量多时可在术前引流或穿刺抽液术，发生肺水肿时可采用吸取500～800 mL后引入等体积气体，或者注入气体300～500 mL的方法；发生低氧血症时可暂时停止检查操作，吸氧，加大吸氧流量；术前充分镇静、局麻时，利多卡因2～3 mg/kg，可防止疼痛；支气管痉挛时可吸入解痉平喘药物等对症；麻醉进针、选择切口切开皮肤、顿性分离组织、进入戳卡时均应明确解剖结构，操作轻柔，以避免损伤肋间动脉，活检或治疗避免撕裂、损伤血管等。

（三）术后并发症及处理措施

（1）漏气：气体持续的由肺脏进入胸膜腔，避免脏层活检及插入戳卡时的损伤，可行负压引流及局部对症治疗。

（2）发热：吸收热或反应性发热38 ℃，一般24～48 h自行吸收，可观察，操作不当感染，严格无菌操作及器械的消毒灭菌，可加强局部引流、消毒，交换敷料及对症处理。

（3）切口和胸腔感染，发生于术后 48 h，应严格无菌操作，有效的引流、抗生素合理应用及加强局部冲洗和引流等治疗。

（4）皮下或纵隔气肿：与患者的皮下组织疏松，切口过大、分离皮下组织时操作粗乱而不垂直、引流不畅及缝合过松等有关，避免有效引流、中流量吸氧，纵隔气肿时紧急置管引流，必要时外科处理。

（5）胸腔闭式引流术后的并发症及处理措施，伤口疼痛时可对症、细管引流，增加舒适性；引流管脱出者，可加强固定缝合，以稳固引流管,水封瓶连接紧密,防止引流管脱落和气体进入胸膜腔,必要时可重新放置。

（6）胸腔粘连术和硬化剂的不良反应 / 并发症及处理措施：胸痛较为剧烈、常见，约 1/3 的硬化剂对胸膜组织有刺激作用，产生无菌性炎症，可对症处理；少见的并发症有肺炎、呼吸衰竭、继发性肺脓肿、滑石粉间接性肺炎及 ARDS；其中 ARDS 发生与使用滑石粉量大时容易发生，其机制目前不明，可能与量、颗粒大小及类型有关，滑石粉 2 ～ 5 g 的作用相当，但严重的并发症明显减少，ARDS 一旦发生可采用激素冲击治疗及相应的救治措施。

（四）腔镜检查后期的并发症及处理措施

（1）脓胸：与操作时及术后管理等因素相关，加强管理，规范每一个环节，消毒、灭菌及无菌操作原则，一旦发生积极引流、冲洗，交换敷料、消毒、保持局部干燥，加强局部处理及全身抗生素使用。

（2）恶性胸膜间皮瘤沿切口种植：据报道高达 40%，可逐渐发展成疼痛性包块，采取对引流部位预防性放疗降低发生率，一旦发生，放疗效果差。

（周红梅）

第 2 节　荧光胸腔镜

内科胸腔镜检查是诊断或排除胸膜恶性肿瘤的最有效方法，其诊断准确率超过 90%；自发荧光胸腔镜是一种用于早期发现恶性胸膜病变的胸腔镜检查技术，以提高胸膜恶性疾病的检出率。有学者研究显示，自发荧光胸腔镜诊断胸膜恶性病变的敏感性为 100%，特异性为 75%；我们的研究显示，荧光镜对胸膜疾病的敏感性和阴性预测值可达到 100%，可发现胸膜微小的病变及病变范围，但特异性和阳性预测值与普通白光胸腔镜无显著性差异。目前，自发荧光胸腔镜仍处于临床前研究阶段，并未在临床实践中常规使用。本节简介其操作规程。

一、原理

1924 年，荧光技术开始用于定位肿瘤。20 世纪 40 年代研究人员进一步证实肿瘤组织和正常组织具有不同的荧光现象。当单色光照射在黏膜上时，上皮下的荧光物质辐射发出荧光。肿瘤组织上皮层肥厚，辐射会减弱，其中绿光减弱较为明显，病变部位图像呈红色。

目前，进行荧光胸腔镜检查时使用自发荧光支气管镜替代进行，因此本文主要介绍日本 Olympus 公司的自发荧光显像（AFI）原理。AFI 系统包括：AFB（奥林巴斯 BF-F260 型荧光支气管镜）、影像处理单元 EVIS LUCERA SPECTRUM（CV-260 sL）、氙气光源和显示器。AFI 的成像的蓝绿色光线是由旋转的滤光片实现，蓝色和绿色滤光片各一块，以每秒 10 次的速度转动；蓝色的激发光（波长 390 ～ 440 nm）用于产生自发荧光，绿色激光（540 ～ 550 nm）主要被血红蛋白吸收，用于减少或排除黏膜出血的情况所造成的误诊。以上两种激光被荧光支气管镜前端的高分辨率 CCD 捕获，并转换成电子信号。通过 RGB 滤色器，视频处理系统将自发荧光信号转换为绿色数据，将绿色反射光转换成红色和蓝色数据，这些数据整合为 AFI 的彩色影像数据并显示在监视器上。当操作观察时，AFB 可被切换普通白光或自发荧光模式，即可观察不同的支气管镜下图像，此为 AFI 系统的原理（260 sL 系统）。

二、设备及器械

内科胸腔镜是一项侵入性较小的操作，仅需要在胸壁做一个检查切口，所用装置包括胸壁穿刺器套管、胸腔镜（或代用纤维支气管镜、荧光支气管镜）及其光源和图像系统、活检钳及术后所需胸腔引流等物品。

所用胸腔镜主要有以下 3 种：①硬质胸腔镜，即外科胸腔镜；②支气管镜代胸腔镜：用于没有胸腔镜设备的地区进行胸膜疾病的诊断，与硬质镜比较存在一定的缺点，如气管镜在胸腔内的方向不易掌控，病变组织取材较小；③尖端可弯曲电子胸腔镜：这是近十几年出现的新型胸腔镜设备，它的硬质杆部具有普通硬质胸腔镜的易操作性，而尖端可弯曲部分可多方向观察胸腔内改变，并且它与电子气管镜使用同一光源监视系统，易于与荧光支气管镜代胸腔镜进行转换，便于完成荧光胸腔镜的检查操作。

荧光胸腔镜操作中所用设备：①诊断性自体荧光内镜系统（diagnostic auto-fluorescence endoscopy system，DAFE），该系统使用 300 W 的氙灯作为光源，发射出波长为 390 ～ 460 nm 的蓝紫色光，同时其采用 CCD 照相机的图像采集系统可探查波长 500 ～ 590 nm 的绿光和波长 600 ～ 700 nm 的红光；② D-light 自动荧光系统（D-light auto fluorescent system），该系统使用 300 W 的蓝色的弧光氙灯作为光源。

目前国内常用的荧光支气管镜为日本 Olympus 公司的 BF-F260 型自发荧光电子支气管镜系统，其使用 395 ～ 445 nm 的蓝光作为激发光产生自发荧光信号，绿色和红色波长（分别为 550 和 610 nm）各自产生的绿色和红色信号。

三、适应证

（1）不能明确病因的渗出性胸腔积液。

（2）肺癌或胸膜间皮瘤的分期。

（3）对恶性积液或复发性良性胸水患者进行滑石粉等胸膜固定治疗。

（4）对于自发性气胸中的 Ⅰ 期和 Ⅱ 期，局部治疗也是内科胸腔镜的适应证。

（5）其他适应证包括需要在膈肌、纵隔和心包进行活检的病例。

荧光胸腔镜适用于白光胸腔镜下不易发现的可疑胸膜病变，用于恶性胸膜病变的诊断，并有助于确定恶性病变的范围从而对肿瘤准确分期。

四、禁忌证

绝对禁忌证：胸膜腔闭塞。严重胸膜粘连不宜进行检查。

相对禁忌证：①出血性疾病：存在血小板减少、凝血功能障碍等；②低氧血症；③严重心肺功能减退不能耐受手术者；④持续的不能控制的咳嗽；⑤极度虚弱不能耐受手术者。

五、操作流程及注意事项

（一）术前准备

（1）完善出凝血功能检测、肝炎八项、HIV/梅毒抗体检查。

（2）心肺功能及一般情况评估。

（3）根据肺部CT及胸腔超声等影像学资料评估并确认穿刺点。

（4）检查血常规及血型，对危重患者或可能出血的患者，必要时术前配血。

（5）签署知情同意书。

（6）所有采用清醒镇静麻醉方式的患者术前需禁食、禁水6～8 h，降低患者误吸风险。

（二）器械设备和物品准备

Olympus生产的LTF-240型电子胸腔镜、BF-F260型自发荧光电子支气管镜、配套器械设备（包括EVIS-260或290光源和

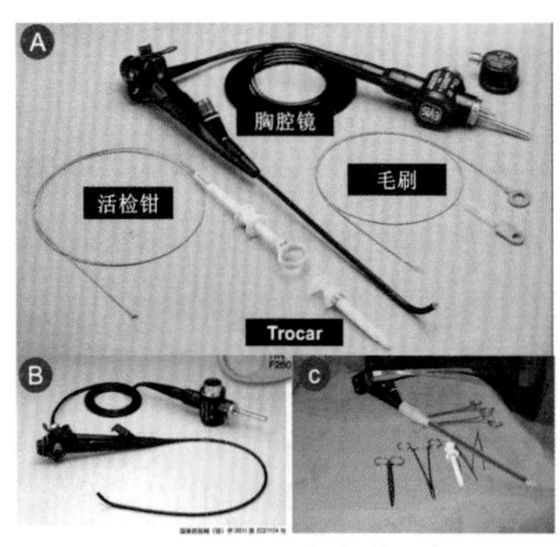

图 2-1-2-1 荧光胸腔镜检查所需设备及器械

注：A：LTF240型尖端可弯曲电子胸腔镜；B：奥林巴斯BF-F260型荧光支气管镜；C：荧光胸腔镜手术所用相关器械。

电视系统、胸部穿刺套管、活检钳、胸腔闭式引流胸壁套管、闭式引流瓶及手术相关器械等），见图 2-1-2-1。

（三）操作步骤及技巧

1. 选择穿刺点

胸腔镜操作的条件是足够的胸膜腔空间，至少 6 ～ 10 cm，通常对没有粘连的胸腔积液患者容易进行操作。如果没有足够胸腔空间，则需要在胸腔镜术前进行人工气胸来制造一个安全的穿刺空间，避免损伤肺脏。确认穿刺点的方法如下：①如存在足量胸水，胸腔超声定位穿刺进针点需要采用操作体位（健侧向上的患侧侧卧位），要避开胸膜粘连部位，使操作更加安全；②如胸水量极少，超声不能完成定位，则需要人工气胸。建议胸腔内置入细引流管，通过引流管注入过滤空气 300 ～ 500 mL 气体，应用后前位胸片或健侧卧位肺部 CT 进行定位，切记定位前在胸壁贴附不透射线的标记物（如电极贴膜或胶布固定的曲别针）；③对于没有胸水的患者，有文献报道指出，通过超声检查确认胸膜脏层和壁层胸膜存在相对移位，即“胸膜滑动征”阳性，提示无明确胸膜粘连，则可以在常规内科胸腔镜检查的位置进行操作。

2. 操作步骤

（1）常规采用健侧卧位，切口在患侧腋部胸壁第 4 ～第 8 肋间，常用 6 ～ 7 肋间。避免位置低于第 9 肋间导致误入腹腔或于肋膈角处难以观察整个胸腔的变化。

（2）局部麻醉后，于穿刺点处行 1 cm 的切口，钝性剥离皮下各层至胸膜，置入穿刺套管，将胸腔镜经套管送入胸膜腔，按照内、前、上、后、侧、下的顺序观察脏层、壁层、膈胸膜和切口周围的胸膜变化。

（3）首先吸净胸腔积液，应用白光镜（LTF240 型电子胸腔镜）观察胸膜腔，然后退出白光镜，置入荧光镜（BF-F260 荧光支气管镜代胸腔镜）观察，记录白光和荧光镜下胸膜对比变化，见图 2-1-2-2。对可疑病变可进行活检，通常钳取 8 ～ 12 块胸膜组织进行病理学检查。

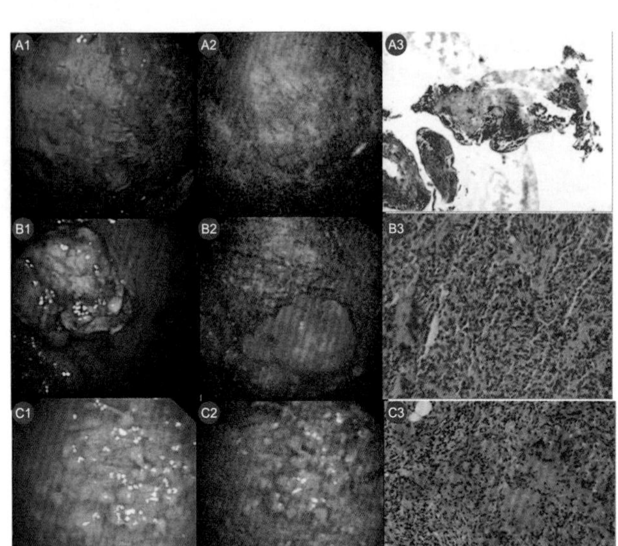

图 2-1-2-2 胸膜恶性病变在白光镜、荧光镜下表现及病理结果

注：A：肺腺癌胸膜转移。A1：普通白光胸腔镜下胸膜可见局部充血、胸膜隆起及小结节；A2：荧光胸腔镜下可见部分胸膜呈紫红色，提示胸膜病变；A3：病理显示肺腺癌胸膜转移。B：肺小细胞胸膜转移。B1：普通白光胸腔镜下胸膜结节样隆起，部分呈菜花样改变；B2：荧光胸腔镜下可见胸膜结节呈紫红色；B3：病理显示肺小细胞肺癌胸膜转移。C：结核性胸膜炎：B1：普通白光胸腔镜下胸膜多发小结节；B2：荧光胸腔镜下可见胸膜结节呈紫红色；B3：病理显示坏死性肉芽肿，符合结核性胸膜炎。

（4）术后拔出穿刺套管，放置胸腔闭式引流管并接闭式引流瓶，利于胸腔内的气体和液体排出，引流管一般选用 24 ～ 28 F 大小。

（5）术后行胸片检查了解置管位置及胸腔变化。

3. 术后注意事项

（1）注意监测生命体征。

（2）观察并发症并对症处理，如胸痛可给予止痛药物。

（3）术后第 2 天行胸片检查，如无气体溢出可予夹管。

（4）24 h 后复查胸片，处理同气胸，如复张良好可拔管。

（5）伤口处缝线可 1 周后拆线。

六、建议麻醉方式

荧光胸腔镜检查是诊断性内科胸腔镜操作，建议的麻醉方式为局部麻醉或局部麻醉配合适度镇静（即清醒镇静），并不需要全身麻醉下双腔气管插管和患侧肺萎陷。

局部麻醉为穿刺点处给予 1% 利多卡因 10 mL，自皮下至胸膜逐层麻醉。如术中切口处疼痛可在皮下至胸膜处再补充 1% 利多卡因 5 mL 局部浸润麻醉。疼痛明显者可静脉使用镇痛镇静药物。止痛药物包括吗啡、哌替啶或芬太尼；镇静药物包括异丙酚和咪达唑仑。药物应当缓慢输入患者体内，避免造成呼吸抑制。注意进行心、电、血压、血氧饱和度监测，保持患者自主呼吸良好。

文献报道最佳的麻醉选择是使用异丙酚，其镇静作用与咪达唑仑相似，但却能更快地起效和复苏，该药物使用最好由麻醉科医师进行。

如使用静脉镇静镇痛麻醉药物，建议体位采用外科全身麻醉下胸腔镜手术时的体位及腰部和上肢的固定保护（图 2-1-2-3），避免患者在镇静状态下不能保持侧卧体位。

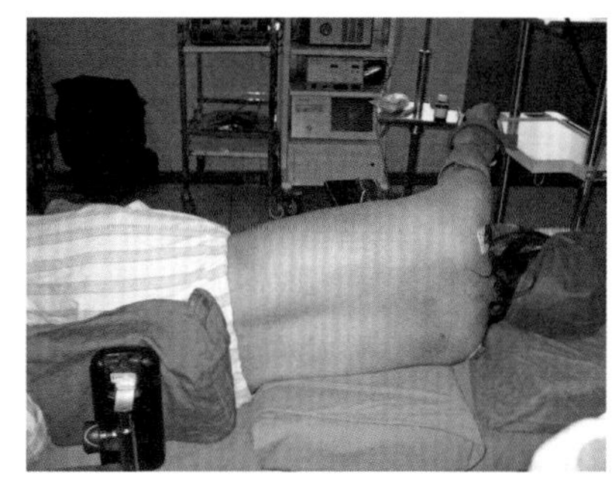

图 2-1-2-3　患者体位

七、并发症及其预防和处理

1. 常见的并发症

良性心律失常、轻度高血压或低氧血症，多数在术中可通过吸氧完全纠正。

2. 其他并发症

（1）疼痛：术中及术后均可发生，有效的局麻和适当镇静可控制症状。

（2）活检后出血：多数可以自行止血，对于相对微小地持续出血，可以采用电凝固来止血，由于内科胸腔镜检查造成的出血多数不需要外科进行干预。相对最少见而严重的并发症是血管损伤造成的出血，也是引起死亡的主要原因，需要进行紧急开胸手术止血治疗。

（3）气胸、支气管胸膜瘘：少见，选择安全的穿刺点和小心地活检可以避免这一并发症。

（4）栓塞：人工气胸造成的最危险的并发症是空气或气体的栓塞，发生率小于 0.1%。

（5）复张性肺水肿：其发生风险较低。胸水吸引后复张性肺水肿发生危险很小，即使数千毫升胸液在胸腔镜期间完全吸出，由于胸腔与大气相通，等量的气体很快会从胸壁穿刺套管中进入胸腔，使肺部不能完全复张。但需注意术后胸腔连通闭式引流瓶后，需缓慢排气和排液，避免发生复张后肺水肿。

（6）胸腔置管时间延长：Hansen 等对 146 例行内科胸腔镜患者研究显示，平均术后置管时间为 3.14 天（1 ～ 10 天），给予胸膜固定治疗者为 6.47 天（1 ～ 19 天）。当出现脓胸时胸腔引流时间明显延长，甚至需要外科治疗。

（7）皮下气肿：罕见。注意胸腔内气体的充分引流可降低皮下气肿的发生。

（8）滑石粉胸膜固定术后发热、切口局部感染：可给予对症治疗。

（9）肿瘤胸部的种植转移：对于胸膜间皮瘤患者，胸腔镜手术后 10 ～ 12 天可进行局部放疗预防穿刺点肿瘤种植转移。尽管还存在争议，但为了防止恶性间皮瘤沿着胸腔镜置入的轨道侵犯，可以考虑对切口放疗 3 天（7 Gy/d）。

（王臻）

第 3 节 胸膜活检、海博刀

一、胸膜活检

（一）原理

胸腔镜胸膜活检（thoracoscopic pleural biopsy，TPB）对于原因不明的胸膜疾病患者具有重要价值，且具有操作简单、创伤性小、安全性高等优点。随着穿刺针的不断改进，在临床上得到较为广泛的应用。

（二）设备及器械

1. 主要器械（图 2-1-3-1）

（1）套管针：设计有一活瓣，器械可自由进出胸腔，且气体不会溢出，中间有一针芯，尖端为圆锥形，以便进入胸腔。套管针直径为 5 ～ 11 mm 不等，其中成人多使用 9 mm 套管针，儿童多使用 5 mm。

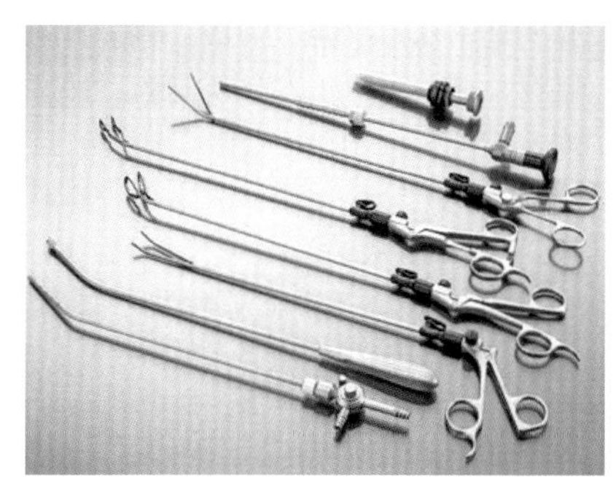

图 2-1-3-1　内科胸腔镜胸膜活检的常用器械

（2）内鞘管：为工作通道，有注射器接口，可在手术过程中注入或抽出胸腔内气体、注射药物等；另有两个对称的通道，可插入吸引管、烧灼棒及激光纤维等。

（3）目镜：一般准备 2 ～ 3 个，0° 或 30° 较直观，可用来观察整个胸腔的情况，70° 或 90° 的目镜用于观察 0° 或 30° 目镜观察不到的部位，如肺尖及进镜点周围。

（4）活检钳：主要用于病变组织的取材，包括胸膜、肺表面及膈面取材、部分粘连带的分离。其中 3 mm 的活检钳相比于传统 5 mm 的活检钳，具有更高的诊断率。

2. 其他器械

（1）吸引管：用于吸除胸腔积液或积血。

（2）烧灼棒：用于止血，如活检出血、小血管损伤出血、粘连带分离出血等。

（3）激光纤维：类似烧灼棒的功能，还可用于小的肺大疱的融合。

（4）穿刺针：用于囊性病变的穿刺、药物的注入等。

（5）有条件者还可配备影像监视系统。

（三）适应证

1. 原因不明的胸腔积液

所谓原因不明的胸腔积液，是指经胸水常规、生化、细菌学及细胞学检查、纤维支气管镜及胸膜活检等常用方法仍未得到明确诊断的胸腔积液，占 15% ～ 20%，这部分患者进行胸腔镜胸膜活检可提高诊断的阳性率。

2. 弥漫性肺病

弥漫性肺病常需要经病理诊断才能确诊，常通过外科胸腔镜切除部分肺组织送检，但其具有创伤性大、价格贵等缺点，而经支气管镜活检或经皮肺活检又常因取材少而难以确诊。胸腔镜不仅能克服上述两种方法的局限，还能直接观察肺组织表面，并针对病变部位进行活检，从而成为比较理想的诊断方法。

3. 胸膜、纵隔、肺部肿瘤

胸膜良恶性肿瘤的诊断、鉴别诊断及病理分型。常见的纵隔肿瘤包括胸腺瘤、胸骨后甲状腺肿、支气管及心包囊肿、脂肪瘤、神经源性肿瘤、淋巴结肿大等，可行胸腔镜下活检。淋巴结特别是肺门及主动脉旁淋巴结肿大可通过活检确诊。肺腺癌患者可行胸膜活检以行分子表达谱的检测。

4. 脏层胸膜、横膈表面、肺表面或大血管旁的病灶

这些部位病变难以通过其他方法取到病理组织，人工气胸后经胸腔镜易识别并取到病理组织，从而协助诊断。

（四）禁忌证

（1）凝血功能障碍、凝血酶原时间超过正常值的 40%、出血

时间延长、使用抗凝剂等不宜行胸膜活检。抗凝治疗期间患者血小板低于 40×10^9/L，或血小板低于 50×10^9/L 且不能用常规方法纠正时，也不宜行胸膜活检。

（2）呼吸衰竭患者，若行人工气胸会进一步加重呼吸衰竭而危及患者生命，不宜行胸腔镜检查。但若呼吸衰竭为大量胸腔积液引起，抽出大量积液而注入少许气体，反可改善患者的呼吸功能，可行胸膜活检。

（3）脓胸或胸部皮肤有感染时不宜行胸膜活检。

（4）严重的肺动脉高压者（平均肺动脉压＞35 mmHg）。

（5）广泛胸膜粘连，无法实施人工气胸者。

（6）心功能不全及严重的心律失常、急性心肌梗死者。

（7）患者不合作或精神病患者。

（五）操作流程及注意事项

1. 术前准备

（1）做好患者术前心理准备：胸膜活检多在局麻下进行，整个检查期间需要患者密切配合，故在术前需告知患者检查目的、必要性、手术实施过程、术中可能出现的不适及应对办法，使患者做好充分心理准备，并签署知情同意书。

（2）完善术前检查：术前需行三大常规、血糖、肝肾功能、电解质、血型、凝血等检查。行心电图检查排除急性心肌梗死及严重的心律失常。行胸片检查，必要时行胸部 CT 检查，以了解胸部病变情况及分布，以便得到阳性病理结果。行血气分析检查，以明确患者是否存在缺氧或者二氧化碳潴留，以确定能否行胸膜活检，并指导术前用药。

（3）手术环境及物品准备：胸膜活检同样需要严格遵守无菌操作原则，否则会造成感染。胸膜活检多在内镜室进行，术前需进行消毒。手术医师及护士常规洗手。术前应备齐必需的抢救药品及物品。

2. 操作步骤

（1）术前用药：术前 1 h 口服或肌内注射 15 ～ 30 mg 可待因，以减少术中患者咳嗽；术前 15 ～ 30 min 肌内注射 10 mg 安定，皮下注射 0.5 mg 阿托品。对有 COPD 的患者或存在使用镇静剂禁忌证的患者，可不使用任何药物。

（2）体位：行纤维胸腔镜胸膜活检时，选择方便操作、易取病灶的体位即可。侧卧位对胸腔积液及弥漫性肺病变的患者较好，有利于观察病变的全貌；仰卧位有利于观察局限性肺病变、胸壁及前纵隔病变；俯卧位可使后纵隔、靠后的肺部病灶及后胸壁的病变显示更为清楚。若行硬镜活检术，需在侧卧位或者仰卧位下进行。

（3.）建立人工气胸：为保证良好的胸腔镜观察视野，一般在胸腔镜检查前 1 天或数小时进行，以便术前拍胸片以了解人工气胸的情况。人工气胸的建立方法分以下两种情况：①无胸腔积液者人工气胸的建立：由于腋中线第 3 ～第 6 肋间背阔肌前缘 1 ～ 2 横指处胸膜粘连较少，因而多选取此处为注气进针点。患者健侧卧位，手上举至头部，局麻后用气胸箱向胸腔内注入 600 ～ 800 mL 气体，使用气胸箱有利于观察注气针头是否在胸腔内，避免注气针损伤肺组织或穿刺针未进入胸腔而导致气体注入胸壁软组织。此外，也可选择锁骨中线第二肋间为进针点。②胸腔积液患者人工气胸的建立：首先 B 超定位，常规胸腔穿刺，抽胸水的同时缓慢注入等量或少于胸水量的气体，一般 800 mL 气体即可。

注意事项：①胸腔内注入气体的速度一定要缓慢；②注入的气体最好为二氧化碳，因为二氧化碳易被吸收，出现空气栓塞时对患者造成的危害相对较小；③注气时需密切关注胸腔内压力及患者生命体征的变化；④注气后拍正侧位胸片，以了解人工气胸及胸腔粘连的情况。

（4）选择进镜部位：进镜部位主要根据影像学检查结果而定，同时尽可能使进镜部位能方便观察病灶，能取到满意的送检组织、能避开肌肉及血管等方面。一般可供选择的部位有：①侧卧位时，可选腋前线与腋中线之间第 3 ～第 5 肋为进镜部位，因为这些部位进镜不易损伤血管，为最常用的进镜部位（图 2-1-3-2）。②仰卧位时，可选锁骨中线第 1 ～第 3 肋间为进镜部位。③俯卧位时，选肩胛线第 6 ～第 7 肋间。

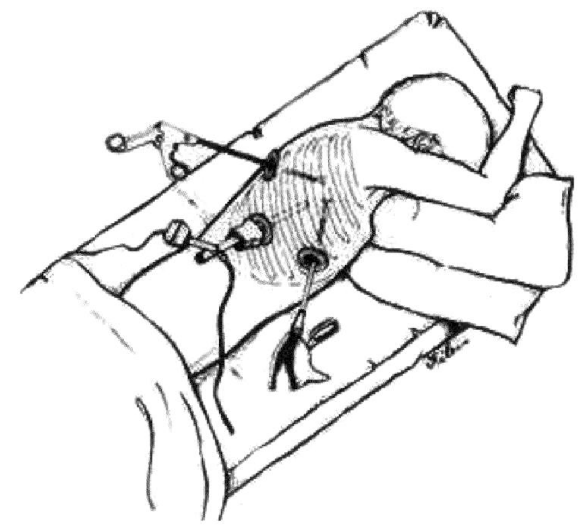

图 2-1-3-2 胸腔镜的进镜点

（5）麻醉。

（6）操作步骤

①摆好体位、标记进镜部位。

②常规消毒皮肤、铺手术巾、麻醉，具体麻醉方式同上述。

③切开皮肤约 1.0 cm，血管钳垂直分离皮下组织、肌肉和胸壁组织，进套管针，以进入胸腔 0.5 cm 为宜。

④助手固定套管针，术者拔出针芯，插入目镜观察胸腔内的情况：a. 若肺组织压缩不好，可再注入适量气体；b. 对胸腔内有粘连带的患者，若粘连带无明显血管可直接用活检钳分离，若有明显血管生长可用激光或电烙分离；c. 对有胸腔积液的患者，可先吸干积液，需注意在吸除胸腔积液时为保持胸腔内压力的平衡，要打开胸腔镜的开关与外界相通。此外，还需观察胸腔内的解剖结构，右肺可清晰见到斜裂及水平裂，左肺可见斜裂，胸壁可见肋骨、肋间肌、甚至肋间血管和神经，膈肌可根据呼吸运动来辨认，但有脓胸或播散性肿瘤时胸腔内结构难以辨认。

⑤观察到胸腔病变后在有病灶的部位或可疑病变部位行活检，

一般分别在胸壁、膈面及肺表面进行活检。可多次多方位取材，尽可能取到满意的送检组织。

注意事项：术中尽量让患者避免深呼吸。若出现胸膜反应，需立即停止操作并采取必要的抢救措施。术后需密切观察患者的生命体征，了解有无并发症。

（六）建议麻醉方法

胸膜活检、刷检多选用局部麻醉的方式，用1%普鲁卡因或利多卡因行逐层浸润麻醉。具体步骤如下：①先在皮下打一直径约1 cm的皮丘，然后垂直进针，边进针边回抽，以免麻药进入血管内发生中毒反应；②当麻醉针进至肋缘近壁层胸膜处的进镜口两端，麻醉肋间神经两侧，然后变换针头方向对进镜点周围进行环形封闭麻醉。麻醉过程需重点注意皮肤及壁层胸膜的麻醉。

（七）并发症及其预防和处理

1. 气胸

胸膜活检时易发生气胸，多发生在更换针芯时，或因进针过深伤及肺组织。少量气胸时多可自行吸收，无须特殊处理；若气体量较大，导致肺组织压缩20%以上，需予吸氧，必要时抽气治疗或行胸腔闭式引流治疗。

2. 严重出血

活检过程中伤及血管，或富含血管的粘连带撕裂等可引起出血，形成胸壁血肿或血胸。若刺伤肺组织，可出现咯血。少量出血或咯血一般可自行停止，大量咯血按照咯血治疗。一旦发生严重出血应及时处理，可先在胸腔镜下激光止血或电凝止血，同时补液、输血并使用止血药物，效果不佳者需紧急手术。此外，若定位错误，可能会伤及肝、脾、肾脏，严重者可导致出血性休克，因而进镜时注意选择进镜部位，活检时注意避开血管。

3. 气肿

部分患者在检查过程中或检查后出现皮下气肿，严重时可累及颈部、腹部、纵隔及全身。可能的原因有：血管钳分离组织时较乱，没有向一个方向垂直分离；或由于胸腔内压力高，镜检时患者剧烈咳嗽，导致胸腔内气体经切口进入皮下所致。术前使用可待因以减少术中咳嗽，术中减少胡乱分离胸壁组织，可有效防止气肿的发生。若发生气肿，需充分引流胸腔内的气体，严重时需进行负压吸引。

4. 气体栓塞

气体栓塞为胸腔镜的严重并发症之一，虽其发生率极低，但危害很大。多在建立人工气胸时发生，常由于穿刺针误入血管导致气体直接注入血管中，或包裹性积液患者注气时胸腔压力过高，导致气体进入血管。为避免气体栓塞的发生，行人工气胸注气前需明确穿刺针的位置，缓慢注气，注气过程中严密观察胸腔内压力的变化。注入的气体最好选用二氧化碳。

一旦发生气体栓塞，应立即停止注气，并分析原因。若因胸腔内压力过高所致，应迅速抽出注入胸腔的气体，以免气体继续进入血管。若气体进入肺动脉按肺栓塞处理，进入体循环动脉系统按体循环栓塞处理。

5. 其他并发症

脏层胸膜及肺组织活检后，部分患者产生支气管—胸膜瘘。肺功能差的患者，胸腔镜检查过程中可能会出现呼吸困难，予充分吸氧，抽出部分气体后可缓解症状，严重时停止操作，行胸腔闭式引流。心血管系统并发症如心律失常、低血压、心肌缺血等。

二、海博刀

海博刀系统是将传统的高频电氩气刀与最新的水刀系统相结合，是内镜治疗史上一个革命性的标志。早期海博刀主要用于消化内镜检查，近年来，逐渐用于胸腔镜检查中并受到广泛关注。

（一）设备及器械

海博刀系统主要由三部分构成，包括高频发生器、氩等离子凝固器、水刀及海博刀配件（I 型海博刀、T 型海博刀、O 型海博刀）等（图 2-1-3-3，图 2-1-3-4）。

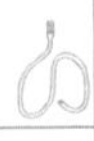

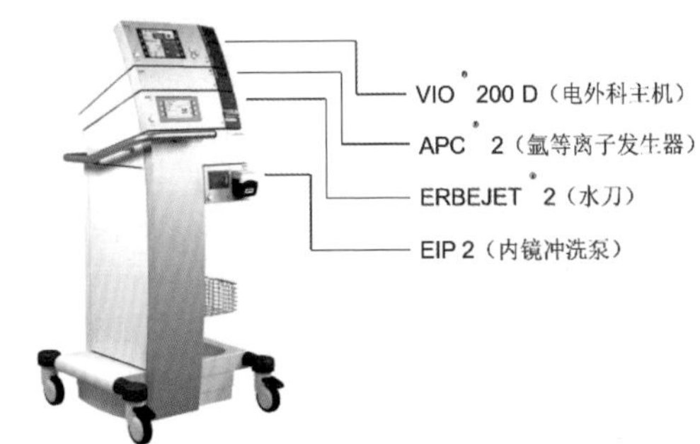

图 2-1-3-3　海博刀系统

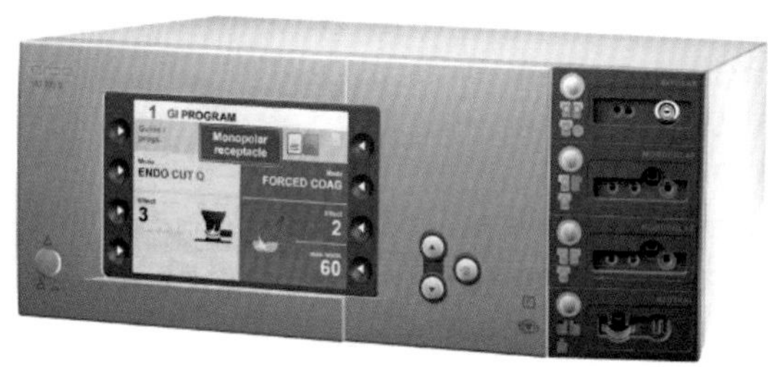

图 2-1-3-4　海博刀系统操作界面

（二）海博刀氩纸的工作原理

1. 电外科技术

创新研发的内镜电切功能（ENDO CUT IQ）：ENDO CUT IQ 程序可依据不同手术、组织电阻、配件与组织接触情况等反馈智能输出功率，术者只需选择手术时的电凝效果而无须调控功率，并且在每一步切割前都有预凝切的输出，可根据阻抗来调整。

2. 水刀技术

利用极细水柱的特性，针对不同组织，对水压进行控制和调节，以达到使用水束来分离组织的目的。在分离组织的同时，水流可绕过血管和神经，因而不会对血管和神经造成损伤。

（1）选择性组织隆起技术：应用水束分离技术进行选择性组织隆起（selective tissue elevation by pressure injection，STEP），达到黏膜下层无针隆起。较之传统针刺注射隆起，STEP 技术安全性高、使组织充分隆起、操作简便，任何时候都能快速完成补充隆起操作。整个剥离过程中，“水束”既在肌层和病变之间形成有效隔离，又可有效阻止热传导，使得手术视野清晰可见。此外，由于血管受到水束的挤压封闭导致出血风险显著降低。

（2）精细水束分离技术：在内镜黏膜下剥离术中引入水束分离技术。应用海博刀器械先端射出的精细水束，分离黏膜下层组织，保护并充分显露黏膜下血管，从而能够有的放矢地进行处理。由于组织韧性的不同，水束分离技术在黏膜下分离的同时不会损伤固有肌层，大大降低了穿孔和出血发生的风险。

3. 水电结合技术

海博刀手柄将精细水束分离技术与电外科技术有机融合，使得原先复杂的手术步骤可由海博刀独立完成，术中无须更换附件，简化手术步骤、同时也将手术的安全性推向一个新的高度。

（程远雄）

参考文献

1. 中国医师协会整合医学分会呼吸专业委员会 . 内科胸腔镜诊疗规范 . 中华肺部疾病杂志（电子版），2018，11（1）：6-13.

2. 万云焱，林殿杰 . 内科胸腔镜的临床应用 . 现代实用医学，2016，28（1）：2-4.

3. 李王平，陈晓霞，潘蕾，等 . 以胸膜广泛侵犯为表现的结节病一例并文献复习 . 中华肺部疾病杂志（电子版），2017，10（2）：237-238.

4. 闫亚欣，张杰 . 内科胸腔镜术后处理及并发症防治探讨 . 国际呼吸杂志，2018，1（38）：64-67.

5.ANEVLAVIS S，FROUDARAKIS M E. Advances in pleuroscopy. Clin

Respir J，2018，12（3）：839-847.

6.MARCHETTI G，VALSECCHI A，INDELLICATI D，et al. Ultrasound-guided medical thoracoscopy in the absence of pleural effusion. Chest，2015，147（4）：1008-1012.

7.WANG F，WANG Z，TONG Z，et al. A pilot study of autofluorescence in the diagnosis of pleural disease. Chest，2015，147（5）：1395-1400.

8.MURTHY V，BESSICH J L. Medical thoracoscopy and its evolving role in the diagnosis and treatment of pleural disease. J Thorac Dis，2017，9（Suppl 10）：S1011-S1021.

9.LIU J Y，XIONG L，ZHANG M，et al. Medical thoracoscopy in China-the present status and the future. J Thorac Dis，2017，9（2）：406-413.

10. 王峰，童朝晖 . 荧光及窄带成像技术在内科胸腔镜中的应用 . 中华结核和呼吸杂志，2015，38（2）：128-130.

11. 阿曼 • 恩斯特，菲力克斯 •J.F. 赫斯 . 李强译 . 介入呼吸病学理论与实践 . 天津：天津科技翻译出版有限公司，2017：536-551.

12.LEE P，MATHUR P N. Advances in pleural diseases：what is the future for medical thoracoscopy. Curr Opin Pulm Med，2016，22（3）：297-308.

13. MISHRA A K，VERMA S K，KANT S，et al. A study to compare the diagnostic efficacy of closed pleural biopsy with that of the thoracoscopic guided pleural biopsy in patients of pleural effusion. South Asian J Cancer，2016，5（1）：27-28.

14.VAIDYA P J，KATE A H，MEHTA D，et al. ALK positivity on pleuroscopic pleural biopsy in lung adenocarcinoma. J Cancer Res Ther，2016，12（2）：1090-1092.

第2章 内科胸腔镜下治疗技术

第1节 氩等离子体凝固术

一、原理

氩等离子体凝固术（argon plasma coagulation，APC）又称氩气刀，是一种非接触式的电凝固技术。氩气是一种无色、无臭、稳定的惰性气体，在普通大气压下对人体无害，具有很好的导电性，可以连续传导电流。APC（图 2-2-1-1）就是通过高频电发射器电离被传导到目标组织上的氩气，产生大量的氩离子，产生的热能，使蛋白变性，引起局部的高温凝固效应，造成组织的失活、血液凝固从而起到治疗作用（图 2-2-1-2）。由于其电凝深度控制在 3 ～ 5 mm，减少薄壁组织的穿孔的概率，同时其与常规的高频电刀相比不用接触创面，产生碳化、烟雾少而广泛应用于临床。

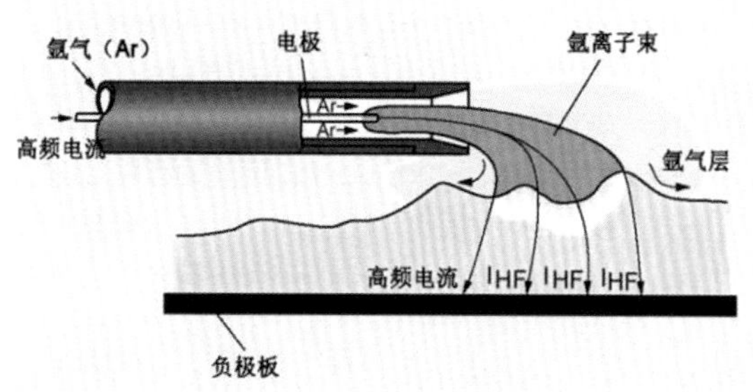

图 2-2-1-1　氩气刀工作原理

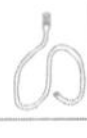

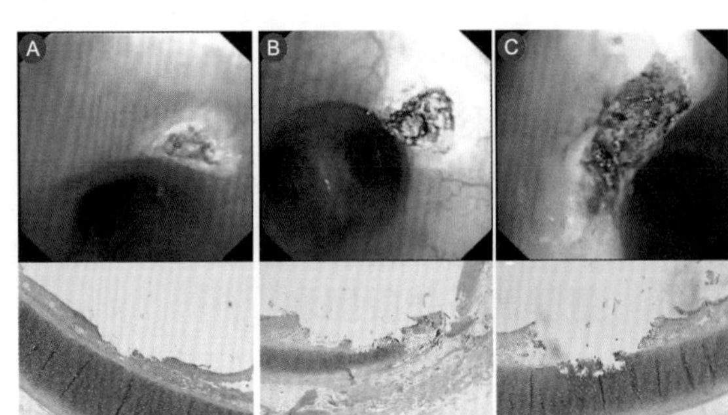

图 2-2-1-2　在不同功率下 APC 对组织损伤程度不同

注：A：40 W×1 s后气管镜下及气道黏膜病理改变；B：40 W×3 s气管镜下及气道黏膜病理改变；C：40 W×5 s气管镜下及气道黏膜病理改变。

氩等离子体凝固束具有以下特点。

（1）非接触式电凝：当开启高频电凝的控制开关后，氩气喷出，当高频电功率达到一定程度时，高频电极与目标组织距离适当时，高频电极与组织间形成超过 5000 V/mm 的电场强度，将通过氩气流电离而产生氩离子束，离子化的氩离子束使电极的高频电流流向目标组织，产生高频的电凝固效应。治疗时导管前端距离病灶上方 0.3 ～ 0.5 cm，可以避免探头粘连组织堵塞导管和触碰出血。

（2）有限凝固深度：当氩气从电极根部喷出时，在电极的周围形成一层氩气隔离层，将氧气与电极隔离开，由于氩气本身是惰性气体，减少了周围组织的氧化反应，因而电能转化成无效的热能的能量也减少，使电极输出的高频电能集中在切割目标组织上，从而起到对目标组织的切割治疗作用。切割时烟雾也较少，组织烫伤更小，氩气刀的组织损伤深度为 3 ～ 5 mm。不同功率对组织的作用不同（图 2-2-1-2），形成脱水干燥区、凝固区、失活区（图 2-2-1-3）。

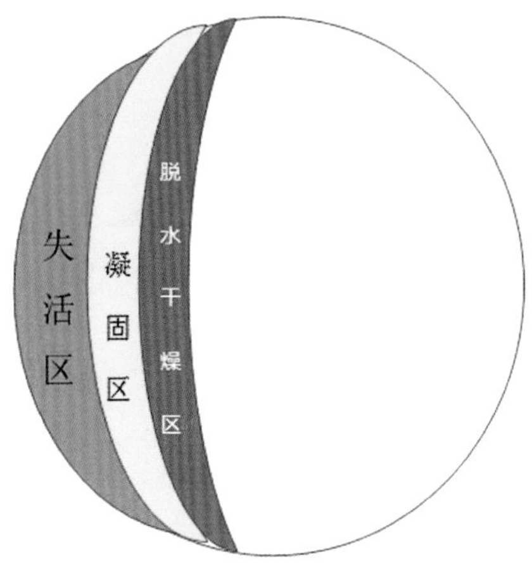

图 2-2-1-3 APC 作用后形成脱水干燥区、凝固区、失活区

（3）自动导向性：根据物理原理，氩等离子束可以自动避开已凝固区（高阻抗区），流向尚在出血或尚未充分凝固区（低阻抗区），即氩离子束既可以沿电极喷射方向直线扩散，亦可以侧向扩散及自行逆向扩散，从而自动限制局部过量凝固，并能在大范围内均匀凝固。

（4）视野好：氩气刀治疗过程中的烟雾少，便于操作。

（5）伤口愈合快：因组织电凝深度有限，产生的碳化少，故有利于伤口的愈合。

二、设备及器械

（1）氩等离子体凝固器（图 2-2-1-4）包括 1 个高频电能发射器、1 个氩气源和控制开关。常用的有德国爱尔博、德国 Soring 及美国康美等公司生产的氩离子束凝固器。

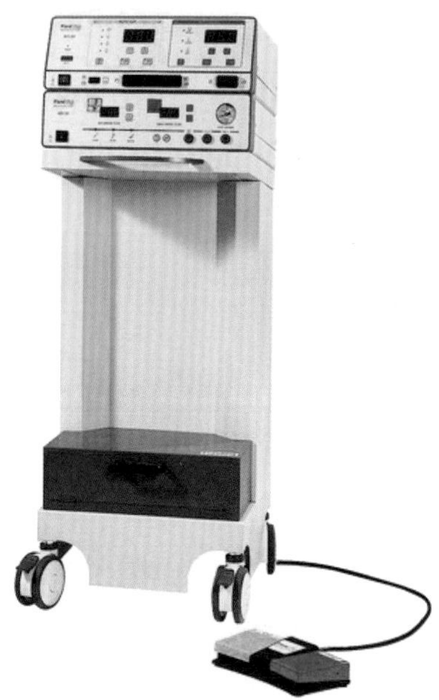

图 2-2-1-4　氩等离子体凝固器

（2）附件：①氩气喷射电极导管：电极喷头有直喷型、侧喷型和环喷型（图 2-2-1-5），最常用的是直喷型喷头。氩气喷射电极导管的直径有 1.5 mm、1.8 mm、2.3 mm。②负极板：一次性负极板（图 2-2-1-6）。

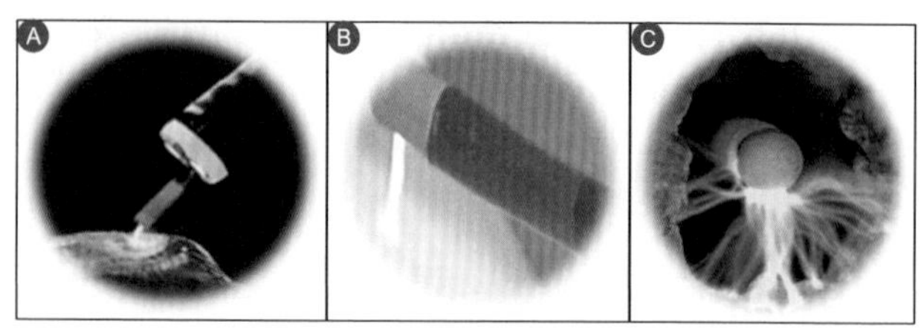

图 2-2-1-5　氩气喷射电极导管喷头

注：A：氩气刀电极直喷型；B：氩气刀电极侧喷型；C：氩气刀电极环喷型。

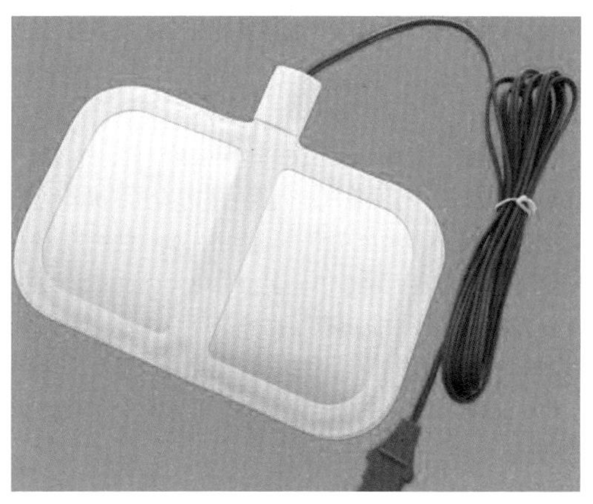

图 2-2-1-6　负极板

三、适应证

（1）胸膜出血性病变。

（2）胸膜表面局灶性病变，如恶性肿瘤胸膜转移、结核性胸膜炎等病灶给予烧灼清除。

（3）局灶性胸膜下肺大疱可应用氩气刀烧灼闭合（具体详见第 2 部分第 2 章第 5 节）。

（4）局部胸膜粘连的分离，尤其适用于纤长粘连带。

四、禁忌证

除同内科胸腔镜检查禁忌证外，还有①广泛性肺大疱不适合氩气刀烧灼；②广泛性胸膜粘连、肺尖部胸膜粘连带及含有血管的粘连带不适宜氩气刀烧灼分离。

五、操作流程及注意事项

1. 术前准备

术前检查同内科胸腔镜前检查，如胸部 CT、心电图、凝血项、肺功能等。术前应评估是否为 APC 适应证 / 禁忌证，评估 APC 的可行性及安全性，评估术中风险并有应急方案。向患者及其家属交代病情，说明手术过程及风险，取得良好配合。准备需要的急救药品及设备。

2. 器械准备

将电极板贴敷于患者一侧下肢，确保接触良好，连接氩气导管，接上电源，打开开关，打开氩气瓶气阀，进行排气，调节气流速度，根据病变组织特点调节输出功率，对于出血少、肿块大、松软组织选择小功率 30 W 左右；对于出血多、肿块大、致密组织选择较大功率 50 W 左右，另外，也可以根据病变反应逐步提高功率，已达最好治疗效果，并避免过大功率造成组织穿孔。氩气流量一般设置在 0.3 ～ 0.6 L/min，根据不同的病变选择可弯曲支气管镜或硬质支气管镜下进行。

3. 操作注意事项

（1）患者健侧卧位，按照常规内科胸腔镜检查操作。

（2）全面检查胸腔内病变情况，确定靶病灶。

（3）APC 探头伸出活检孔道，至少见第一个标记环。

（4）距离病变 1 ～ 2 mm 最佳，过近容易堵塞电极，避免焦痂堵塞电极，一旦焦痂或组织堵塞电极应及时进行清理。

（5）对于出血多的病变氩气刀止血时，功率设置要大一些，50 W 左右，可以贴近病变烧灼，氩气流量设置也要大一些 0.6 L/min，可以避免烧灼时氩气刀电极反复堵塞。

（6）一般情况下 APC 功率控制在 50 W 以下，每次烧灼时间避免大于 5 s，避免损伤过深。

（7）保持视野清晰，APC 电极应保持在视野之内，未看清组织结构时不要盲目烧灼。

（8）咳嗽或呼吸运动时要注意 APC 电极位置。

（9）壁层胸膜烧灼后创面焦痂需及时清理，对局限性肺大疱治疗后焦痂不需清理（详见第二部分第 2 章第 6 节）。

六、建议麻醉方式

（1）局部麻醉：可在行内科胸腔镜前 30 分钟，肌内注射安定 10 mg 或苯巴比妥（鲁米那）100 mg，以减少患者的紧张心理，术中鼻导管或面罩吸氧。

（2）局部麻醉＋监护性静脉麻醉，主要用于耐受能力较差、手术持续时间较长或高龄患者，可静脉给予丙泊酚每分钟 2 ～ 3 mg/kg、瑞芬太尼每分钟 0.06 ～ 0.12 μg/kg 持续泵入镇静镇痛，可以经鼻、口或喉罩给氧。

（3）全凭静脉麻醉，多用于耐受力较差、预计手术时间较长的患者，术中气管插管（单腔或双腔）、麻醉机给氧。

在任何麻醉方式下，手术全程均检测心率、血压、血氧饱和度、呼吸频率，全麻时间超过 1 h 者或有慢性阻塞性肺疾病者术中要监测血气分析。

七、并发症及其预防和处理

内科胸腔镜 APC 的并发症很少，通常少于 1%，有报道在 0.5% ～ 4% 不等。最常见的 APC 相关并发症是疼痛，其他并发症包括气体栓塞、严重出血、电击、设备烧伤，极少有死亡报道。

由于胸腔内为非高浓度氧环境，不易出现着火并发症，因此胸腔内可连续烧灼，要保持探针尖端距任何可燃材料几厘米远。

功率的设置及应用的时间会影响组织破坏程度，功率越高、时间越长，组织的破坏越多。越高的功率产生的焦痂越多，容易堵塞电极造成排气困难，从而影响治疗效果。

对于有植入除颤器、起搏器等电植入装置的患者，在应用 APC 烧灼前应与相关学科进行讨论，避免不良事件的发生。

（周云芝）

第 2 节　高频电刀

1982 年，日本医师 Sdachi 和 Takeda 经纤维支气管镜应用高频电灼切除气管内的良性肿瘤获得成功，开创了高频电灼在呼吸系统中应用的先例。此后，肺癌患者成为呼吸科高频电灼微创治疗的主要对象。高频电刀自 1920 年应用于临床至今，已有 90 多年的历史了。其经历了火花塞放电—大功率电子管—大功率晶体管—大功率 MOS

管四代的变更。随着计算机技术的普及、应用、发展，实施了对各种功能下功率波形、电压、电流的自动调节，各种安全指标的检测，以及程序化控制和故障的检测及指示。因而大大提高了设备本身的安全性和可靠性，简化了医师的操作过程。

同时，随着医疗技术的发展和临床提出的要求，以高频手术器为主的复合型电外科设备也有了相应的发展：高频氩气刀、高频超声手术系统、高频电切内镜治疗系统、高频旋切去脂机等设备，在临床中都取得了显著的效果。而随之派生出来的各种高频手术器专用附件（如双极电切剪、双极电切镜、电切镜汽化滚轮电极等）也为临床手术开拓了更广泛的使用范围。

一、原理

高频电刀不仅在直视手术中应用广泛，而且在各种内镜手术中也得到越来越多地运用。高频电刀可同时进行凝固、止血和气化病变组织，便于在内镜中摘取病变组织进行活检。其原理主要是将人体作为一种导体，以电极将高电流密度的高频电流聚集起来，让电能转化为热能，直接切割与有效电极尖端接触的组织；当与有效电极相接触或相邻近的组织或细胞的温度上升到细胞中的蛋白质变性的时候，便产生凝血，同时能够在较短的时间内，以较低温度使组织凝固。其效果是由波形、电压、电流、组织的类型和电极的形状及大小来决定的。

二、设备和器械

1. 分类

根据高频手术器的功能及用途，大致可分为以下类型。

（1）多功能高频电刀：具有纯切、混切、单极电凝、电灼、双极电凝。

（2）单极高频电刀：具有纯切、混切、单极电凝、电灼。

（3）双极电凝器：双极电凝。

（4）电灼器：单极电灼。

（5）内镜专用高频发生器：具有纯切、混切、单极电凝。

（6）高频氩气刀：具有氩气保护切割、氩弧喷射凝血。

（7）多功能高频美容仪：具有电凝、电灼、超高频电灼。

2. 基本组成

高频电刀是由主机和电刀刀柄、患者极板、双极镊、脚踏开关等附件组成的（图 2-2-2-1）。

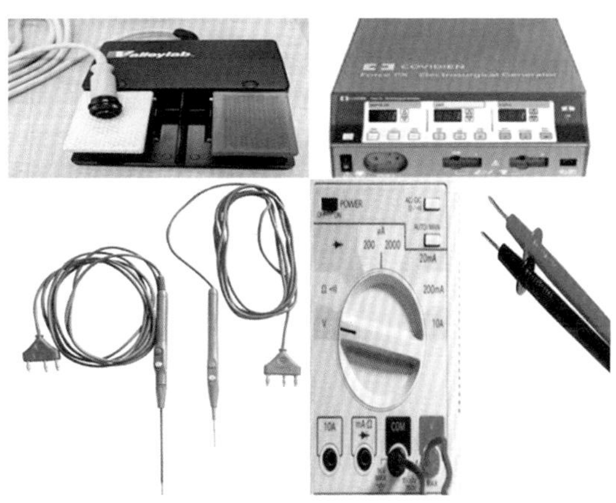

图 2-2-2-1 高频电刀

3. 工作模式

（1）单极模式

在单极模式中，用一完整的电路来切割和凝固组织，该电路由高频电刀内的高频发生器、患者极板、接连导线和电极组成。在大多数的应用中，电流通过有效导线和电极穿过患者，再由患者极板及其导线返回高频电刀的发生器。

能摧毁病变组织的高频电刀的加热效应，并不是由加热电极或刀头造成的，像电烧灼器那样。它是将高电流密度的高频电流聚集起来，直接摧毁处于与有效电极尖端相接触一点下的组织的。当与有效电极相接触或相邻近的组织或细胞的温度上升到细胞中的蛋白质变性的时候，便产生凝血，这种精确的外科效果是由波形、电压、电流、组织的类型和电极的形状及大小来决定的。

为避免在电流离开患者返回高频电刀时继续对组织加热以致灼伤患者，单极装置中的患者极板必须具有相对大的和患者相接触的面积，以提供低阻抗和低电流密度的通道。某些用于医师诊所的高频电刀电流较小、密度较低，可不用患者极板，但大多数通用型高频电刀所用的电流较大，因而需用患者极板。

与地隔离的输出系统使得高频电刀的电流不再需要和患者、大地之间的辅助通道，从而减少了可能和接地物相接触的体部被灼烧的危险性。而采用以地为基准的系统，灼伤的危险性要比绝缘输出系统大。

（2）双极模式

双极电凝是通过双极镊子的两个尖端向机体组织提供高频电能，使双极镊子两端之间的血管脱水而凝固，达到止血的目的。它的作用范围只限于镊子两端之间，对机体组织的损伤程度和影响范围远比单极方式要小得多，适用于对小血管（直径＜4 mm）和输卵管的封闭。故双极电凝多用于脑外科、显微外科、五官科、妇产科及手外科等较为精细的手术中。双极电凝的安全性正在逐渐被人所认识，其使用范围也在逐渐扩大。

4. 切割原理

高频电刀产生的高频高压电流通过高阻抗的组织时，会在组织中产生热，导致组织气化或凝固。在电外科使用过程中，电阻从 100 ～ 2000 欧姆不等。随着组织的凝固，细胞中的水会发生气化，使组织干燥，导致电阻不断增加，最后电流完全停止（图 2-2-2-2）。

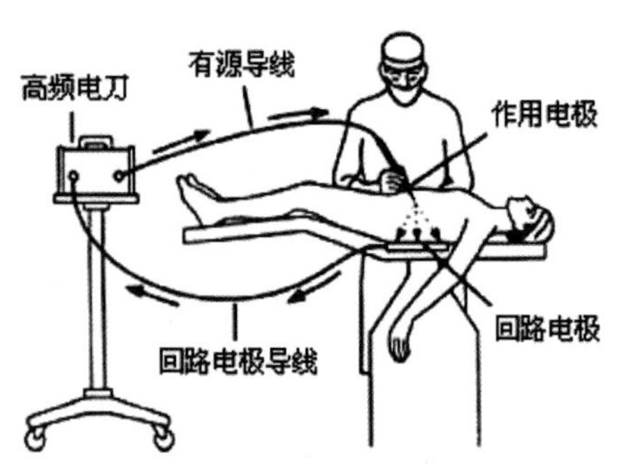

图 2-2-2-2　高频电刀工作原理

注：箭头表示高频电流方向。

三、适应证

（1）胸腔镜可视范围内的胸膜病变活动性出血的治疗，如胸膜腔内肿瘤结节破裂出血，胸膜病变活检后出血的治疗。

（2）胸膜粘连带松解。

（3）肺大疱凝固治疗。

（4）胸膜腔肿瘤减瘤姑息治疗。

四、禁忌证

（1）严重凝血功能异常。

（2）已植入心脏起搏器的患者。

（3）心、肺功能差不能耐受胸腔镜检查者。

五、操作流程及注意事项

1. 操作前准备

（1）术前评估，对患者的一般情况、凝血指标和心肺功能均应评价。

（2）根据影像学资料全面了解病变的部位、范围。

（3）可局麻或全麻，但在全麻下操作更好。

（4）签订医患协议书。

2. 操作步骤

（1）患者取合适体位，放置电极板，在电极板上垫上生理盐水棉垫，并直接与患者的皮肤接触。按要求连接好发射电极、电极板、地线。

（2）胸腔镜到达病变部位附近后，从工作通道插入高频电极，电极头应保证伸出工作通道远端至少 1 cm。

（3）使用电刀时，从小功率开始，逐步加大，一般为 20 ～ 40 W，电凝或电切时注意观察病变范围和病灶出血量的多少，尽可能不损伤正常组织。

3. 注意事项

（1）手术室中不得有易燃易爆的气体、液体或其他物质，因为高频电刀手术中会产生火花、弧光，易燃易爆物遇火花、弧光会发生燃烧或爆炸。

（2）带有心脏起搏器的患者一般不能使用高频电刀，因高频会干扰心脏起搏器，使之工作不正常甚至停博。如一定要使用高频电刀，则必须按起搏器的使用说明书规定，采取必要而有效的预防措施。

（3）极板必须正确连接和安放，与患者皮肤接触面要足够大。

（4）切忌盲目增大电刀的输出功率，以刚好保证手术效果为限。因为高频电刀在手术中任何危险均随功率的增大而增加。

（5）确保电刀的各项安全指标始终保持在国际电工学会和1995年5月发布的我国有关高频电刀的标准（即IEC601-2-2、GB9706.4和GB9706.1）规定范围内。

六、建议麻醉方式

局麻或全麻均可。

七、并发症的处理及预防

1. 出血

电切治疗时易出血，大血管损伤引起的大出血需外科手术治疗。

2. 疼痛

局麻下操作损伤壁层胸膜时可引起疼痛，尽可能不触及胸壁组织。

3. 心血管系统影响

对有心血管疾病或老年患者应做好心电监护。

4. 电灼伤

高频电刀灼伤可分为两类：一类是发生在极板处，称之为极板灼伤；另一类灼伤不是发生在极板处，称为非极板损伤。

（1）极板灼伤：当极板处与患者皮肤的接触面积太小、极板与患者身体的黏合力降低或极板处毛发过多时，易造成电极板处的电流密度过大，而引起极板灼伤。

极板灼伤的防范方法，正确合理地使用极板，严格按照操作规范进行操作。具体如下：①极板应置于光滑、干燥无瘢痕且无骨骼突出部位，如大腿的前侧、后侧，小腿后侧，上臂，臀部，腰部及腹部；极板处毛发过多应剃除；同时注意极板与皮肤的接触面积不少于 64.5 cm^2。②安放极板部位的皮肤应先用酒精去脂；粘贴时要尽量离手术切口部位较近，以减少电流回路，而粘贴后严禁液体浸到电极板边缘；普通非一次性电极板用生理盐水棉布包裹。③护士在术中要定期巡视患者，注意保持术中极板的湿度；一次性电极板应与极板线连接完好，以防术中报警，影响使用。

（2）非极板灼伤：极板与刀头及其连接电缆和患者机体构成了电刀回路系统，当电刀回路系统使用不当时，手术中即使极板安放良好，患者仍有灼伤的危险，主要有以下情况：接地分流、高频辐射、火花低频。①接地分流：患者的肌肤相当于一个电阻，手术时这个电阻负载分布了无数个不同电位点，特别是在手术电流通过区域上，电位差特别大的两点或多点一旦发生短路，就会形成高频电流的异常通道，即所谓的“接地分流”现象，此时患者机体小的接地点因流通着高密度的高频电流就可能发生灼伤。例如，患者接触直接接地的金属和设备（如手术床、支架），易发生电刀灼伤。②高频辐射：患者随身携带的金属物虽未接地，但对使用高频电刀来说，这种金属体无异于发射天线，向外发射能量，若发射能量较大，接触点小，则高密度的电频就会在接触点处产生灼伤。如当患者佩带有金属饰物或安装有金属假体等，也易发生电刀灼伤。③火花低频：当极板与刀头中的连接部位发生故障时，连接点或电缆断线引起打火而产生低频电流。这种低频电流对患者的危害极大，低频灼伤不仅发生在体表，还可能同时在体内发生，患者随时可能产生较严重的颤抖现象甚至引起室颤，应引起足够重视。

非极板灼伤的防范方法主要包括以下 4 点：①电刀暂不使用时，电极刀头应放置在一个绝缘的套盒中，不能随意放置在患者身上或触及金属部件，以免因意外致灼伤患者组织或点燃其他物品。②注意患者极板与手术床金属部件的有效绝缘隔离；患者身体也应与手术床等金属部件隔离，术中遇可燃气体或靠近可燃气体时，应小心应用或不用电刀；当使用氯化剂、患者装有起搏器或回路中存在金属、假体时，可在内科医师或相关人员监护下使用电刀。③注意电极刀头重复使用次数不宜太多，当存在接触不良及导线的绝缘度下降等现象时勿使用；遇高频电刀报警时，立即检查，并请机械师协同处理报警原因。④认真检查所有与主机相连接的设备，调节适当输出功率，先设置最低正确功率，逐步达到理想功率，电极刀头必须由主刀医师亲自操作手控或脚控开关，每次激励时间应小于 10 s，激励间隔应大于 30 s。

（林殿杰）

第 3 节　胸膜固定术

胸膜固定术也称胸膜粘连术、胸膜闭锁术，即向胸腔内注入硬化剂引起化学性胸膜炎，从而使胸膜粘连固定，使胸腔积液增长缓慢或不再增长。此法对全身或局部抗肿瘤药物治疗无效及一般状态良好、预计寿命超过 1 ～ 2 个月的恶性胸腔积液患者，或难治性气胸能够获得满意的肺膨胀患者。

一、原理

胸膜固定术的原理是采用物理的、化学的或生物的方法使胸膜产生无菌性炎症而发生脏层和壁层胸膜相互粘连，以达到消除胸膜腔、减少气体和液体渗出的治疗方法。气胸和胸腔积液患者经胸腔闭式引流后，一般均可获得较好的治疗效果。但自发性气胸具有容易复发的临床特点，文献报道其复发率为 34.8% ～ 81.0%。对于恶性胸腔积液，单纯胸腔闭式引流极少能有效地控制其胸腔积液的产生，且长时间的引流可导致胸腔感染、大量蛋白质的丢失等。因此，临床医师对上述两个方面的问题特别重视，均强调消除胸膜腔对控制疾病的重要性。

二、设备和器械

（1）胸穿包：对患者进行胸腔穿刺，行抽液或抽气后，将粘连剂注入胸腔内。因该法疗效较差，现已较少应用。

（2）胸腔闭式引流包：经胸腔引流管注入法，在胸腔闭式引流后，肺完全复张后，经胸腔引流管注入粘连剂。该法相对简便，疗效肯定，为目前最常用的方法。

（3）胸腔镜：经胸腔镜注药法，在胸腔镜检查时将粘连剂均匀地涂布在胸膜表面（图 2-2-3-1）。

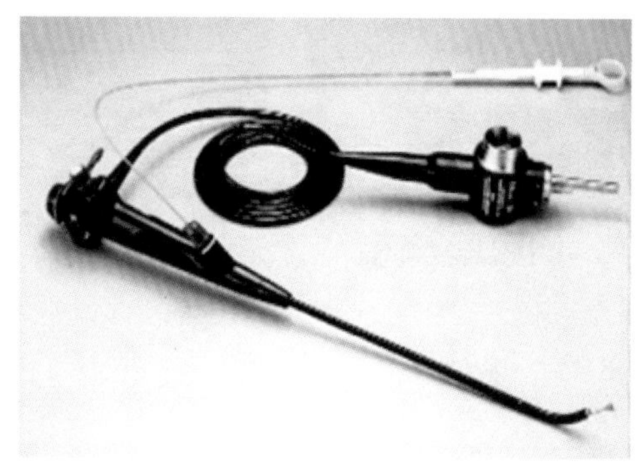

图 2-2-3-1 内科胸腔镜

（4）喷粉装置：胸腔内滑石粉喷入法，使用一喷粉装置将滑石粉喷入胸腔内。

（5）外科手术：剖胸术中应用粘连剂。

三、适应证

（1）除血胸外任何原因引起的，经 2 周以上反复抽胸液，仍继续产生的多量胸腔积液。

（2）经胸腔闭式引流 3 周以上，水封瓶仍继续溢气泡的自发性气胸，以及同侧 2 次以上的复发性自发性气胸。

四、禁忌证

对具有以下几种情况的患者不宜采用胸膜粘连治疗：①不能复张的萎陷肺或因支气管阻塞致肺组织不能复张者；②瘘口未治愈的支气管—胸膜瘘患者；③考虑将进行肺移植治疗者。

五、技术操作及注意事项

（一）准备

1. 术前检查

患者应进行胸部 X 线和超声波检查，确定胸腔内有无积气或积液，了解液体或气体所在部位及量的多少，并标上穿刺记号（图2-2-3-2）。

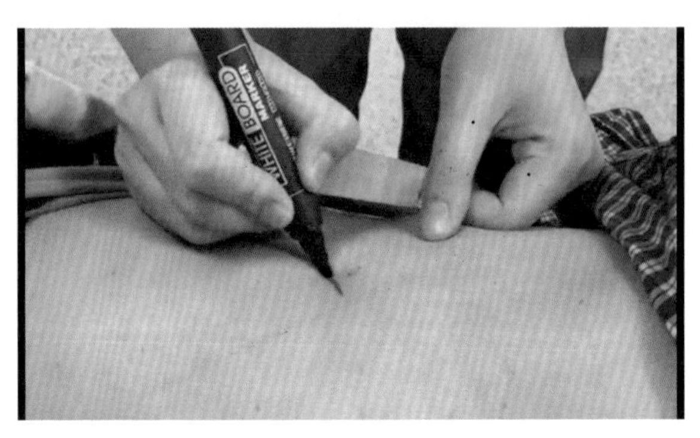

图 2-2-3-2 术前定位

2. 取得患者的同意

应让患者了解胸腔粘连治疗的目的和必要性，消除其顾虑。征得患者及其家属的同意和配合，并在手术同意书上签字。

3. 检查室的准备

胸腔粘连治疗必须在无菌条件下进行，最好在固定消毒的检查室内进行，有时因病情所限，胸腔粘连治疗在病房中的床旁进行，此时应严格注意无菌操作，限制室内人员数量，尽量减少室内人员走动（图 2-2-3-3）。并准备好以下用品：局部麻醉药利多卡因、孔巾、小方纱、5 mL 注射器、50 mL 注射器、20 ～ 22 号穿刺针、三通活栓、地塞米松、阿托品、肾上腺素、氧气等物品。

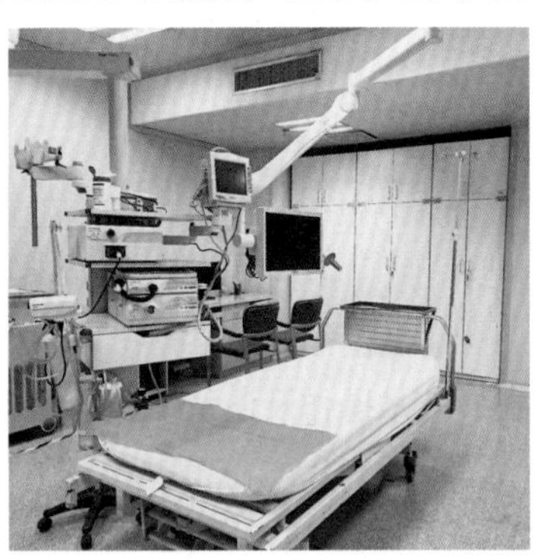

图 2-2-3-3 场地

临床上多种药物可用于胸腔粘连治疗，一般可分为以下几类：①硬化剂，适用于气胸和胸腔积液；②抗癌药物，适用于恶性胸腔积液；③免疫调节剂，适用于气胸和胸腔积液；④纤维蛋白类制剂，适用于气胸，部分也可适用于恶性胸腔积液；⑤医用粘胶剂，适用于气胸。

每一类粘连剂中又有多种药物，采用红霉素进行恶性胸腔积液的粘连治疗，亦获得较好的治疗效果。

（二）粘连

1. 粘连方法

治疗胸腔积液和气胸的粘连方案基本相同，有以下几种方法：①经胸腔穿刺注射法：即在进行胸腔穿刺穿刺抽液或抽气后，将粘连剂注入胸腔内，因该疗法较差，现已较少应用。②经胸腔引流管注入法：在插管胸腔引流肺完全复张后，经胸腔引流管注入粘连剂，该法相对简便，疗效肯定，为目前最常用的方法。③经胸腔镜注药法：在胸腔镜检查时将粘连剂均匀地涂布于胸膜表面。④胸腔内滑石粉喷入法：使用一喷粉装置将滑石粉喷入胸腔内。⑤剖胸术中应用粘连剂。

2. 粘连剂的剂量

有关使用粘连剂的剂量，文献报道基本一致，四环素每次 0.5 ～ 1 g，滑石粉每次 2 ～ 4 g，多西环素（强力霉素）每次 30 ～ 50 mg，氮芥每次 0.4 mg/kg，卡介苗每次 75 ～ 150 mg。

（三）注意事项

（1）粘连前需注意的问题：粘连是否成功、安全与粘连前的准备工作是否完善密切相关，粘连实施前，应缓慢而较为彻底地将胸腔内的气体或液体引流干净，一般以气胸患者引流关内无气泡溢出或胸腔积液患者每日排出的液体量在 60 mL 以下为判断指标，这样可以使两层胸膜能相互接触而发生粘连，能获得良好的治疗效果，为了减轻注药后发生明显的胸痛，可在注药前 15 ～ 30 分钟向胸腔内注入适量局麻剂，如利多卡因或普鲁卡因等，夹闭引流管并让患者反复变换体位使胸膜表面获得充分的麻醉，然后将粘连剂注入胸腔内。

（2）粘连后需注意的问题：注入粘连剂后，应夹闭引流管，让患者不断地变换体位，一般 10 分钟左右变换一次，以使得粘连剂均匀地涂布于胸膜表面，夹管6 h后，将胸腔引流管开放继续引流，如第2天观察无引流液体增加时即可拔除引流管，若第2天胸腔引流液体较多时，可再次进行粘连一次。当24 h胸腔引流液量少于50 mL，或胸部X线检查示肺组织完全复张后拔管。

六、建议麻醉方式

一般采用2%利多卡因局麻，行胸部逐层浸润麻醉即可。若少数患者经临床医师评估无法耐受局麻，可请麻醉科医师评估后，行全身麻醉治疗（图2-2-3-4）。

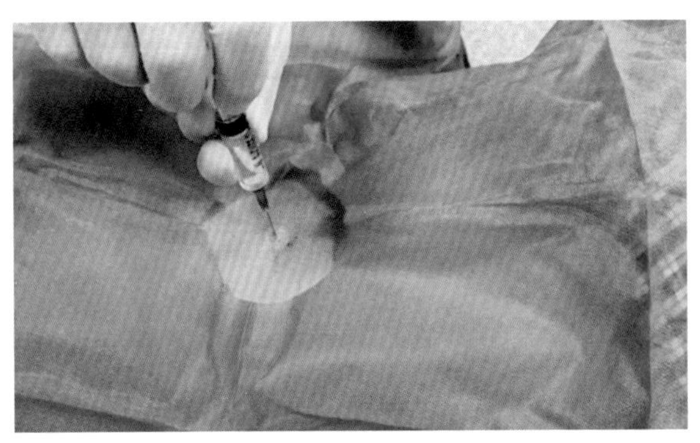

图2-2-3-4　消毒后局部麻醉

七、并发症及其预防和处理

胸腔粘连的并发症与所选择的粘连剂有关，如四环素易引起胸痛、抗癌药物可引起骨髓抑制等，常见的并发症包括发热、恶心、呕吐、骨髓抑制和脱发，偶有报道使用滑石粉后发生急性呼吸窘迫综合征及对药物过敏等并发症。下面对常见的并发症胸痛、发热和胸腔积液予以描述。

（一）胸痛

多数粘连剂注入胸腔后可引起胸痛，尤以硬化剂和生物调节剂为多见。文献报道，四环素使用后胸痛的发生率为41%，假单胞菌苗使用后胸痛的发生率则高达72%。有时患者疼痛剧烈，可给予氨酚羟考酮等药物口服止痛,必要时还可胸腔内局部注入利多卡因等。极少数患者会因为疼痛而呼吸抑制，严重时导致呼吸衰竭。

（二）发热

发热为较常见的并发症，发生率为 33.0% ～ 100%。多数为低至中度发热。使用生物调节剂后，发热多见且较为严重。发热时间可持续 4 h ～ 10 d。对于低热者，可不必进行特殊处理，但对于体温较高或有明显症状的患者可适当给予解热镇痛药物,如吲哚美辛、双氯芬酸等。

（三）胸腔积液

对胸腔内注入药物后，部分患者可出现胸腔积液增多，文献报道，该并发症以使用生物调节剂者较为多见，如注入支气管炎菌苗者可高达 92.3%。大多数患者为少量胸腔积液增多，不需特殊处理，可以自行吸收。少数患者可出现较大量的胸腔积液，则应及时进行引流,我们的经验是进行胸腔粘连后,根据术后第 2 天引流液的多少,再考虑再次粘连或拔管，可明显提高粘连效果。

胸膜固定术是治疗顽固性胸水和复发性气胸的有效手段，大量的对硬化剂研究的文献发表在权威的刊物上，说明胸膜固定术中如何使用硬化剂是目前国内外研究热点。目前恶性胸腔积液（malignant pleural effusion，MPE）的管理是临床的一大难题，关于 MPE 如何选择治疗方案仍存在较多争议。2018 年 11 月，美国胸科协会、胸外科医师学会、胸部放射学学会给予最新临床研究证据，针对恶性胸腔积液管理中的 7 个临床问题，做出了相应临床意见推荐：①有症状的肺膨胀良好（或推测膨胀性良好）MPE 患者，如事前未接受国胸腔干预操作，并且其症状源自胸腔积液、临床推荐以胸腔置管引流（IPC）或胸膜固定术作为一线治疗手段以缓解呼吸困难（有条件推荐）。②有症状并且肺膨胀良好的 MPE 患者，喷洒滑石粉微粒和注入滑石粉匀浆的疗效无明显差异，可以任选一种用于临床治疗（有条件推荐）。我国目前尚未生产和销售国能注入胸腔的医用滑石粉，只有外用级别的产品，临床切勿以外用产品代替内用药品行胸膜固定术。

部分 MPE 患者肺膨胀不良，存在一定的胸膜固定禁忌，或胸膜固定失败的 MPE 患者，IPC 可以有效缩短住院日，建议对这两类患者行 IPC 治疗。

（顾兴　金发光）

第 4 节　胸腔内药物注射在治疗胸腔积液中的应用

一、原理

胸腔积液是呼吸系统较为常见的疾病，可由多种疾病引起。渗出性胸腔积液最常见的病因是恶性肿瘤和结核性胸膜炎，恶性胸腔积液是晚期癌症常见的并发症。结核性胸膜炎是较为常见的肺外结核病，是炎性胸腔积液的常见病因之一。

恶性胸腔积液是指原发于胸膜或其他部位的恶性肿瘤转移至胸膜引起的胸腔积液。MPE 的诊断一旦明确，应尽早考虑姑息治疗，治疗的主要目的是减轻呼吸困难症状。药物治疗是目前恶性胸腔积液最主要的方法。全身给药达到局部的药物浓度低，效果不佳。局部用药能达到较高的药物浓度，毒副作用小，因此更为常用。有症状的肺膨胀性良好（或推测膨胀性良好）MPE 患者，如事前未接受过胸腔干预操作，并且其症状源自胸腔积液，临床推荐以留置胸腔引流管（indwelling pleural catheter，IPC）或胸膜固定术作为一线治疗手段以缓解呼吸困难（有条件推荐）。

结核性胸膜炎在肺外结核位居第 2 位，结核性胸膜炎是结核分枝杆菌及代谢产物进入高敏状态的胸膜腔引起的胸膜炎症。结核性胸膜炎的胸腔积液一般为渗出液，富含纤维蛋白，约 1/3 由脏层胸膜吸收，2/3 只能通过胸腔引流排出。如果早期未能及时发现和彻底治疗，则会发生胸膜肥厚粘连，脏壁层胸膜之间形成纤维分隔，形成多房性胸腔积液，甚至包裹性胸腔积液。对结核性胸腔积液患者，行胸腔闭式引流术联合尿激酶及地塞米松治疗，可加快结核性胸膜炎患者胸腔积液的引流和吸收，减轻患者痛苦。胸膜下干酪样病灶破裂或肺结核空洞引发胸膜感染，是结核性脓胸发病的最主要因素，部分患者也可因结核性渗出性胸膜炎治疗不当等多种因素引发结核性脓胸。对慢性结核性胸膜炎有脓胸倾向及包裹性胸腔积液病例，为提高治疗效果，临床采用抽取胸腔脓液后，在胸腔内注药促进脓液吸收，并结合抗结核药物治疗，效果显著。

二、设备及器械

胸腔内需在无菌条件下进行，最好在固定消毒的检查室内进行。器械准备，包括无菌胸腔穿刺包、三通接头、无菌手套、消毒用品、麻醉药品、胶布等（图 2-2-4-1）。根据病情决定选择药物（图 2-2-4-2）。

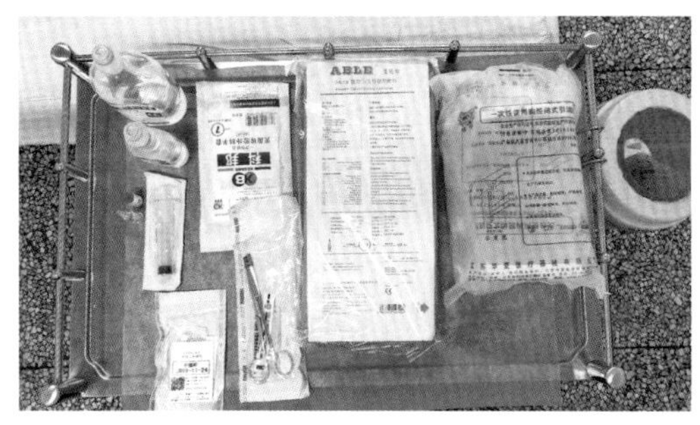

图 2-2-4-1 胸腔置管术所需器械

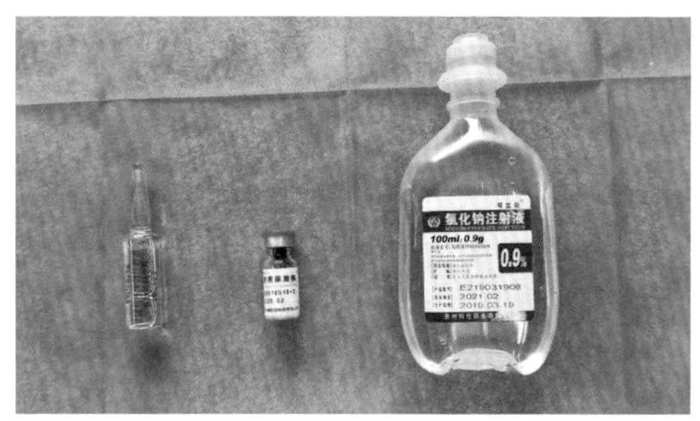

图 2-2-4-2 胸腔置管术准备药物

三、适应证

1. 恶性胸腔积液

对恶性胸腔积液进行胸腔穿刺或引流可暂时排出胸腔内积液，起到缓解症状的作用。但由于未针对其基础疾病，其胸腔积液往往在短时间内重新积聚，因此多数学者认为应进行胸腔内注射药物治疗。

2. 结核性胸腔积液

结核性胸腔内注射纤维蛋白溶解剂是通过降解胸膜腔中的纤维蛋白，从而降低结核性胸腔积液的黏稠度，清除胸膜粘连及分隔，避免或减少多房性包裹性胸腔积液形成。与全身用药不同，胸腔内注射纤维蛋白溶解剂极少出现免疫介导的不良反应或出血倾向等并发症。对多房性胸腔积液、单纯引流效果不佳的患者，推荐胸腔内注射纤维蛋白溶解剂，如尿激酶、链激酶等改善胸水引流，减轻胸膜粘连。

3. 其他胸腔积液

少数良性胸腔积液患者亦可因大量胸腔积液产生压迫症状，如明显呼吸困难和低氧血症等，针对其基础疾病的治疗仍不能控制胸腔积液的增长，称为“顽固性胸腔积液”，如肝硬化、肾病综合征、系统性红斑狼疮等所致的胸腔积液，以及乳糜胸等。采用胸腔内注射药物治疗后，初步观察其防止胸腔积液复发的疗效达 80% 左右。

四、禁忌证

（1）不能复张的萎陷肺或因支气管阻塞致肺组织不能复张者。

（2）瘘口未治愈的支气管—胸膜瘘患者。

（3）考虑将进行肺移植治疗者。

（4）出血、凝血机制严重障碍者。

（5）严重心、肺功能不全，不能耐受胸腔穿刺和胸腔插管引流者。

（6）对麻醉药、抗生素过敏不能用其他药物代替者。

五、操作流程及注意事项

（一）操作流程

（1）术前检查：进行穿刺前应完成全面而仔细的体格检查及

复习其他检查的结果，对针部位和穿刺成功与否具有重要作用。对有出血倾向的患者应检查血小板计数、凝血常规等。

（2）取得患者的同意：应让患者了解胸腔内注药治疗的目的和必要性，消除其顾虑；征得患者及其家属的同意和配合，并在手术同意书上签字。

（3）经胸部 B 超探查或胸部 X 线检查定位选择穿刺点，采用双腔中心静脉导管或胸腔闭式引流管进行胸腔穿刺置管术并引流胸水。应在穿刺前进行胸部 B 超或胸部 X 线检查以确定最佳的穿刺部位。

（4）胸腔内注药：临床上多种药物可用于胸腔内注入，一般可分为以下几类：①硬化剂：四环素、强力霉素、滑石粉、米帕林、氢氧化钠、硝酸银稀释液。②抗癌药物：a. 硬化刺激性药物：盐酸氮芥、阿霉素。b. 中度硬化刺激性药物：博莱霉素、顺铂、卡铂。c. 非硬化刺激性药物：三胺硫磷（塞替派）、氟尿嘧啶、硝卡芥、丝裂霉素、环磷酰胺、鬼臼乙叉甙、长春新碱、甲氨蝶呤。③免疫调节剂：短小棒状杆菌、沙培林、支气管炎菌苗、干扰素、白细胞介素 -2、卡介苗。④纤维蛋白类制剂：自身血液或血浆、纤维蛋白原加凝血酶、第Ⅷ因子。⑤医用粘胶剂氰基丙烯酸醋、明胶、氧化纤维素棉。

（二）胸腔内注药方法

（1）经胸腔穿刺注射法：于局部麻醉后在胸 B 探查或胸部 X 线检查定位点先进行胸腔穿刺抽液，然后将药物注入胸腔内。因该法疗效较差，现已较少应用。

（2）经胸腔引流管注射法：①于局部麻醉后在胸部 B 超探查或胸部 X 线检查定位点置入胸腔引流管，经水封瓶或负压引流袋缓慢引流出液体。如胸水较多，可以分多日分次引流直至无（或少量）胸腔积液。②经胸部 B 超或胸部 CT 确认无胸腔积液后，再给予胸腔内注药治疗。③经中心静脉导管缓慢注入药物（图 2-2-4-3）。④推进药物以后可回抽胸水，再推进，回抽，推进，反复 2 ～ 3 次，以便将导管内残留药液全部注入胸腔。如回抽无胸水，可用 10 ～ 20 mL 生理盐水冲洗导管内残留药液。⑤嘱患者每 15 ～ 20 分钟在平床上翻动体位 1 次，轮流做俯卧、侧卧、仰卧，使药物均匀分布在胸膜面上。4 h 后开放夹管，加负压持续吸引（图 2-2-4-4），当 24 h 内引流液＜ 50 mL 时或 X 线胸片示肺已完全复张即可拔管。这种操作方法设备简单，操作容易，创伤小，患者痛苦少；但胸膜粘连剂在胸膜上分布不均匀易造成治疗失败。

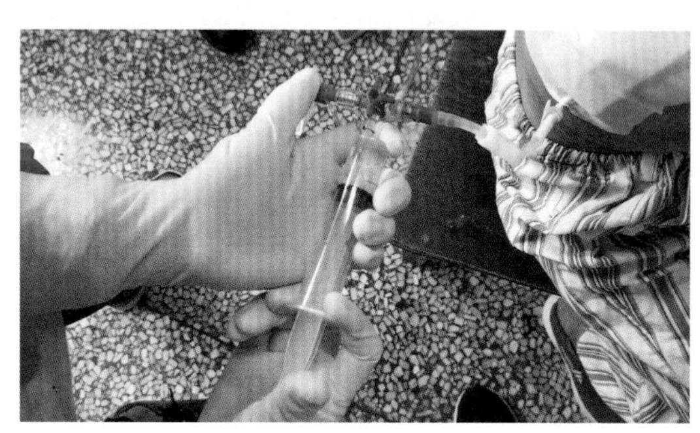

图 2-2-4-3　经中心静脉导管缓慢注入药物

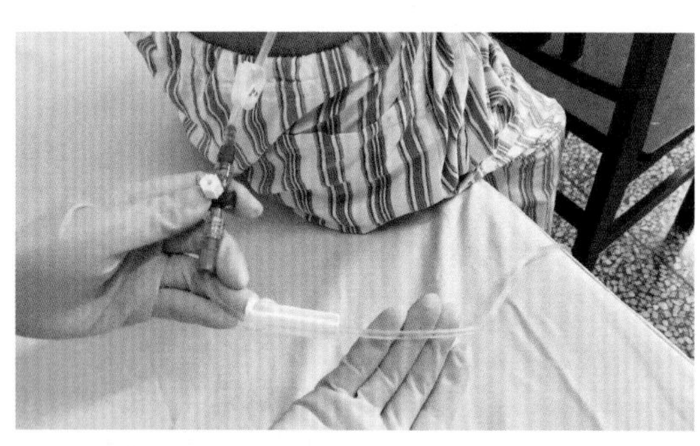

图 2-2-4-4　胸腔引流管接负压持续吸引

（3）经胸腔镜注射法：患者健侧卧位，病侧向上，选择腋下胸部 B 超探查或胸部 X 线检查上述部位常规消毒，铺洞巾局麻后，肋间切开 1.5 cm，插入套管和胸腔镜，吸引器吸尽胸膜腔内积液，将胸膜粘连剂喷在胸膜面上，喷洒满意后安置引流管，夹管 4 h，然后开放引流管，肺完全复张后拔管。经胸腔镜喷洒粘连剂粘连效果好，成功率高，但创伤及费用较高。

（4）胸腔内滑石粉喷入法：使用喷粉装置将滑石粉喷入胸腔内。

（5）剖胸术中应用粘连剂。

（三）注意事项

（1）胸内注药前需注意的问题：粘连是否成功、安全，与注药前的准备工作是否完善密切相关。主要实施前，应缓慢而较为彻底地将胸腔内的液体引流干净，一般以胸腔积液患者每日排出的液体量在 60 mL 以下为判断指标，这样可以使两层胸膜能相互接触而发生粘连，始能获得良好的治疗效果。为了减轻注药后发生明显的胸痛，可在注药前 15 ～ 30 分钟向胸腔内注入适量局麻剂，如利多卡因或普鲁卡因等，夹闭引流管并让患者反复变换体位使胸膜表面获得充分的麻醉，然后将粘连剂注入胸腔内。

（2）胸腔内注药后需注意的问题：注入药物后，应夹闭引流管，让患者不断地变换体位，一般 10 分钟左右变换 1 次，以药物均匀地涂布于胸膜表面。夹管 6 h 后，将胸腔引流管开放继续引流，如第 2 天观察无引流液体增加时即可拔除引流管。若第 2 天胸腔引流液体较多时，可再次进行注药 1 次。若 24 h 内胸腔引流液量少于 50 mL 或胸部 X 线检查示肺组织完全复张后拔管。

（3）胸腔闭式引流以后给药如果胸水引流较彻底，注药后的效果也较好；但如果注入的药物刺激性较大，可引起剧烈的胸疼，为缓解胸疼，在注入硬化剂（如博来霉素、四环素等）之前，可先给患者应用镇痛剂。

六、建议麻醉方式

局部浸润麻醉。

七、并发症及其预防和处理

胸腔粘连的并发症与所选择的粘连剂有关，如四环素易引起胸痛，抗癌药物可引起骨髓抑制等。常见的并发症包括以下几种。

（1）麻药过敏，严重时可引起休克。用药前应详细询问有无酯类局麻药物及其他药物过敏史，使用前做过敏试验。一旦发生麻药过敏，立即停用麻醉药，维持呼吸和循环，并应用药物（有效的预防药物是地西泮和苯二氮䓬类药物，最大的优点是对惊厥有较好的保护作用，且对人体生理干预最小）。酌情使用升压药、阿托品等，心搏骤停的立即复苏。

（2）胸膜反应，严重时可引起休克。此时应立即停止操作，拔出穿刺针，将患者置平卧位或仰卧头低位，并予相应对症处理，一般能自行缓解。如症状明显、血压下降等，可皮下注射 0.1% 肾上腺素 0.3 ～ 0.5 mL、吸氧、静脉补液等措施。少数患者可表现血管迷走神经反射，如心率减慢，血压下降等，可肌内注射阿托品 0.5 ～ 1 mg。预防措施包括术前给患者做充分解释，特别是精神紧张焦虑患者，术前适当用镇静剂，充分的局部麻醉等，对有胸膜反应病史的患者更应注意防范。

（3）气胸。气胸有两种原因：一是穿刺器具不密封致漏气；二是穿刺针刺破脏层胸膜。少量气胸，经吸氧可吸收，如气胸量大，按气胸处理。

（4）出血，并可能导致血胸。大多数由穿刺针尖刺伤组织所致，可引起肺内、胸壁或胸膜腔内出血。一般为小量出血，无须处理。但一旦刺伤肋间动脉可致较大量出血，甚至血胸而需行紧急止血措施。特别是老年人肋间动脉变形扭曲，胸穿时易损伤出血，应多加注意。刺伤肺者可致咯血，可自行停止，但较大量咯血者应按咯血处理。

（5）胸腔感染。严格无菌操作，一旦发生胸腔感染，加用抗菌药物治疗。

（6）胸痛。在注药前适当使用镇痛剂如或其他镇痛剂及向胸腔内使用局部麻醉剂等可以减轻粘连后的胸痛。对于粘连后的胸痛可应用镇痛剂治疗。

（7）发热。多数为低至中度发热。使用生物调节剂后，发热多见且较为严重。发热时间可持续 4 h 至 10 天。对于低热者，可不必进行特殊处理，但对于体温较高或有明显症状的患者可适当给予解热镇痛药物。

（8）恶心、呕吐、骨髓抑制和脱发。多为胸腔内注入化疗药物引起，可给予止吐、升白细胞及升血小板治疗。

（9）胸腔积液。大多数患者为少量胸腔积液增多，不需特殊处理，可以自行吸收。少数患者可出现较大量的胸腔积液，则应及时进行引流。进行胸膜粘连后，根据术后第 2 天引流液多寡，考虑再次粘连或拔管，可明显提高粘连效果。

（10）偶有报告使用滑石粉后发生急性呼吸窘迫综合征及对药物过敏的并发症。

常用胸腔内注入药物的应用方法

（1）四环素：曾以其药源足、廉价、安全有效、使用方便而作为第一线粘连剂广泛应用，盐酸四环素是一种生物合成的广谱抗生素，呈黄色结晶性粉末，易溶于水，能被组织吸收。本药作用机制为通过刺激胸膜腔巨噬细胞产生生长因子样活性对成纤维细胞作用致胸膜纤维化。通常按 20 ～ 30 mg/kg 四环素溶于生理盐水或 5% 葡萄糖溶液 100 mL 中注入胸膜腔。术后有发热和胸痛，但均可耐受，不必特殊处理可自行消失。

（2）强力霉素：近年来非肠道四环素已难以取得，许多学者对其衍生物强力霉素产生了兴趣。强力霉素与四环素有类似的胸膜粘连效果。强力霉素应用广泛，安全有效。有研究报道，应用强力霉素在治疗恶性胸腔积液中作为胸膜硬化剂，取得了满意效果。并认为它可作为一种新的硬化剂替代四环素。常用强力霉素 500 ～ 1000 mg 溶入生理盐水 30 ～ 50 mL 中胸腔内注射。

（3）滑石粉：是较为古老的胸膜粘连剂，早于 20 世纪 40 年代就用于气胸的治疗，并很快被公认为是一种有效的粘连剂。至 60 年代由于它的许多不良反应而较少应用，如胸痛常超过开胸术后的疼痛程度，严重者休克，住院期延长，甚至超过手术恢复期。但是滑石粉的粘连效果是肯定的。滑石粉是一种细粉末状三硅酸镁，其粘连机制为刺激胸膜引起强烈炎症反应，诱发胸膜纤维化和肉芽肿形成，导致胸膜永久性粘连闭合。临床上使用不含石棉的医用滑石粉。使用前配成 3% 滑石粉混悬液或直接使滑石粉放在高温高压锅内消毒灭菌。剂量为成人 1 次 3 ～ 5 g，最大不超过 10 g，小儿应适当减量。可在每 5 g 滑石粉中掺入 3 g 碘化麝香草酚而成碘化滑石粉，可增强滑石粉作用，但不会引起过度纤维化，因此是理想的胸膜粘连剂。

（4）博莱霉素：系抗癌抗生素，为白色或微黄色粉末，易溶于水。

腔内给予本药治疗恶性胸液的作用机制可能是其抗癌和致纤维化的联合作用。常按 1 ~ 1.25 mg/kg 胸腔内给予。总量不超过 60 mg。术后有胸痛、发热、恶心。

（5）硝酸银稀释液：有报道用 0.1% ~ 0.5% 硝酸银稀释液治疗难治性自发性气胸收到良好效果，无明显不良反应。0.1% ~ 0.5% 硝酸银稀释液有收敛杀菌作用，可促进溃疡愈合，且可使细菌蛋白质与银离子结合成蛋白银而产生杀菌作用。用法：0.1% ~ 0.5% 硝酸银溶液 20 mL 胸腔内注入，术前先用镇痛剂预防剧烈疼痛，主要不良反应为胸痛。

（6）纤溶酶制剂：如尿激酶。尿激酶可增加胸腔积液引流量，减轻胸膜肥厚粘连而改善肺通气功能。用法：0.9% 氯化钠溶液 20 mL ＋尿激酶 10 万 U 经胸腔引流管注入后夹闭引流管，嘱患者尽量多活动身体，使药物在胸膜腔内与胸膜充分接触，第 2 天再引流及注药，直至超声检查提示胸腔积液量较少，或引流管未再有胸腔积液流出时停止上述操作。

（7）免疫调节剂：如白细胞介素 -2（IL-2）。IL-2 治疗的有效率为 21% ~ 95%，与瘤肿有关。非小细胞肺癌患者恶性胸腔积液控制率约为 62%。用法：100 ~ 300 万 U/ 次，每周注射 1 次，连用 2 ~ 4 周。选用胸腔穿刺或胸腔导管闭式引流尽量抽尽胸水后，将 IL-2 溶于 10 ~ 20 mL 生理盐水中，然后将药物注入胸腔内。胸腔内给药前半小时可给予盐酸异丙嗪（非那根）25 mg 肌内注射，解热镇痛药如吲哚美辛（消炎痛）25 mg 口服以减轻胸腔给药后引起的寒战、发热不良反应。

（8）生物硬化剂：如支气管疫苗、A 型溶血性链球菌制剂、卡介苗、细胞壁骨架及短小棒状杆菌。这里主要介绍短小棒状杆菌法。通常用短小棒状杆菌 7mg 溶入生理盐水 20 mL 注入胸腔。本菌是厌氧的革兰阳性杆菌，其细胞壁的类脂质具有显著的免疫刺激作用，促进恶性胸液中淋巴细胞的 DNA 合成，并释放单核细胞活化因子，激活和增强巨噬细胞对肿瘤细胞的杀伤作用。且短小棒状杆菌对胸膜有刺激作用，迅速产生炎症性反应，导致纤维化及胸膜腔闭锁。

（9）纤维蛋白原＋凝血酶：用法：纤维蛋白原 1 g ＋凝血酶

500 U 胸腔内注入。一些研究发现，各种迁延不愈的胸膜炎积液中的纤维蛋白降解产物较血、尿中浓度明显增高。考虑迁延不愈的原因可能与胸水中纤维蛋白溶解能力异常亢进，纤维蛋白难以形成，致使胸膜不易粘着有关。故胸腔内注入纤维蛋白原＋凝血酶可促进纤维蛋白生化使胸膜粘连。

（10）自体血及血制品：采用自体血 40 ～ 50 mL 胸腔内注入，是一种简单有效、无痛廉价的治疗方法，其机制与直接补充纤维蛋白有关。近年来可见胸腔内注入冷沉淀治疗复发性气胸的报道，人血浆冷沉淀采用改良溶解法生产，20 mL/U 含Ⅷ因子 100 U，纤维蛋白原 200 mg，采用 40 mL 胸腔内注入，结果表明采用冷沉淀治疗及预防复发性气胸效果显著，且对肺功能无明显影响。其机制可能为：①直接补充纤维蛋白原。②冷沉淀中的 Fn 是细胞与细胞的纤维基质间的一种连接介质，因而能促进细胞与细胞、基质与基质的黏着，加固细胞间的结合，故有生物胶之称。③冷沉淀的 pH 低于血浆，对胸膜有轻度刺激作用，可强化黏着效果。

（廖江荣　杨芳）

第 5 节　“一镜一针”治疗肺大疱

一、原理

肺大疱是指各种原因（常为小支气管炎性病变，部分病因尚不明确）导致肺泡腔内压力升高、肺泡壁破裂后互相融合，在肺组织形成的含气囊腔，直径一般超过 1 cm。大疱性肺疾病多为原发性，亦有研究者认为多与慢阻肺相关，在我国，肺大疱发病率呈升高趋势。巨型肺大疱定义尚有分歧，一般认为如果肺大疱大于一侧胸腔的 1/3 ～ 1/2，则称为巨型肺大疱（giant emphysematous bulla，GEB）。

目前多以肺大疱、肺实质情况作为大疱性疾病分类依据，王俊等将其分为：①单发，余肺大致正常；②多发，多继发于肺气肿。De Vries-Wolfe 将其分为：Ⅰ型，单一肺大疱和正常肺实质；Ⅱ型，多发肺大疱和正常肺实质；Ⅲ型，多发肺大疱和广泛肺气肿；Ⅳ型，多发肺大疱和其他弥漫性肺疾病。我们根据临床实践，在 GEB 动力学方面，依据 GEB 与基底肺实质空气交通活跃程度将 GEB 分为惰性 GEB 和活跃 GEB 两类：MT 下，GEB 形态和大小较易随患肺压力与通气状态发生变化者为“活跃”GEB；反之，不易随其变化者，为“惰性”GEB。

GEB 减容方法以外科干预为主，外科手术指征：①大疱容积超过 1/3 个单侧胸腔（其余肺组织相对正常或病变较轻）且活动气短或呼吸困难症状明显；②虽无症状，但有自发性气胸或大疱感染、咯血等并发症。GEB 减容带来获益的可能机制：①使被压缩的肺复张、参与气体交换，改善了通气 / 血流比例；②恢复作用于小气道的外部弹性张力，而缓解气流阻塞；③减少了呼气末肺容积，节省了因克服过度膨胀的胸廓弹性回缩所消耗的呼吸功或不利（无效）努力，外科干预方法包括开胸肺大疱切除术、开胸肺大疱腔内引流术、VATS 下肺大疱切除术、VATS 辅助小切口肺大疱切除术等，但上述方法均存在一定不足,如年龄较大或心肺功能储备较差的患者，可能不耐受或不愿意接受开胸肺大疱切除术,在弥漫性肺疾病患者，术后持续漏气等并发症发生率较高，且有一定死亡风险。VATS 切除肺大疱在国内已得到推广并成为首选术式，但 GEB 为气肿性病变的极端类型，常为多发、合并弥漫性气肿及其他大疱、肺质量差，单纯镜下切除困难较大；在肺气肿较重时，切缘和针孔同样易发生持续漏气，且术后并发症和死亡率高。Head 和 Avery 将开胸肺大疱腔内引流术广泛应用于肺气肿的治疗，后被改良为 Brompton 术，肺大疱腔内引流法在不切除正常肺组织的情况下消除或减压大疱，在改善症状和死亡率方面取得了较好的结果。对于不适合手术、目标大疱孤立者，仍有一席之地；然而不适合手术的患者，其 CT 很少表现为孤立的大疱。而且我们的临床实践表明，即使 CT 表现为孤立大疱，镜下也常为多发大疱。综上，巨型肺大疱外科干预对适宜患者，疗效确切；但手术要求高，由于基础疾病及肺气肿的类型、程度、病变范围不同，往往术后疗效也各不相同，甚至存在“负”疗效的可能。

为提高不能耐受外科治疗的高危 GEB 患者的治疗安全性和有

效性，目前已经进行了较多内科微创介入治疗方法的探索，简介如下。

（1）经支气管镜置入活瓣术：经支气管镜植入活瓣是近年来发展起来的一种新型治疗手段，国内已有EBV用于治疗单独肺大疱、慢阻肺合并肺大疱、自发性气胸合并肺大疱的报道；但在疗效及安全性方面仍有局限性。

（2）经皮穿刺肺大疱引流术：包括经皮大疱穿刺抽吸注药、经皮大疱内置管负压吸引/注药（红霉素、纤维蛋白原、鱼肝油酸钠等）或疱内插管负压吸引加人工气腹法等，在微创前提下也已取得一定疗效。但除了术中、术后存在张力性气胸风险（对极限病例可危及生命）外，还存在疗效上的限制和增加风险：①不完全减容而导致疗效降低：由于术中不能即时有效阻断大疱内气体来源，尤其对于“活跃”大疱，即使负压吸引也难以完全萎陷大疱；单纯经皮方法无法处理大疱与周围组织的粘连，也限制了大疱的满意萎陷；②增加大疱内及胸腔内带管引流时间、住院时间和大疱内与胸腔感染风险。

课题组原创技术“一镜一针”将VATS的干预优势与单纯经皮方法的微创特点集于一身，其原理与优势如下：①充分利用HRCT扫描和三维重建进行术前评估和定位；② MT下便于发现和处理粘连带；③ MT直视下穿刺大疱—疱内注胶—萎陷大疱，一气呵成，操作简单、快捷、精准；④单侧肺通气可有效阻断大疱内气体来源，能迅速而满意萎陷大疱，满足了疱内处理GEB力求一次性、快速、完全减容的必备前提，同时避免了单纯经皮方法易发生的张力性气胸；⑤大疱减容过程全部由穿刺针完成，将创伤降到了最低；⑥最大限度地保留了正常肺组织，有助于大疱消失后余肺对大疱位置的填充，从而最大限度改善肺功能、生活质量和活动耐力；⑦大疱上的穿刺针眼在大疱完全萎陷和闭锁后无须处理，几乎没有外科减容方法常见的术后漏气风险；⑧对于合并存在的胸膜下非巨型大疱，可以“APC加”方法予以高效和微创处理。

二、设备及器械

常用设备及药品包括：内科胸腔镜（可弯曲内科电子胸腔镜、硬质胸腔镜)，氩气刀，电凝钩，16 G或18 G介入穿刺针（图2-2-5-1)，α-氰基丙烯酸酯快速医用胶。当合并存在非巨型肺大疱且APC烧灼较广泛，追加胸膜粘连术时，需备一次性使用内镜喷洒管（图2-2-5-2）、凝血酶冻干粉、乳糖酸红霉素、50%葡萄糖注射液等。

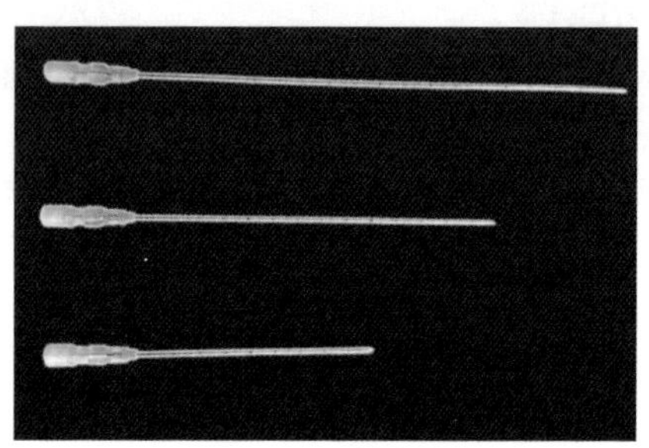

图2-2-5-1 介入穿刺针

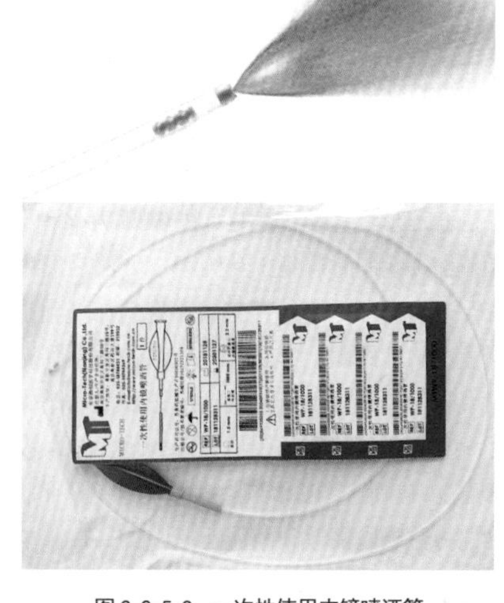

图2-2-5-2 一次性使用内镜喷洒管

三、适应证

（1）可耐受内科胸腔镜及相应麻醉要求。

（2）大疱容积大于 1/3 个单侧胸腔。重症慢阻肺患者，可放宽至大疱容积大于 500 mL（暂定）。合并 SP 者，可放宽至大疱直径 4 ～ 5 cm。

（3）大疱可萎陷：没有不可分离的广泛粘连，没有严重的疱壁增厚和硬化。

（4）大疱周围有一定数量被压缩的相对正常的肺组织。

四、禁忌证

（1）存在无法分离的广泛胸膜粘连。

（2）大疱壁显著增厚、硬化，疱内抽吸已无法使之萎陷。

（3）存在严重肺部或胸腔感染、严重营养不良、心肺功能不全、出凝血障碍等其他 MT 检查及相应麻醉禁忌证者。

五、操作流程及注意事项

（一）术前准备

取得患方同意，签署知情同意书。完善常规、血凝、D- 二聚体、乙肝五项、HIV、动脉血气分析、心电图、心脏彩超、改良的 Hugh-Jones 呼吸困难标准评分、6MWT、术前 HRCT 定位等。

（二）操作步骤及技巧

手术过程可概括为“一镜一针”。根据患者是否同时存在自发性气胸采取不同治疗策略。

（1）不合并自发性气胸者：全麻单侧肺通气，根据术前胸部 HRCT 定位确定切口，进镜后按照内、前、上、外、后、侧、下的顺序全面探查胸膜腔，寻找目标 GEB 及其他异常，重点检查胸部 CT 指示目标 GEB 位置。①分离粘连带：经内科胸腔镜热活检钳或者电凝钩分离粘连带，游离大疱（图 2-2-5-3A，图 2-2-5-3B）；②穿刺大疱：在内科胸腔镜引导下，经皮置入 16/18 号介入穿刺针，于大疱中心位置将穿刺针刺入大疱（图 2-2-5-3C，图 2-2-5-3D）；③疱内注胶：经穿刺针向大疱内注入医用胶，大疱基底较宽时，需多点注胶，可用穿刺针带动大疱壁在大疱内做多向移动，使医用胶尽可能均匀分布，覆盖住大疱基底，注胶量根据大疱大小注入 4 ~ 10 mL；④萎陷大疱（图 2-2-5-3E）：在完全阻断患侧肺通气条件下，经穿刺针快速抽吸大疱内气体，胸腔镜下观察到疱壁与基底完全贴紧后，在胶凝固前拔出穿刺针，并以钳子等器械压实巨型疱壁；⑤膨肺验证：钳子触感大疱基底硬化后嘱麻醉师膨肺，如大疱仍有膨起，重复上述步骤，直到大疱不再膨起。对合并存在的其他胸膜

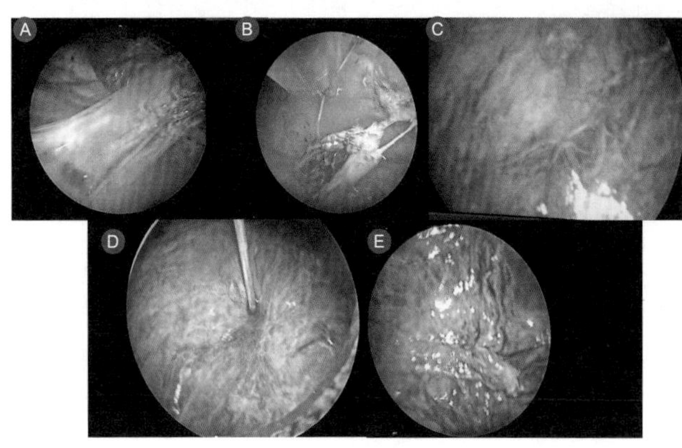

图 2-2-5-3　GEB 处理过程

注：A. 粘连带；B：松解粘连带；C：因体积太大，镜下往往难以看到 GEB 全貌；D：大疱穿刺；E：完全萎陷的 GEB。

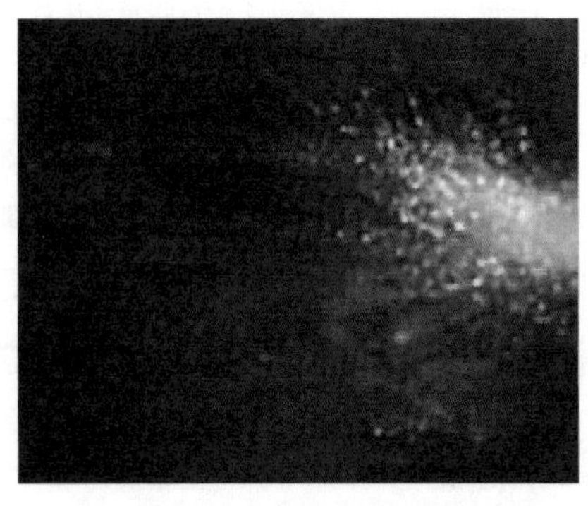

图 2-2-5-4　胸膜腔喷洒黏合剂

视频 2-2-5-1　“一镜一针”治疗肺大疱

下大疱，则予 APC 烧灼加医用胶局部喷涂，烧灼后的大疱残基外观呈一个漂亮的“反煎蛋征”——“蛋黄”（即大疱处）略向下（内）凹陷，颜色较深，呈焦黄或焦褐色；“蛋白”即大疱外周边缘处较平坦，颜色呈灰白或微黄色（视频 2-2-5-1）；烧灼广泛者，需追加胸膜粘连（图 2-2-5-4）。镜下确认无遗漏大疱及明显漏气，撤出胸腔镜，放置引流管，术毕。

（2）自发性气胸合并巨型大疱者，入院后常规胸腔闭式引流，对术中发现的胸膜漏口，予 APC 烧灼、医用胶局部喷涂，余操作步骤同前。

（三）术后管理

术后常规胸腔闭式引流，畅通引流下行床旁胸片观察肺复张情况，并做相应处理；若存在术后持续漏气、肺复张不全或发生张力性气胸或严重皮下气肿，可考虑加用负压吸引。引流管漏气停止 24 ～ 48 h，并确认（必要时胸部 DR）肺已完全复张，可夹闭引流管，观察 24 ～ 48 h，仍无异常，复查胸部 CT 供疗效评价，并拔出引流管，出院。

（四）注意事项

若患者未合并 SP，术前如何明确是否存在不可分离的胸膜粘连?

当患者合并 SP 时，胸膜腔游离气体为 HRCT 识别并评估胸膜粘连提供了绝佳背景；但在不合并 SP 的情况下，影像学无法充分评估胸膜粘连（除了少数情况，如显著的胸膜增厚）；在伴严重慢阻肺条件下，术前建立人工气胸有一定难度且增加风险；大疱内置管法（加或不加负压吸引）可使大多数患者的胸膜粘连及其程度得到识别，便于术前评估及确定进镜点；大疱内置管法将大疱内减压和造成气胸两种效用相抵消，在严密监控下并未显著增加张力性气胸风险；在大疱有张力和已形成压迫时，还可显著缓解呼吸窘迫。

六、麻醉方式及体位

全麻双腔气管插管，术中健侧肺通气。尽量选择健侧卧位。如目标 GEB 位于内前近纵隔面，亦可选择平卧位。

七、并发症及其预防和处理

（一）普通并发症

1. 发热、胸痛

常见术后一过性发热、胸痛等并发症，发生率同一般 MT 检查和治疗；如术中追加胸膜固定术，会增加发热、胸痛及胸腔积液发生概率，经对症治疗即可。

2. 胸腔积液

术后肺复张后多数患者会有少量液体从胸腔引流管引出，为术前、术中留存胸腔内的少量渗液及进镜时的少量出血。部分患者使用胸膜固定术后，黏合剂易刺激胸水产生，因此黏合剂在胸腔内保留 24 h 后尽量让胸腔内液体彻底排出，以利脏壁层胸膜间的粘连，如复查胸部 CT 有少到中量胸腔积液，多可自行吸收，必要时另置管引出。

3. 感染

很少发生，气管插管和全麻较之局麻可能增加肺部感染风险；若术后持续漏气，长期胸腔带管可能发生胸腔感染。如术前已长期带管引流、行胸膜粘连等操作，术前可能已有潜在感染或感染倾向，需认真评估，并做好术前预防感染和抗感染处理，降低术后感染风险；术后引流管的管理需严格无菌操作，做好鼓励咳嗽排痰、翻身拍背等气道护理，加强基础疾病管理、营养支持等。若术后漏气持续不愈，可能发生胸腔感染。因此，尽快有效处理术后漏气有助于降低感染风险；如有感染发生，宜早期识别和积极抗感染处理。

4. 减容部位及周围肺组织的炎症反应

与大疱操作，尤其是疱内注药的理化刺激有关。在许多患者都发现了这种炎症反应，可伴有白细胞、中性粒细胞及 CRP 升高。理想的疱内减容剂应同时具备快速黏合及较强的致炎、致机化反应（后者如四环素或红霉素等），才能产生快速而持久的大疱闭合效果。所用医用胶能够快速黏合，但局部刺激作用较轻。这一多次观察到的炎症反应（并未显著增加风险），或可部分弥补这一缺憾。

（二）特殊并发症

1. 术中大疱壁撕裂

当大疱壁与胸壁大面积粘连且疱壁较薄时，强行分离极易导致疱壁撕裂，而使 GEB 处理困难。

（1）避免方法：①在不确定是否存在粘连条件下，避免从大疱所在位置进镜；②术前大疱内置管等了解粘连程度和范围；③术中发现无法分离的粘连，尤其是大疱壁大面积粘连时，果断放弃分离尝试，改为单纯经皮置管减容法。

（2）处置措施：内、外科方法，包括切割缝合器等封闭裂口，再行疱内减容。

2. 术后肺复张不全

在单中心研究中，尚未见到。以下情况可能为高危因素：①目标大疱过大、过多（疱内注药面积过大），大疱基底过多的肺表面固化，可能限制部分肺的复张；②疱内注药渗透进大疱基底深部肺实质而限制部分肺复张；③大疱减容过多，而剩余肺组织数量不够，或因余肺长期被压缩而顺应性降低，可导致长期或暂时的减容后肺复张不全（无法填充大疱减容后腾出的全部空间）。

避免方法：①预防减容剂向深部渗透的方法：尽力避免不必要的经气管导管加负压吸引（有时为促使注药后的大疱萎陷而不得不用，也应在大疱萎陷后立刻停止）；疱内多点（同时多点布针或同一根针在大疱内的多点移动）和每点少量注药，以使减容剂尽可能分布均匀和更快凝固，以最大限度减少向深部肺实质的渗透。②术前充分评估，大疱减容根据余肺存量和质量量力而行。

（张华）

参考文献

1.UCER M，ORDU C，PILANC K N，et al. Tracheomediastinal fistula in a patient with lung adenocarcinoma and its treatment with argon plasma coagulation：a case report. Medicine（Baltimore），2014，93（23）：e156.

2. 王洪武，李冬妹，张楠，等 . 2426 例次硬质气管镜的临床应用 . 国际呼吸杂志，2017，37（3）：194-197.

3. 王洪武 . 中央型气道新的八分区方法和恶性气道肿瘤的治疗策略 . 临床荟萃，2016，31（11）：1167-1169.

4. 王洪武，张楠，周云芝，等 .207 例气管切开 / 气管插管后良性气道狭窄的疗效分析 . 国际呼吸杂志，2017，37（8）：595-599.

5.LABARCA G，CAVIEDES I，VIAL M R，et al. Airway fibroepithelial polyposis. Respir Med Case Rep，2017，22：154-157.

6.MATVEYCHUK A，GUBER A，TALKER O，et al. Incidence of bacteremia following bronchoscopy with argon plasma coagulation：a prospective study. Lung，2014，192（4）：615-618.

7. 董文，黄奕江，吴海洪，等 . 内科胸腔镜肺活检对弥漫性间质性肺疾病诊断价值及安全性分析 . 中国内镜杂志，2016，22（2）：95-98.

8.SHETH J S，BELPERIO J A，FISHBEIN M C，et al. Utility of transbronchial vs surgical lung biopsy in the diagnosis of suspected fibrotic interstitial lung disease.Chest，2017，151（2）：389-399.

9.DIXIT R，AGARWAL K C，GOKHROO A，et al. Dignosis and management options in malignant pleural effusions. Lung India，2017，34（2）：160-166.

10.WU Y B，XU L L，WANG X J，et al. Dignostic value of medical thoracoscopy in malignant pleural effusion. BMC Pulm Med，2017，17（1）：109-113.

11. 刘庆华 . 氩气刀和高频电刀在老年人呼吸介入治疗中的应用 . 实用老年医学，2016，30（1）：16-19.

12. 申永春，陈磊，文富强 . 美国 2018 版恶性胸腔积液管理指南的解读 . 中国循证医学杂志，2019，19（3）：271-275.

13. 王洪鲁，朱良明，孙志刚，等 . 胸腔镜碘酊胸膜固定术治疗恶性胸腔积液的临床研究 . 中国肿瘤临床，2015，42（3）：167-172.

14. 朱江 . 胸腔镜胸膜固定术联合顺铂和鸦胆子油治疗恶性胸腔积液疗效观察，中国内镜杂志，2014，20（2）：142-145.

15. 洪斌，黄利红 . 胸腔镜红霉素干粉胸膜固定术治疗难治性自发性气胸疗效观察，2015，44（14）：1964-1966.

16. 中国恶性胸腔积液诊断与治疗专家共识组 . 恶性胸腔积液诊断与治疗专家共识，中华内科杂志，2014，53（3）：252-256.

17.PSALLIDAS I，KALOMENDIDIS I，PORCEL J M，et al. Malignant pleural effusion：from bench to bedside. Eur Respir Rev，2016，25（140）：189-198.

18.FELLER-KOPMAN D J，REDDY C B，DECAMP M M，et al. Malignant pleural effusion.An official ATS/STS/STR clinical practice guideline.Am J Respir Crit Care Med，2018，198（7）：839-849.

19. 申永春，陈磊，文富强 . 美国 2018 版恶性胸腔积液管理指南的解读 . 中国循证医学杂志，2019，19（3）：271-275.

20. 施焕中，张予辉 .《恶性胸腔积液诊断与治疗专家共识》解读 . 中华医学信息导报，2014，29（9）：18.

21. 中国恶性胸腔积液诊断与治疗专家共识组 . 恶性胸腔积液诊断与治疗专家共识 . 中华内科杂志，2014，53（3）：252-256.

22.FELLER-KOPMAN D J，REDDY C B，DECAMP M M，et al. Management of malignant pleural effusions. An official ATS/STS/STR clinical practice guideline. Am J Respir Crit Care Med，2018，198（7）：839-849.

23.IYER N P，REDDY C B，WAHIDI M M，et al. Indwelling Pleural Catheter versus Pleurodesis for Malignant Pleural Effusions. A Systematic Review and Meta-Analysis. Ann Am Thorac Soc，2019，16（1）：124-131.

24.NAM H. Malignant pleural effusion：medical approaches for diagnosis and management. Tuberc Respir Dis（Seoul），2014，76（5）：211-217.

25.HUANG W，HAN R，LI L，et al. Surgery for giant emphysematous bullae：case report and a short literature review. Journal of Thoracic Disease，2014，6（6）：104-107.

26.KRISHNAMOHAN P，SHEN K R，WIGLE D A，et al. Bullectomy for Symptomatic or Complicated Giant Lung Bullae. The Annals of Thoracic Surgery，2014，97（2）：425-431.

27. 王昌惠，范理宏，王广发，等 . 呼吸介入诊疗新进展 . 上海：上海科学技术出版社，2015.

28. 陈耀华，王平飞，王红军，等. 经支气管镜单向活瓣置入肺减容术治疗慢性阻塞性肺疾病合并肺大疱一例. 中华结核和呼吸杂志，2016，39（7）：565-567.

29. 吴海洪，李冀，高芳蝶. 经支气管镜植入活瓣治疗肺大疱合并自发性气胸的疗效. 南昌大学学报（医学版），2018，58（2）：50-52，106.

30.LI W L，LI Y H，YANG Y B，et al. Intrabullous Adhesion Pexia（IBAP）by Percutaneous Pulmonary Bulla Centesis：An Alternative for the Surgical Treatment of Giant Pulmonary Bulla（GPB）.Canadian Respiratory Journal，2018，2018：5806834.

第三部分

清洗与消毒

第1章 软性支气管镜的清洗与消毒

2016年，我国颁布了新的卫生行业标准——《软式内镜清洗消毒技术规范（WS 507-2016）》，该标准规定了软式内镜清洗消毒相关的管理要求、布局及设施、设备要求，清洗消毒操作规程，检测与记录等内容。

一、内镜诊疗中心（室）的管理要求

内镜诊疗中心（室）应设立办公区、患者候诊室（区）、诊疗室（区）、清洗消毒室（区）、内镜与附件储存库（柜）等，其面积应与工作需求相匹配。

（1）应建立健全岗位职责、清洗消毒操作规程、质量管理、监测、设备管理、器械管理、职业安全防护、继续教育和培训等管理制度和突发事件的应急预案。

（2）应有相对固定的专人从事内镜清洗消毒工作，其数量与本单位的工作量相匹配。

（3）应指定专人负责质量监测工作。

（4）工作人员进行内镜诊疗或者清洗消毒时，应遵循标准预防原则和 WS/T 311 的要求做好个人防护，穿戴必要的防护用品。

（5）内镜诊疗中心（室）的工作人员应接受与其岗位职责相应的岗位培训和继续教育，正确掌握以下知识与技能：①内镜及附件的清洗、消毒、灭菌的知识与技能；②内镜构造及保养知识；③清洗剂、消毒剂及清洗消毒设备的使用方法；④标准预防及职业安全防护原则和方法；⑤医院感染预防与控制的相关知识。

（6）清洗消毒室：应独立设置，保持通风良好，如采用机械通风，宜采取“上送下排”方式，换气次数宜≥ 10 次 / 小时、最小新风量宜达到 2 次 / 小时。

清洗消毒流程应做到由污到洁，应将操作规程以文字或图片方式在清洗消毒室适当的位置张贴。

不同系统（如呼吸、消化系统）软式内镜的清洗槽、内镜自动清洗消毒机应分开设置和使用。应配有以下设施、设备：①清洗槽。手工清洗消毒操作还应配备漂洗槽、消毒槽、终末漂洗槽；②全管道灌流器；③各种内镜专用刷；④压力水枪；⑤压力气枪；⑥侧漏仪器；⑦计时器；⑧内镜及附件运送容器；⑨低纤维絮且质地柔软的擦拭布、垫巾；⑩手卫生装置、采用非手触式水龙头；⑪宜配备动力泵（与全管道灌流器配合使用）、超声波清洗器；⑫宜配备内镜自动清洗消毒机，符合 GB 30689 的规定：应具备清洗、消毒、漂洗、自身消毒功能，宜具备测漏、水过滤、干燥、数据打印等功能。

（7）灭菌设备：用于内镜灭菌的低温灭菌设备应符合国家相关规定（见本章末附录）。

（8）消毒剂应满足以下要求：①应适用于内镜且符合国家相关规定，并对内镜腐蚀性较低；②可选用邻苯二甲醛、戊二醛、过氧乙酸、二氧化氯、酸性氧化电位水、复方含氯消毒剂、也可选用其他消毒剂；③酸性氧化电位水应符合引 GB 28234 的规定。

（9）灭菌剂应满足以下要求：①应适用于内镜且符合国家相关规定，并对内镜腐蚀性较低；②可选用戊二醛、过氧乙酸，也可选用其他灭菌剂。

二、清洗消毒操作规程

1. 基本原则

（1）所有软式内镜每次使用后均应进行彻底清洗和高水平消毒或灭菌。

（2）软式内镜及重复使用的附件、诊疗用品应遵循以下原则进行分类处理：①进入人体无菌组织、器官或接触破损皮肤、破损黏膜的软式内镜及附件应进行灭菌；②与完整黏膜相接触，而不进入人体无菌组织、器官，也不接触破损皮肤、破损黏膜的软式内镜及附属物品、器具，应进行高水平消毒；③与完整皮肤接触而不与黏膜接触的用品宜低水平消毒或清洁。

2. 内镜清洗消毒应遵循的流程

（1）诊疗室：预处理。

（2）清洗消毒室：测漏，手工清洗、漂洗，可再行手工消毒，终末清洗，干燥，亦可内镜清洗消毒机，自动清洗、漂洗、消毒、终末漂洗、干燥等，最后储存。

3. 注意事项

（1）内镜使用后应按以下要求测漏：宜每次清洗前测漏；条件不允许时，应至少每天测漏 1 次。

（2）内镜消毒或灭菌前应进行彻底清洗。

（3）清洗剂和消毒剂的作用时间应遵循产品说明书。确诊或疑似分枝杆菌感染患者使用过的内镜及附件，其消毒时间应遵循产品的使用说明。

（4）消毒后的内镜应采用纯化水或无菌水进行终末漂洗，采用浸泡灭菌的内镜应采用无菌水进行终末漂洗。

（5）内镜应储存于清洁、干燥的环境中。

（6）每日诊疗工作开始前，应对当日拟使用的消毒类内镜进行再次消毒、终末漂洗、干燥后，方可用于患者诊疗。

4. 手工操作流程（视频 3-1-1）

视频 3-1-1
软镜清洗消毒

（1）预处理流程：内镜从患者体内取出后，在与光源和视频处理器拆离之前，应立即用含有清洗液的湿巾或湿纱布擦去外表面污物，擦拭用品应一次性使用；反复送气与送水至少 10 s；将内镜的先端置入装有清洗液的容器中，启动吸引功能，抽吸清洗液直至其流入吸引管；盖好内镜防水盖；放入运送容器，送至清洗消毒室。

（2）测漏流程：取下各类按钮和阀门连接好测漏装置，并注入压力；将内镜全浸没下水中，使用注射器向各个管道注水，以排出管道内气体；首先向各个方向弯曲内镜先端，观察有无气泡冒出再观察插入部、操作部、连接部等部分是否有气泡冒出；如发现渗漏，应及时保修送检；测漏情况应有纪录；也可采用其他有效的测漏方法。

（3）清洗流程：在清洗槽内配制清洗液，将内镜、按钮和阀门完全浸没于清洗液中；用擦拭布反复擦洗镜身，应重点擦洗插入部和操作部。擦拭布应一用一更换；刷洗软式内镜的所有管道、刷洗时应两头见刷头，并洗净刷头上的污物，反复刷洗至没有可见污染物；连接全管道灌流器，使用动力泵或注射器将各管道内充满清洗液，浸泡时间应遵循产品说明书；刷洗按钮和阀门，适合超声清洗的按钮和阀门应遵循生产厂家的使用说明进行超声清洗；每清洗1 条内镜后清洗液应更换；将清洗刷清洗干净，高水平消毒后备用。

（4）漂洗流程：将清洗后的内镜连同全管道灌流器、按钮、阀门移入漂洗槽内；使用动力泵或压力水枪充分冲洗内镜各管道至元清洗液残留；用流动水冲洗内镜的外表面、按钮和阀门；使用动力泵或压力气枪向各管道充气至少 30 s、去除管道内的水分；用擦拭布擦干内镜外屋表面、按钮和阀门，擦拭布应一用一更换。

（5）消毒（灭菌）流程：将内镜连同全管道灌流器，以及按钮、阀门移入消毒槽，并全部浸没于消毒液中；使用动力泵或注射器，将各管道内充满消毒液，消毒方式和时间应遵循产品说明书；更换手套，向各管道至少充气 30 s，去除管道内的消毒液；使用灭菌设备对软式内能灭菌时，应遵循设备使用说明书。

（6）终末漂洗流程：将内镜连同全管道灌流器及按钮、阀门移入终末漂洗槽；使用动力泵或压力水枪，用纯化水或无菌水冲洗内镜各管道至少 2 min，直至无消毒剂残留；用纯化水或无菌水冲洗内镜的外表面、按钮和阀门；采用浸泡灭菌的内镜应在专用终末漂洗槽内使用无菌水进行终末漂洗；取下全管道灌流器。

（7）干燥流程：将内镜、按钮和阀门置于铺设无菌巾的专用干燥台，无菌巾应每 4 h 更换 1 次；用 75% ～ 95% 乙醇或异丙醇灌注所有管道；使用压力气枪，用洁净压缩空气向所有管道充气至少 30 s，至其完全干燥；用无菌擦拭布、压力气枪干燥内镜外表面、按钮和阀门；安装按钮和阀门。

5. 内镜清洗消毒机操作流程

对内镜进行预处理、测漏、清洗和漂洗，清洗和漂洗可在同一清洗槽内进行，然后按产品使用说明书进行操作。

6. 复用附件的清洗消毒与灭菌

（1）附件使用后应及时浸泡在清洗液里或使用保湿剂保湿，如为管腔类附件应向管腔内注入清洗液。

（2）附件的内外表面及关节处应仔细刷洗，直至无可见污染物。

（3）采用超声清洗的附件，应遵循附件的产品说明书使用医用清洗剂进行超声清洗。清洗后用流动水漂洗干净，干燥。

（4）附件的润滑应遵循生产厂家的使用说明。

（5）消毒或灭菌方法：根据不同的材料选用不同的方法。可选用热力消毒，也可采用消毒剂进行消毒。

7. 储存

（1）内镜干燥后应储存于内镜与附件储存库（柜）内，镜体应悬挂，弯角固定钮应置于自由位，并将取下的各类按钮和阀门单独储存。

（2）内镜与附件储存库（柜）应每周清洁消毒 1 次，遇污染时应随时清洁消毒。

（3）灭菌后的内镜、附件及相关物品应遵循无菌物品储存要求进行储存。

8. 设施、设备及环境的清洁消毒

（1）每日清洗消毒工作结束，应对清洗槽、漂洗槽等彻底刷洗，并采用含氯消毒剂、过氧乙酸或其他符合国家相关规定的消毒剂进行消毒。

（2）每次更换消毒剂时，应彻底刷洗消毒槽。

（3）每日诊疗及清洗消毒工作结束后，应对内镜诊疗中心（室）的环境进行清洁和消毒处理。

9. 监测与记录

应采用目测方法对每件内镜及其附件进行检查。内镜及其附件的表面应清洁、无污渍。清洗质量不合格的，应重新处理。可采用蛋白残留测定、ATP生物荧光测定等方法，定期监测内镜的清洗效果。使用中的消毒剂或灭菌剂也应定期监测。

10. 质量控制过程的记录与可追溯要求

（1）应记录每条内镜的使用及清洗消毒情况，包括诊疗日期、患者标识与内镜编号（均应具唯一性）、清洗消毒的起止时间及操作人员姓名等。

（2）应记录使用中消毒剂浓度及染菌量的监测结果。

（3）应记录内镜的生物学监测结果。

（4）宜留存内镜清洗消毒机运行参数打印资料。

（5）应记录手卫生和环境消毒质量监测结果。

（6）记录应具有可追溯性，消毒剂浓度监测记录的保存期应多≥ 6 个月，其他监测资料的保存期应≥ 3 年。

（王洪武）

附录

部分消毒（灭菌）剂使用方法规范

消毒（灭菌）剂	高水平消毒及灭菌参数	使用方式	注意事项
邻苯二甲醛（OPA）	浓度：55%（0.5%～0.6%） 时间：消毒≥5 min	1. 内镜清洗消毒机 2. 手工操作：消毒液应注满各管道，浸泡消毒	1. 易使衣服、皮肤，仪器等染色 2. 接触蒸气可能刺激呼吸道和眼睛
戊二醛（GA）	浓度：≥2%（减性） 时间：支气管镜消毒浸泡时间≥20 min；其他内镜消毒≥10 min；结核杆菌、其他分枝杆菌等特殊感染患者使用后的内镜浸泡≥45 min；灭菌≥10 h	1. 内镜清洗消毒机 2. 手工操作：消毒液应注满各管道，浸泡消毒	1. 对皮肤、眼睛和呼吸具有致敏性和刺激性，并能引发皮炎、结膜炎、鼻腔发炎及职业性哮喘，宜在内镜清洗消毒机中使用 2. 易在内镜及清洗消毒设备上形成硬结物质
过氧乙酸（PAA）	浓度：0.2%～0.35%（体积分数） 时间：消毒≥5 min，灭菌≥10 min	内镜清洗消毒机	对皮肤、眼睛和呼吸道有刺激性
二氧化氯	浓度：100～500 mg/L 时间：消毒3～5 min	1. 内镜清洗消毒机 2. 手工操作：消毒液应注满各管道，浸泡消毒	活化率低时产生较大刺激性气味，宜在内镜清洗消毒机中使用

续表

消毒（灭菌）剂	高水平消毒及灭菌参数	使用方式	注意事项
酸性氧化电位水（AEOW）	主要指标： 有效氯浓度(60±10)mg/L；pH 2.0～3.0；氧化还原电位＞1100 mV；残留氯离子＜1000 mg/L 时间：消毒 3～5 min	1. 酸性氧化电位水内镜清洗消毒机 2. 手工操作：使用专用连接器将酸性氧化电位水出水口与内镜各孔道连接，流动浸泡消毒	1. 在存在有机物质的情况下，消毒效果会急剧下降，消毒前清洗应彻底。尤其对污染严重，不易清洗的内镜（如肠镜等），应增加刷洗次数，延长清洗时间，保证清洗质量 2. 应采用流动浸泡方式消毒 3. 消毒后纯化水或无菌水冲洗 30 s

注：表中所列的消毒（灭菌）剂，其具体使用条件与注意事项等遵循产品使用说明书；表中未列明的同类或其他消毒（灭菌）剂，其使用方式与注意事项等遵循产品使用说明书。

第2章 硬质支气管镜的清洗与消毒

近三十年来，随着软质支气管镜在临床的广泛应用，硬镜的应用已明显减少。但随着呼吸介入技术的不断发展，硬质支气管镜在临床上再次逐渐受到重视。

硬质支气管镜，是指用于气道疾病诊断或治疗的不可弯曲的内镜及其匹配的导光束、器械、附件、超声刀系统、电凝系统等。目前为止，我国尚无有关硬质气管镜清洗、消毒及灭菌的国家级技术规范。本部分将主要以《硬式内镜清洗消毒及灭菌技术操作指南》《硬式内镜清洗消毒与灭菌技术规范（报批稿）》及硬质支气管镜生产厂家提供的使用说明为依据，结合我院具体操作情况，介绍硬质支气管镜及其匹配的导光束、器械、附件的清洗、消毒及灭菌。

一、基本要求

（1）医疗机构应将手术部位感染预防控制工作纳入医疗质量管理，有效减少手术部位感染。应制定并落实手术部位感染预防控制工作的规章制度和标准操作规程。

（2）开展硬式内镜诊疗工作的医疗机构应将硬式内镜的清洗消毒与灭菌工作纳入医疗护理质量管理，加强监测和监督。

（3）医疗机构应制定和完善硬式内镜清洗消毒及灭菌的岗位职责、操作规程、清洗与消毒的登记及监测、设备与器械管理及职业安全防护等制度，并认真落实。

（4）医疗机构应根据硬式内镜的特点和诊疗工作量，合理配置清洗、消毒和灭菌的设备及配套设施。设备、设施应符合国家相关标准和规定。

（5）需要灭菌的硬式内镜的清洗、消毒、灭菌工作应由消毒供应中心（central sterile supply department，CSSD）集中管理，无条件集中处理的，应由经过专业培训的专人负责，人员数量应符合清洗消毒及灭菌的需要。

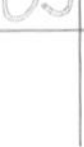

（6）医疗机构硬式内镜诊疗及其清洗消毒与灭菌工作的主管部门应负责日常监管；感染管理部门应定期监督、检查与指导。

（7）硬式内镜的清洗消毒与灭菌应达到以下要求：①经呼吸道进入人体与外界相通的腔道进行有创操作或与破损黏膜接触的硬式内镜应灭菌，经呼吸道进入人体与外界相通的腔道与完整黏膜接触的硬式内镜应高水平消毒。②在手术部（室）内用于手术操作的硬式内镜及其附件，应根据其产品的使用说明选择相应的灭菌方法，不应采用灭菌剂浸泡灭菌。

二、人员要求

（1）工作人员应遵循硬式内镜清洗消毒及灭菌相关规章制度及操作流程。

（2）从事硬式内镜清洗消毒及灭菌工作的人员应具备硬式内镜清洗消毒及灭菌知识，接受与岗位相关的知识培训，内容包括硬式内镜的种类、结构、拆卸、组合方式及维护保养、清洗流程和质量控制方法、消毒与灭菌方法及技术操作、效果监测方法及要求、个人防护知识等。

（3）工作人员从事硬式内镜的清洗消毒及灭菌操作时，应遵循标准预防的原则，穿戴必要的防护用品，如工作服、防渗透围裙、医用外科口罩、帽子、手套、护目镜、面罩等，采取有效措施预防锐器伤。

三、建筑布局

（1）实行 CSSD 集中管理的医疗机构，硬式内镜的清洗消毒及灭菌建筑布局应符合 WS310.1 的要求。

（2）无条件集中处理的硬式内镜的清洗消毒及灭菌工作应符合以下要求：①硬式内镜的清洗消毒及灭菌工作应与内镜的诊疗分室进行。②非化学浸泡消毒与灭菌的硬式内镜，其消毒及灭菌效果的监测，参照 WS310.3 的要求执行；采用化学浸泡消毒的硬式内镜，应每季度进行消毒效果的监测；采用灭菌剂浸泡灭菌的硬式内镜，应每月进行灭菌效果的监测；化学浸泡消毒与灭菌效果的监测方法遵循本章末消毒与灭菌效果监测部分的要求。③清洗消毒室应分区设置，包括去污区、检查包装及灭菌区、无菌物品存放区，物品遵循由污到洁，不交叉、不逆流的原则。消毒灭菌后物品应分柜或分室存放。④清洗消毒室应通风良好。

四、设备设施与耗材

（1）应根据需要配备专用流动水水池、超声清洗器、压力水枪、压力气枪、内镜清洗刷等清洗设施及用具。

（2）宜配备机械清洗消毒器。

（3）医用清洗剂、消毒剂、包装材料、监测材料应符合国家相关标准和规定。医用润滑剂应为水溶性。

（4）应根据需要配备水处理设施、干燥设备、绝缘检测仪、储存转运设施、带光源放大镜、硬式内镜器械盒、计时器、通风设施等。

（5）应配备手卫生设施和个人防护用品，手卫生设施遵循 WS/T 313 的要求，个人防护用品遵循 WS/T 311 的要求。

五、灭菌硬式内镜的操作流程

1. 回收

（1）硬式内镜使用后应及时进行预处理，去除肉眼可见的血液、黏液等残留物质，按需进行保湿处理。

（2）硬式内镜应使用带卡槽的专用盒或器械保护垫的密闭容器运送。

（3）清点器械数量时注意器械是否齐全，内镜镜面、零件、垫圈、密封圈是否完好或损坏。

（4）检查器械功能状态：目测光学目镜是否清晰及有无划痕、裂痕、破损，检查轴杆是否平直；导光束及连接线有无打折，表面有无划痕、破损；器械及附件是否齐全，组合器械的配件、垫圈、密封圈是否齐全，有无损坏、缺失，操作钳闭合是否完好等。

（5）核对清单，登记实收器械的名称及数量并签字，器械损坏或数量差异应及时与使用科室相关人员沟通。

（6）被朊病毒、气性坏疽及突发原因不明的传染病病原体污染的硬式内镜及附件，使用后应双层封闭包装并标明感染性疾病名称，按照 WS/T367 的相关要求单独处理。

2. 清洗

（1）硬式内镜应根据产品说明书选择手工清洗或专用设备进行机械清洗。

（2）手工清洗：①光学目镜的清洗：宜单独清洗，轻放于胶垫上；流动水下冲洗；使用含医用清洗剂的海绵或低纤维絮软布进行洗涤；流动水下漂洗；使用纯化水或蒸馏水终末漂洗；采用 75% 乙醇进行擦拭消毒；不应采用超声清洗。②导光束及连接线的清洗：清水擦拭导光束及连接线的两端，中间导线部分流动水下冲洗；使用含医用清洗剂的海绵或低纤维絮软布擦拭导光束及连接线的两端，中间导线部分放入医用清洗剂中擦洗、清水漂洗；使用纯化水或蒸馏水终末漂洗；采用 75% 乙醇进行擦拭消毒。③器械及附件的清洗：用流动水初步冲洗，除去血液、黏液等污染物，管腔器械应用压力水枪进行管腔冲洗；可拆卸部分应拆开至最小单位；拆卸后进行流动水冲洗，小的精密附件应放在专用的密纹清洗筐中清洗；应用医用清洗剂进行器械及附件的洗涤，水面下刷洗，硬式内镜的轴节部、弯曲部、管腔内使用软毛刷等专用刷彻底刷洗；可超声清洗的器械及附件用超声清洗机清洗 5 ～ 10 min，超声清洗的方法遵循 WS310.2 附录 B 中相关规定；流动水下冲洗器械及附件，硬式内镜管腔应用压力水枪冲洗，管腔水流通畅，喷射的水柱成直线；使用纯化水进行器械及附件的彻底冲洗；采用湿热消毒法或 75% 乙醇或其他合适的消毒方法进行消毒。

（3）机械清洗：①设备及物品准备：主要包括清洗消毒器，硬式内镜器械专用清洗架、密纹清洗筐、带盖密纹清洗筐及手工清洗使用设备及用品。②手工预处理：用流动水初步冲洗，去除血液、黏液等污染物；管腔器械应使用压力水枪进行管腔冲洗；硬式内镜可拆卸部分应拆卸至最小单位，小配件使用小型带盖密纹清洗筐规范放置。③硬式内镜清洗架装载操作：根据产品使用说明书正确将硬式内镜及其附件上架装载。管腔器械的阀门应处于打开状态，将管腔连接到型号相匹配的灌注装置上；可拆卸的操作钳、剪类器械完成拆卸后，内芯固定放置在器械架上或篮筐中并确保轴节、钳口充分张开，器械外套管连接相匹配的灌注套管并固定，器械手柄与灌注口连接并固定；不可拆卸的操作器械，将灌注管与器械的冲洗口连接并固定；小型配件如螺帽等需放置在带盖密纹清洗筐中；气腹针拆卸后外套管和内芯分别选择相匹配的灌注口连接、固定；适用于机械清洗的光学镜头，需独立放置并固定在专用篮筐中进行清洗；软管或适用于机械清洗的导光束，需盘绕固定于专用清洗架上，中空软管（如冲洗管）需连接灌注接口。④选择并启动清洗消毒程序：预洗、主洗、漂洗、终末漂洗、消毒和干燥。终末漂洗应使用纯化水。预洗水温应≤ 45 ℃。湿热消毒的温度应≥ 90 ℃，时间≥ 1 min，或AO 值≥ 600。

3. 干燥

（1）宜使用擦镜纸擦拭光学目镜镜面，导光束、连接线等器械使用消毒的低纤维絮擦布擦拭干燥。

（2）采用干燥柜干燥时，金属类硬式内镜及附件温度宜为70 ～ 90 ℃，塑胶类硬式内镜及附件温度宜为 65 ～ 75 ℃。

（3）管腔类器械使用压力气枪或低温真空干燥柜进行干燥。

4. 硬式内镜的检查与保养

（1）光学目镜检查：①检查镜头的表面、镜面、目镜端、物镜端、导光束接口处，应符合清洗质量标准。②观察镜体是否完整无损坏、镜面有无裂痕；导光束接口处和光纤有无损坏；检查镜头成像质量，即将镜头对准参照物缓慢旋转 360° 进行目测，图像应清晰、无变形、无黑点；检查轴杆有无凹陷或刮伤、轴杆是否平直。

（2）导光束检查：①检查导光束表面及接口处的清洁度，应符合清洗质量标准。②检查导光束表面及接口处是否有破损、功能是否完好。

（3）硬式内镜及附件检查：①检查硬式内镜及附件的表面、关节、齿牙处、管腔，应光洁，无血渍、水垢、锈斑等残留物质，符合清洗质量标准。②功能检查前，对器械可活动的接点、轴节、螺纹、阀门等处加医用润滑剂，采用喷雾或浸泡方法进行器械的润滑。医用润滑剂的配制和使用方法遵循产品使用说明书。③功能检查主要有：a. 器械零件应齐全、结构完整，轴节关节灵活无松动，钳端闭合完全；b. 套管、密封圈完整无变形，闭孔盖帽无老化，弹簧张力适度和卡锁灵活，剪刀应锋利、无卷刃，硬镜套管管腔通畅；c. 带电源器械应进行绝缘性能检查，可先采用目测检查绝缘层有无破损，再使用专用检测器进行绝缘性能等安全性检查。

5. 装配

（1）操作人员依据硬式内镜及其附件装配的技术规程或图示，核对其种类、规格和数量，主要包括以下内容：①组装腔镜器械的外套、内芯和手柄，在将器械插入或退出腔镜操作通道时，应处于基本平直（无偏转）的位置；②组装穿刺器的套管、多功能阀和穿刺芯。

（2）操作人员根据图示将拆卸的硬式内镜及附件进行重新组合、装配，主要包括以下内容：①光学目镜等器械宜放置于专用器械盒内进行单独包装；②导光束及摄像连接线大弧度盘绕，直径应大于 10 cm，无锐角。

（3）按照硬式内镜及其附件的使用顺序摆放器械：锋利的器械，如椎、鞘、针类、剪类等，应采用固定架、保护垫或使用保护套；所有的空腔、阀门应打开。

6. 包装

硬式内镜应遵循 WS310.2 的要求进行包装。

7. 灭菌

（1）灭菌原则：①应根据产品使用说明书，选择硬式内镜及其附件的灭菌方法及技术参数。②耐热、耐湿的硬式内镜及其附件应首选压力蒸汽灭菌；不耐热、不耐湿的硬式内镜及其附件应采用低温灭菌方法；不耐热、耐湿的硬式内镜及其附件应首选低温灭菌方法。③不耐热、耐湿的硬式内镜及其附件，无低温灭菌条件的医疗机构可采用灭菌剂浸泡灭菌。④灭菌设备操作技术和方法应遵循灭菌设备的使用说明和操作规程，并符合 WS310.2 的规定，硬质容器包装灭菌应遵循灭菌设备生产厂家提供的灭菌参数，首次灭菌时对灭菌参数和有效性进行测试，并进行湿包检查。⑤不应随意更换硬式内镜及其附件的灭菌方式。

（2）灭菌方法：①压力蒸汽灭菌：硬式内镜上标有“可耐压

力蒸汽灭菌”的应首选压力蒸汽灭菌，操作时应按照产品使用说明书及灭菌建议选择灭菌参数，不应超过灭菌规定的温度和时间；经过压力蒸汽灭菌的硬式内镜和附件，应自然冷却后使用；快速程序灭菌不应作为硬式内镜及其附件的常规灭菌,仅在紧急情况下使用，并做好质量跟踪与监测等相关记录。②低温灭菌：过氧化氢低温等离子体灭菌、环氧乙烷灭菌、低温甲醛蒸汽灭菌方法遵循 WS/T367 的要求。③灭菌剂浸泡灭菌：应根据硬式内镜使用说明书选择适宜的灭菌剂浸泡灭菌方法，使用的灭菌剂应合法有效、对硬式内镜及其附件的腐蚀性小；应根据灭菌剂的使用说明，将待灭菌的硬式内镜及其附件完全浸泡于相应的灭菌剂中，使用浓度和作用时间应符合规定，浓度监测符合要求；浸泡灭菌时，有轴节的器械应充分打开轴节，管腔器械腔内应充满灭菌剂；采用灭菌剂浸泡灭菌的硬式内镜及其附件，灭菌后应用无菌水冲洗干净，再用低纤维絮无菌布擦干。冲洗与擦干均应采用无菌操作。

8. 高水平消毒硬式内镜的操作流程

（1）清洗、干燥流程遵循 WS310.2 的规定。

（2）应根据硬式内镜及其附件的使用说明书选择高水平消毒方法；耐热、耐湿的首选热力消毒；使用的高效消毒剂或高水平消毒器应合法有效，消毒剂对硬式内镜腐蚀性小。

（3）如采用化学浸泡消毒，应根据消毒剂的使用说明，将待消毒的硬式内镜完全浸泡于相应的消毒剂中，使用浓度和作用时间应符合规定，浓度监测符合要求。

（4）浸泡消毒时，有轴节的器械应充分打开轴节，管腔器械腔内应充满消毒液。

（5）采用化学浸泡消毒的硬式内镜及其附件，消毒后应用无菌水冲洗干净,再用低纤维絮无菌布擦干,并应遵守无菌操作的原则。

（6）采用高效消毒剂浸泡消毒的硬式内镜，当天使用前应重新清洗、消毒。

9. 储存

（1）灭菌硬式内镜及其附件的储存：压力蒸汽灭菌与低温灭菌的硬式内镜及附件，其储存应遵循 WS310.2 的相应要求。灭菌剂浸泡灭菌的硬式内镜及其附件无储存期。

（2）高水平消毒后硬式内镜及其附件的储存：高水平消毒后的硬式内镜及其附件与灭菌硬式内镜及其附件应分开存放，设置标识，专人管理。其管理遵循 WS310.2 中的相应要求。采用物理消毒方法的硬式内镜及附件应清洁存放，尽快使用。化学浸泡消毒后的硬式内镜及附件应消毒后即用，无储存期。

10. 消毒与灭菌效果监测

（1）灭菌效果监测：压力蒸汽灭菌和低温灭菌效果监测方法应遵循 WS310.3 的要求。化学浸泡灭菌的效果监测每次使用前应对灭菌剂浓度进行检测，每月进行灭菌剂染菌量监测，灭菌剂浓度监测方法根据产品的使用说明，灭菌剂染菌量监测方法及合格标准遵循 WS/T 367 的要求。

（2）消毒效果监测：物理消毒方法的效果监测，其方法应遵循 WS310.3 的要求。化学浸泡消毒的效果监测使用前应对消毒剂浓度进行检测，每季度进行消毒浸泡液染菌量监测，消毒剂浓度监测方法及频度根据产品的使用说明，消毒剂染菌量监测方法及合格标准遵循 WS/T 367 的要求。

（胡毅）

第3章 硬质胸腔镜的清洗与消毒

清洗、消毒、灭菌不当或不充分会导致患者或医务人员感染和产品损坏。首次和每次使用产品之前，均应该进行清洗、消毒和灭菌。如果在清洗、消毒和灭菌，运输或存放中使内镜相互接触，可能会导致内镜损坏。在清洗、消毒、灭菌，运输或存放时，应该防止内镜相互接触。有专门用于清洗、消毒和灭菌，运输或存放多件产品的装置，遵守相应的使用说明。

一、清洗、消毒准备

1. 清洗刷

依照以下内容，选择适当的清洗刷 / 表面清洗刷：①刷毛的直径必须大于或等于待刷洗管腔的内径；②刷毛必须完全展开并接触到内腔的表面；③清洗刷必须可以容易地进出器械管腔；④清洗刷至少比器械的管腔长 50 mm；⑤应使用刷毛直径不同的刷子清洗逐渐变细，或者不规则的管腔；⑥表面清洗刷仅适用于器械外部，禁止将管道清洗刷用于表面；⑦禁止使用金属硬毛或其他可以划伤或损坏器械的清洗刷；⑧仅可使用专门用于清洗医疗器械的清洗刷；⑨有关奥林巴斯清洗刷的详细信息，参见《内镜系统指南》。

2. 清洗剂使用指导

使用清洗剂制造商建议的最大浓度；切勿超过清洗剂制造商建议的最大浓度和浸泡时间；产品的所有部件必须完全浸泡在清洗剂中；产品的所有管腔必须完全充满清洗剂；确保管腔内无气泡。

二、手工清洗

（1）使用碱性清洗剂的清洗程序：①使用之后，立即用至少 10 mL 的注射器抽取碱性清洗剂冲洗产品；②将产品在碱性清洁剂中浸泡至少 15 分钟；③使用至少 10 mL 的注射器，用碱性清洗剂冲洗所有的间隙和管腔；④使用适当表面清洗刷完全刷洗所有的缝隙。清洗刷不能接触光学表面；⑤仅适用于 A5333：使用适当的清洗刷彻底刷洗管道；⑥使用至少 10 mL 的注射器和新碱性清洗剂，再次冲洗所有的间隙和管腔；⑦用冲洗喷枪或其他清洗设备和去离子水彻底冲洗产品，所使用的冲洗喷枪或其他清洗设备必须适用于清洗医疗器械，并且至少提供1巴的压力（14.5 psi）；⑧干燥产品。

（2）含酶清洗剂的清洗程序：①使用之后，立即用至少10 mL的注射器抽取含酶清洗剂冲洗产品，至少10次；②将产品浸泡在含酶清洗剂中至少15分钟；③使用至少10 mL的注射器和含酶清洗剂，彻底冲洗所有间隙和管腔至少10次；④使用适当表面清洗刷完全刷洗所有的缝10次。禁止用清洗刷接触光学表面；⑤使用适当的清洗刷彻底刷洗管道至少10次；⑥使用至少10 mL的注射器和含酶清洗剂，彻底冲洗所有的间隙和管腔至少10次；⑦用冲洗喷枪或其他清洗设备和去离子水彻底冲洗产品。所使用的冲洗喷枪或其他清洗设备必须适用于清洗医疗器械，并且至少提供1巴的压力（14.5 psi）；⑧干燥产品。

（3）胸腔镜的光学表面，包括物镜玻璃盖、目镜玻璃盖等。使用蘸有70%酒精的棉签擦拭光学表面，禁止使用金属棉签擦拭。

三、自动清洗

（1）自动清洗的准备：①使用之后，立即用至少10 mL的注射器抽取含酶清洗剂冲洗产品；②用冲洗喷枪或其他清洗设备和去离子水彻底冲洗产品。所使用的冲洗喷枪或其他清洗设备必须适用于清洗医疗器械，并且可以提供至少1巴的压力（14.5 psi）。

（2）检查：清洗之后应彻底目视检验本产品。产品必须外观清洁，如果仍存留碎屑，应重新清洗。即使是可重复使用产品，也有一定的使用寿命。与操作和清洗、消毒、灭菌方法有关的很多因素会导致产品磨损加重，因此明显缩短了产品的使用寿命。如果可以看出磨损的迹象，则必须更换产品。

四、灭菌

（1）将内镜等器械装入器械托盘。

（2）请按照当地和医院的相关卫生准则，将器械托盘密封在适宜灭菌的包装内。

（3）高温高压灭菌，将内镜放在塑料器械托盘中的灭菌效力，仅在蒸汽灭菌下有效。

（4）不同内镜产品灭菌的方法要求有一些差别，部分产品也可以应用环氧乙烷、等离子体及蒸汽和甲醛灭菌。

（林殿杰）